全科医师眼科学

QUANKE YISHI YANKEXUE

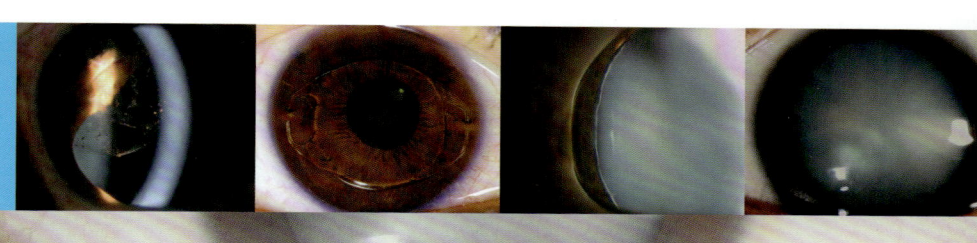

陈夫胜　王历阳　｜ 主　编

朱志忠　｜ 编审咨询

北京科学技术出版社

图书在版编目（CIP）数据

全科医师眼科学 / 陈夫胜，王历阳主编．— 北京：北京科学技术出版社，2021.7
ISBN 978-7-5304-9850-7

Ⅰ．①全… Ⅱ．①陈… ②王… Ⅲ．①眼科学 Ⅳ．①R77

中国版本图书馆CIP数据核字（2018）第217934号

主　　编：陈夫胜　王历阳
编审咨询：朱志忠
责任编辑：何晓菲
责任校对：贾　荣
责任印制：吕　越
图文制作：北京永诚天地艺术设计有限公司
出 版 人：曾庆宇
出版发行：北京科学技术出版社
社　　址：北京西直门南大街16号
邮政编码：100035
电话传真：0086-10-66135495（总编室）
　　　　　0086-10-66113227（发行部）
　　　　　0086-10-66161952（发行部传真）

定　　价：140.00元

电子信箱：bjkj@bjkjpress.com
网　　址：www.bkydw.cn
经　　销：新华书店
印　　刷：北京宝隆世纪印刷有限公司
开　　本：880 mm×1230 mm　1/32
字　　数：455千字
印　　张：15.75
版　　次：2021年7月第1版
印　　次：2021年7月第1次印刷
ISBN 978-7-5304-9850-7

京科版图书，版权所有，侵权必究。
京科版图书，印装差错，负责退换。

编者名单

主　　　编　　陈夫胜　王历阳
编 审 咨 询　　朱志忠

编委会名单（按姓氏汉语拼音排序）

陈　旭	上海爱尔眼科医院
陈夫胜	江苏省宿迁市红十字眼科医院
陈志义	上海和平眼科医院
程婷玉	安徽省黄山市人民医院眼科
杜　诚	浙江省嘉兴市中医医院眼科
李　霞	上海和平眼科医院
刘　湛	上海和平眼科医院
刘欣怡	上海和平眼科医院
陆道平	上海市红光医院眼科
闵云花	上海和平眼科医院
牛蔚然	复旦大学附属中山医院眼科
商旭敏	上海和平眼科医院
沈旻倩	复旦大学附属中山医院眼科
王君红	上海和平眼科医院
王丽娅	河南省立眼科医院
王历阳	复旦大学附属中山医院眼科
王印其	河南省立眼科医院
卫晶仙	山西省运城市眼科医院
吴仁毅	上海和平眼科医院

吴志勇	上海和平眼科医院
闫曼妮	上海和平眼科医院
杨秉辉	复旦大学附属中山医院全科医学科
杨子建	上海交通大学医学院附属瑞金医院眼科
姚 宜	上海和平眼科医院
袁 非	复旦大学附属中山医院眼科
袁慧丽	上海市黄浦区广场社区卫生服务中心
袁源智	复旦大学附属中山医院眼科
张 君	浙江省杭州明视康眼科医院有限公司
张丽梅	上海和平眼科医院
张永杰	浙江省嘉兴市中医医院眼科
郑 历	浙江省杭州明视康眼科医院有限公司
朱 莉	上海和平眼科医院
朱志忠	复旦大学附属中山医院眼科

主编及编审咨询简介

陈夫胜 主编,1963年4月生,江苏省宿迁市人。1980年10月参军,1983年4月加入中国共产党。毕业于上海第二军医大学,后进入复旦大学管理学院、中欧国际工商学院(上海校区)、北京大学学习国际工商管理。现任江苏省宿迁市慈善总会常务理事、宿迁市红十字会志愿工作委员会副主任、宿迁市医学会眼科学会副主任委员、宿迁市红十字眼科医院院长。

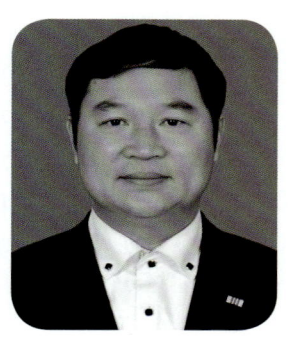

从事眼科临床工作30余年,师从上海长征医院眼科主任李庭芝教授、复旦大学附属中山医院眼科主任朱志忠教授、江苏省人民医院眼科主任卞春及教授。擅长白内障摘除及人工晶状体植入手术、青光眼诊断及手术治疗、致盲性眼表疾病的诊疗等。

参与创办宿迁市红十字会孤儿"红恤班——母亲工程",资助培养的孤儿班孩子们目前正在大学就读,其中7名为硕士研究生,1名为博士研究生。

被宿迁市人民政府授予第五届"宿迁市十大杰出青年"称号,被中共宿迁市委、市人民政府、宿迁军分区授予"十佳优秀复转退伍创业军人"称号。

王历阳 主编,复旦大学附属中山医院眼科主治医师。1995年毕业于上海医科大学临床医学系,同年进入中山医院眼科工作。

师从朱志忠教授、陈钦元教授和袁非教授,在国内外各类眼科专业期刊发表论文10余篇。在亚太眼科年会、中华眼科年会和上海市眼科年会上多次演讲。参与编写眼科专著《实用眼表病学》《神经眼科学图谱》。参与上海市眼科科研项目2项,获得专利4项。从事临床工作20余年,擅长各类玻璃体视网膜疾病的诊断、激光治疗以及手术治疗。

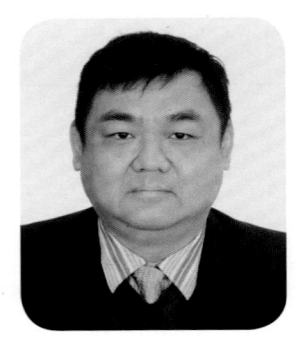

长期担任上海市全科医生培训及复旦大学附属中山医院全科医学教育的眼科学教学任务,在如何对全科医生进行眼科学教学方面积累了丰富的经验。

朱志忠 编审咨询,祖籍安徽歙县。1937年2月生于浙江杭州。

幼年接受过国学启蒙和熏陶,在浙江杭州完成初、高中学业,1962年毕业于上海第一医学院(现复旦大学上海医学院)医疗系。

在医学院学习期间,师从郭秉宽教授学习眼科学基本知识,1962年秋开始师从我国眼科前辈马镇西教授学习临床、教学与科研技能,用

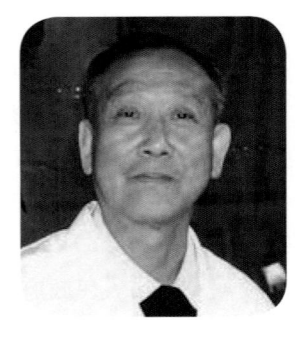

了13年时间,学习眼科全科业务,并打下眼科临床基础和应用性科研技能基础。1973—1975年参加国务院组建的首批8省市赴西藏医疗队,在西藏山南地区进行巡回医疗,并在当地政府和藏族人民的通力合作下,开展了高山眼病和患者尸体原位采集离体角膜组织保存的实验和临床研究。1975年回到河南省眼科研究所,开始从事角膜与外眼病亚专业临床研究,从此与眼表病结下不解之缘。

1987—1992 年曾先后以访问学者身份，在日本东京顺天堂大学眼科、美国埃默里大学医学院眼科中心从事博士后研究，分别师从中岛章教授和 Stulting 教授。1992 年秋回国，任复旦大学附属中山医院眼科主任及教授，至 1998 年末退休，初步完成中山医院眼科医、教、研三方面的框架重组。

1976—1998 年，历任中华眼科学会角膜病学组秘书、副主任委员；曾任国内多家眼科专业期刊编委。

2003—2008 年受聘担任上海和平眼科医院咨询专家，组建眼表学组，从事眼表专业门诊带教工作和各种眼表手术（眼表烧伤、感染、炎症、变性等治疗性与增视性角膜移植以及角膜缘干细胞移植，眼表重建等），定期做专题研讨会，组织完成该院眼表病专业的创建工作。

曾在中外眼科专业期刊发表论文 120 多篇，主编《角膜移植术》《角膜病学》《眼科全书》（第 1 版第 4 分卷"角膜、结膜与巩膜疾病"）、《实用眼表病学》《眼表病诊疗策略与技术》。

参编《眼科新进展》《眼科争论》《眼科新编》《现代眼科手册》《眼科、耳鼻咽喉科诊疗常规》《眼科医师进修必读》《21 世纪眼科学前沿》《中西医角膜病学》《中华眼科学》（第 2 版、第 3 版）、《眼科显微手术学》《眼科微缩指南——365 天，日进一智》等多部眼科专著。

1977—1992 年间，"抗单纯疱疹药物的临床研究""尸体原位角膜用于角膜移植""治疗性角膜移植"三项课题研究获得河南省科技进步奖。

目前主要致力于回顾总结本人从事眼科医、教、研以来的经历。按需求不定期为长三角地区眼科同人做专题演讲，与全国各地眼科同行切磋交流或义务学术咨询。自 2010 年 8 月起，在"39 健康网"开通"zhuzhizhong39 健康博客"，每年撰写眼科学术短文 80～100 篇，与公众分享国际眼科进展和如何应对诊疗实践中新的挑战，截至 2018 年 9 月 9 日已写博文 729 篇，博文点击量已达 1585451 次。

序

全科医学是一个面向社区与家庭的综合性医学专业学科，近三四十年来在许多发达国家发展很快，为民众提供了良好的医疗卫生服务，深受民众欢迎。我国对全科医学十分重视，已将全科医学服务作为国家重要的医疗卫生制度。

全科医师在社区服务，在技术层面上应能处理各科常见病、多发病，关注疾病的预防，关注患者的心理情况及社会因素与健康的关系，甚至关注家庭、社区对人体健康的影响。此外，对全科医师来说，还有道德品质及社会工作能力诸方面的要求，所以培养一位好的全科医师委实不易。

我国发展全科医学的关键在于培养人才。全科医学是一门新兴学科，谁来培养全科医师？业界通常的说法是"专科医师是全科医师的老师"，确实，近十多年来全国各地全科医学培训如雨后春笋般展开，各科专家踊跃参与，使得今日我国全科医学取得了长足发展。

临床各科中，眼科常被称为"小科"，其实人的感官对生活与生命的质量至关重要，在眼、耳、鼻、舌、身诸种感官之中，眼居其首。其一，眼对人体健康的重要性自不待言，而且眼科医学近年发展很快，对许多眼疾的治疗多有良效，对人的生命质量的提高有很大贡献，所以以保障民众健康为己任的全科医师或家庭医师也必须掌握相关眼科医学知识和技能。其二，许多眼科疾病为全身性疾病的一部分，许多全身性疾病在眼部常有特征性表现，有时甚至经眼科检查而发现全身性疾病，故眼科医学知识被列为全科医师或家庭医师必备知识。因此，在全科医师或家庭医师培训中常常邀请许多眼科专家进行指导。

复旦大学附属中山医院眼科朱志忠教授，协同江苏省宿迁市红十字眼科医院院长陈夫胜医师、复旦大学附属中山医院眼科王历阳医师，与近年来积极参与全科医师和家庭医师培训工作的浙江、安徽、河南、山西等多家眼科医院同人商讨，深感全科医师和家庭医师们应该有一本"自己的"

眼科学专著，于是以中山医院眼科与上海和平眼科医院、江苏省宿迁市红十字眼科医院为主体的作者们，在百忙之中挤出时间写成此书。本书匠心独具，所列选题为社区常见眼科疾病防治问题或与全身性疾病相关的眼科问题，所以极为实用。所写内容既包括基础知识又加入新的眼科进展，解说清楚、深浅适宜，所以对全科医师和家庭医师来说十分适用。本书既可以作为全科医师和家庭医师培训的参考教材，也可作为全科医师和家庭医师日常工作中的"眼科宝典"。愿缀数语于卷首，以表对参与编写本书的眼科同人之敬意，亦望其他各科相关专家仿效之，今后若能吸收更多学科，将此书做成系列丛书，则全科医师和家庭医师幸甚，广大民众亦幸矣。

中华医学会全科医学分会名誉主任委员
复旦大学附属中山医院全科医学科教授
杨秉辉
2021年5月

前 言

一、撰写主旨

1. 编写这本书的初衷

眼是人体的重要感觉器官，绝大部分外界的信息需要通过眼来传输，因此，眼对于人体健康的重要性不言而喻。何况，眼与全身的健康都有着密不可分的联系。全身各个系统疾病经常与眼有千丝万缕的关联，有时眼部的症状或体征可能成为诊断这些疾病的最早依据。

临床上，眼科医师参与其他各科重要的会诊任务；眼底图像的改变，常常是内外科医师对某些全身性疾病诊疗的重要依据。高血压、糖尿病、颅内高压、转移病灶都能在眼底找到相应的临床表现；许多免疫性疾病也会影响眼球的某些组织，包括眼表、葡萄膜和眼底都可能找到免疫性疾病临床表现的蛛丝马迹；全身用药有时也在眼组织沉积，危害视觉功能。因此，作为一名全科医师，必须具备一定的眼科理论和临床知识。

目前，我国市面上很少能找到适合全科医师阅读的眼科学读本。复旦大学附属中山医院、上海和平眼科医院、江苏省宿迁市红十字眼科医院的眼科医师们，在以往培训基层全科医师时，始终未能找到一本适合全科医师和基层医院保健医师的实用眼科教材，因而每次培训，都不得不临时编写教材和制作课件。在这种情况下，课件的取材和编排都难以达到想要的效果。鉴于此，我们以上述三家医院的眼科同人为主，聘请和联合其他有关医院的眼科同人，通力合作，着手编写了《全科医师眼科学》这本书。专科眼科学内容太过繁杂，其中关于眼病的系统诊疗理论，不适合全科医师临床的实际需要。以前培训的经验告诉我们，全科医师对于就诊患者疾病的着眼点，除了眼部表现之外，还有全身各个系统的临床表现、症状和体征。基于上述认识，本书的编写思路，以症状、体征为诊疗的着眼点，展开分析和排查，顺藤摸瓜，达到分析疾病、理清诊疗思路的目的。

2. 主要读者对象

这本书的主要读者对象，是城市社区医院和小城镇、农村基层卫生院的全科医师，符合我国现阶段全民医疗保健和城镇化的实际需要，是一本面向基层的实用性医学参考书。

3. 主要内容

全书从 4 个方面，分 60 个专题逐一论述。先介绍了现代眼科和中医眼科发展史，然后介绍了眼的应用性解剖及生理、物理学检查和几种重要眼科特殊检查的临床意义，接着以临床症状体征为专题，探讨常见眼病和眼与全身性疾病之间的联系；对时下人们关注的部分眼科内容，如白内障、青光眼、感染性角膜溃疡、眼表烧伤、眼红、猫眼、近视、老视、医源性眼病、角膜接触镜、角膜塑形镜、年龄相关性黄斑变性、糖尿病视网膜病变、眼底出血、视网膜脱离等专题单独论述，希望全科医师能够通晓眼病与全身性疾病的紧密联系；对学科相关进展和新技术的应用，如角膜移植、准分子激光/飞秒激光矫正各种屈光不正、有晶状体眼人工晶状体植入治疗高度近视、圆锥角膜的角膜胶原交联等新技术，虽然不做深入探讨只做画龙点睛式介绍，但也让读者不至于只知道经典理论而对新技术进展一无所知。通过大体了解眼科的临床意义，可以在临床诊疗实践中有的放矢，强化全科和眼科专科之间的有机联系，达到提高基层医疗机构疾病诊疗水平的目的。

二、特点

（1）通俗易懂地介绍全身性疾病的眼部表现，使全科医师对相关知识一目了然。

（2）所有编者均为学有专长的眼科医师，对编撰的文题和内容有独到的认识，著述入木三分。

（3）图文并茂，有助于读者理解和记忆。

（4）内容既包括常见致盲性眼病的诊疗，也包括近年来已经在临床应用的新技术。

目 录

第1篇 眼科学发展史 1
  第 1 章 我国现代眼科学的建立和发展 2
  第 2 章 中国近现代眼科先贤 7
  第 3 章 中医眼科学发展概况 29

第2篇 应用性基础 35
  第 4 章 眼的应用性解剖及生理 36
  第 5 章 最常见的几种致盲微生物及其相关临床因素 ... 43
  第 6 章 眼科常用药物的使用途径和准则 55

第3篇 常见眼病的诊断和治疗原则 67
  第 7 章 眼科体格检查 68
  第 8 章 眼科重要检查的临床意义 83
  第 9 章 睑缘炎 88
  第 10 章 睑腺炎与睑板腺囊肿 96
  第 11 章 上睑下垂 100
  第 12 章 流泪 109
  第 13 章 眼红 112
  第 14 章 干眼 120
  第 15 章 翼状胬肉 131
  第 16 章 斜视与弱视 142
  第 17 章 角膜与结膜囊异物 149
  第 18 章 感染性角膜溃疡 155
  第 19 章 真菌性角膜炎 161

第 20 章	雪盲	178
第 21 章	电光性眼炎	184
第 22 章	眼表烧伤	188
第 23 章	眼部爆炸伤	196
第 24 章	眼内异物	199
第 25 章	白内障	203
第 26 章	多焦点人工晶状体与可调节人工晶状体	208
第 27 章	青光眼	216
第 28 章	青光眼和白内障的交集	231
第 29 章	新生血管性青光眼	236
第 30 章	葡萄膜炎	246
第 31 章	视网膜母细胞瘤	256
第 32 章	眼球震颤	265
第 33 章	儿童多瞬症	275
第 34 章	结膜下出血	279
第 35 章	飞蚊症	284
第 36 章	年龄相关性黄斑变性	290
第 37 章	年龄相关性黄斑变性患者睁一眼闭一眼的自我检测	296
第 38 章	眼底出血	300
第 39 章	糖尿病视网膜病变	306
第 40 章	视网膜脱离	321
第 41 章	早产儿视网膜病变	326
第 42 章	无痛性视力骤降	333
第 43 章	近视	339
第 44 章	老视	351
第 45 章	色盲	360
第 46 章	视网膜色素变性	374
第 47 章	遗传性眼病	388

第 48 章	低视力	398
第 49 章	医源性眼病	406
第 50 章	垂体瘤患者视野浅析	415
第 51 章	中医眼科临证经验	419

第 4 篇　眼科治疗与防护新技术　427

第 52 章	眼部美容性装饰与手术	428
第 53 章	内镜下经鼻泪囊鼻腔黏膜吻合术	435
第 54 章	激光角膜屈光手术	439
第 55 章	角膜塑形镜	452
第 56 章	角膜接触镜	461
第 57 章	角膜移植与眼库	470
第 58 章	角膜胶原交联矫治圆锥角膜	476
第 59 章	太阳眼镜的护眼作用	481
第 60 章	有晶状体眼人工晶状体植入矫正高度近视	483

第1篇

眼科学发展史

第1章
我国现代眼科学的建立和发展

第1节　西医眼科学的传入

1827年英国东印度公司派眼科医生郭雷枢（1797—1879）来华，在澳门首创眼科医院，5年时间治疗了众多患者，受到欢迎。1834年美国医生伯驾（1804—1888）来广州传教，次年开设广东眼科医院，后更名博济医院。伯驾以带徒弟的方式把医疗技术传授给中国人。徒弟三人中关阿铎（号竹溪）医师最为突出，不仅能做眼科白内障、翼状胬肉切除、睑内翻矫正等眼科手术，还能做一般外科手术。由于该院手术不论大小悉出关氏之手，他的声誉一时间超越其师伯驾，当时的四川巡抚不远千里迎关氏到成都为其行白内障手术。因此，关阿铎是第一位接受西方医学训练的中国眼科医师，这也是西医眼科在中国的起源。

继伯驾之后，1855年克尔来到广州，在华行医50年。除诊治眼科患者之外，他还于1880年翻译出版了《眼科撮要》一书。1881年，他翻译出版了《外科手册》，其中第六卷为眼科手术。此外，传教士医师还翻译有《眼科治疗学》《傅氏眼科学》《屈光学》等。

在西医传入中国之初，有的医院虽有眼科，但人数很少，并且大多是外国医师，因为当时各教会医院只能以带徒弟方式培训医师，在数量和质量上远不能满足日益发展的实际需要。1866年，广州博济医院首先成立医校，教学内容虽有眼科，但设备简陋，学生人数很少。

第 2 节　20 世纪现代眼科学的建立和发展

20 世纪初，眼科多与耳鼻喉科在一起，内容较少。1918 年北京协和医学院成立了我国第一个眼科专科，当时任眼科教授的是李清茂（1884—1946），他是我国早期眼科专任教授之一。1924 年他开办眼科进修班，一改过去完全用英语授课的方法，用中文授课，并翻译了《梅氏眼科学》做教材。当时参加进修者 20 余人，多数后来成为我国西医眼科的主要力量，许多人后来到欧美或日本专攻眼科，归来后为我国眼科学的创建和发展做出了贡献。其中最著名的有林文秉、毕华德、高文翰、陈耀真、罗宗贤、刘宝华、石增荣、张锡祺、郭秉宽等。

20 世纪初，我国出现了以诊疗眼病为主的专科医院。其中成立较早的是北京同仁医院。它的前身是 1886 年美国教会在教堂旁设立的一个眼科诊所，1903 年扩建为一家小医院，鉴于美籍院长贺庆是眼科医师，因而其眼科得到重点发展。

最早创办眼科医院的国人是陈滋。1878 年，陈滋生于浙江奉化，1901 年，入奉化县龙津学堂求学。蒋介石、蒋经国、俞国华等重要历史人物都在此读过书。陈滋在龙津学堂系统地学习了日语，三年后以第一名的成绩毕业。1903 年，陈滋进入日本人开设的杭州同仁医学堂攻读医学，迈入医学殿堂。在同仁医学堂两年的学习经历，使他成为职业医师，受聘于上海同仁医院，专职著译了多本医学书籍，如《中西种痘全书》《病理通论》《育儿全书》《人体解剖学》《新脉经》《西药调制法》《健脑新法》等。1910 年，陈滋前往日本，进入东京三井慈善医院见习内科、眼科、皮肤科、耳鼻喉科。1912 年，陈滋因不习惯军职，辞职后再度赴日本专攻眼科。1912 年陈滋回国后，借得 2000 元大洋在上海三马路开设上海眼科医院，这是国人开设的第一家西医眼科医院，当时难度很高的人工瞳孔、白内障摘除等手术，均施行自如，后著成《中西眼科汇通》一书，开中西眼科汇通之先河。华西医科大学毛凤书教授曾说："政府号召向中医学习，我去读中医典籍，像看天书一样。后来看了陈滋先生的书，才清楚了很多"。陈滋的医技在上海无人不知,好多复明者对他感激万分,更有叩拜长跪不起的,以表感恩之情。

1929年华西协和大学医学院及口腔医学院的眼耳鼻喉医院成立,是我国最早的专科医院之一,并于1931年开办两年制的眼耳鼻喉科训练班(研究生班),为培养专科人才做出了贡献。

1932年创建的顺德府公教医院(仁慈医院),是以治疗眼病为主、兼治其他科疾病的专科医院。该院几经扩建,至1939年已发展至病床60张,成为当时较大的农村专科医院之一,即今河北省眼科医院前身。

第3节 新中国迎来眼科发展的新时代

1949年中华人民共和国成立以后,眼科学进入了一个蓬勃发展的新时代。

1. 眼科专业医师队伍迅速壮大

1950年时,全国眼科医师仅有101人;到1996年,内地及港澳台地区,已有眼科医师22577人,注册的眼科医疗机构4251家;到2014年底,我国已有6344家眼科医疗机构,眼科医师36342名,其中公立医疗机构有医师29368名,民营医疗机构有医师6874名,视光师3950名。

2. 防盲(prevention of blindness)和治盲步步深入

新中国成立初期最主要的致盲性眼病是沙眼及其并发症,我国从基础研究到群防群治方面都做出了卓越的贡献。首先是微生物学家汤飞凡于1950年在世界上第一个分离出沙眼衣原体,当时被国际学界称为"汤氏病毒",1981年汤飞凡获国际沙眼防治组织追赠"沙眼金质奖章"。1960年初,马镇西主持的河南眼科研究所分离出沙眼病原体豫-2株。北京眼科研究所和河南眼科研究所分别在张晓楼、马镇西倡导下,应用利福平和酞丁安滴眼液治疗沙眼,使沙眼的群防群治更高效。与此同时,山东潘作新设计的切断睑板加缝线矫正沙眼性上睑内翻倒睫手术避免角膜并发症在全国普及，在防治沙眼引发的致盲疾病中取得极大成功。

其后的治盲重点转移到现在的第一大致盲眼病：年龄相关性白内障。2000年我国白内障手术例数为40万例，2010年手术量增加3倍，2013年白内障手术例数达到160万例，2015年达到245万例。其他致盲性眼病的防治包括青光眼的普查和早期诊疗。与欧美人不同，在我国原发性青光眼中，闭角型青光眼比开角型青光眼有更高的发病率。陆道平最早提出裂隙灯检测周边前房深度对发现临床前期闭角型青光眼有很大实用价值，提出在基层青光眼普查中单用裂隙灯就能对临床前期闭角型青光眼起到筛查作用。

目前国内白内障的手术治疗已经走上快车道，而对于眼表疾病、年龄相关性黄斑变性和糖尿病性视网膜病变等致盲性眼病的诊疗和防治则任重而道远，需要我们做出更大的努力。

3. 眼科学术机构和学术交流

为促进眼科学的发展，1932年毕华德等在北京，周诚浒、刘以样等在上海，其后陈耀真等在济南，先后成立了地方眼科学会。1937年，在中华医学会第四次全国大会时，成立了全国眼科学会，选举周诚浒为第一任眼科学会会长。1929年毕华德等在北京于《中华医学杂志》外文版组织创刊眼科专号，翌年又发刊《中华医学杂志》眼科专号，前后共计出刊10余期。高文翰、石增荣等在哈尔滨曾创刊《启明眼科杂志》，但不久即因"九一八"事变而停刊。

1949年以后，全国各省市陆续成立了眼科分会。20世纪70年代眼科学分会又成立了各个亚专业学组。从20世纪90年代开始，眼科学会和下属的亚专业学组定期召开学术会议，还不时主办国际性学术会议，极大地促进了眼科学整体学术水平的提高。

1950年《中华眼科杂志》（*Chinese journal of ophthalmology*）创刊，最先为季刊，后由季刊调整为双月刊、月刊。20世纪60年代以后，近20

种期刊陆续发行，其中有代表性的如《角膜病杂志》《眼科研究》《中华实验眼科杂志》《中华眼底病杂志》《中国实用眼科杂志》《眼科学报》《国外医学眼科分册》《国际眼科纵览》《眼科》《眼科新进展》《眼外伤职业眼病杂志》《中西医结合眼科杂志》《美国医学会眼科杂志：中文版》等，促进了学术繁荣。

眼科专著（ophthalmography）也从 1960 年的有限几本，增加到百部以上，其中以《眼科全书》为代表，内容涉及眼科基础、临床手术学、诊断学以及各个亚专业新技术，大大扩展了眼科的信息交流和知识更新，基本上做到了与时俱进。

参考文献

[1] 杨钧，吴乐正. 中国内科学发展史［M］// 李凤鸣. 中华眼科学. 北京：人民卫生出版社，2005: 15-17.
[2] 赵家良. 提高白内障手术率，进一步推动我国防盲治盲［EB/OL］.（2016-11-27）[2017-10-12]. http:www.sohu.com/a/120009978_401085.

（朱志忠）

第2章
中国近现代眼科先贤

高文翰 (1882—1968)

字墨泉，辽宁辽阳人。自幼家贫，刻苦读书，多次取得官费待遇，1911年考入奉天医科大学，1917年毕业留校附属医院任眼科医师。1919年赴英国爱丁堡大学医学院进修眼科，1921年回国，在原校任讲师。1927年赴奥地利维也纳大学医学院研究眼科，1928年回校，晋升教授兼副校长。1931年学校更名为盛京医科大学，高文翰继续担任副校长。

1945年学校改名为辽宁医学院，高文翰任院长。1949年学校并入中国医科大学，高文翰历任中国医科大学附属第二医院眼科主任、儿科系副主任、一级教授。1954年起，高文翰当选沈阳市第二届人大代表及辽宁省第一、第二、第三届政协常务委员，1956年列席中国人民政治协商会议第二次会议。1963年任中国民主同盟辽宁省委员会副主任委员、中华医学会眼科学分会副主任委员、中华医学会眼科学会辽宁分会主任委员、《中华眼科杂志》副总编辑等职。在眼科领域，较早地把青光眼、白内障、斜视等疾病的治疗技术引进中国。首创"眼玻璃体内囊虫简易吸出法"，著有《实用眼科学》《实用眼科手术学》《实用眼科检查法》等书。

李清茂（1884—1946）

原籍广东。1906年毕业于美国宾夕法尼亚大学，毕业后在美国任眼耳鼻喉科医师，1916年回国，1921年受聘为北京协和医学院专任眼科医师、襄教授、眼科代理主任，先后共11年，是我国第一位专任眼科教授。最早用中文为国人讲课，培训眼科医师，译有《梅氏眼科学》。

毕华德（1891—1966）

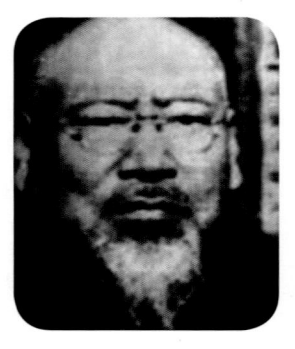

眼科学家、医学教育家、中国现代眼科学的主要奠基人之一。1891年6月13日生于北京市。1918年毕业于北京协和医学院。1918—1924年任北京协和医院眼科助教，1924—1925年在奥地利维也纳大学进修眼科。1932年创办北平眼科学会并任会长。1925—1942年任北京协和医学院襄教授。1950年任中华医学会常任理事及眼科学会主任委员。

毕华德对眼屈光学有特殊的研究，著有《眼屈光学》，他所建立的诊断、处理方法，至今仍为人们所用。他对沙眼、淋病性眼炎、梅毒性眼炎以及青光眼、白内障等都有深入研究。他是中国第一位用英语在外文杂志上发表中医眼科学论文以弘扬祖国医学的西医眼科医师，创建中国最早的眼科学会，并创刊《中华眼科杂志》。晚年，曾主编《眼科全书》，遗憾的是只在1965年4月出版了第一卷，后因故终止。1966年12月31日病逝。

林文秉（1893—1969）

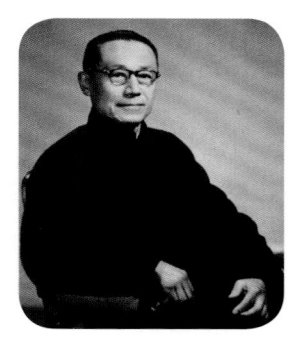

浙江宁波人。1915 年就读于上海哈佛医学校。翌年，该校解散后转入美国哈佛大学医学院，1920 年毕业，获学院最高荣誉——金钥匙奖，并获得医学博士学位。同年回国，在北京协和医院眼科工作。1925—1927 年，在奥地利维也纳大学医学院专攻眼科病理学，获眼科博士学位。曾任北京协和医学院教授、南京中央医院眼科主任、上海医学院教授。1950 年，受聘为上海军医大学（今海军军医大学）教授、眼科教研室主任，兼任中华眼科学会副主任委员，《中华眼科杂志》《解放军医学杂志》编委，并任上海市第三、四届政协委员。1937 年 4 月，中华医学会眼科学会正式成立，周诚浒、林文秉任正、副会长，学会设于上海。1952 年创建中国第一个眼科病理室，为全国各地送来的标本做病理诊断，还帮助上海兄弟院校建立眼科病理室。1963 年编著 60 万字的《眼科病理解剖学》，获 1978 年全国科学大会重大科技成果奖。林文秉在国内最早发现并描述黑热病、斑疹伤寒、伤寒、痢疾、淋病、梅毒等全身性疾病引起的眼部变化，有关论文在国内外发表后，引起医界广泛重视。1950 年林文秉提出新的沙眼分期，揭示沙眼病理的本质，澄清理论上的混乱。

周诚浒（1896—1978）

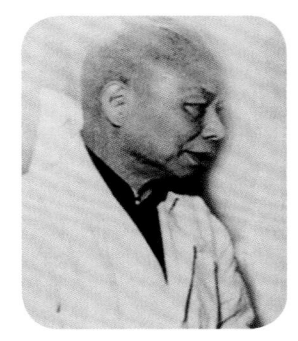

浙江诸暨人。12 岁时，家境困窘，沿途乞讨至安源煤矿寻父，父故，由父的义兄抚养，后入武昌文化学校、长沙湘雅医学院学习，深得医学院院长、著名医学家颜福庆的器重。毕业后，在北京协和医院实习，经颜福庆推荐，获洛克

菲勒基金，1926年赴奥地利维也纳大学、英国伦敦大学攻读眼科。周诚浒完成学业后，被吸收为英国皇家学会会员，他谢绝高薪聘请，回国协助颜福庆创办上海医学院。历任北京协和医学院和上海医学院教授、教务长，中国红十字会第一医院（华山医院前身）眼科主任，中华医学会眼科学会会长。抗战期间，避居诸暨湖田、陈蔡等地，免费为百姓诊治。抗战胜利后，为创办诸暨医院四处奔走。1947年5月，诸暨医院开设门诊，周诚浒任院长。1949年后，周诚浒将私人购置的精密眼科仪器与手术器械全部捐赠给国家。其后历任上海市卫生局眼科总顾问，上海第六人民医院眼科主任，中华医学会上海分会副会长，《中华眼科杂志》副总编辑，亚非眼科学会理事，上海市第二、三届人民代表，第四、五届全国政协委员。

主编我国第一部《眼科名词汇编》，发表《我国北部的沙眼》《论上海之沙眼》《沙眼杆菌与沙眼之研究》等论著，所撰《眼底病学讲义》在国内外医学界享有较高声誉。他在上海第六人民医院首创角膜移植先例。

汤飞凡（1897—1958）

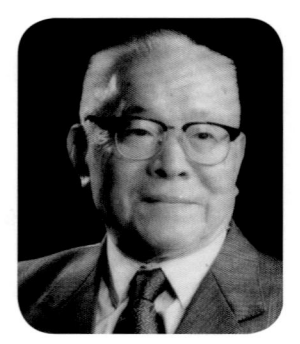

湖南醴陵人。被誉为"沙眼衣原体之父"，医学微生物学家，曾是最有希望获得诺贝尔奖的中国人。1914年入湘雅医学专门学校，1921年毕业，获湘雅医学院医学博士学位，任教于北京协和医学院。1926年被派往美国哈佛大学医学院从事细菌学研究。1929年回国后，历任上海中央大学医学院副教授、教授、细菌学系主任，1932年后兼任上海雷氏德医学研究院细菌学系主任。1935年任英国国立医学研究院研究员。1937年后，任上海医学院细菌学教授，中央防疫实验处生物制品技正、处长，创建昆明卫生防疫处。1947年在世界微生物学会第四次大会上当选为常务委员。历任卫

部北京生物制品研究所所长、中国科学院菌种保藏委员会研究员兼主任。1957年被聘为中国科学院生物学部委员，任中华医学会理事、中国微生物学会理事长、全国生物制品委员会主任委员，毕生从事病毒的研究。20世纪30年代和魏曦共同对支原体进行研究，否定了沙眼细菌病因说；组织研制出中国第一批5万单位青霉素，创建青霉素生产车间，为预防天花、黄热病、鼠疫等疫病做了大量工作；1955年他开始与北京同仁医院眼科主任张晓楼合作，采用鸡卵黄囊进行分离试验，第8次试验获得了成功，分离出著名的TE8沙眼衣原体。1958年元旦，汤飞凡命助手私下将沙眼病原体滴入自己的眼睛，冒着失明的危险，在40天内坚持不治疗，眼睛红肿不堪，却收集了可靠的临床资料，彻底解决了关于沙眼病原70余年来的争论。1970年，国际上将沙眼病原体和其他几种介于病毒和细菌之间的、对抗生素敏感的微生物命名为衣原体，汤飞凡是名副其实的"衣原体之父"。

1980年6月，中国眼科学会收到国际眼科防治组织（IOAT）的一封短函，鉴于汤博士在关于沙眼病原研究和鉴定中的杰出贡献，国际眼科防治组织决定向他颁发沙眼金质奖章。可是IOAT不知道，他们预备推荐申报诺贝尔奖的学者，被认为是最有希望获得诺贝尔奖的中国人，于1958年9月30日已经去世。1981年汤飞凡被追赠颁发"沙眼金质奖章"，"沙眼衣原体分离培养"获1982年国家科技进步二等奖。汤飞凡撰有《沙眼病原学研究：接种鸡胚，分离病毒》等论文30多篇。1992年，我国发行中国现代科学家纪念邮票，其中就有汤飞凡纪念票。

石增荣（1897—1976）

1897年9月生，奉天辽阳（今辽宁省辽阳市）人。幼年丧父，家境清贫。小学只读几年即辍学，在日本铁路职员家中帮佣，带孩子。他聪慧过人，有过目成诵之才，晚上闲暇时便借月光读书，这种好学精神感动了一位日本人，把他送到日本读书。1914年回国，以优异成绩考上奉天南满医学堂公费生，1920年毕业留校。1923年留学日本，在京都帝国大学医学部专攻眼科，在市川清教授指导下，从事白内障生物化学方面的研究。留学4年，先后发表了《正常人水晶状体的理化研究》《老年眼病患者血液中类脂质含量的研究》《眼房水和玻璃体内脂肪含量的研究》等14篇论文。1926年由日本文部省授予医学博士学位，被接纳为日本眼科学会会员。1927年回国，任南满医学堂附属医院眼科医师、吉长铁路医院院长兼眼科主任等职。1928年任哈尔滨医学专门学校眼科教授。1931年"九一八"事变后，因不满日本人的歧视与排挤，多次拒绝公立医院日籍主事人的高薪聘请，于1931年创建了明明眼科诊所，同时倡导成立哈尔滨眼科研究会。

石增荣的寡母中年失明。因此，他对贫困的眼病患者极为同情。在开业行医过程中，以实施普及医疗为办院宗旨，竭尽全力为平民百姓医治眼病。对一些无力就医、无依无靠的孤寡老人，或减免医疗费用，或施以救济。有一无家可归的叶姓患者，治愈眼疾后被石增荣留在诊所工作，还帮助其建立家庭，解决生计问题。为救治更多的患者，他多次派助手到小城镇和农村施诊，尤其注意为中小学生防治眼病。石增荣高超的医术、仁德的医风，赢得了广大人民群众的信任。他和他的明明眼科诊所，在东北享有很高的声誉，他逝世后多年，还不时有人慕名来哈尔滨求医。

1945年日本投降后，石增荣参加革命工作，成为中国医科大学第二分校附属医院眼科博士。1949年改任哈尔滨医科大学附属医院眼科主任。此后，停办了明明眼科诊所。为扩大盲人治疗范围，在缺乏资料和设备的情况下，他克服各种困难，于1949年成功地实施了角膜移植手术。为推广这一先进医术，多次到哈尔滨市内几所大医院和兄弟省、市做示范讲解。1953年拍成"角膜移植"科教片，在全国放映，其后又成功开展了腮腺管移植手术。1954年应邀参加波兰眼科国际学术会议，归国途中到苏联进行参观访问。晚年又学习俄文，向国内介绍苏联有关青光眼的防治以及巴甫洛夫学说在眼科应用的文章。

从1950年起，石增荣就倡导眼科医生到农村去防盲治盲，进行防治沙眼工作。他以身作则，认真贯彻预防为主的医疗方针，经常用白求恩的名言"让病人叩门的时代已经一去不复返了"来教育学生。他利用假期和农闲时间，组织防盲医疗队，到广大农村、林区、矿区去，为群众防治眼病，同时开办各种形式的防盲讲习班，为基层培养眼病防治人员。1958年，带领学生到兰西县开展防盲试点工作。同年9月，卫生部为推广这一经验，在哈尔滨市召开了全国防治沙眼现场会议。来自全国的眼科专家和各省、市卫生部门的领导干部，到兰西县进行了现场参观访问。会议制定了全国防治沙眼规划，《健康报》为此发表了社论。1959年，黑龙江省成立了沙眼防治所，聘石增荣博士为所长。由于他多年的倡导和努力，到国庆10周年前夕，全省各级防盲医疗队在各地累计治疗盲人70万，其中半数复明，全省沙眼患病率逐年下降。

在防盲工作中，经过认真调查研究，他认为当时在国内外通用的以视力0.02以下为盲的标准，并不适合中国国情，也不适合生产发展的需要，极力主张以视力0.06以下作为标准，这与现行的世界卫生组织规定的标准（0.05以下）十分接近。此外，在对盲人的分析统计方法、失明原因的判定等方面，他都提出了新的观点，从而为全国制定统一的分析方法提供了依据。1964年受全国眼科学会的委托，他编写了《中国眼科全书》的预防眼科篇。1972年，石增荣不顾健康状况的恶化和75岁高龄，带领防盲医疗队到尚志县开展工作，并为重建眼病防治所而奔走。1976年，在病重期间，还叮嘱前来看望他的学生："一定要把防盲工作搞下去。"1976年2月8日石增荣病逝于哈尔滨，终年79岁。

石增荣1959年加入中国共产党，连任第一、二、三届全国人民代表大会代表，担任《中华医学杂志》编委，历任黑龙江省政府委员会委员、省政治协商委员会委员、中华眼科学会委员，多次被评为省、市各级优秀教师、人民功臣、劳动模范。为了中国眼科医疗事业的发展，为了解除盲人的疾苦，石增荣博士做到了"鞠躬尽瘁，死而后已"，被誉为我国防盲事业的开拓者和奠基人。

张锡祺（1898—1960）

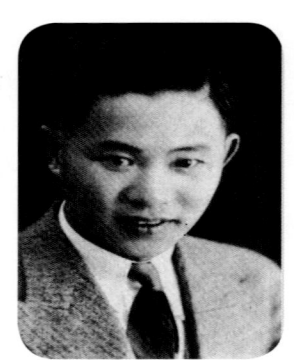

福建惠安人，后移居台湾。1925年毕业于日本千叶医学专科学校（1922年改为千叶医科大学）。1927年在台湾办光华眼科医院，1930年迁回上海。他行医同时热心教育，把行医所得全部捐助给东南医学院。

1949年后东南医学院内迁安徽，成立了安徽医学院，张锡祺任眼科主任、教授、院长等。张锡祺经过多年努力收集，出版了符合我国人种特点的《眼底病图谱》，为眼科教学带来方便，其后又出版了《眼病图谱》。

陈耀真（1899—1986）

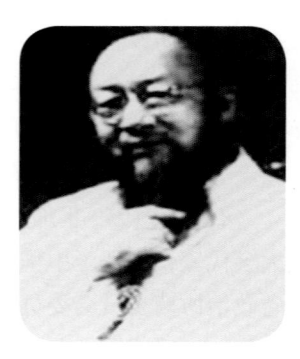

广东台山人。自幼受父亲熏陶，勤奋好学，后因父早逝家境贫困，不得不在中学毕业后到香港眼镜店做店员。1921年赴美国波士顿大学深造，获医学博士学位，随后任底特律福特医院实习医师和威尔默眼科研究所研究员。1934年回国，任齐鲁大学医学院眼科教授，抗日战争爆发后，率学生内迁成都，任华西、齐鲁、中央大学等校联合大学眼科教授，开办眼科进修班，倡议成立成都眼科学会，并扩建了我国第一所眼耳鼻喉医院——存仁医院。

1949年后，先后任岭南大学医学院、中山医科大学、中国医学科学院协和医院眼科教授，中山大学眼科医院院长和名誉院长，卫生部医学科学委员会委员、中国医学科学院临床医学委员会委员、中华医学会理事，《中华眼科杂志》副总编、《中华医学杂志》外文版编委、《眼科学报》名誉主编,还担任《英国眼科杂志》、荷兰《眼科文摘》编委,美国《眼科学时代》杂志咨询编委。

陈耀真重视人才培养,教书育人,培养了我国第一批眼科研究生,主编高等院校教材《眼科学》,创办中山眼科中心,为医疗、教学、科研和防盲建立了良好的基地,造就出一批优秀眼科医师。他一生勤奋、治学严谨,通晓多国语言,发表科学论文百余篇,蜚声中外,国际视觉和眼科研究会议曾授予他"特殊贡献奖"。

他还钻研古汉语、甲骨文等,查阅了我国大量古籍史书后发现我国古代眼科学的发展和成就有不少明显早于西方。他所著《中国眼科学史》受到医学界的普遍重视。他是我国现代眼科学的奠基人之一。

从 1965 年起,陈耀真就把生物物理学、化学专业人才引进到眼病和视觉研究中,以培养交叉科学和边缘科学人才。1983 年后形成体系,先后培养了光学物理-眼科、生物化学-眼科、生物学-眼科、生物力学-视觉、无线电工程学-视觉、化工-眼科等结合学科人才,使中山眼科中心逐步成为培养这类特殊眼科人才的基地。

张文山(1901—1982)

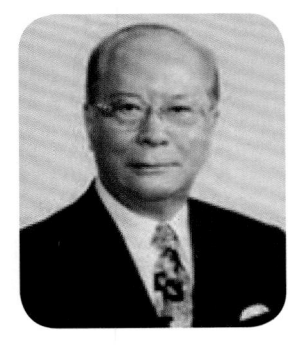

我国知名眼科教授和有造诣的青光眼专家。湖南长沙人。先在湖南湘雅医学院学习,后入上海圣约翰大学医学院学习,1929 年毕业。曾任青岛信义医院、重庆中央医院、南京中央医院主治医师。1947—1948 年在美国宾夕法尼亚大学留学。

1948 年回国,任佛山循道医院眼科主任。1951 年后,历任第一军医大学、吉林医科大学、白求恩医科大学教授。张文山对青光眼颇有研究,是前房角镜检查法在我国应用的引进者,在国内首先将前房角镜检查技术用于临床,同时培训并推广青光眼前房角镜检查应用技术。参与编写毕华德主编的《眼科全书》第一卷,撰有《原发性进行性虹膜萎缩》等论文。

潘作新（1903—1983）

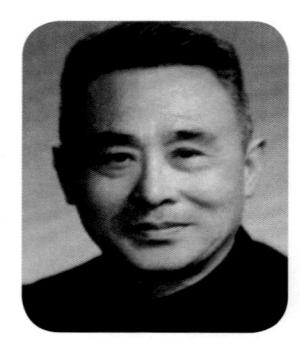

山东掖县（今莱州市）人。著名眼科专家，一级教授。1930年毕业于北京协和医学院，留任医师、主治医师。1936年赴奥地利维也纳大学医学院进修，任研究员。回国后，历任中国红十字会救护总队第十一中队队长、西北医学院教授、南京中央医院眼科主任。1947年，任山东大学医学院教授兼附属医院眼科主任，后任青岛医学院附属医院院长、青岛医学院副院长、院长。1949年后，任中华医学会理事、中华医学会眼科学会委员、中华医学会山东分会常务理事、山东省眼科学会主任委员、青岛市医学会名誉理事长、《中华眼科杂志》编委。

潘作新致力于医疗、教学、科研50余年，在眼部肿瘤、屈光学方面有很深的造诣，是我国最早研究眼病理学的学者之一。他主持的"对角膜内皮细胞观察的研究"，获山东省和青岛市科技成果奖。主要论著有《眼内恶性色素瘤眼外蔓延二例》《睫状体上皮细胞增生及睫状体上皮细胞瘤的组织学观察》《虹膜色素瘤》等。1948年潘作新首创的切断睑板校正睑内翻的"潘氏手术"沿用至今。去世后，遵照他的遗嘱，其眼球被制成教学科研标本，角膜移植给了海阳县农民。

陆南山（1904—1988）

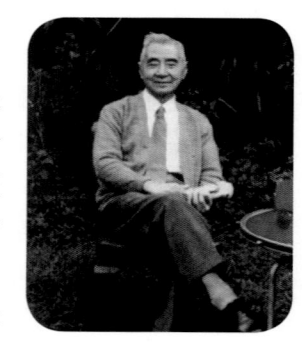

著名中医眼科主任医师、教授，我国中医眼科领域里探索中医现代化、中西医结合的先驱者之一。改革开放后曾被评为全国十五位名老中医之一、上海市十位名老中医之一。祖籍浙江省宁波市，四代从医。青年时秉承先父陆光亮之志，遵循"学知不足，业精于勤"的古训，博览群

书，有得则录，笔耕不辍。1926年到上海开业行医，初设诊所于上海虹口。抗日战争开始后迁到上海南京东路鸿仁里（230弄）5号应诊，以擅治眼疾而闻名全国。他一生奉行"老吾老，以及人之老；幼吾幼，以及人之幼""不能解除病人痛苦，焉能为医""病人者，养身之父母也"。直到生命的最后一天，他还在上海仁济医院为患者治疗疑难杂症。

1954年起受聘于上海第二医学院（现上海交通大学医学院），负责医疗和教学工作。曾任大学教授、主任医师、教研组主任、学术委员会委员、上海仁济医院中医眼科主任、中华医学会理事、中国中医眼科学会名誉主任委员等职。在他60多年的行医和教育实践中，潜心研究中国古代眼科理论"五轮学说"，并结合多年临床经验，提出"肝肾立论""脾胃论治""健脾利湿"等学说。他提倡"洋为中用""古为今用"，中西医结合，去芜存菁，在临床上取得了独特的效果。陆老擅长利用西医眼科的检查仪器和生化检查，充实了中医诊断手段，促使中医眼科理论与现代化医学相结合。

他深入研究角膜炎、葡萄膜炎、慢性单纯性青光眼、眼底出血症、视网膜炎、视神经萎缩、眼肌麻痹等疾病及眼科疑难杂症的治疗，并取得了明显的进展。他发表有《中医治疗中心性视网膜脉络膜炎》《中心性视网膜炎辨病和辨证的结合》等论文20余篇。著有《眼科临诊录》，主编《实用中医眼科学》等，其学术思想受到眼科学界的重视。更难能可贵的是，他不贪名、不贪利，从不计较个人得失，勤勤恳恳地为广大患者与师生服务，不论职务高低，不论贫穷富贵，一视同仁。改革开放后，他不愿接受专家门诊的高报酬，坚持按普通门诊标准收费，为广大群众服务。

附陆南山经验方。

（1）通滞汤：当归9克、橘络3克、丝瓜络6克、防风3克、荆芥3克、羌活3克。适应证：眼肌麻痹，口眼发病在45天以内疗效较好，服药期间注意休息。

（2）减味阿胶汤：炒阿胶6克、炒大力子9克、甘草4.5克、杏仁9克、糯米（包煎）9克。适应证：视网膜静脉周围炎。

（3）平肝健脾利湿方：苍术6克、白术6克、茯苓12克、猪苓6克、桂枝3克、楮实子9克、生石决明15克、杭菊9克、泽泻9克。适应证：早期开角型青光眼、中心性浆液性视网膜脉络膜病变。

（4）祛风散热饮：炒牛蒡子9克、黑山栀9克、连翘9克、薄荷（后入）3克、赤芍9克、防风3克、羌活3克、大黄3克、川芎3克、当归9克、生甘草3克。适应证：急性结膜炎。

（5）退翳散：钩藤9克、蝉蜕3克、制香附12克、全当归9克、川芎3克、白芍药9克。适应证：顽固性凝脂翳（树枝状角膜炎）。

（6）桑菊退翳散：桑叶9克、杭菊9克、谷精草9克、白蒺藜9克、木贼草6克、钩藤9克、蝉蜕3克。适应证：点状角膜炎。

（7）和养汤：大熟地15克、当归9克、白芍9克、炙甘草4.5克、川芎3克、白术6克、煅石决明24克、陈皮3克。适应证：角膜溃疡，体质虚弱，睛珠疼痛较甚者。

（8）目宁方：苍术6克、白术6克、桂枝3克、茯苓12克、猪苓9克、泽泻12克。适应证：中心性浆液性视网膜脉络膜病变。

（9）加味驻景丸治之：熟地30克、枸杞子9克、车前子9克、楮实子9克、菟丝子9克、决明子9克、制首乌9克、桑葚子9克。适应证：玻璃体混浊。

（10）眼科血证方：茜草根9克、小蓟9克、蒲黄9克、侧柏叶9克、赤芍9克、小胡麻9克、生甘草3克、决明子9克。适应证：一般眼底出血及瘀血，全身症状和体征不明显者。

郭秉宽（1904—1991）

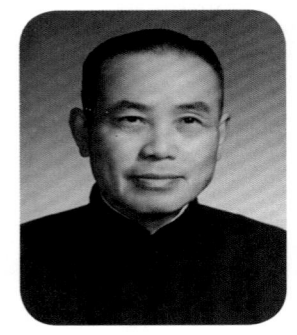

1904年11月20日生于福建龙岩。1927年毕业于北京燕京大学医预科，1927—1928年在北京协和医学院学习。1928—1934年在奥地利维也纳大学医学院学习，获医学博士学位。我国杰出的眼科学家、教育家。抗日战争期间发现沙眼和角膜病是当时致盲的重要原因，在沙眼普查的基础上首先确定以角膜血管翳为早期沙眼的诊

断依据。

20世纪40年代在国内开展和推广角膜移植术。主编国内第一本中文版眼科学教材，并编写《中级眼科学》以解决中级教学的需要。1949年后一直在上海第一医学院附属眼耳鼻喉科医院工作，终身从事教学工作，培养出数以百计的眼科高级专业人才，被誉为"中国眼科之父"。

他开拓中国的眼遗传学研究，作为中国眼遗传学的开拓者之一，提出用优生学预防进行性高度近视的可能性。1980年，他招收并指导中国第一批眼遗传学硕士研究生完成了"双生子中近视眼的发病率及遗传规律"和"双生子视网膜母细胞瘤"的研究。研究论文被第24届世界眼科会议选为大会宣读论文。

1940年郭秉宽发现早期沙眼病例的上方角膜缘处有早期角膜血管翳。他将8年的研究心得写成论文《初期角膜血管翳——沙眼原发性角膜感染早期诊断的重要体征》，发表在1942年的《美国眼科杂志》，这项研究使许多沙眼病理变化得以早期发现。著有《眼科学》《中级眼科学》，主编《中国医学百科全书·眼科分册》。

罗宗贤（1905—1974）

中国眼科学家。1905年11月11日生于湖南浏阳，1974年11月8日卒于北京。1932年毕业于北平协和医学院（今北京协和医学院），1940年赴美国进修，1941年回国。历任协和医学院眼科助教、讲师、副教授，北京人民医院、北京医院和协和医院眼科主任，中国医科大学眼科教研组主任、教授。并任北京市眼科研究所所长、中华眼科学会副主任委员、《中华眼科杂志》副总编辑及英文编辑、《国外医学·眼科分册》主编等职。从事眼科临床、教学和研究工作40余年，极其重视临床实践，积累了丰富的经验，在眼底病学方面有独特见解，主编的《眼底病学》是当时国内唯一的

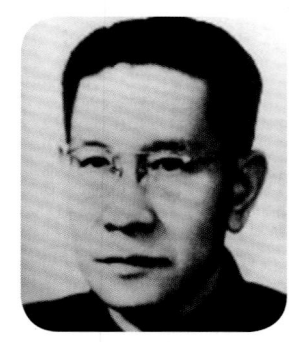

大型眼底病学著作。编审了《眼科学》和毕华德主编的《眼科全书》第一卷等著作。

邹子度（1906—1976）

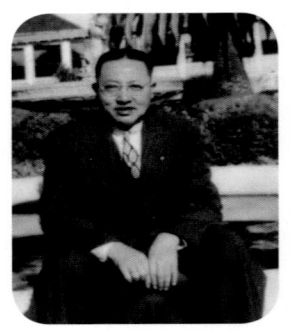

直隶完县（今河北顺平县）人，满族。1935年毕业于齐鲁大学医学院，获医学博士学位。曾任贵阳医学院讲师、副教授、教授。1946年入美国斯坦福大学医学院进修，1948年回国，任贵州省立医院院长。

1949年后，历任云南省军区陆军医院、昆明军区总医院五官科主任。1949年参加革命，加入中国人民解放军，任云南省军区医院五官科主任。1955年被国防部授予中校军衔，后晋升为上校。曾任中国人民政治协商会议云南省第二和第三届委员会委员、中华医学会云南省分会秘书长、中华眼科学会云南分会主任、《中华眼科杂志》编辑委员会委员。他是众多中国眼科事业的开拓者之一，为保卫和建设大西南、为部队的卫生事业贡献了毕生的精力，做出了杰出的贡献！

他对先天性青光眼、视网膜脱离的手术、角膜移植以及沙眼的病原和诊断等有较深的研究，临床经验丰富，是国内最早应用房角切开镜为先天性青光眼做房角切开的眼科医师。撰有《视网膜脱离》《角膜移植术》《沙眼的病源》等论文。

他于70岁高龄时被诊断为肺癌晚期，在中国人民解放军总医院住院化疗期间，还不辞辛劳为该院一位眼患重病的老患者主刀手术。一个月后，该患者复明出院，他却走完了生命的最后历程。

毛文书（1910—1988）

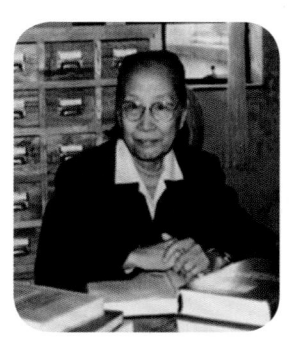

四川乐山人。1937年毕业于华西大学医学院，获医学博士学位。1947—1949年留学加拿大、美国。1950年10月在岭南大学医学院任教，院系调整后到中山医学院任教。50多年来为眼科教育、科研和医疗、防盲治盲事业的发展献出了全部精力。20世纪50年代开始带教研究生，学生遍布国内外，不少人成为眼科骨干和专家。1965年10月，毛文书和丈夫陈耀真创办并主持了国内第一所规模较大的眼科医院，1983年6月发展为中山医科大学眼科中心，使眼科医院、眼科研究所、防盲办公室三位一体。毛文书坚持预防为主的方针，20世纪50年代起就深入农村、山区查盲治盲，多次主持或带队到珠江三角洲、海南、西藏自治区、新疆维吾尔自治区等地查治盲人，并在广东新会建立防盲点，积极推动广东防盲治盲工作，成效卓著。她对学生要求严格，她常对学生说："一个人的能力有限，每个人好像一滴水，大家团结一起才能汇成江河。"她曾送许多中青年医务人员到国外学习，使中山医科大学眼科中心的医疗、科研水平大大提高，培养并造就了眼科中心的一流人才。

吉民生（1912—1989）

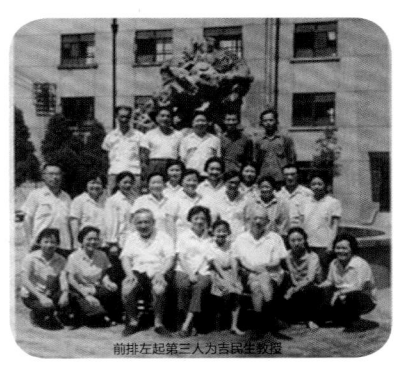

前排左起第三人为吉民生教授

20世纪30年代毕业于同济大学，毕生以沙眼防治为主攻方向，20世纪50年代调至中南同济医学院协和医院（今武汉协和医院），依然不辍地研治沙眼。他长期走访农村，发现沙眼并非以公众场合传染为主要途径，而是以家庭接触传染为主。这一发现，使沙眼的预防难度大为降低，并寻找到沙眼防治的正确途径。沙眼肆虐与贫困落后密切相关，沙眼是当时农村致盲的主要眼病。吉民生教授带领同事和学生，一次次下乡调查、施行手术和培训基层医师，并在实践中发明了一种极其简捷易行的手术方法——切烙法，即用烧红的大头针从皮肤表面烧灼眼睑，使形成眼睑瘢痕以矫正倒睫，避免睫毛倒刺伤及角膜，减少沙眼并发症。这一发明，使乡村医师手术治疗沙眼成为可能。

赵东生（1913—2006）

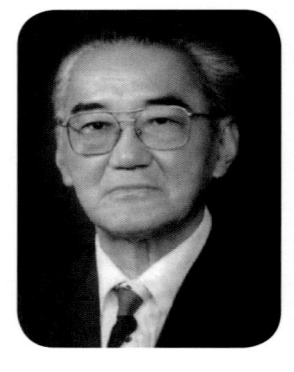

江苏镇江人。1934年毕业于陆军军医学校。曾留学奥地利、德国、匈牙利。1939年获奥地利茵士布鲁克大学医学博士学位。1944年回国，曾任江苏医学院教授、上海公济医院眼科主任。1949年后，任上海市第一人民医院眼科主任。

赵东生是我国眼底病外科先驱、视网膜脱离手术学奠基人、上海交通大学附属第一人民医院眼科创始人、终身教授。由于他在视网膜外科方面获得的卓越成就，在民间享有"东方一只眼"的美誉。1970年他把国外的巩膜缩短术改进为巩膜外加压术和环扎术，使视网膜脱离的手术治愈率提高到88%。1983年提出视网膜脱离有玻璃体视网膜增殖粘连现象，并可依其程度不同分为三级，从而提高了视网膜脱离的诊断水平，并为手术方法的筛选和手术效果的判断提供了依据。主编有《眼科手术学》《赵东生视网膜脱离手术学》等。

马镇西（1913—1983）

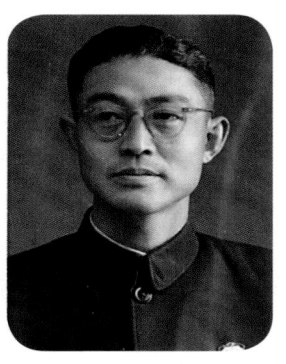

江苏淮安人。20世纪著名眼科学家。1940年毕业于同济大学医学院，曾任江苏省第二医院眼科主任。1950年起担任河南省人民医院眼科主任兼河南医学院教授，并于1962年继北京眼科研究所之后，在中原大地建立我国第二个眼科研究所——河南省眼科研究所，马镇西任所长、研究员直至辞世。他是第三届全国人大代表、第五届全国政协委员，一生致力于沙眼和角膜病的治疗与研究，培养和造就了我国一大批从事角膜与外眼病诊疗工作的高水平眼科医师。1962年研制成抗沙眼新药酞丁胺，1972年主持研究安西他滨的抗单纯疱疹病毒作用，其眼科临床应用早于国外，大大提高了单纯疱疹病毒性角膜炎的治疗水平。在国内最早实施设立眼科亚专业，开我国现代眼科细分临床亚专业之先河。在所内建立眼科专业图书馆，其眼科藏书在国内首屈一指，对眼科临床、教学、科研功莫大焉。创办《角膜病杂志》和《眼科研究》，是河南省乃至中原地区的现代眼科奠基人。

缪天荣（1914—2005）

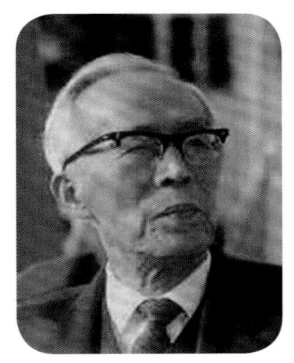

浙江瑞安人。"对数视力表"和"五分记录法"发明人，国家《标准对数视力表》的起草人。1937年毕业于浙江省立医药专科学校医科，曾任江苏医学院医师，成都航空委员会空军军医训练班翻译、教官，成都中央、华西、齐鲁三大学联合医院医师，温州瓯海医院眼科主任。1953年后，历任浙江医学院副教授，温州医学

院教授、主任医师。曾长期担任《中华眼科杂志》编委，著有《眼压测算图》《简略眼和模型眼》等。缪天荣是我国眼视光学的开拓者，1959年研制出的对数视力表，达到国际水平。1978年出席全国科学大会，其《对数视力表》获全国科学大会奖。1986年，《对数视力表》在第25届国际眼科大会（罗马）宣读，引起轰动。1990年《标准对数视力表》被制定为国家标准（GB11533-89），并在全国实施。1976年，他在温州医学院创办眼科光学研究室，1978年招收首批该专业研究生，其中多人成为我国视光学骨干。他设计的"对数视力表"与"五分记录法"，符合人眼生理规律，以视角的对数值记录视力，既具备了视力检查的科学性，也使检查结果的记录和统计更为方便实用。他还是国产裂隙灯显微镜和检眼镜的首位研发者。

张晓楼（1914—1990）

河北正定人。1940年毕业于协和医学院，获博士学位。1946年任北京同仁医院眼科主任、医务主任，1954—1985年任副院长，兼任北京眼科研究所副所长、所长，协和医院眼科教授，首都医学院眼科教授。1985年任北京同仁医院技术顾问，以研究和防治沙眼为己任，曾协助微生物学家汤飞凡分离到沙眼病原体。他首先将利福平用于临床治疗沙眼，取得良好疗效。

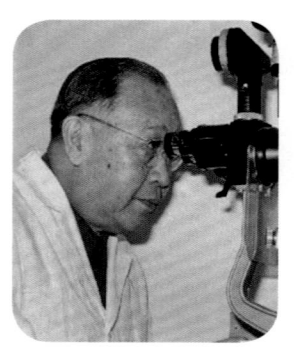

1981年，国际沙眼防治组织授予张晓楼和汤飞凡防治沙眼金质奖章。张晓楼担任过毛泽东、周恩来、朱德、刘少奇等党和国家领导人的眼保健医师，筹建了我国第一家眼科研究所，长期担任中华眼科学会主任委员、《中华眼科杂志》和《国外医学（眼科分册）》总编辑。1979年，他被世界卫生组织聘为国际防盲组织咨询委员。生前在"死后捐献角膜"的志愿书上第一个签上自己的名字，他去世以后，成为同仁眼库的首位捐献者，角膜被移植给两位普通工人。

俞德葆（？—1980）

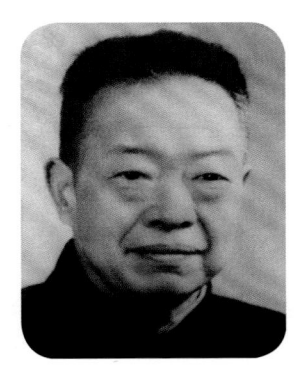

1937 年毕业于上海国立同济大学，1947 年赴美国哥伦比亚大学、瑞士伯尔尼大学进修眼科。1952 年 8 月，担任杭州市第一人民医院眼科主任。著有《眼科学大要》，对角膜移植、急性青光眼、白内障、视网膜剥离的治疗均有很深的造诣。俞德葆主任带领团队研制出白内障囊内摘除手术镊，白内障囊内、囊外手术处于当时国内先进水平；研制出前房角镜，在国内首先开展前房角镜下房角切开术，并提供研制的前房角切开镜协助国内同行开展前房角切开术。在国内较早开展穿透性角膜移植术和异种异体角膜移植实验，视网膜脱离手术治疗处于国内领先水平；将心电图机进行改装，开展眼电生理检查，应用于临床；研制出的倒睫矫正手术钳，一直沿用至今。

孙桂毓（1915—1980）

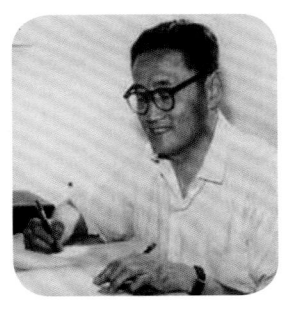

1943 年毕业于山东齐鲁大学医学院。曾在成都、上海、南京等地任眼科医师，1949 年在利物浦大学、伦敦大学眼科研究院从事研究工作，1951 年归国。1952 年起在山东医学院任眼科教授、附属医院副院长等职，是中华医学会眼科学会山东分会主任委员，《中华眼科杂志》编委。著有《眼屈光学概论》。

蔡用舒 (1916—2000)

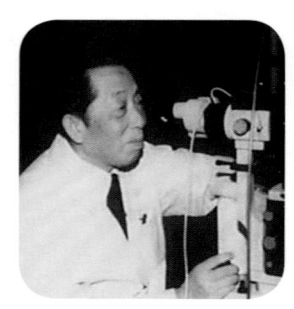

湖南益阳人。1935年入南京大学医学院学习，毕业后留校任眼科助教、讲师、代主任，1949年留学美国，曾任纽约哥伦比亚大学眼科研究员，新泽西州Somesset医院住院医师，西弗吉尼亚州医院眼科主治医师。1956年毅然回国，任第四军医大学眼科副教授、教授、副主任、主任。1984年加入专家组，是首批获国务院政府特殊津贴和早期回国定居专家津贴的人员。任《中华眼科杂志》编委，解放军眼科专业组副组长，中华医学会陕西省分会眼科学会副主任，《眼科研究》《眼外伤与职业性眼病杂志》编委、顾问等。曾对地震性眼底压挤伤进行了细致的观察和分型，撰写科学论文进行了国际交流。指导研究的有关眼外伤的一流实验和病理学研究，获军队科技进步一等奖。译有《培顿眼科手术学》，主编《创伤眼科学》。

方谦逊（1919—2004）

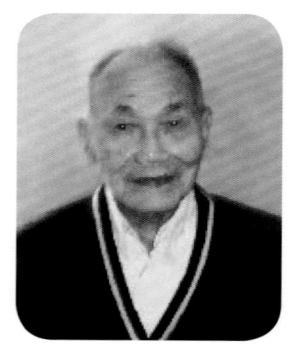

祖籍福建惠安，1919年出生在马来西亚吡叻州。1939年，以优异成绩获得英国剑桥中学的毕业证书。1940年8月只身回国学医，先就读于上海圣约翰大学医预科。1941年辗转就读于华西协和大学医学院，学习期间勤工俭学。1947年获美国纽约州立大学医学博士学位，并以优异成绩应聘留校，在眼科行医执教。1954年起任华西医院眼科教研室主任，1982年出访加拿大和美国。曾任原华西医科大学存仁医院院长、中华医学会眼科学会委员、《中华眼科杂志》编委。医术精湛，且对光学、电学、生物医学等领域涉猎广泛并颇有

成就。1983 年以来，主持视光学、眼底病、眼肿瘤、青光眼、眼损伤等研究课题，多数具国际或国内较高学术水准。在近 60 年的医疗、教学和科研历程中，不舍昼夜，精益求精；对青年学子的人品、学业要求十分严格，以身作则，为华西医院和我国的眼科医学教育事业做出过很大贡献。2004 年，方谦逊因病救治无效，在北京逝世，享年 85 岁。

倪逴（1921—2001）

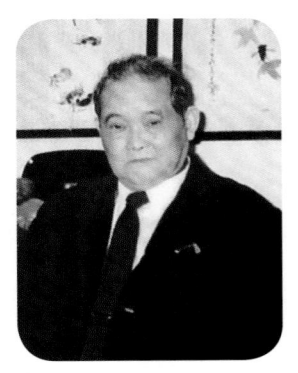

1921 年出生于安徽阜阳，1950 年毕业于中央大学医学院。自 1952 年起，先后在上海中山医院眼科和上海第一医学院眼耳鼻喉科医院从事眼科临床和眼病理研究，为复旦大学附属眼耳鼻喉科医院终身教授。1982—1983 年在美国哈佛医学院眼病理室学术交流一年。曾多次应邀赴日本、美国讲学，是我国杰出的眼病理学家。强调眼病理为临床服务，看片深入细致，对疑难病例亲自下临床观察患者，结合临床反复读片并做病例随访。注重眼病理与临床密切结合，提高诊疗水平。曾在国内外发表学术论文 40 余篇，是《十万个为什么》的医学编委。曾参与《肿瘤学》《实用外科病理学》等专著的编写，对眼肿瘤病理有深入的研究和很深的造诣。著有《眼的应用解剖学》《眼的病理解剖基础与临床》等。

赫雨时（1922—1981）

1922 年 2 月出生，辽宁省沈阳市人。1945 年毕业于辽宁医学院，曾任天津医科大学总医院眼科住院医师、主治医师,天津眼科医院院长、主任医师。1981年逝世。毕生致力于眼科学的临床和研究工作,是我国老一辈著名眼科专家。对眼科学,特别是对斜视与弱视学有很深的造诣,是国内斜视与弱视学的奠基人之一,在国内外享有盛誉。完成了数项眼科课题研究,其中"麻痹性斜视的外科治疗"课题,获1978年全国科学大会奖。1963年出版了《临床眼肌学》一书,为我国第一部关于斜视与双眼视的专著。总结20多年的实践经验,完成专著《斜视》,获天津市科技著作二等奖。1972年组织编写并完成《临床眼科实践》一书。在国内外发表论文数十篇。为全国培养了大批专业技术人才。

(朱志忠　王历阳　陆道平　袁慧丽)

第3章
中医眼科学发展概况

第1节 历代中医眼科学发展概况

中医眼科学（ophthalmology of traditional Chinese medicine），是中国医者几千年来在实践中积累和发展起来的一门临床学科。殷墟出土的甲骨文中将眼病称为"疾目"，这是对中医眼科最早的记载。至春秋时期，《诗经》和《书经》等就有了目盲的记载，分别采用"瞽""蒙""瞍"等词加以区分，但中医眼科尚无比较系统的理论。西汉成书的《内经》中，已经有目盲、目下肿、目黄、目赤、目赤痛、目昧、目瞑等记载，《灵枢》中也有关于复视的记载："精散则歧视，视歧见两物"。《内经》中已能区分瞳孔（瞳子）、角膜（黑眼）、球结膜（白眼）、眼肌、内眦和外眦等。

隋唐时期，眼科学有了长足的发展。公元610年巢元方著《诸病源候论》，已对睑缘炎（目赤烘眦、缘目生疮）、上睑下垂（睢目）、结膜炎（目息肉淫肤）、翼状胬肉（目肤翳）、夜盲（雀目）、白内障和妊娠高血压综合征（产后目瞑）有所论述。公元652年孙思邈的《千金方》记载了老视现象："凡人年四十五以后，渐觉眼暗，至六十以后还渐自明"，对眼病治疗介绍了洗眼法、滴药法、冷敷法、热敷法、熏眼法、按摩法等。《千金方》问世后100年，即公元752年王焘著《外台秘要》，详细介绍了白内障的病因、临床症状和金针拨内障手术疗法；对青光眼的论述更有独到见解，将青光眼分为三类：黑盲、乌风、绿翳青盲。唐代五官病已经正式从内、外科划分出来，自立为"耳目口齿科"，也就是我国早期的五官科。晚唐出现《龙树眼论》之后，对眼的解剖、生理等基础理论的认识较前深入、系统，对相当多的眼病在诊断与内治、外治及手术等方面已经具有一定的水平，为眼科专科的独立奠定了基础，此为眼科发展的奠基时期。

宋金元时代，眼科进入独立发展时期。公元978—992年王怀隐等编著《太平圣惠方》，收集了宋以前方书和民间验方，及有关于病因、病理的探讨。北宋末年问世的《圣济总录》，关于眼科的论述共12卷，眼病方剂758条。宋以后问世的《银海精微》，阐述眼与全身性疾病的相互关系，计列眼病80症。宋代开设太医局从事医疗及医学教育，下分9科，其中开设了眼科。在授课内容上，列《龙树眼论》为小经，为各科必读之书，足见对眼科的重视。眼科独立之后，学有专攻，大大促进了中医眼科学术的发展。宋代赵希鹄所著《洞天清录》记载了眼镜的使用："叆叇，老人不辨细书，以此掩目则明"。元时意大利人马可·波罗在《马可·波罗行纪》中称那时已有年老的人戴眼镜阅读小字。

明、清两代，是中医学发展的兴盛时期，眼科也不例外。有关眼科的医药著述方面，无论是数量，还是质量，都大大超过了以前各代。影响较大的有倪维德著《原机启微》专论眼病，将眼病按病因做精细分类，自此，眼科有了系统的理论根据。公元1644年，傅仁宇著《审视瑶函》，这是一部眼科专著，将眼病摘要删繁，定为108症，每症之后附有治疗方剂，多内服药物，对手术亦颇重视，但主张戒慎。1748年黄庭镜著《目经大成》，作者对手术特别重视，此书后经邓赞夫增补而成《目科正宗》，并于1808年出版，对手术叙述较为详尽，较《审视瑶函》更进一步。清乾隆七年（1742年）刊行了医学丛书《医宗金鉴》，全书90卷，内有《眼科心法》2卷，首论五轮八廓学说，以五轮属脏、八廓属腑，按轮廓部位观之，病之在脏在腑一目了然。关于药物的研究，首推李时珍（1518—1593）的《本草纲目》，其中记载眼科药物400余种，并附有历代名方和作者经验良方。清沿袭明制度，设太医院，医学设9科，眼科仍为独立的专科。

1840年鸦片战争以后，随着西方医学的传入，传统的中医学受到挑战。19世纪末，出现了中西医汇通派。1892年唐容川所著《中西汇通医经精义》中，对中西医眼科解剖做了简单比较。1926年眼科医师陈滋（1879—1927）完成《中西医眼科汇通》一书，列举中医眼科与西医眼科解剖、病名的对照，如胞睑—眼睑、睛帘—虹彩（虹膜）、偷针—睑腺炎、漏睛—慢性泪囊炎等，书按解剖部位分章节，以中医病名为主，西医病名对照，治疗则以中医为主。

第 2 节　1949 年后中医眼科的发展

1949年新中国成立以后，中医受到政府重视，1955年北京成立中国中医研究院，眼科名中医唐亮臣（1894—1965）、韦文贵（1902—1980）、姚和清（1889—1972）均受聘于该院。另外，上海名中医陆南山（1905—1988）、成都名中医陈达夫（1905—1977）等，都为弘扬中医眼科学做出了贡献。2003年，该院又成立了眼科医院。

1956年起，北京、上海、广州、成都先后成立了4所中医学院（后为中医药大学），设有眼科课程，培养新型中医眼科医师。新型中医眼科医师也学习和应用西医眼科常规使用的裂隙灯、检眼镜等诊疗设备和一些手术方法。在《中医眼科学》和《中国中医眼科杂志》中都使用了西医眼科的医学名词或注以中医名词，由此，既促进了中医眼科学的现代发展，也逐渐形成和开创了眼科中西医结合的崭新局面。

哪些眼病适合用中医眼科治疗？

（1）出血性眼病。包括视网膜静脉周围炎、视网膜静脉阻塞、糖尿病视网膜病变等引起的视网膜出血和玻璃体积血等。一般出血初期以凉血止血法止血，中、后期以活血化瘀法促进出血消散吸收。大量的止血、活血化瘀中药及中成药如散血明目片、复方血栓通胶囊、血塞通片等已在临床广为运用。根据临床经验，一般主张分期辨治。①早期为出血活动期，一个月之内，重在止血，取凉血止血药，如白茅根、生地黄、地榆炭和大蓟、小蓟等；久病又遇新出血者，可加入祛瘀止血药，如三七粉、炒蒲黄、血竭、花蕊石、丹皮等，既可达到止血目的，又阻止留瘀。②中期为出血吸收期,其时出血基本停止,积血开始形成,色泽淡红或暗红,见有瘀血斑,宜重在活血祛瘀,药用丹参、当归、桃仁、红花、赤芍、王不留行、五灵脂、水蛭等,并适当加入行气止血药,如川芎、乳香、没药、延胡索、郁金等,防止再次出血;病久出血较深,色暗,宜加入通络活血祛瘀药,如干地龙、路路通、威灵仙等。③晚期为吸收机化期,积血大部分吸收,瘀血陈旧,出现机化物,难以全部吸收,宜扶正化瘀通络、软坚散结为主,药用陈皮、半夏、枳实、香附、昆布、海藻、三棱、莪术等;因久用化瘀通络药易伤阴耗气,故应加入补益气血、滋补肝肾的药,如补中益气汤、六味地黄汤等。中医分期治疗并非绝对定时,往往有兼证,应根据实际情况,灵活辨治。

(2)对一些西医诊断明确但治疗乏术的眼病,中医治疗颇具疗效。如灵芝制剂治疗原发性视网膜色素变性据报道有一定疗效。

(3)慢性眼病患者的调理。不少慢性眼病患者经长期服用西药或手术治疗后,出现头晕目眩、自汗盗汗、失眠多梦等症状,而西医检查又未能发现相关病变,应用中药全身调理往往能很快康复。

(4)一些西医眼科无法根治的眼病。如单纯疱疹病毒性角膜炎晚期、巩膜炎、葡萄膜炎、葡萄膜大脑炎等,经中医眼科辨证论治,也能获得较好疗效。

(5)活血化瘀法治疗眼底出血。

参考文献

[1] 杨钧. 中国眼科学发展史 [M] // 李凤鸣. 中华眼科学. 北京:人民卫生出版社,2005:8-18.

[2] 范玉兰,和中浚.《银海精微》与东垣学说的关系. 浙江中医杂志,2006,41(3):132.

[3] 周维梧.《原机启微》及其学术成就评析. 中医文献杂志,1997(1):3-5.

[4] 任旭. 眼科古籍《审视瑶函》图像探析. 中国中医眼科杂志,2011,21(5):300-302.

[5]（清）吴谦，等编，郑金生整理.医宗金鉴.北京：人民卫生出版社，2006.

[6]朱志忠.最早由中国人自己创办的眼科医院［EB/OL］. http://blog.39.net/zhuzhizhong/a_5845977.html.

（朱志忠）

第 2 篇
应用性基础

第4章 眼的应用性解剖及生理

第1节 眼球

1. 眼球壁

眼球壁分为外、中、内三层（图4-1）。

（1）外层。质地坚韧，主要由纤维结缔组织构成，起到保护眼球内组织和维持眼球形状的作用。前1/6为透明的角膜，后5/6为瓷白色的巩膜，两者移行区为角巩膜缘。

1）角膜（cornea）。为眼球前1/6的透明部分，稍前凸，横径为11.5~12.0mm，垂直径为10.5~11.0mm，角膜中央部厚度为0.5~0.57mm，周边部约1.0mm。曲率半径前面为7.8mm，后面为6.8mm。组织学上角膜由外向内分为6层，即上皮层、前弹力层、基质层、后弹力层前膜层（新发现的角膜Dua层）、后弹力层和内皮层。①上皮层（epithelium）。与球结膜上皮相延续，由5~6层上皮细胞组成。对细菌抵抗力强，损伤后再生较快，不遗留瘢痕。②前弹力层（Bowman's membrane）。为一层透明膜，损伤后不能再生，而留下薄翳。③基质层（stroma）。占角膜厚度的90%，由与角膜表面平行的胶原纤维束薄板组成，抵抗力较强，损伤后遗留瘢痕。④后弹力层前膜层（Dua's membrane layer，DML）。厚度10~15mm，位于角膜后基质与后弹力膜之间，由Ⅳ型和Ⅵ型胶原构成。此膜如何与基质、后弹力膜分开，其生物学和机械应力特性尚不清楚。⑤后弹力层（descemet's membrane）。为坚韧的透明薄膜，抵抗力较强，损

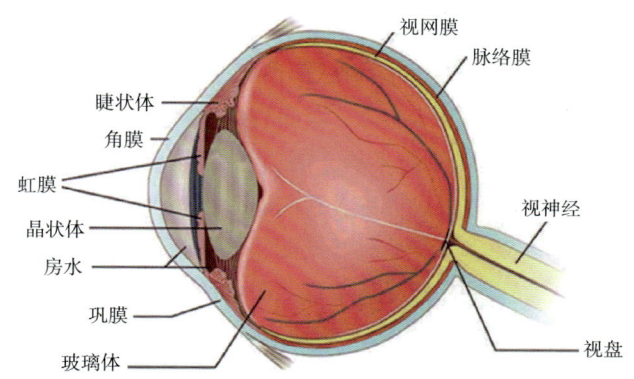

图 4-1 眼球剖面示意图——眼球各种组织解剖定位

伤后可由内皮细胞分泌再生。⑥内皮层（endothelium）。由六角形扁平细胞构成，对房水具有物理性屏障功能和代谢性泵功能，受损后依靠邻近细胞扩展和移行覆盖缺损区获得修复。角膜为眼球屈光间质的重要组成部分，本身无血管，营养主要来自角膜缘血管网。

2）巩膜（sclera）。①由瓷白色坚韧而致密的纤维组织构成，分为表层、实质层和棕黑层。巩膜前接角膜，后至视盘部。视盘部巩膜分内外两层，外 2/3 移行于视神经鞘膜，内 1/3 为较薄的网状结构，称为筛板。巩膜表面有 4 条直肌和 2 条斜肌附着。肌肉附着处巩膜厚约 0.3mm，视神经周围巩膜厚约 1.0mm。②巩膜的血液供应。直肌附着点以前由睫状前动脉供应，附着点以后由睫状后短动脉和后长动脉分支供应。赤道后有 4~6 条斜向穿行的涡状静脉，为眼内静脉回流的主要途径。

3）角巩膜缘（limbus）。角巩膜缘为角膜与巩膜的移行区，呈半透明状，宽约 1.0mm，此区有角巩膜缘后面和虹膜根部前面构成的隐窝，称为前房角，有小梁网（trabecular meshwork）和 Schlemm 管（Schlemm's canal），是内眼手术常用的切口部位；角膜缘的 Vogt 栅栏区（Vogt's palisade）为角膜上皮干细胞所在地，是角膜上皮发生和修复中心。

（2）中层。为葡萄膜，因含有丰富的血管和色素，故又称血管膜或色素膜。从前到后由虹膜、睫状体和脉络膜组成，具有营养、遮光和调节屈光的功能。

1）虹膜（iris）。位于角膜之后、晶状体之前，中央有一个 2.5～4.0mm 的圆孔称瞳孔，表面有辐射状凹凸不平的皱褶，称虹膜纹理。角膜后面与晶状体前面之间有一空隙，虹膜将之分隔为前后两腔，称前房与后房，内充满房水。虹膜厚薄不均，周边与睫状体连接处较薄为虹膜根部。近瞳孔缘处最厚。虹膜内有瞳孔括约肌和瞳孔开大肌，前者受副交感神经支配，司缩瞳；后者受交感神经支配，司散瞳；虹膜含丰富的三叉神经末梢，司感觉。虹膜的功能是调节进入眼内的光线，保证视物清晰。

2）睫状体。宽约 6.0mm，呈带状环绕晶状体赤道部，矢状面略呈三角形，前接虹膜，后续脉络膜。睫状体与晶状体赤道部间有纤细的悬韧带相连。睫状体前 2/3 为睫状冠，宽约 2.0mm，内表面有 70～80 条纵行放射状突起，称睫状突。后 2/3 为睫状体平坦部，此部与脉络膜连接处称锯齿缘，位于角膜缘后 8.5mm。睫状体含有丰富的血管和三叉神经末梢，实质内有纵行、环形与辐射形的平滑肌，称睫状肌，受副交感神经支配，其作用是调节晶状体的曲度，使所看物体成像清晰。睫状突的无色素上皮细胞产生房水，营养眼内组织，并维持眼压。

3）脉络膜。前起锯齿缘，后止视盘周围，介于视网膜和巩膜之间，是一层含有大量血管和色素的薄膜，具有遮光作用。由于脉络膜有丰富的血管，其血容量约占眼球血液总量的 65%。

（3）内层。为视网膜，是一层透明的薄膜，外邻脉络膜，内触玻璃体，前起锯齿缘，后止视盘周围。按胚胎发育来源，视网膜由外层的色素上皮层和内层的视网膜神经感觉层构成，二者间有潜在性间隙，临床上视网膜脱离即从此处分离。总体上视网膜组织结构有 10 层，自外而内分别为：①色素上皮层；②视锥、视杆细胞层；③外界膜；④外颗粒层；⑤外丛状层；⑥内颗粒层；⑦内丛状层；⑧神经节细胞层；⑨神经纤维层；⑩内界膜。外 5 层由脉络膜血管供应，内 5 层由视网膜血管供应。

视网膜上视神经纤维汇集于眼球后部穿出眼球，该处为边界清晰的淡红色圆形结构，称为视盘，视盘中央凹陷区称为生理凹陷。视盘颞侧 3.0～4.0mm 处为黄斑区，是视网膜上视觉最敏锐的部位，该区无血管，含有较多色素，其中央有一小凹，称为黄斑中心凹，此处视网膜最薄，只有视锥细胞。视锥细胞感强光（明视觉）和色觉，视杆细胞感弱光（暗视觉）和无色视觉。视网膜内有三级神经单位，视杆细胞和视锥细胞受光刺激产生神经冲动，经双极细胞、神经节细胞，通过视路传至视中枢，形成视觉。视盘仅有神经纤维没有视细胞，因此视盘不感光，在视野中形成生理盲点。

2. 眼球内容物

眼球内容物包括房水、晶状体和玻璃体，均为无血管无神经的透明体，具有屈光作用，与角膜共同构成眼的屈光系统。

（1）房水。由睫状体的睫状突无色素上皮细胞产生，充满前房与后房，主要成分是水，占 98.5%，还含有少量的氯化物、蛋白质、维生素 C 及无机盐等。房水不断循环更新，以保持眼压的稳定，并将眼内代谢产物运输到眼外。房水除有屈光作用外，还有营养角膜、晶状体和玻璃体的作用。

（2）晶状体。为双凸面透明体，由晶状体囊和晶状体纤维组成，富有弹性，其周边部有悬韧带与睫状体相连，将之悬吊于虹膜之后、玻璃体之前。晶状体是屈光间质的重要组成部分，可折射进入眼内的光线，并完成眼的调节功能。随年龄的不断增加，晶状体的皮质增厚，晶状体核变大变硬，调节力下降而出现老视。此外，晶状体能滤去部分紫外线，对视网膜有保护作用，其营养主要来自房水。

（3）玻璃体。为透明的胶质体，主要成分为水，充满晶状体后的眼内空腔，占眼球容积的 2/3，除有屈光功能外，对其周围组织有支撑作用，其营养来自脉络膜和房水。玻璃体本身代谢低，无再生能力。

3. 视路

视路指从视网膜至大脑枕叶视中枢的神经传导径路。视路包括视神经、视交叉、视束、外侧膝状体、视放射和枕叶视中枢。

视网膜神经节细胞发出的纤维汇聚成视神经，出眼球向后内到达眶尖，经视神经管入颅，通过蝶鞍区时神经纤维分两组，来自两眼视网膜鼻侧的纤维在蝶鞍处交叉至对侧,与来自同侧不交叉的视网膜颞侧纤维合成左右视束,绕过大脑脚至外侧膝状体,更换神经元。新的神经元纤维经过内囊进入视放射,止于枕叶纹状区后极部。

视神经是中枢神经系统的一部分。起于视盘,止于视交叉,全长42~50mm。分为眼内段、眶内段、管内段和颅内段。在巩膜筛板前神经纤维无髓鞘,穿出筛板后有髓鞘。视神经外有软脑膜、蛛网膜和硬脑膜组成的鞘膜包绕,鞘膜间隙与颅内同名间隙相通。

视路中的神经纤维分布、走向和投射的部位在各段排列不同,所以,在视路系统发生病变或损害时,可出现相应的视野改变,根据视野缺损的特征可做出视路损伤的定位诊断。

4. 眼附属器

眼附属器指保护、运动和支持眼球的组织结构,包括眼睑、结膜、泪器、眼外肌和眼眶(图4-2)。

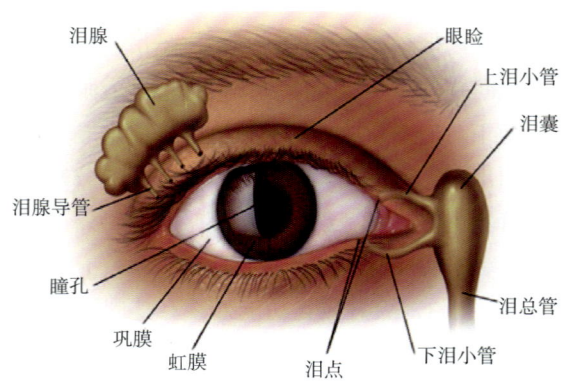

图4-2 肉眼宏观检查——眼及其附属器的解剖定位分布

(1)眼睑。遮盖于眼球前方,由外至内分为5层,即皮肤层、皮下组织层、肌层、睑板层及睑结膜层。眼睑分为上睑和下睑,其游离缘称睑缘。上下睑缘间的裂隙称睑裂。正常平视时睑裂宽度约8.0mm,上睑遮盖角膜1.0~2.0mm,上下睑缘的内、外侧相连接处分别称为内眦和外眦。内眦处有一小肉状隆起称泪阜。在上下睑缘的内 1/6 和外 5/6 交界处有上下泪点，与眼球紧贴，为泪道的入口。眼睑有保护眼球的功能。

（2）结膜。按其所在部位分为睑结膜、球结膜和两者移行的穹隆部结膜三部分，为透明、光滑而富有血管的薄膜。睑结膜起于睑缘，覆盖于上、下睑的内面，与睑板紧密相连，透过此膜可看到其深面的睑板腺和血管。球结膜覆盖于巩膜前表面，止于角巩膜缘，并疏松地与巩膜连接，易于推动。穹隆部结膜较疏松。位于内眦部泪阜外侧的结膜形成一皱襞呈垂直半月状，称结膜半月皱襞。球结膜、睑结膜和穹隆部结膜所围成的囊状腔隙，称结膜囊，通过睑裂与外界相通。

（3）泪器。包括泪腺和泪道两部分。

1）泪腺位于眼眶外上方的泪腺窝内，分泌泪液，提上睑肌肌腱将其分成较大的眶部泪腺和较小的睑部泪腺。泪腺的排出管有 10～12 根，开口于上穹隆外侧结膜。

2）泪道由泪点、泪小管、泪囊和鼻泪管构成，为泪液排泄通道。泪腺产生泪液后，在结膜囊内随瞬目运动分布于眼球的前表面，并逐渐汇集于内眦部，随泪点和泪小管的虹吸作用而进入泪道。

（4）眼外肌。有 4 条直肌和 2 条斜肌，4 条直肌为上直肌、下直肌、内直肌和外直肌，均起于眶尖部视神经周围的总腱环，止于巩膜表面。内、外、上、下 4 条直肌的作用分别是使眼球内转、眼球外转、眼球上转和眼球下转，上直肌还有内转与内旋的作用，下直肌有内转与外旋的作用。2 条斜肌是上斜肌和下斜肌，上斜肌也起自总腱环，通过滑车止于后部巩膜，作用是使眼球下转、外转、内旋。下斜肌起自眶下壁的前内侧，止于后部巩膜，可使眼球上转、外转、外旋。

5. 眼球的血管与神经

（1）动脉。眼动脉来自颈内动脉，经神经孔进入眶内，行程中发出分支供应眼球、眼外肌、泪腺和眼睑等，其主要分支有：①视网膜中央动脉（central artery of retina），营养视网膜内层；②睫状后动脉，在视神经周围穿入巩膜，分支营养脉络膜、虹膜、睫状体及视网膜外层；③睫状前动脉,来自眼动脉的肌支,分布于角膜、球结膜及虹膜睫状体;④泪腺动脉,分布于泪腺。

(2)静脉。视网膜中央静脉(central vein of retina)与同名动脉伴行,经眼上静脉或直接汇入海绵窦。在眼球赤道后方有4~6条涡静脉,收集脉络膜及部分虹膜睫状体的血液,经眼上、下静脉,汇流到海绵窦。睫状前静脉收集前葡萄膜的血液,大部分经眶上裂流入海绵窦。

(3)神经支配(innervation)。视神经传导视觉神经冲动。三叉神经(trigeminal nerve)的第一、二分支司眼球及眼睑的感觉。滑车神经支配上斜肌,外展神经支配外直肌,动眼神经(oculomotor nerve)支配其他眼外肌。副交感神经支配瞳孔括约肌(sphincter muscle of pupil)和睫状肌(ciliary muscle)。交感神经支配瞳孔开大肌。睫状神经节位于视神经外侧视神经孔前1.0cm左右。眼内手术施行球后麻醉,即阻断此神经节。

参考文献

[1] 李凤鸣. 中华眼科学[M]. 北京:人民卫生出版社,2005:89-218.

[2] 朱志忠. 眼表病诊疗策略与技术[M]. 北京:北京科学技术出版社,2016: 3-21.

[3] Dua HS, Faraj LA, Said DG, et al. Human corneal anatomy redefined: a novel pre-Descemet's layer (Dua's layer) [J]. Ophthalmology, 2013, 120(9): 1778-1785.

(陈夫胜)

第 5 章
最常见的几种致盲微生物及其相关临床因素

第 1 节 最易引发眼部感染致盲的细菌

1. 葡萄球菌（staphylococcus）

革兰阳性球菌是眼部化脓性炎症的最常见致病菌，分为血浆凝固酶试验阳性的金黄色葡萄球菌和血浆凝固酶试验阴性的葡萄球菌两大类（图 5-1）。

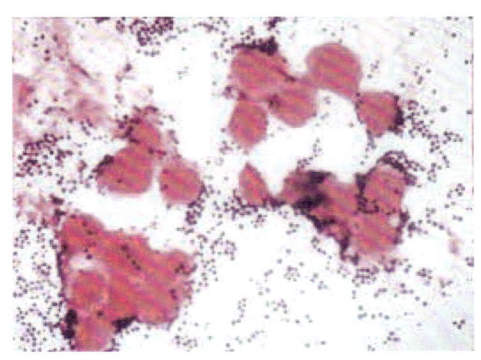

图 5-1 葡萄球菌

金黄色葡萄球菌是引发眼病的重要致病菌，常致睑缘炎、睑腺炎、结膜炎、角膜溃疡、眶蜂窝织炎、泪囊炎、眼内炎、全眼球炎、眼睑烫伤样表皮松解症等多种眼病。对其细胞壁成分或毒素过敏可致卡他性角膜炎、泡性眼炎、上皮性点状角膜炎等。

葡萄球菌对青霉素 G、红霉素、林可霉素、利福平、庆大霉素、杆菌肽、磺胺类药物等敏感。但近年来耐药菌株明显增加，产生 β-内酰胺酶，使青霉素水解失活，产生耐甲氧西林菌株，对万古霉素高度敏感。

2. 淋球菌（neisseria gonorrhoeae）

革兰阴性双球菌。患淋病的产妇分娩时，新生儿通过被污染的产道致新生儿淋球菌性眼炎。眼分泌物涂片或结膜刮片染色镜检时，中性粒细胞、上皮细胞胞质内及细胞外见革兰阴性双球菌有诊断意义。淋球菌对青霉素 G、红霉素、磺胺类药物等敏感，但产生青霉素酶的耐药菌株增多。耐药菌株对氨苄西林、头孢曲松、喹诺酮类药物敏感。壮观霉素有强抑制淋球菌蛋白合成作用。淋球菌引起的新生儿脓漏眼（图 5-2）以及成年人的角膜溃疡，都有极大的致盲风险。

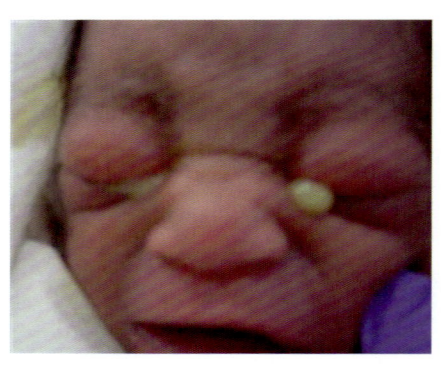

图 5-2　淋球菌引起的新生儿脓漏眼

3. 铜绿假单胞菌（pseudomonas aeruginosa）

（1）病原微生物特性。致眼感染最严重的革兰阴性杆菌（图 5-3）。广泛分布于土壤、水和空气中，也分布于人的肠道、呼吸道、皮肤和结膜囊，是人体的正常菌群。它是一种常见的条件致病菌。尽管其毒力很

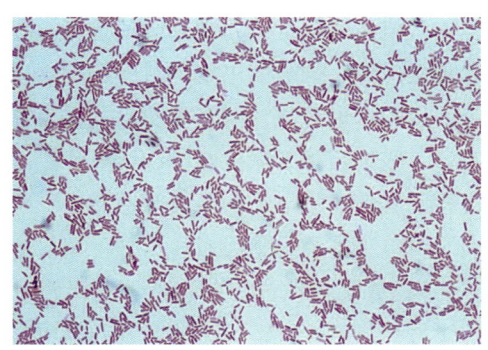

图 5-3 铜绿假单胞菌

强,但侵袭力很弱,对于眼部感染而言,必须通过破损的上皮才能侵犯角膜和眼内组织。营养要求简单,生长温度范围为 5~42℃,最适温度为 30~37℃。由于在生长过程中产生绿色水溶性色素,感染后的脓液或敷料上出现绿色,因而称铜绿假单胞菌。细菌产生多种高活性酶如蛋白酶、胶原酶等增加其侵袭性和致病性。外毒素 A 能破坏角膜各层细胞,感染早期即致角膜水肿混浊。细胞壁脂多糖为内毒素,菌壁崩解后释出内毒素致热原反应,造成血管通透性增加,通过替代途径激活补体系统导致急性炎症。产生溶血素、杀白细胞毒素,溶解白细胞释放大量溶酶体酶。溶蛋白聚糖酶分解角膜基质中非胶原成分蛋白聚糖使胶原纤维分散,基质液化。2.5% 碘酊、75% 乙醇、0.2% 过氧乙酸、2% 苯氧乙醇有良好杀菌效果。铜绿假单胞菌能在一般抗生素滴眼剂、磺胺类药物滴眼剂中存活,对紫外线不敏感,可耐受许多化学消毒剂与抗生素,湿热灭菌法持续一小时才被杀灭,易污染眼科检查治疗用的荧光素、生理盐水、蒸馏水、器械浸泡液、表面麻醉药、扩瞳剂、缩瞳剂等多种眼用药物。

眼黏膜上皮屏障受损如角膜异物伤、眼外伤、内眼手术时滴用本菌污染药物或手术野、器械消毒不善等医源性感染本菌引起的急性发病常致盲。镜用系列物品易被污染,与戴软性角膜接触镜相关的细菌性角膜溃疡中 2/3 为铜绿假单胞菌感染。所致眼表疾病有角膜脓疡、环形角膜溃疡、角膜巩膜溃疡、眶蜂窝织炎、泪囊炎、新生儿结膜炎等。

（2）实验室检查。溃疡处刮片、光学显微镜检查。在坏死溶解脓液中见单个纤细的革兰阴性杆菌。铜绿假单胞菌对一般抗生素、磺胺类药物天然耐药，对庆大霉素耐药率也升高，对多黏菌素、妥布霉素、阿米卡星、小诺米星、羧苄西林、磺苄西林、哌拉西林、诺氟沙星、环丙沙星、氧氟沙星、头孢噻甲羧肟、头孢哌酮、头孢曲松等敏感。

（3）临床上铜绿假单胞菌的易感因素。

1）角膜外伤、异物或接触镜被细菌污染。铜绿假单胞菌具有黏附亲水性软性接触镜的能力，包裹接触镜的泪液中含有黏蛋白、乳铁蛋白、溶菌酶、免疫球蛋白及其大分子混合物，都会促进铜绿假单胞菌与镜片黏附，镜片的水含量也影响细菌和蛋白的吸附。

2）先前的眼表疾病，如单纯疱疹性角膜炎。

3）铜绿假单胞菌有一连串的细胞、胞外毒力因子启动和维持感染。它产生的蛋白酶能够侵入或杀死角膜细胞，并通过与毒力因子协调表达造成的群体感应，在细菌性角膜炎感染过程中对角膜破坏的其他因子，过度激活宿主的免疫防卫系统。如角膜上皮细胞的 toll 样受体（TLR），就能识别铜绿假单胞菌的脂多糖或鞭毛，激活上皮细胞产生细胞因子和趋化因子等炎症介质；趋化因子招募大量多形核白细胞试图通过吞噬作用杀灭病菌，但多形核白细胞中溶酶体膜破裂释放出来的大量蛋白溶酶反过来又会使角膜基质小板快速自溶，造成角膜组织快速变薄，甚至角膜穿孔。动物模型的研究结果支持上述推理。

（4）预防措施。

1）铜绿假单胞菌广泛存在于自然界，通过多种途径在医院内传播。因此，必须严格消毒器械、敷料；医务人员及护理员勤洗手，认真执行无菌操作。

2）已感染的患者应隔离，其敷料应焚毁并同时积极治疗原发疾病，去除诱发因素等，以控制铜绿假单胞菌的传播。

3）对角膜异物剔除者予以敏感抗生素滴眼液预防感染。

4）对佩戴接触镜者加强宣教，接触镜务必严格消毒处理。患者一旦出现角膜感染征兆，应立即到医院检查，采取防范措施，以降低铜绿假单胞菌感染的可能性。

第 2 节　真菌

有 70 多种不同的真菌可引发角膜感染。真菌菌株被分为以下几组：丛梗孢科（无色丝状真菌，镰刀菌属和曲霉菌属）、暗色孢科（色素丝状真菌，包括玉米菌属和黑色菌属）和酵母菌（包括念珠菌属）。虽然真菌病原体多种多样，但我国最常见的病原真菌是镰刀菌和各种曲霉菌。最常见酵母菌是念珠菌。在全球除美国外的其他国家和地区，真菌性角膜炎病例占溃疡性角膜炎病例的 1/3，但在美国只有 10% 左右，每年大约有 300 例患者，主要集中在气候温暖的南方。

1. 病理生理

真菌通过上皮缺损进入角膜，引起组织坏死和炎症反应。上皮缺损通常由创伤（如佩戴接触镜、异物、角膜手术）引起。病原体可以穿透完好的后弹力膜进入前房或眼后段。真菌不能穿透完整的角膜上皮细胞，也不会从角膜缘血管进入角膜。感染的前提是角膜上皮缺损，真菌一旦进入角膜，就能够增殖。实际上，很多人结膜囊和眼附属器内存在真菌，属于结膜及附属器的正常菌群。最常见的病原体侵入途径，是念珠菌通过上皮缺损进入角膜。丝状真菌是创伤后感染的主要原因。

真菌的内在毒力取决于真菌物质的生成和宿主的免疫反应。丝状真菌的增殖，在角膜基质不引起趋化物质的释放，因而延缓宿主的免疫或炎症反应。茄病镰刀菌，是一种毒力极强的真菌，能与其他丝状真菌散布在角膜基质并穿透后弹力膜。

角膜创伤是真菌性角膜炎最常见和最主要的危险因素。事实上，医师应该对患者的角膜创伤史保持高度警惕和怀疑，特别是植物或土壤物质接触史，这样就会大大减少误诊概率。佩戴接触镜引起的微小创伤是一个常见的危险因素。念珠菌是治疗性接触镜相关的主要致病诱因，念珠菌感染通常是由于预先存在的眼部状况或免疫抑制引起，偶尔与佩戴接触镜有关。而丝状真菌感染常与屈光矫正性接触镜相关。外用皮质激素与真菌性角膜炎发病率增加和恶化有关。其他危险因素包括异物、角膜手术、无缝线角膜切口的白内障手术或 LASIK 手术、慢性角膜炎和免疫抑制性疾病。最后提醒一下，丝状真菌角膜感染与健康状况低下之间没有必然联系，临床上不乏健康年轻、无明显眼部疾病、从事农业或户外劳动工作的男性罹患丝状真菌角膜炎。念珠菌性角膜炎危险因素如下：老年患者，原有眼病，暴露性角膜炎，慢性角膜炎，长期使用皮质类固醇，免疫抑制性疾病。

据估计，在美国有 3000 万人佩戴软性接触镜。微生物性角膜炎的年发病率，根据用户是否佩戴接触镜过夜，发病率差别估计为 4～21/万。

在世界各国，曲霉菌是最常见的有隔丝状真菌性角膜炎的病原，其次是镰刀菌（6%～32%）和青霉菌属（2%～29%）。

性别上，男性患真菌性角膜炎者比女性多见，这与男性经常在户外活动和眼外伤机会更多有关。

户外作业时，非穿透性眼外伤，有机物、灰尘吹到眼睛里，或眼部不慎撞在玉米秸秆上，都可能是真菌性角膜炎的潜在原因。需要询问可能的危险因素：是否佩戴防护眼镜，是否佩戴接触镜淋浴和游泳，是否长期滴皮质激素类滴眼液。采集病史和相关信息，应特别注意角膜微小创伤、佩戴接触镜、局部应用皮质激素、免疫力低下等健康状况。

2. 实验室研究

疑似真菌性角膜炎的初始处理，最重要的一步是获得直接涂片和培养的角膜标本。涂片能快速获得有关病原体的信息，革兰染色法能确定酵母菌，Giemsa 染色法是检测真菌的有效方法。如果荧光显微镜可用，则选择吖啶橙和荧光增白剂检测真菌；真菌的初步分离培养和室温血琼脂培养也是重要的检测手段。所有被怀疑患有真菌性角膜炎的患者，都要做角膜涂片和培养。

上皮清创术既能提供初始角膜刮片标本，也可能为抗真菌药物清除掉一道药物穿透屏障。革兰染色和 Giemsa 染色的角膜碎屑在建立诊断上有大约 50% 的敏感性。荧光增白剂染色（需要荧光显微镜）也可以识别真菌。培养结果初始生长 72 小时内达到 83%，1 周内达到 97%，等待 2 周无生长则可确认培养阴性。

第 3 节　单纯疱疹病毒

单纯疱疹病毒（herpes simplex virus, HSV）是世界范围内广泛感染人类的 DNA 病毒，与人建立了长期共生关系，人为其自然宿主，是病毒性眼病的重要病原，在病毒性角膜炎病原中居首位。病毒体直径 120~150nm，呈典型疱疹病毒形态与结构。用限制性内切酶处理 DNA 分为长、短两个片段，长段占 82%，短段占 18%。每个片段有其独特的碱基顺序，以共价键连接。长短片段首尾核苷酸序列倒置重复，可不同方向连接，构成原型、长段倒置型、短段倒置型、长短段倒置型 4 种异构体。单纯疱疹病毒分 1、2 两型（HSV-1、HSV-2），HSV-1 易感部位为腰以上皮肤和黏膜，如面、唇、眼部，在单纯疱疹病毒性眼病中占 87%~98%，病变较表浅，常潜伏在三叉神经节、上颈神经节；HSV-2 主要侵犯生殖器、腰以下皮肤和黏膜，致生殖器疱疹，在单纯疱疹病毒性眼病中占 1.7%~28.1%，早期侵犯基质，常潜伏在骶神经节。

单纯疱疹病毒不稳定，易被脂溶剂灭活。人对病毒的敏感性很高，可直接接触感染以及通过临床发病患者或无症状携带者的唾液、泪液、分泌物、食具间接感染。HSV-2 型病毒另经生殖道、产道感染。50%~100% 的人曾感染单纯疱疹病毒，90% 以上的成人血清抗体阳性。绝大多数为亚临床感染，不表现症状，仅 1%~10% 的人临床发病。其致病谱为皮肤及黏膜疱疹、龈口炎、疱疹性眼病、生殖道疱疹、脑炎等。宫颈癌与 HSV-2 可能有关联。

眼、面部原发感染时，病毒沿三叉神经进入轴突，通过轴浆逆向流动到三叉神经节（trigeminal ganglion）或经交感神经到上颈神经节，此时神经节匀浆可分离出病毒。机体体液抗体出现后神经节内病毒则进入潜伏状态，DNA 整合到神经元细胞的 DNA 内或以环状分子染色体外亚病毒形式引发长期单纯疱疹病毒潜伏感染（herpes simplex virus latent infection），普通培养不能分离出病毒。原发感染部位决定病毒潜伏在哪个神经节。近年研究提示，除神经节外，病毒也可能潜伏在角膜基质（corneal stroma）。实验研究表明，潜伏状态下有时出现间歇性自然排毒但不致病。电刺激或手术损伤神经节、肾上腺素或 6-羟多巴胺离子导入、局部滴肾上腺素、注射组胺、应用免疫抑制剂及皮质激素等均可诱发潜伏病毒活化。被激活产生的病毒沿神经轴浆到该神经支配的相应末梢部位细胞处活跃复制，临床复发。潜伏是疱疹复发的主要根源。感冒、发热、日晒、外伤、过劳、精神紧张、使用皮质激素等常为单纯疱疹复发的诱因（图 5-4）。

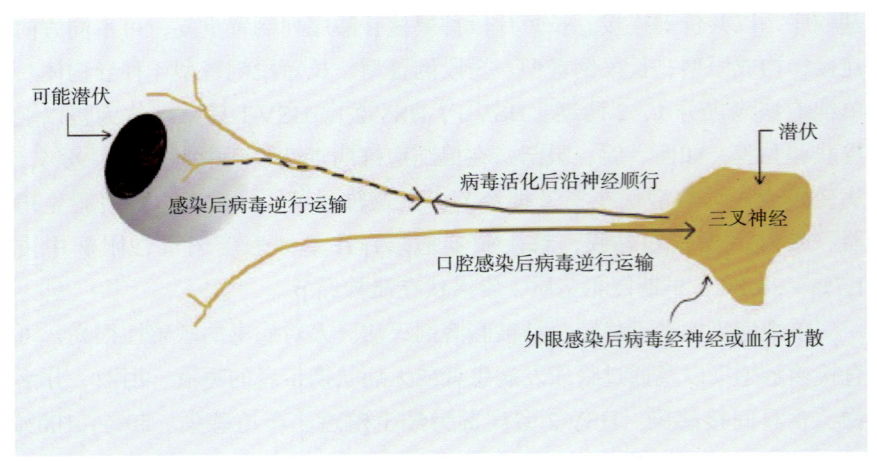

图 5-4　单纯疱疹病毒眼部感染、潜伏和复发通道模式图：HSV 沿着三叉神经眼支回到三叉神经节潜伏，也可以在角膜基质层以潜伏感染状态长期存在，两者成为终身复发的根源

单纯疱疹病毒能引起多种眼表疾病如眼睑、睑缘单纯疱疹，急性滤泡性结膜炎，小泡状、星状、树枝状、地图状角膜炎，盘状角膜炎，角膜基质炎，葡萄膜炎等。单纯疱疹性角膜炎多次复发恶化，严重危害视力。

在致盲性角膜病中，单纯疱疹病毒感染是最主要的致盲原因之一。其实，应用现在临床常用的那些抗单纯疱疹病毒滴眼液，能使急性上皮感染性单纯疱疹病毒角膜炎短期内痊愈。问题的症结在于，这些已治愈的患者，由于单纯疱疹病毒抗原已经从上皮渗透到角膜各层细胞，在基质中一生以潜伏感染的姿态存在，埋下终身反复出现单纯疱疹病毒角膜基质炎发作的隐患，任何可能引发眼局部充血的原因，如发热、月经、阳光暴晒等刺激，都会诱发角膜基质的炎症活跃，引发免疫性炎症反应。这也是单纯疱疹病毒角膜基质炎无法用药物治愈使其不再复发的原因。

第 4 节　棘阿米巴原虫

1. 棘阿米巴原虫的生物学特性

以细菌、真菌或其他原虫为食，普遍栖息于自然界水源、污水、潮湿泥土、污物、腐败植物中，也见于人、家畜、禽类粪便内。有滋养体、包囊两种形态，可相互转化。滋养体是适宜环境下活动繁殖期的形态，代谢活跃，对外界因素敏感。环境不适宜时，滋养体转换为包囊，是休眠蛰伏期的形态，代谢力低，抵抗力极强，自然环境中可存活 1 年以上。滋养体呈椭圆、长椭圆形，直径 15～45μm，平均 20μm。体表有较多时现时消的棘状突起，以叶状伪足缓慢定向移动，运动中虫体形态多变。在人体组织内体形较小，为 8～15μm，常呈圆形。细胞膜由单位膜组成，膜上有受体、抗原及酶类。细胞质丰富，外质呈透明凝胶状，内质呈溶胶状，含食物泡、水泡、脂滴等颗粒状物。活体下随虫体移动可见颗粒流动。细胞核居中，直径 6μm，染色质较少，淡染。核中央见 2.4μm 大小圆形斑状致密核仁，碱性染料深染。核膜和核仁间有透明区围绕。虫体后侧见收缩泡，周期性形成和排空以调整其体内外渗透压。滋养体以二分裂方式繁殖，有丝分裂时核仁与核膜消失，生活周期约 10 小时，在较低温度（25～35℃）生长好，体表可见细菌黏附，体内也可携带细菌。当处于干燥、食物缺乏、氧张力低下等不宜环境时，滋养体变圆，停止活动，胞质脱水开始分泌生成囊壁，经包囊前期、不成熟包囊期，数日内转化为成熟包囊。在人体组织内也形成包囊。

成熟包囊为球形透明折光体，直径 10～20μm，平均 12μm。有双层囊壁。外壁皱褶状或蜂窝状，内壁光滑呈多边形、圆形、星形或三角形。内外壁间有透明窄间隙。内外壁在一定距离处相接触形成孔，有膜覆盖，为虫体脱囊时的出口处。包囊的胞质致密呈颗粒状，富含食物颗粒、脂滴、糖原。核区边界不明显，但见斑状核仁。包囊对理化因素、常用氯化物消毒剂、一般抗菌药物等抵抗力极强，pH 3.9～9.75、−20～42℃仍存活，耐低温。包囊是棘阿米巴原虫的传播因子，体轻小，可被尘沙、昆虫携带或飘浮于空气中随气流播散。适宜环境下 3 日内虫体脱囊而出，恢复为滋养体，遗留空囊壁。

滋养体是致病因子，产生神经氨酯酶、磷脂酶、溶菌酶、纤维素酶、蛋白酶、胶原酶、核糖核酸酶、氨基己糖酶等活性酶。体外实验中，滋养体和人角膜组织片接触后上皮溃烂并侵入上皮下，可在体外培养的兔角膜上皮细胞、人角膜上皮细胞、角膜基质细胞、内皮细胞上生长繁殖致细胞病变（图 5-5）。不同种动物对棘阿米巴原虫的敏感性不同，以人、猪、中国仓鼠的角膜最敏感。

棘阿米巴原虫条件性致病，侵入眼表致上皮性角膜炎、假树枝状角膜炎、地图状角膜炎、放射状角膜神经炎、角膜缘炎、角膜基质炎、环状角膜炎、盘状角膜溃疡（图 5-6），常并发虹膜睫状体炎，继发青光眼，并发白内障等；重症累及巩膜致肉芽肿性巩膜炎、葡萄膜炎等。

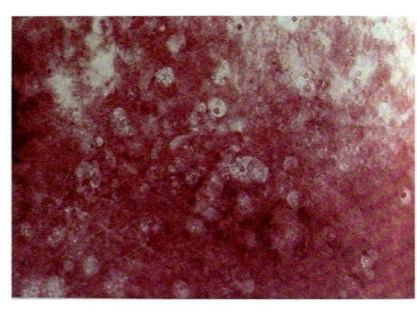 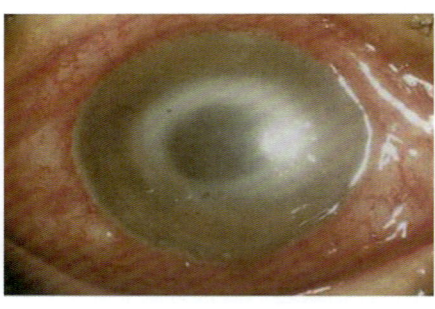

图 5-5　角膜上皮细胞内的棘阿米巴原虫（角膜印迹细胞）　　图 5-6　棘阿米巴原虫引起的角膜基质溃疡

棘阿米巴原虫对一般抗感染药耐药，敏感药物为氯己定、聚六亚甲基双胍（PHMB）、羟乙磺酸丙氧苯脒、羟乙磺酸双溴丙脒等。

2. 实验室检查

（1）10%氢氧化钾湿封片检查。取病灶区角膜刮片组织或手术切除的角膜材料，铺于载玻片上，加1滴10%氢氧化钾溶液，光镜下清晰显示该原虫的双层壁包囊形态。该方法简单、实用，适合基层医院开展（图5-7）。

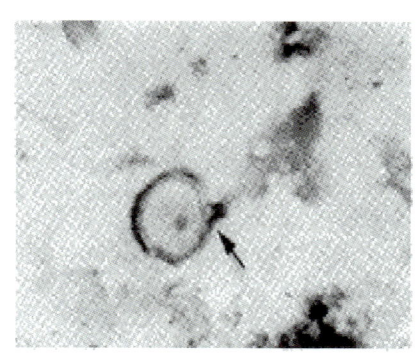

图5-7 共聚焦显微镜检查（confocal microscopy）发现角膜基质中棘阿米巴包囊（箭头所示），直径约为45μm

（2）棘阿米巴原虫培养。将角膜刮片组织放入2%无营养琼脂表面，滴1滴活的或死的大肠埃希杆菌肉汤于接种物表面，放35℃温箱内培养，一般于3~7天可繁殖出大量的棘阿米巴原虫。通过倒置显微镜可直接观察到棘阿米巴原虫的滋养体和包囊。

（3）病理切片染色检查。手术切除的角膜病变组织，经固定、脱水、浸蜡、包埋、切片，然后再行HE染色或PAS染色。通过上述两种方法染色可清晰显示角膜内棘阿米巴原虫的包囊（图5-8）。通过病理检查还可验证刮片或原虫培养的结果。

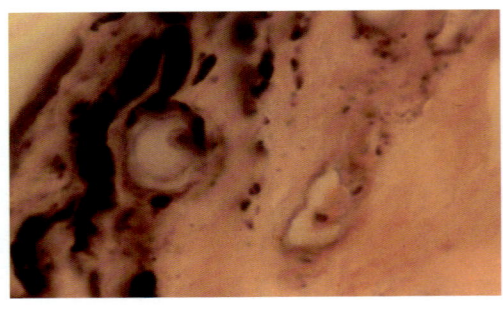

图 5-8　棘阿米巴性角膜炎病理组织学检查，HE 染色，示浅基质中棘阿米巴包囊

参考文献

［1］朱志忠．眼表病诊疗策略与技术［M］．北京：北京科学技术出版社，2016：120-150．

（朱志忠）

第6章 眼科常用药物的使用途径和准则

眼球是一个解剖学和生理学非常独特的复杂器官。眼球的结构可分为两个主要部分：前节和后节。眼前节由角膜、结膜、房水、虹膜、睫状体和晶状体组成；眼后节包括巩膜、脉络膜、视网膜色素上皮细胞、视网膜、视神经和玻璃体。前节眼病的药物治疗，主要靠局部滴眼，有时加上结膜下注射给药，很少通过全身给药处理；常见的威胁视力的后节眼病，包括年龄相关性黄斑变性和糖尿病性视网膜病变等，经眼表给药根本无法达到靶组织，主要给药途径还得依靠玻璃体腔注射和全身给药。

第1节 眼的药物代谢动力学

1. 眼部药物吸收、分布和消除的9条途径

眼部药物传输和排出的途径见图6-1。在临床实践中，眼前节（角膜、结膜、前葡萄膜）疾病，通常靠局部滴眼液治疗。但药物吸收和生物利用度非常低，通常小于5%。眼后节（视网膜、玻璃体、脉络膜）疾病多采用高剂量药物，通过玻璃体腔注射、球后注射或静脉注射获得有效治疗浓度。许多后节疾病用现有方法无法有效治疗，这些疾病包括年龄相关性黄斑变性、视网膜色素变性、糖尿病性视网膜病变和青光眼引起的神经变化。具有较大化疗指数的药物（如抗生素）可以通过大剂量的全身应用，经血液循环透过血-视网膜屏障到达后节。玻璃体腔注射是另

一方法，但这种疗法是一种侵入性治疗手段，偶有眼内炎风险，不能算是理想的给药途径。

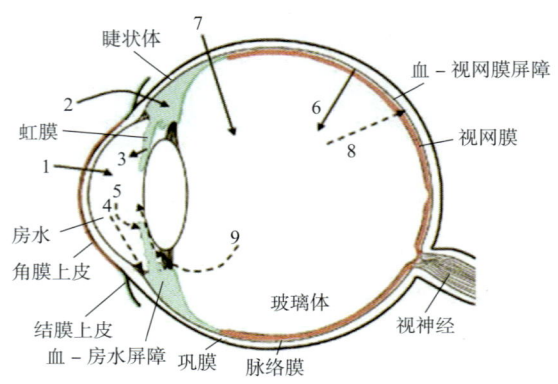

图 6-1　眼部药物传输和排出的 9 条途径：①角膜吸收途径，从泪液经由角膜渗透进入前房；②非角膜吸收途径，经由结膜和巩膜进入前葡萄膜；③药物分布途径，经血流穿过血 - 房水屏障进入前房；④药物从前房消除途径，通过房水经小梁和 Schlemm 管排出；⑤药物从房水经全身消除途径，经房水通过血 - 房水屏障进入全身血液循环排出；⑥药物由全身向眼后节的分布途径，从血液透过血 - 视网膜屏障分布到眼后节；⑦玻璃体腔注射药物途径；⑧药物经玻璃体消除途径，经后节跨越血 - 视网膜屏障消除；⑨药物从玻璃体通过后房从前路消除途径

2. 角膜上皮、血 - 房水屏障（在睫状体）和血 - 视网膜屏障

角膜上皮屏障（corneal epithelium barrier）限制药物从泪液进入眼内（图 6-2）。上皮细胞形成的紧密连接限制药物渗透通过角膜屏障。脂溶性药物的角膜渗透性比亲水性药物至少高一个数量级。在一般情况下，结膜上皮比角膜上皮更易透过药物，其表面积也相当于角膜面积的近 20 倍。通过球结膜吸收药物已得到越来越多的关注。临床应用的药物通常是小分子和亲脂性的。因此，经角膜渗透是药物吸收的主要途径。

传统的局部滴眼和结膜下注射用于前节给药，后节给药则须依赖玻璃体腔注射。剂型的设计对药物浓度和药物作用时间的影响很大。眼的药物代谢动力学特征和原理，见图 6-3。

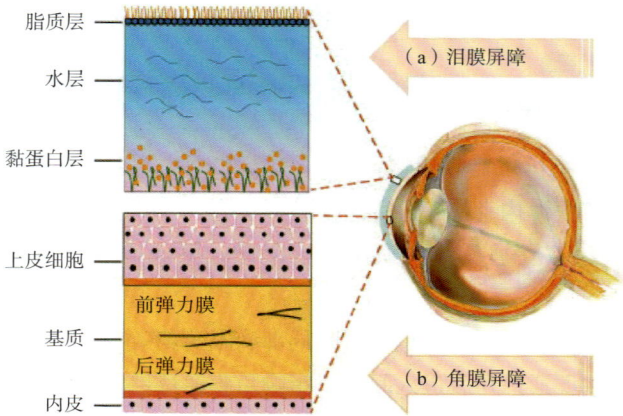

图 6-2 角膜上皮屏障。滴眼液进入眼内的主要屏障来自角膜上皮的紧密连接,此外,泪液的高周转率和凝胶状的黏蛋白层,也是泪膜中药物输送的障碍。角膜亲脂性和亲水性交替的 5 层结构也影响药物的渗透

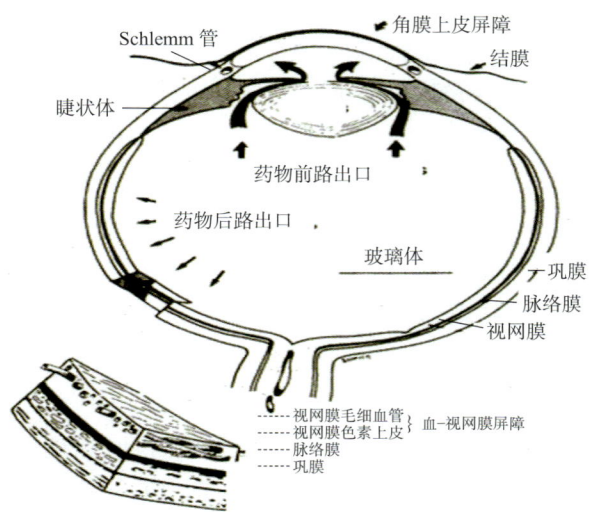

图 6-3 眼的药物代谢动力学特征和原理。有 3 个屏障:角膜上皮屏障、血-房水屏障(blood-aqueous barrier)(在睫状体)和血-视网膜屏障(blood retinal barrier)。血-视网膜屏障的外层是在视网膜色素上皮细胞,内层位于视网膜毛细血管的紧密连接。每个屏障都包含一个活跃的有机阴离子输送泵。药物的眼前节通路:如氨基糖苷类抗生素离开玻璃体取道房水和 Schlemm 管。药物的后节通路:如青霉素类、头孢菌素类药物通过主动运输穿越视网膜

第 2 节　眼部给药途径及技术

1. 局部滴眼液（eyedrops）

许多药物可以制成滴眼溶液、混悬液或眼膏。正常结膜囊容积约为 30μl，而结膜囊内存有的泪液量约为 10μl，所以每次滴眼药水超过 20μl 时，多余药液立马从结膜囊溢出。因此，保持适当的给药频率非常有必要。

滴眼液的角膜通透性也是影响局部滴眼药药效的重要因素，因为结膜囊用药，主要通过角膜进入眼内。影响角膜通透性的因素包括药物本身的理化性质，如是否具有双亲性。那些既有水溶性又有脂溶性的药物，如氯霉素、肾上腺皮质激素就比较容易透入眼内。小分子水溶性物质和离子主要通过角膜上皮细胞间隙进入眼内；大分子脂溶性药物可透过角膜上皮，而大分子水溶液，如青霉素及四环素盐类，几乎无法通过角膜上皮屏障。此外，滴眼液的 pH 值、是否加入表面活性剂等也能影响药物的通透性。

滴眼液是典型的眼局部给药的形式，但药物只能在眼表停留很短时间。要想延长药物停留时间，需要改变处方设计（如凝胶、凝胶化制剂、眼膏、植入物），与角膜短期接触的亲脂性化合物仍然能从上皮慢慢释放到角膜基质并进入前房。滴眼后药物在房水中达到峰值的时间一般为 20 ~ 30 分钟。

由于泪液流的存在，局部滴药在结膜囊内的有效时间是有限的。只有一小部分药物经过角膜上皮屏障到达眼内组织，多数情况下药物浓度低于治疗有效浓度，大部分药物被浪费，而且还可能造成全身副作用。因此，有必要通过改变药物的电化学活性和药物在细胞膜内的溶解度来增强药物的渗透性。药物在细胞膜的溶解度则可通过改变它的 pH 值来减少离子化程度获得提高。改变角膜上皮，降低药物通过阻力，一般通过添加表面活性剂或按摩眼睑来达到目的，但必须注意防止意外的角膜损伤和感染。增加药物与眼表的接触时间，采取的办法通常是用黏性赋形剂或眼膏、压迫泪囊或减缓药物释放等手段。

2. 眼周注射（periocular injections）

包括结膜下注射（subconjunctival injection）、球筋膜（Tenon 囊）下注射和球后注射（retrobulbal injection）。其共同的特点是避开了角膜上皮对药物的吸收屏障作用，一次用药量较大（可达 0.5 ~ 1.0ml），从而在眼局部获得较高的药物浓度（图 6-4）。传统的球结膜下注射的药物，主要通过扩散到达角膜基质层和角巩膜缘组织而进入眼内，作用于眼前节病变。球筋膜（Tenon 囊）下注射药物主要经巩膜渗入，适用于虹膜睫状体部位的病变。球后注射可使药物在晶状体虹膜隔以后的部位获得有效治疗浓度，适用于眼后节以及视神经病变。

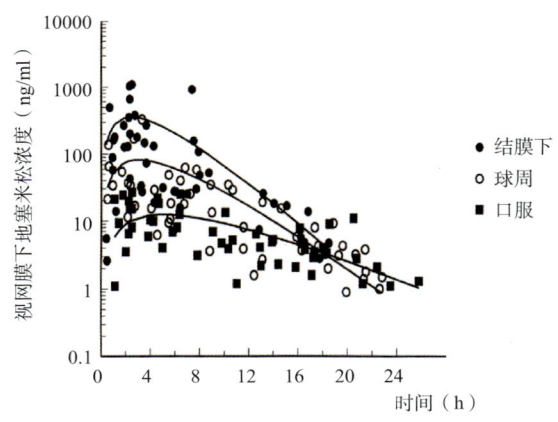

图 6-4　结膜下注射 2.5mg、球周注射 5mg 和口服 7.5mg 地塞米松磷酸钠后视网膜下液药物浓度比较。结果结膜下和球周注射后的药物浓度相当于口服药物浓度的 120 倍和 13 倍

3. 眼内注射（intraocular injections）

包括前房内注射和经睫状体扁平部的玻璃体腔注射两种形式。其优点在于能将有效药物浓度立即投送到眼内病变部位。一般注射的药物用量很小，但疗效迅速，适用于眼内炎和一些眼底疾患，如湿性年龄相关性黄斑变性、糖尿病性黄斑水肿、视网膜静脉阻塞导致的水肿等。这些治疗通常需要专业眼科医师来施行，但全科医师应该知道其用途和原则。

4. 药膏（ointments）

眼膏是另一类局部用药载体系统。眼膏包括半固体和半固体混合物（凡士林），其熔点在生理眼温度（34℃）。通过延长药物与眼组织接触时间来达到药物的治疗效果。

5. 接触镜（contact lens）载药技术

对于那些角膜神经末梢暴露的患者，如角膜擦伤、角膜营养不良、神经营养性角膜病变、大泡性角膜病变和一些术后状态的患者，绷带接触镜能提供无痛释放药物的途径。接触镜允许药物以很低的渗透性进入眼内，而泪液中的药物只有1%~5%被吸收。作为一种替代方法，人们采取接触镜作为药物传递系统（图6-5）。

人们佩戴接触镜有3个目标：缓慢和持续释放药物；提高患者治疗的依从性；加速角膜伤口愈合。接触镜可以延长药物释放1~30天。

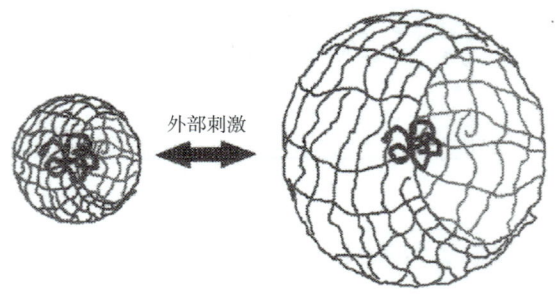

图6-5 接触镜在水介质中溶胀前后的水凝胶三维结构

药物分子从接触镜释放到泪膜然后扩散进入角膜达到靶组织，至少有50%的药物能够经接触镜透入角膜。它能以小剂量药物获得较高生物利用度，减少耗费，减轻全身副作用（图6-6）。

接触镜释药系统的优点：提高药物生物利用度；改善患者舒适度；特别对慢性病而言，传统用药需要每天频繁滴眼，而戴镜释药可达到全天药物释放，与此同时还能矫正视力。

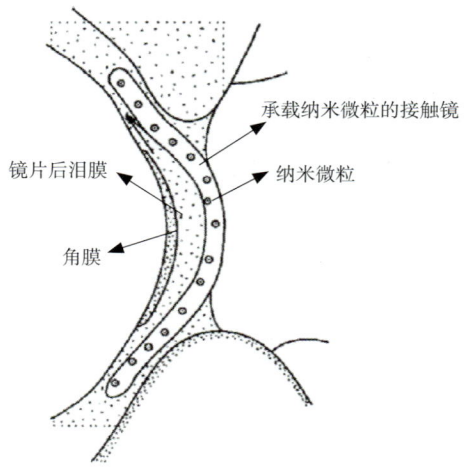

图 6-6 载药的软性接触镜插入眼内示意

第 3 节 眼科常用药物的治疗原则

1. 抗炎剂（anti-inflammatory agents）

眼科抗炎制剂包括：抗组胺药、肥大细胞稳定剂、非甾体抗炎药、肾上腺皮质激素和免疫抑制剂五大类。常用眼科抗炎剂详见表 6-1。

（1）抗组胺药（antihistamine）。抗组胺药有局部和口服两种。所有局部抗组胺药滴眼剂都是选择性 H_1 受体阻断剂而具有止痒作用；某些抗组胺 H_1 受体制剂（安他唑啉和非尼拉敏）仅仅用来与血管收缩剂联合用药。左卡巴斯汀是一种局部抗组胺 H_1 受体制剂滴眼剂，作用快且可持续数小时，用于治疗过敏性结膜炎。

（2）肥大细胞稳定剂（mast cell stabilizers）。肥大细胞稳定剂阻断组胺和其他血管活性物质的释放。对春季结膜炎、季节性过敏性结膜炎、肥大细胞脱颗粒起主要作用，在接触抗原以前，局部使用肥大细胞稳定剂，能够起到很好的治疗和防范作用。

（3）非甾体抗炎药（non steroidal anti-inflammatory drug）。通过抑制环氧化酶途径控制前列腺素生物合成作用。非甾体抗炎药能够在眼科手术中抑制瞳孔缩小。抗环氧化酶可能通过抗花生四烯酸途径发挥抗炎作用。

表6-1 常用抗炎眼用制剂

分类	溶液
抗组胺药	依美斯汀（埃美丁）0.05%
	左卡巴斯汀 0.05%
	酮替酚（贝卡明）
	奥洛他定（帕坦洛）0.1%
肥大细胞稳定剂	色甘酸钠 2%
	洛度沙胺（阿乐迈）0.1%
	吡嘧司特钾（研力双）
非甾体抗炎药	双氯芬酸钠 0.1%
	酮洛酸氨丁三醇（安贺拉）0.5%
	氟比洛芬（欧可芬）0.03%
	吲哚美辛（消炎痛）0.5%
肾上腺皮质激素	妥布霉素地塞米松（典必殊）0.1%
	醋酸泼尼松龙（百力特）1%
	氟美龙（氟美瞳）0.02%~0.1%
免疫抑制剂	环孢素
	他克莫司（FK506）

（4）肾上腺皮质激素（cortical hormone）。肾上腺皮质激素在对眼病的抗感染治疗中，是一把双刃剑，既有卓著的抗炎效果，也存在引发眼压升高、延缓伤口愈合、诱发真菌感染等弊端。其中引起眼压升高风险最大的药物是 0.1% 地塞米松（典必殊）。局部滴眼液中，引发眼压升高风险从高至低的顺序为：地塞米松、泼尼松、氟美龙。依照作者个人的临床经验，只有那些炎症非常严重的病例，才可慎重选用 0.1% 地塞米松，且治

疗期限不得超过 2 周，否则，眼压升高风险很大。一般不是特别严重的眼部炎症，应用 1% 泼尼松龙（百力特）就能获得很好的抗炎效果，眼压升高风险远远低于 0.1% 地塞米松。氟美龙基本不会引起眼压升高，但其抗炎作用相当微弱。

不同皮质类固醇制剂的生物活性作用受盐基化合物、衍生物、赋形剂以及患者眼表上皮状态的影响。一般而言，磷酸盐属水溶性，而醋酸盐和乙醇制剂具有双向溶解度，比磷酸盐更容易透过完整的角膜上皮。也就是说，在完整的角膜上皮条件下，0.1% 地塞米松乙醇比 0.1% 磷酸地塞米松更容易透过角膜上皮屏障；1% 醋酸泼尼松龙比 1% 磷酸泼尼松龙更容易透过角膜上皮屏障。这些区别在上皮炎症条件下变得不明显。

选择哪种皮质类固醇制剂和药物浓度取决于炎症病变的部位、严重程度和发生不良反应（眼压升高、白内障、伤口修复延缓）的概率。一般而言，对于角膜病变来说，局部滴眼要比结膜下注射疗效更好更稳妥；而对于重症病例，局部滴眼联合结膜下注射，则具有疗效叠加作用。

治疗一旦取得了显著疗效，根据临床经验适当调整用药剂量和频率是一个明智的举措，将药物剂量逐渐降低，既能保证抗炎效果，又能大大减少不良反应的发生率。但应强调的是，切不可操之过急，骤然停药可能发生炎症反弹。

对于那些皮质类固醇与抗生素联合市售制剂，同样需要保持警惕，关注药物可能发生的不良反应。

2. 免疫抑制剂（immunosuppressive agent）

烷基化药物如苯丁酸氮芥和环磷酰胺，交叉结合 DNA 并抑制白细胞与其他细胞分裂；抗纤维化制剂或抗代谢药如硫唑嘌呤和氨甲蝶呤，抑制核苷酸代谢；骨髓抑制、致畸胎作用以及其他严重不良反应，均为这些细胞毒类药物治疗中可能发生的潜在风险。因此，这就要求经治医师必须有高度的责任心，在治疗过程中细心观察和定期随访，避免上述不良反应对患者造成伤害。根据作者的临床经验，这些药物疗效稳定，价格相对低廉，如能严格按规定用药，既能避免角膜移植手术，也能保留良好的有用视力，治疗费用相对低廉。如应用环磷酰胺口服联合局部皮质激素或环孢素滴眼，对中老年患者的良性蚕食性角膜溃疡，能获得非常好的疗效。

除了上述药物之外，疗效肯定的免疫抑制剂有环孢素和他克莫司（FK506）。两者除普遍用作局部滴眼液外，环孢素还用来治疗角膜移植或角膜缘干细胞移植术后排斥反应、年轻患者的蚕食性角膜溃疡、史－约综合征、眼部类天疱疮等免疫性眼病，均取得了一定的疗效。

3. 抗感染药（anti-infectious agent）

眼表组织受病毒、衣原体、细菌、真菌、寄生虫等多种微生物感染时，需要使用的绝大多数抗感染眼用制剂均有市售产品，但少数不常见的感染，则须医师根据全身用药原则按需要临时配制。

（1）抗单纯疱疹病毒药物（anti herpes virus drug）。核苷类似物能够抑制病毒 DNA 聚合酶。现在应用的局部滴眼液是阿糖腺苷和曲氟尿苷。包括 0.1% 阿昔洛韦、0.2% 更昔洛韦在内的抗单纯疱疹病毒滴眼剂都能对眼表组织造成不良影响，特别是需要长期用药时，会引发滤泡性结膜炎、结膜瘢痕、泪小点阻塞、点状上皮糜烂和伤口愈合延缓。口服的抗病毒药包括阿昔洛韦（200mg，400mg）、泛昔洛韦（500mg）和伐昔洛韦（valacyclovir，500mg）等。

（2）抗衣原体药物（anti chlamydia drug）。磺胺醋酰钠（sulfonamide）通过干扰对氨基苯甲酸的利用，抑制包括沙眼衣原体在内的许多细菌，但由于它的耐药性增加，必须选择性用药。四环素、多西环素、米诺霉素等抑制细菌蛋白合成，对很多菌株有抑制作用，被广泛用来治疗沙眼。此外，大环内酯类抗生素中的红霉素（0.5% 眼膏）和儿童单剂量口服阿奇霉素（20mg/kg），都是对抗沙眼衣原体的有效药物。0.1% 利福平滴眼液对沙眼也有良好的疗效。

（3）抗菌药物（antibacterials）（表 6-2）。青霉素、头孢类抗生素和 β-内酰胺类抗生素通过干扰细菌细胞壁肽聚糖的合成，对梅毒螺旋体具有治疗功效，其中以青霉素 G 应用最为普遍。

抗革兰阴性球菌药物：以往治疗淋球菌感染首选青霉素G，而今，因为淋球菌耐药产生青霉素酶而被迫改用头孢菌素类抗生素头孢曲松钠和头孢噻肟钠；代用药物包括通过结合核糖体蛋白抑制蛋白质合成的抗生素红霉素、四环素和氯霉素。

抗革兰阴性杆菌药物：氨基糖苷类抗生素如庆大霉素、妥布霉素对革兰阴性杆菌有很强的杀伤力；哌拉西林钠和头孢菌素类抗生素对革兰阴性杆菌也有很好的效果。此外，喹诺酮类药物如左氧氟沙星等能够抑制细菌核酸的合成，对绝大多数革兰阴性杆菌有很好的杀伤力。多黏菌素B也不失为一种良药，特别对铜绿假单胞菌角膜溃疡，疗效显著。

抗革兰阳性球菌有效药物：头孢菌素类抗生素能够有效破坏细菌的细胞壁，基层地区仍可首选头孢唑林；如果药敏试验提示为耐药菌株，则可改用万古霉素。其他抑菌药，如红霉素和四环素对敏感的革兰阳性球菌仍有一定疗效。绝大多数青霉素和氨基糖苷类抗生素对革兰阳性球菌都有良好的疗效。

抗真菌有效药物：最佳选择是那他霉素局部滴眼；两性霉素B是多烯类广谱抗真菌药物，能改变绝大多数念珠菌的细胞壁通透性，通常用0.15%～0.25%滴眼液治疗角膜溃疡，重症病例可联合结膜下注射0.5mg。此外，克霉唑、酮康唑也有一定疗效。

（4）抗棘阿米巴原虫有效药物。某些抗细菌、抗真菌药物，对棘阿米巴原虫有一定效果：两种氨基糖苷类抗生素，1%新霉素和1%巴龙霉素能改变滋养体包膜通透性；几种咪唑类药物都有一定疗效。0.02%洗必泰和0.2%甲硝唑滴眼也有一定疗效。

（5）其他抗寄生虫药物。如抗盘尾丝虫药物，可口服双氢除虫菌素（ivermectin）。

表6-2　各种抗菌药物眼用剂量一览表（不可同时使用眼内注射和灌注）

药物名称	滴眼液	眼内注射	眼内灌注	结膜下注射
万古霉素	50mg/ml	1mg/0.1ml	0.2mg/ml，不限量	25mg/0.25ml
阿米卡星	50～100mg/ml	0.4mg/0.1ml	0.08mg/ml	25mg/0.5ml

续表

药物名称	滴眼液	眼内注射	眼内灌注	结膜下注射
妥布霉素	0.1mg/0.1ml	0.08mg/ml	25mg/0.5ml	
多黏菌素 B	1~2mg/ml			10mg/0.5ml
头孢唑林	50mg/ml			250mg/0.5ml
头孢他啶	50mg/ml	2.25mg/0.1ml	0.45mg/ml	100mg/0.5ml
两性霉素 B	0.1%	0.005mg/0.1ml	0.02mg/ml	5~10mg/0.5ml
那他霉素	5%			
伏立康唑		0.05mg/0.1ml		
地塞米松	0.05%~0.1%	0.4mg/0.1ml	0.04~0.08mg/ml	2mg/0.5ml

参考文献

[1] 朱志忠.眼表病诊疗策略与技术［M］.北京：北京科学技术出版社，2016：41-58.

[2] 惠延年.眼科学（第五版）［M］.北京：人民卫生出版社，2001：22-23.

[3] 陈祖基.眼科临床药理学（第2版）［M］.北京：化学工业出版社，2011：25-50.

（朱志忠）

第3篇
常见眼病的诊断和治疗原则

第7章
眼科体格检查

眼科功能检查主要包括：视力、色觉、对比敏感度、暗适应、立体视觉、眼压等。眼部结构检查包括眼睑、眼眶、泪器、泪膜、结膜、巩膜、角膜、前房、虹膜、瞳孔、晶状体、玻璃体、视网膜。

第1节 视力检查

用于检测形觉功能，中心视力是形觉的主要标志，分为远视力和近视力，代表黄斑中心凹处的视觉敏锐度。用视力表检查的视力是视力表视力，属于主观测定，为心理物理学指标。影响视力的因素有很多：被检查者的生理、病理和心理状态，如瞳孔大小、年龄、调节性、适应性、眼球微动、屈光异常、注意力、合作性和心情；检查者的技术和服务态度；检查环境是否安静；照度、亮度对比；检查距离等。

1. 检查方法

（1）按眼科常规，先查右眼后查左眼，以国际标准视力表为例，被检查者距离视力表5m，双眼应与视力表1.0行等高，视力表必须有充足的光线照明，检查环境安静。

（2）远视力（distant vision）：检查由大视标开始，每个视标辨认时间不超过3秒，记录受检者能完全辨认的那一行字符的标志数字为受检者的视力。如受检者已戴眼镜，应同时检查戴镜矫正视力。如受检者不能辨认0.1行字符时，嘱受检者向视力表走近，记录走近距离，如距离为3m则视力为 $0.1 \times 3/5 = 0.06$。如距视力表1m仍不能辨认最大视标，改为检查数指，嘱受检者背光而立，自 1m 处开始逐渐靠近受检者，直到其能正确分辨为止，并记录数指距离。如距受检眼 5cm 仍无法辨认数指，则改查手动，在受检者眼前方摆动检查者的手，逐渐移近，记录受检者能正确判断手动的距离。如仍无法辨别眼前手动，则改查光感，在暗室内，用手掌密封盖住对侧眼，采用烛光或手电灯光，判断受检者能否感受到眼前光亮，记录为光感或无光感，记录受检者可感知光感的距离。对于有光感者还要检查光源定位能力。在距受检者 1m 远处，检查右上、右、右下、上、中、下、左上、左、左下共 9 个方位的光定位情况，测试受检者眼能否正确判断光源的方向，阳性、阴性分别采用"+、-"符号记录。

（3）近视力（near vision）：用标准近视力表或耶格近视力表，放在距眼 30cm 处检查，如近视力很差，在 30cm 处不能看清最大字符，也可移近检查，记录时须标明实际距离。如远视力差，近视力正常，提示可能为近视性屈光不正；如远视力正常，近视力较差，提示可能为"老视"状态；而远近视力均较差，则提示可能为远视、弱视或有眼部器质性疾病。

（4）婴幼儿视力检查：婴幼儿视功能自出生后迅速增长，在此阶段如有发育障碍或眼疾，则可能导致弱视或其他终身视力障碍，因此，婴幼儿视功能检查，对于及早发现、及时治疗病变具有重要意义。由于婴幼儿对于检查欠合作，视力检查须在受检儿玩耍时进行。比如观察受检儿对于光源或鲜艳玩具是否注视或追随移动是否存在；如遮盖盲眼或低视力眼，患儿安静如常，如遮盖健眼患儿躁动不安或哭闹；光照瞳孔有无红光反射。心理物理检查还有"视动性眼震"及"优选注视法"，其中"优选注视法"目前较常用。

2. 对比敏感度（contrast sensitivity）

人眼辨别物体形状的能力还表现为对各种点、线与空白之间明暗程度的分辨能力。一定视角内明暗相间的条纹数目称为空间频率，将其作为横坐标，将条纹与空白之间亮度的对比度作为纵坐标，经过检测得出对比敏感度曲线。患某些疾病时中心视力未出现明显下降，但对比敏感度可能已经出现下降，具有高敏感性，但特异性不够。出现对比敏感度下降的情况常见于视神经疾病、弱视、视网膜疾病、青光眼及白内障等。激光干涉条纹视力计采用氦-氖激光光源，检查时将两束极细的激光聚焦于瞳孔平面，通过晶状体的透明间隙，在视网膜上造成红、黑相间的条纹，嘱患者辨别条纹方向，从而测定激光干涉条纹视力，目前常作为白内障术前视网膜功能检查的方法之一。

3. 色觉检查

色觉异常（colour anomaly）可分为先天性和后天性。先天性色觉异常是一种性连锁隐性遗传病。后天性色觉异常又称为获得性色觉异常，为视神经疾病、颅脑病变、全身性疾病及中毒等所致，一般不遗传。

（1）假同色图。常称为色盲本，在同一幅图中，既有相同亮度不同颜色，也有相同颜色不同亮度的斑点组成的数字或图形。检查在自然光线下进行，检查距离为 0.5m，受检者应在 5 秒内辨认出数字或图案。色觉正常者与色盲者读出的结果不同，根据不同结果可判断色盲者为何种色盲。其中最常见的是红绿色盲。能够正确认出数字或图形，但表现出困难或辨认时间延长者为色弱。

（2）色相排列法。在固定照明条件下，嘱被检者将许多有色棋子，依颜色深浅进行排序，以此来判断有无色觉障碍及严重程度。常用的方法有 FM-100 色彩试验及 D-15 色盘试验。

（3）色觉镜。利用红光与绿光适当混合形成黄光的原理，根据受检者调配红光与绿光的比例是否合适，判断其有无色觉障碍及其性质与严重程度。

4. 立体视觉（stereoscopic vision）

又称为深度觉，是视觉器官准确判断物体三维空间位置的感知能力，是建立在双眼同时视和融合功能基础上的独立的高级双眼视功能。双眼在观察一个三维物体时，该物体在双眼视网膜上的成像存在一定差异，形成双眼视差。经过视中枢的融像，形成对物体的立体形状以及该物体与人眼的距离或视野中两个物体相对远近关系的深度知觉。许多职业要求从业者具有良好的立体视觉。检查方法可采用同视机或 Titmus、Frisby、颜少明立体检查图谱等，也可采用与计算机相连的立体视觉检测系统，比如静态或动态视觉诱发电位检测。如儿童在视觉发育过程中，患有先天性白内障、弱视或斜视等疾病，则往往会有立体视觉异常，日后无法从事很多对立体视觉要求较高的高精密度工作。

5. 暗适应（dark adaptation）

当人从明处进入暗处时，起初对周围物体无法辨认，随后对光的敏感度逐渐增加，最终达到最佳状态，能看清暗处物体的过程，称为暗适应。同样，从暗处到明处也要经过一段时间才能看清物体称为明适应。测定眼对光的感受性随照明强度的变化可以得到暗适应曲线，可用以诊断和检察各种可以引起夜盲的疾病，如视网膜色素变性、维生素 A 缺乏症等。检查方法有对比法和暗适应仪检测等。

第 2 节　眼部检查

1. 眼睑（eyelid）

（1）观察双眼睑裂大小，是否对称；有无上睑下垂、睑裂缺损、内眦赘皮、眼睑内翻、眼睑外翻以及闭合不全。

（2）观察睑缘表面是否光滑、是否充血圆钝、是否附着鳞屑、是否有瘢痕或肿物、睑板腺开口有无异常；睑板腺功能障碍患者往往睑缘充血圆钝、睑板腺开口堵塞，可导致蒸发过强型干眼症。观察睫毛是否缺损、变白，其位置与排列方向是否正常，有无睫毛乱生或倒睫、双行睫等先天异常。

2. 泪器（lacrimal apparatus）

观察泪腺部位有无红肿、压痛肿块，上下泪点是否贴附眼球、是否被松弛的结膜遮盖、是否外翻；泪囊区有无红肿、压痛或瘘管，指压泪囊区有无分泌物自上下泪点溢出；泪道冲洗检查明确泪道是否通畅、狭窄或阻塞；泪道阻塞患者进行 X 线碘油造影或超声检查可进一步了解泪道阻塞的部位及泪囊大小（图 7-1）。

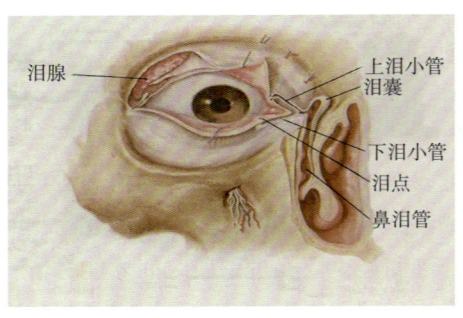

图 7-1　泪器解剖示意图

3. 泪液及泪膜检查

眼干燥症患者的常规检查项目。泪液分泌试验（schirmer test）：取 5mm×35mm 的滤纸条，将一端折弯 5mm，置于下睑内侧 1/3 结膜囊内，其余部分悬垂于皮肤表面，5 分钟后测量滤纸被泪水浸湿的长度。若检查前滴用表面麻醉药，则可用于评价副泪腺的功能，短于 5mm 为异常；若未点用表面麻醉药，则主要是评价泪腺功能，短于 10mm 为异常。泪膜破裂时间（breakup time of tear film，BUT）：在受检者下穹隆滴一滴 2% 荧光素钠，眨眼数次使之均匀分布于角膜上之后，受检者睁眼凝视前方，同时检查者在受检者睁眼的同时开始用裂隙灯钴蓝滤光片观察，至角膜上出现第一个黑斑时为止，如时间短于 10 秒表明泪膜不稳定。

第 3 节　眼球位置与运动

注意观察双眼位置是否正常，判断有无斜视及斜视性质，有无眼球震颤；眼球有无突出及内陷，有无眼球搏动。观察眼球在左右、上下、右上右下、左上左下几个方位运动时有无运动障碍及斜视。具体检查方法如下。

1. 眼位的检查

目的为检查患者是否存在斜视及斜视的程度,具体方法如下。

(1)遮盖法。遮盖法是通过破坏被检查者的融合功能,发现眼位是否偏斜。被检查者双眼应具备一定注视能力,并无眼球运动障碍,才可获得可靠结果。

1)交替遮盖法:揭示斜视性质的定性检查,主要用于隐斜视及间歇性斜视。检查距离为33cm和6m,被检查者注视调节视标,遮盖一眼4~5秒后迅速转移遮盖另外一眼,通过观察去遮盖眼瞬间的运动情况做出判断。

2)遮盖-去遮盖法:此法为检查斜视方向及性质的定性检查,主要用于鉴别隐斜视和显斜视。被检查者注视远距离调节视标,遮盖一眼,观察非遮盖眼的眼球运动方向,去遮盖时观察双眼运动方向,再更换遮盖眼观察,出现运动为显斜视,并根据其运动方向,判断斜视类型(上、下、内、外)。

(2)角膜映光法。被检查者以自然姿势注视正前方33cm处视标,根据观察双眼角膜的光反射点(映光点)的位置及光反射点偏离瞳孔中心的距离加以判断。角膜映光点每毫米的移位相当于视轴偏斜7°(15三棱镜度)。

2. 眼球运动(ocular movement)

眼球运动的诊断眼位有9个(图7-2)。

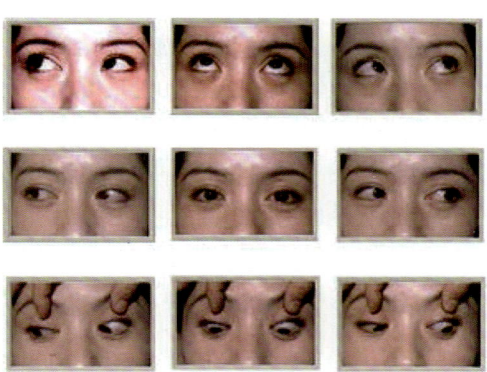

图7-2 9个诊断眼位

第一眼位：头位端正，双眼正前方注视时的眼位。

第二眼位：眼球正上、正下、右侧、左侧注视时的眼位。

第三眼位：眼球右上、右下、左上、左下注视时的眼位。

检查完 9 个方位后，再令眼球顺时针做圆圈运动，观察双眼在各个诊断眼位上的运动是否协调，各肌肉间有无功能亢进或减弱现象。眼球水平内转时，瞳孔内缘到达上下泪点连线为内直肌功能正常。水平外转时，外侧角巩膜缘到达外眦角为外直肌功能正常。上转时，角膜下缘与内外眦连线在同一水平线上。下转时，角膜上缘与内外眦连线在同一水平线上。

3. 眼球突出度

可用 Hertel 眼球突出计测量，将眼球突出计的两端卡在受检者两侧眶外缘，嘱其向前平视，从眼球突出计反光镜中读出两眼角膜顶点投影在标尺上的毫米数。眼球突出度的正常平均值为 12～14mm，两眼差不超过 2mm。

第 4 节　眼眶

检查两侧眼眶是否对称，触诊眶缘有无缺损、压痛或肿物，触诊眶内压有无升高，观察有无眼眶肿瘤、炎症（炎性假瘤、眶蜂窝织炎、眶脓肿等）、血管畸形、甲状腺相关眼病、眼眶外伤。

第 5 节　结膜

检查顺序依次为睑结膜、穹隆结膜、球结膜、半月皱襞。检查时注意结膜颜色、透明度，有无睑裂斑、充血、出血、结节、滤泡、乳头、色素沉着、肿块、瘢痕、结膜及其下的纤维膜组织增生，结膜囊的深浅，有无睑球粘连、异物等。检查时切忌压迫眼球。注意结膜充血、巩膜充血与睫状充血的区别。

第 6 节　巩膜

首先观察睑裂部分，然后分开上、下眼睑并嘱被检者朝各方向转动眼球，充分暴露各部分巩膜。注意巩膜有无黄染、充血、结节、外伤、葡萄肿和压痛。

第 7 节　角膜

注意角膜大小、形状、弧度、透明度，有无伤口、异物、混浊、新生血管，角膜知觉如何，角膜后有无沉着物。检查角膜上皮有无缺损或溃疡，可用 2% 荧光素钠涂于下穹隆结膜，眨眼后如角膜上有黄绿色染色，说明该区域上皮缺损，并可判断部位、范围、深度。检查角膜弧度的简单方法为 Placido 盘映照法。而精确测量须采用角膜曲率计或角膜地形图检测仪检查，角膜曲率计仅测量角膜前表面 3mm 范围内的角膜曲率半径，而角膜地形图检测仪可以对整个角膜进行前后表面全方位的分析。

角膜内皮镜检查（specular microscopy）：角膜内皮细胞的正常形态、数量和功能对维持角膜透明度至关重要。临床上目前使用的角膜内皮显微镜有非接触型和接触型两种。正常角膜内皮细胞呈六角形，随着年龄增加，细胞形态趋向变形、细胞密度逐渐降低、细胞面积逐渐增大。正常人在 30 岁前，平均细胞密度为 3000~4000 个/平方毫米，50 岁左右人群的平均细胞密度为 2600~2800 个/平方毫米，69 岁以上人群的平均细胞密度为 2150~2400 个/平方毫米。

第 8 节　前房

主要检查前房深度、房水情况。正常的前房应充满完全透明的房水，但在眼内发生炎症或外伤以后，房水可能出现混浊、积血、积脓、异物。检查有无房水闪辉（丁铎尔现象），有无角膜后壁沉着物（KP）。正常中央前房深度 3mm，若小于 2mm，提示有发生闭角型青光眼的可能。而过深的前房可能为晶状体脱位或无晶状体眼。前房深浅的简易检查法如下。

①手电筒侧照法：以聚光灯泡手电筒自颞侧角膜缘平行于虹膜照射，整个虹膜均被照亮为深前房；光线到达虹膜鼻侧小环与角膜缘之间为中前房；光线到达虹膜小环的颞侧或更小范围为浅前房。②裂隙灯法：测量周边前房的深度，周边前房深度以角膜光切面的厚度（CT）表示，并以此估计前房角宽度。如有必要，应进一步应用前房角镜检查。

前房角镜检查（gonioscopy）：前房角由前壁、后壁及两壁所夹的房角隐窝三部分组成。前壁起于角膜后弹力层的终点称 Schwalbe 线，白色略隆起；其后为小梁网，散在色素附着其上，是房水排出的通路，其外侧为巩膜静脉窦；前壁终点是白色的巩膜突。房角隐窝由睫状体前端构成，呈灰黑色，又称为睫状体带；后壁为虹膜根部。判断前房角的宽窄和开闭，对于青光眼的诊断、分类、治疗及预防具有重要意义。目前一般使用间接前房角镜检查。中华医学会推荐用 Scheie 分类法对房角宽窄进行分类，房角分为宽窄两型，宽角（W）为眼处于原位时（静态），能看清房角全部结构。窄角又分为 4 级，窄Ⅰ（N1）为静态下仅能看到部分睫状体带；窄Ⅱ（N2）为静态下仅能看到巩膜突；窄Ⅲ（N3）为静态下仅能看到前部小梁网；窄Ⅳ（N4）为静态下只能看到 Schwalbe 线。动态下，在改变眼球位置或施加少许压力时可判断房角的开闭，若可见后部小梁则为房角开放，否则为房角关闭。此外，前房角镜还可用于检查前房角的色素、异物及新生物等。

第 9 节　虹膜检查

观察虹膜颜色、纹理、有无前后粘连，有无色素脱落、萎缩、结节、囊肿、新生血管或肿瘤，有无先天异常（如无虹膜、虹膜缺损、永存瞳孔膜等），有无虹膜根部离断，有无虹膜震颤等。

第 10 节　瞳孔检查

两侧瞳孔（pupil）是否等大、圆形、居中，瞳孔缘是否整齐、有无断裂。正常成人瞳孔直径为 2.5~4mm，新生儿及老年人略小。

直接对光反射：在暗光照明环境中，用光源照射检查瞳孔，瞳孔迅速缩小，表示瞳孔反射传入及传出通路均正常。

间接对光反射：在暗光照明环境中，遮盖一侧眼使其不被光源照射，但可被检查者窥视，用光源照射对侧眼，遮盖侧眼瞳孔缩小，表示照射侧传入通路及对侧眼传出通路均正常。

集合反射（包括调节与会聚反射）：先嘱受检者双眼注视一远距离目标，然后迅速将该目标移至注视眼前15cm处，瞳孔立即缩小，称为调节反射。重复上述检查，将注视目标缓慢移向注视眼前，两侧眼球同时向内聚合，称为会聚反射。集合反射消失，常见于动眼神经功能损害、睫状肌和双眼内直肌麻痹。

阿·罗瞳孔（Argyll-Robertson pupil）：直接光反射消失而集合反射存在，多见于神经梅毒。

Marcus-Gunn瞳孔（Marcus-Gunn pupil）：即一眼存在传入性瞳孔对光反射阻滞而对侧眼正常，或两眼传入性瞳孔对光反射阻滞程度不对称，它是视交叉前瞳孔对光反射传入纤维受损的共同特征。检查方法：光源放置在被检眼正前方稍下处3~5cm，每眼照射约1秒，然后迅速移至对侧眼，以平稳的频率在两眼间交替移动，观察并比较双眼瞳孔的直接对光反射，光照后瞳孔迅速缩小的眼为RAPD阴性，瞳孔较为散大的眼（即患眼）为RAPD阳性。多见于视神经疾病。

第11节 晶状体检查

观察晶状体（lens）有无混浊，必要时须散大瞳孔检查，了解混浊的部位、色泽、面积、形态以及有无异物，有无形态异常、位置改变，有无半脱位甚至全脱位。

准确评价晶状体核硬度对超声乳化吸除术选择适应证和手术方式有重要意义。临床常用的Emery晶状体核硬度分级标准如下。

Ⅰ度：透明，无核，软性。

Ⅱ度：核呈黄白色或黄色，软核。

Ⅲ度：核呈深黄色，中等硬度核。
Ⅳ度：核呈棕色或琥珀色，硬核。
Ⅴ度：核呈棕褐色或黑色，极硬核。

第12节　眼后节检查

亦称为眼底检查，包括玻璃体、视网膜、脉络膜与视神经检查。尽量在暗室内进行，必要时须散大瞳孔检查，散瞳之前应了解有无青光眼病史，观察瞳孔对光反应、前房深浅及眼压情况。检查仪器包括：直接检眼镜、间接检眼镜及裂隙灯显微镜下联合各种前置镜或三面镜检查。

1. 直接检眼镜检查法（direct ophthalmoscopy）

受检者采取坐位或卧位，检查右眼时，检查者站在受检者右侧，右手持镜，以右眼观察；检查左眼时，检查者站在受检者左侧，左手持镜，以左眼观察。握镜时，示指紧贴转盘的边缘，调整屈光度为 +8D～+10D，检眼镜距被检者 20～30cm，检查玻璃体。再调节转盘刻度至 "0" 处，距离受检眼 2cm，拨动转盘至看清视盘。再沿血管方向依次检查颞上、颞下、鼻上、鼻下象限眼底。检查周边部时，可嘱受检者向相应方向转动眼球。检查黄斑部时，嘱受检者注视检眼镜灯光。特点为：检查距离近，所见范围小，照度有限，单眼所见无立体感。

2. 双目间接检眼镜检查法（indirect ophthalmoscopy）

受检者采取坐位或卧位，充分散大受检眼瞳孔，检查者位于受检者对面或位于受检者头部方位。检查者手持物镜，将表面弧度小的一面朝向受检眼，一般距该眼 5cm，并须随时保持检查者的视线、目镜、物镜与受检眼的瞳孔和检查部位在一条直线上。先检查周边部，其次为赤道部，最后是黄斑部，尽量减少光照黄斑的时间，以免造成黄斑部光损伤。特点：光线强并可按需调控，可见范围大，检查距离远，可装备示教镜，所见眼底均为完全相反的倒像。

3. 裂隙灯显微镜联合前置镜或三面镜检查法

前置镜检查法（supplementary lens examination）：前置镜通常为 +90D 或 +78D 的双凸镜，其所见眼底范围大、立体感强，图像为倒像。检查在裂隙灯显微镜前进行，检查者手持该镜置于受检眼前约 10cm 处，稍前后移动，以便在裂隙灯下看清眼底。所见眼底均为完全相反的倒像。

三面镜检查法（three-mirror lens examination）：受检眼结膜囊内点表面麻醉药，受检者取坐位，头部固定在裂隙灯颌架上，使用透明的眼膏或生理盐水作为耦合剂，将三面镜佩戴在角膜上进行检查。常用 Goldmann 三面镜，中央部分为一凹面镜，可以观察后极部眼底，所见为正像；其余三面为反射镜，所见为反射的像，如镜面在上方，所见为下方眼底，左右关系不变；如镜面在鼻侧，所见为颞侧眼底，上下关系不变。三面反射镜斜度分别为 75°、67°、59°，观察范围分别是，75° 镜观察后极部到赤道部之间的区域，67° 镜观察周边部，59° 镜观察锯齿缘、睫状体及前房角部位。

全视网膜镜：所见眼底为大于 30° 角的全反的立体倒像，除了可做常规眼底检查，更有利于做全视网膜光凝。

正常眼底表现：正常玻璃体透明。正常视盘（亦称视神经乳头）略呈椭圆形，淡红色，边界清楚。中央有凹陷，色泽稍淡，称为生理凹陷，亦称视杯。视杯直径与视盘直径的比值，简称杯/盘比（C/D），正常值小于等于 0.3。视网膜中央动脉色鲜红，静脉色暗红，正常动静脉管径之比为 2∶3。视网膜正常时透明，可透见下方的色素上皮及脉络膜，东方人呈橘红色或豹纹状。黄斑部位于视盘颞侧 2 个视盘直径稍偏下处，呈暗红色，无血管，其中心有一针尖样反光点，称为中心凹光反射，青少年黄斑周围可见一反光晕（图 7-3）。

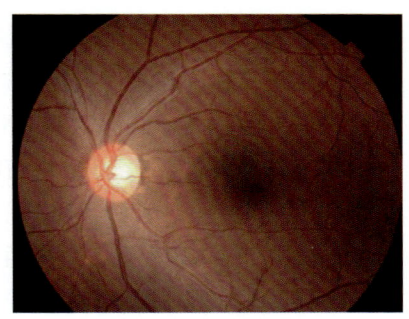

图 7-3　正常眼底像

眼底记录内容：视盘大小形状（是否先天发育异常）、颜色（是否有视神经萎缩）、边界（是否有视盘水肿、炎症）和病理凹陷（青光眼）；视网膜血管的管径大小是否均匀一致、颜色、动静脉比例、形态、有无搏动及交叉压迫征；黄斑部及中心凹反光情况；视网膜是否有出血、渗出、色素增生或脱失，描述其大小、形状、数量等。

眼底检查内容：①视盘。注意其边缘是否整齐、边界是否清晰，是否有色素弧和巩膜环，视盘色泽是否正常，生理凹陷是否正常，有无青光眼凹陷，有无隆起、水肿、出血、渗出等。②视网膜血管。注意血管走行有无变化，有无血管鞘，有无管径变化，血管的反光有无增强或增宽，血管色泽有无变淡、变深以及有无血管畸形，有无血管痉挛、节段样改变，有无动静脉比例异常以及有无动静脉交叉压迫。③黄斑。注意中心凹反光及黄斑反光，黄斑色泽是否变暗，有无水肿、渗出、出血，有无樱桃红斑，有无黄斑前膜、黄斑裂孔，有无黄斑部视网膜脱离等。④视网膜。色泽一般呈橘红色，如果色素上皮较少，透见脉络膜血管及其色素，眼底呈豹纹状，甚至视网膜脉络膜萎缩透见白色巩膜，多见于近视及老年人。要注意有无出血、渗出、水肿，有无视网膜裂孔、脱离，有无增殖膜。

第 13 节　眼压检查

眼内压（intraocular pressure，IOP）简称眼压，是眼球内容物作用于眼球壁的压力。正常人眼压值是 10~21mmHg。

双眼差异不大于 5mmHg，每天的波动范围在 8mmHg 之内（图7-4）。眼压高，往往会对视神经造成损害，导致青光眼。人类的眼压，是通过房水的生成和排出的动态平衡来维持的。房水由睫状突的无色素上皮细胞分泌进入后房，经过瞳孔到达前房，经过前房角的小梁网进入 Schlemm 管，经集合管到达睫状前静脉；或经过前房角的睫状体带进入睫状肌间隙和脉络膜上腔，然后通过血管的间隙进入静脉引流。人们发现两个通道到目前为止都是压力依赖性的，并没有一个主动运输的过程。房水生成和排出的动态平衡决定眼压的高低，并受到 3 个参数影响：房水的生成速率、房水排出的阻力和静脉压。一般静脉压力很少变化，那么调节眼压的药物的目的就是调节房水的生成速率和排出阻力。高眼压是青光眼的主要指标，睫状体脱离和视网膜脱离导致低眼压。

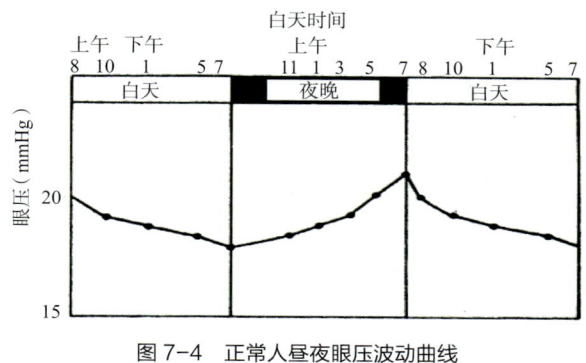

图 7-4　正常人昼夜眼压波动曲线

眼压测量包括指测法和眼压计测量法。

1. 指测法

嘱受检者双眼向下注视，检查者两手指尖放在上睑板上缘的皮肤面，两指交替轻压眼球，通过指尖的感觉，估计眼球的硬度。记录方法：眼压正常为 T_n，轻度升高为 T_{+1}，很高为 T_{+2}，眼球坚硬如石为 T_{+3}。反之，以 T_{-1}、T_{-2}、T_{-3} 分别表示眼压稍低、很低、极低。

2. 眼压计测量法

分为压陷式、压平式和非接触式。

压陷式 Schiotz 眼压计（Schiotz tonometer）：该眼压计是以一定重量的砝码通过放在角膜上的压针压陷中央角膜，根据角膜被压陷的深度计算眼压。检查方法：受检者仰卧，表面麻醉，先在试板上检测指针是否归零。75% 酒精擦拭消毒眼压计底板待干。嘱受检者向垂直上方注视，维持眼球正位。检查者一手分开固定眼睑至上下眶缘，另一手持眼压计将底板垂直放置在角膜中央，先用 5.5g 砝码，读指针刻度，如小于 3，则更换更重的砝码,再进行检测,由刻度读数查表得出眼压数值。测毕,结膜囊内滴抗生素滴眼液。该眼压计测量的数值受眼球壁硬度的影响较大。

压平式(Goldmann)眼压计:该眼压计附装在裂隙灯显微镜上,使用时取坐位测量,是以可变的重量压平一定面积的角膜,根据所需的重量来测量眼压。优点是不受眼球壁硬度和角膜弯曲度的影响,是目前国际通用的最准确的眼压计。

非接触眼压计(non-contact tonometer):该眼压计是利用一种线性增加的可控的空气脉冲压力,将角膜中央部恒定面积($3.6mm^2$)压平,借助仪器上的微电脑感受角膜表面反射的光线和压平此面积所需的时间,将所得数据转换成眼压值。其准确性在小于 8mmHg 和大于 40mmHg 的范围误差较大。

参考文献

[1] 葛坚. 眼科学 [M]. 北京:人民卫生出版社,2005.

[2] 毕宏生. 对比敏感度在眼科的临床应用 [J]. 中华眼科杂志,2004, 9:645-648.

[3] 侯川. 立体视觉的发生机理与检测 [J]. 中国斜视与小儿眼科杂志, 1995,141-144.

[4] 宋云,赵敏. 基础泪液分泌试验 I 泪膜破裂时间检测的影响因素 [J]. 中国实用眼科杂志,2008,11:1196-1198.

[5] 张承芬. 眼底病学 [M]. 北京:人民卫生出版社,2013.

[6] Dain SJ. Clinical colour vision tests[J].Clinical and Experimental Optometry,2004,4:276-293.

[7] Dain SJ,CassimatyVT,Psarakis DT. Differences in FM100-Hue test performance related to iris colour may be due to pupil size as well as presumed amounts of macular pigmentation[J].Clinical and Experimental Optometry,2004,5:322-325.

(吴志勇)

第8章
眼科重要检查的临床意义

眼科检查项目繁多，以下几项检查应用最为普遍，全科医师有必要对这些检查的临床意义有大致的了解。这些检查包括：裂隙灯检查、视野检查、眼超声检查、光学相干断层扫描（OCT）检查、眼底血管造影。

第1节　裂隙灯生物显微镜检查

裂隙灯是一种借助高强度光源通过一个裂隙的光照射眼组织的仪器，又称生物显微镜。主要用于眼前节检查，包括眼睑、结膜、角膜、房水、巩膜、虹膜、晶状体。双眼裂隙灯检查可以立体放大查看详细的眼睛结构，为解剖诊断提供直视图像。借助于前置镜，还能看到眼底视网膜等眼后部结构，是眼科常规检查中最重要的设备。也可以说，没有裂隙灯就没有眼科。通过裂隙灯检查，可以明确白内障、结膜炎、角膜损伤（如角膜溃疡或角膜水肿）、糖尿病视网膜病变、角膜营养不良、圆锥角膜（图8-1）、黄斑变性、视网膜脱离、视网膜血管阻塞、色素性视网膜炎、Sjögren综合征、葡萄膜炎、K-F环、前房水细胞浮游体等阳性体征，为眼病提供诊断依据。

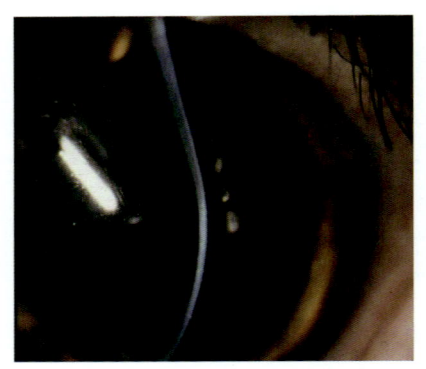

图 8-1　裂隙灯下圆锥角膜切面

第 2 节　视野检查

外界光线透过角膜、晶状体、玻璃体折射，成像在视网膜上。视路的任何部位有病变，必然在视野上反映出来，眼科医师和神经科医师可根据视野改变和临床其他检查结果，分析出病变的部位、性质以及预后。判断病变部位：①患侧眼全盲，对侧眼正常——视交叉前视神经；②双眼颞侧偏盲——视交叉正中；③不对称性双眼同侧上象限偏盲——视放射前段；④不对称性同侧偏盲——视放射中段；⑤对称性同侧中心性偏盲——枕叶部。视野的改变可对疾病的鉴别诊断提供帮助，还可以了解某些眼病的进展情况及判断预后。如青光眼早期，中心视野检查出现生理盲点扩大、生理盲点外露，渐渐进展为火焰状盲点、弓形暗点。如果上下弓形暗点互相衔接，可以形成环形暗点。周边视野中早期出现楔形缺损，渐渐鼻侧视野缩小，向心性缩窄，最终导致管状视野，甚至完全消失。

第 3 节　眼超声检查

超声检查对视网膜脱离和视网膜母细胞瘤有特殊的诊断价值，诊断符合率可达 98%。超声诊断异物的优点在于：①金属与非金属均可显示；②能清楚分辨异物的位置是在眼球壁、眼球内或眼球外；③简便，易行，无创伤；④可做磁性实验，观察异物动态变化。

眼内白瞳孔、先天性白内障、视网膜脱离、视网膜母细胞瘤、渗出性视网膜炎、晶状体后纤维增生、先天性第一玻璃体永存以及继发于全身感染的眼前房积脓、玻璃体脓肿等眶内炎症，这些病变临床表现相似，但声像图则不同，可资鉴别。超声检查对于眼眶内肿瘤的诊断与定位，均有一定价值。超声测定眼球正常值和眼科活体生物学（如眼轴、角膜和晶状体厚度）测量对判断眼的生理、病理有重要意义。

第4节 光学相干断层扫描技术

光学相干断层扫描技术（optical coherence tomography，OCT）是近10年迅速发展起来的一种成像技术，它利用弱相干光干涉仪的基本原理，检测生物组织不同深度层面对入射弱相干光的背向反射或几次散射信号，通过扫描，可得到生物组织二维或三维结构图像。

OCT是一种新的光学诊断技术，可进行活体眼组织显微结构的非接触式、非侵入性断层成像。OCT是超声检查的光学模拟品，但其轴向分辨率取决于光源的相干特性，可达10μm，且穿透深度几乎不受眼透明屈光介质的限制，可观察眼前节，又能显示眼后节的形态结构，在眼内疾病尤其是视网膜疾病的诊断、随访观察及治疗效果评价等方面具有良好的应用前景。

OCT对黄斑部疾病的诊断有重要应用价值，但它是靠组织结构的发光性质不同对组织进行区分，视网膜断层中较易明确区分的有神经上皮光带、色素上皮光带和脉络膜光带，神经上皮层间的结构尚难分辨。

OCT对眼病的诊断特别有意义，包括：①黄斑裂孔；②黄斑皱褶、黄斑水肿（图8-2）；③年龄相关性黄斑变性；④中心性浆液性脉络膜视网膜病变；⑤糖尿病视网膜病变；⑥视网膜前膜。还可以通过视神经纤维的变化为青光眼诊疗提供信息。由于OCT依赖于光波，如果屈光介质混浊，干扰光通过眼部组织（如白内障或玻璃体大量出血），就无法应用。

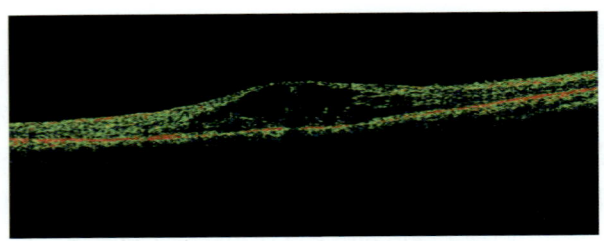

图 8-2　OCT 检查显示糖尿病性黄斑水肿

第 5 节　荧光素眼底血管造影

荧光素眼底血管造影是将能产生荧光效应的染料快速注入血管，同时应用加有滤色片的检眼镜或眼底照相机进行观察或照相的一种检查法（图 8-3）。由于染料随血流运行时可动态地勾画出血管的形态，加上荧光现象，提高了血管的对比度和可见性，使一些细微的血管变化得以辨认；脉络膜和视网膜的血供途径和血管形态不同，造影时可使这两层组织的病变得到鉴别。脉络膜荧光可衬托出视网膜色素上皮的情况。血管壁、色素上皮和视网膜内界膜等屏障的受损可使染料发生渗漏，这样就可检查到许多单用检眼镜发现不了的情况，而且利用荧光眼底照相机连续拍照，可使眼底检查结果更客观、准确和动态，从而为临床诊断、预后评价、治疗、疗效观察以及探讨发病机制等提供有价值的依据。

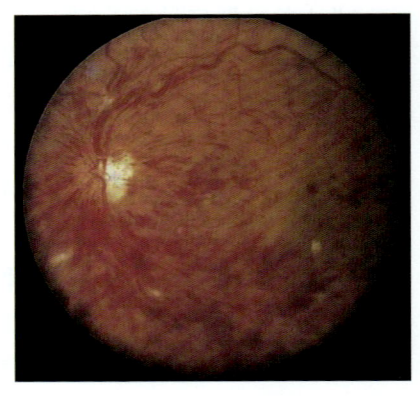

图 8-3　视网膜中央静脉阻塞荧光素眼底血管造影图像

参考文献

［1］Eye Examination with the Slit Lamp, Carl Zeiss Meditec, AG, p. 33,

accessed: February 6, 2011.
[2] Grieshaber MC, Schoetzau A, Zawinka C, et al. Effect of Central Corneal Thickness on Dynamic Contour Tonometry and Goldmann Applanation Tonometry in Primary Open-angle Glaucoma. Arch Ophthalmol, 2007, 125(6): 74-78.
[3] Fluorescein angiography. U.S. National Library of Medicine. MedLine Plus. Retrieved 14 December 2012.

（朱志忠　王历阳）

第 9 章 睑缘炎

睑缘炎（marginal blepharitis），俗称"烂眼圈"，是睑缘部皮肤、睫毛根部及睑板腺等组织的亚急性或慢性炎症，为临床上较为常见的外眼疾病。一般双眼发病，呈慢性、复发性临床过程。睑缘是皮肤和结膜的汇合区域，无论哪一方面的病变都可以累及睑缘。由于睑缘部腺体组织和脂性分泌物丰富，且经常暴露于外界环境，容易粘上尘垢和病原体，从而易致感染。

第 1 节 病因与分类

1. 病因

睑缘炎是一种多病因共同作用而导致的疾病，常见病因有感染（如细菌、病毒、真菌及寄生虫感染）、过敏及某些全身性疾病。

细菌感染是睑缘炎病因中最常见的一种，最常见的细菌是金黄色葡萄球菌。研究证实，机体对金黄色葡萄球菌细胞壁成分的免疫反应可导致睑缘炎。病毒感染也是睑缘炎病因之一，常见的病毒有单纯疱疹病毒、水痘带状疱疹病毒、传染性软疣病毒等。真菌感染不多见，主要与长期应用免疫抑制剂、糖皮质激素或广谱抗生素有关。寄生虫中蠕形螨感染导致的睑缘炎近年来也多有报道，临床上如果按照常规治疗无效时，应注意蠕形螨的检查。除此之外睑缘炎也与自身抵抗力下降、不良用眼习惯、理化刺激、屈光不正、慢性结膜炎等有关。

2. 分类

关于睑缘炎的分类,目前国内外均缺乏对该疾病的共识性分类标准,目前在临床上常见分类方法有解剖部位分类与病因分类。

(1)按解剖部位分类。根据炎症侵袭睑缘的部位(图9-1),将其分为三类。

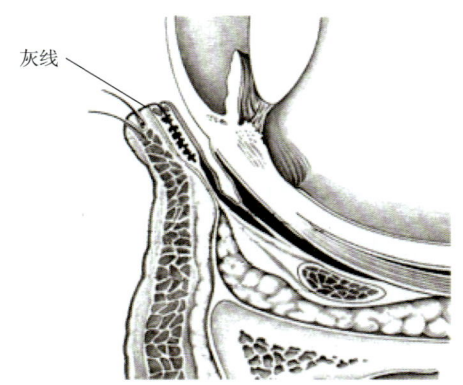

图9-1 眼睑灰线位置示意图

1)前睑缘炎:炎症主要累及灰线前睑缘,包括睫毛根部、毛囊及附属的皮脂腺,多由葡萄球菌感染和脂溢性皮炎引起。

2)后睑缘炎:炎症主要累及灰线后睑缘,包括睑板腺及其腺口,最常见的原因是睑板腺功能障碍(MGD),其他病因包括病毒感染及某些免疫性疾病。

3)混合型睑缘炎:前后部睑缘都受到炎症侵袭。

(2)按病因分类。根据不同发病原因,将睑缘炎分为炎症性睑缘炎和感染性睑缘炎(表9-1)。

表9-1 睑缘炎

	炎症性睑缘炎	感染性睑缘炎
病因	脂溢性皮炎	细菌(最常见的是金黄色葡萄球菌、表皮葡萄球菌、痤疮丙酸杆菌)

续表

	炎症性睑缘炎	感染性睑缘炎
病因	睑板腺功能障碍（MGD）	病毒（传染性软疣、单纯疱疹病毒、水痘带状疱疹病毒以及人乳头瘤病毒）
	过敏（特应性和接触性皮炎）	真菌（不常见，见于免疫缺陷性疾病或长期应用免疫抑制剂和糖皮质激素的情况）
	皮肤病相关（酒糟鼻）	寄生虫（毛囊蠕形螨、阴虱）

此外，在众多教科书中另一种较为常见的分类是根据不同体征把睑缘炎分为鳞屑性睑缘炎、溃疡性睑缘炎和眦部睑缘炎。

第 2 节　流行病学

睑缘炎虽为临床常见病，但目前国内外尚缺乏系统性的人群发病率流行病学资料。现有的文献报道中，多以临床资料分析为主，由于没有统一的诊断分类标准，因此很难确定其患病率或发病率。国外文献报道，在临床门诊患者中，睑缘炎的比例为37%，而在视光门诊中，该比例达到47%。目前我国缺乏系统性的睑缘炎流行病学调查资料，一项单中心研究发现，在90例慢性睑缘炎中，患者的平均年龄为50岁。与其他类型的睑缘炎相比，前睑缘炎中因葡萄球菌感染的患者相对年轻，大多为女性（占80%）。

第 3 节　临床表现

睑缘炎通常双眼发病，常见的临床症状有疼痛、烧灼感、异物感、流泪、眼痒、眼干、视物模糊、晨起眼周结痂、睫毛黏结、畏光及瞬目增多等，这些常见症状多无特异性。正常的睑缘见图 9-2。

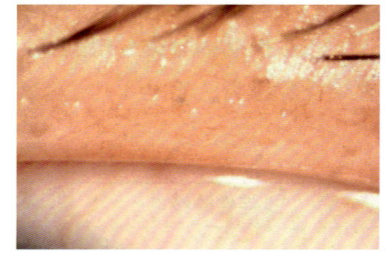

图 9-2　正常睑缘

1. 前睑缘炎

最常见，多累及双眼。典型症状包括：睑缘刺激感、烧灼感、瘙痒，眼部潮红。检查可发现睑缘充血、红肿，睑缘皮肤表面及睫毛根部可见灰白色上皮鳞屑，部分睑脂分泌过强的患者，睑缘表面可见点状皮脂溢出，形成黄色蜡样分泌物，干后结痂。去除鳞屑和痂皮后可发现发红充血的睑缘（图 9-3），多无溃疡形成。鳞屑多由葡萄球菌分解产物和炎性细胞凝结形成，可在睫毛根部形成环形鳞屑。部分患者在睫毛根部可见袖套样结痂，这与环形鳞屑不同，多由睑缘蠕形螨感染所致。当炎症累及睫毛毛囊和附属腺体时，症状会进一步加重，可见干痂将睫毛黏合成束，睫毛根部可见黄痂及小脓疱，去除痂皮后，可见睑缘皮肤溃疡。由于毛囊的破坏，睫毛脱落后多不可再生，进一步发展多形成秃睫、倒睫或睫毛乱生，摩擦角膜。久治不愈者，睑缘肥厚、变形、形成切迹（图 9-4），以致下睑瘢痕收缩、外翻，泪点肿胀、阻塞、溢泪，下睑湿疹形成。通常，由葡萄球菌引起的前睑缘炎比其他类型的睑缘炎患者体征更加明显，部分患者易反复发作睑缘炎、轻中度结膜炎，角膜并发症主要累及下 1/3 角膜，包括点状角膜上皮病变、角膜边缘浸润或溃疡、角膜新生血管及周边上皮下混浊。

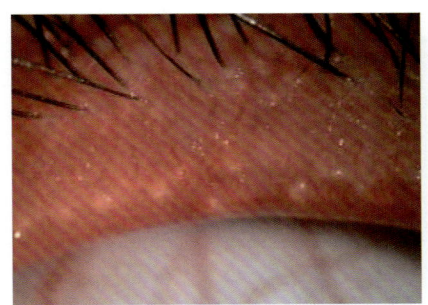

图 9-3 睑缘充血、开口阻塞

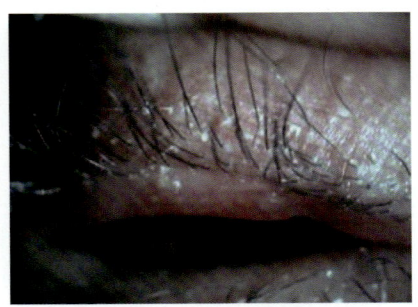

图 9-4 睑缘切迹形成

2. 后睑缘炎

后睑缘炎多由睑板腺功能障碍（MGD）所致。典型的症状包括：眼干涩（晨重暮轻）、眼刺激（眼磨痛、烧灼感、眼痒、异物感等）、视力波动、睑缘分泌物增多等。检查多可发现睑缘充血，毛细血管扩张、充血及新生血管，重者可致睑缘肥厚、过度角化（图9-5）、切迹形成或呈锯齿缘状；部分患者可见睑板腺开口狭窄或阻塞、睑缘黄色透明脂栓或脂帽形成（图9-6）。

临床上多可通过棉棒或手指挤压睑缘，观察睑脂溢出的形态和难易程度，对睑板腺功能做出定性临床评价。正常情况如开口无阻塞，轻压睑缘后，可见外观清亮、稀薄油状的睑脂溢出；睑板腺开口阻塞或睑脂过于黏稠时，需要较大压力挤压，可见外观污浊、不透明、流动性差、黏滞度高的混浊颗粒状液体，重者可见浓稠如牙膏状的固态睑脂压出。部分患者可见睑缘附着泡沫样分泌物，外眦部较为常见。

睑板腺功能障碍如得不到有效治疗，重者可出现睑板腺广泛萎缩，甚至缺失。由于睑脂缺乏，泪液蒸发过强，从而引起一系列眼表损害，如眼干、结膜炎、角膜上皮病变等，重者可出现睑缘炎相关角结膜病变（blepharo-keratoconjunctivitis，BKC），例如泡性角膜结膜炎、点状角膜上皮糜烂、角膜基质浸润、角膜溃疡以及角膜瘢痕和新生血管形成。睑缘炎相关角结膜病变在临床上容易误诊，反复发作可造成不可逆视功能损害。

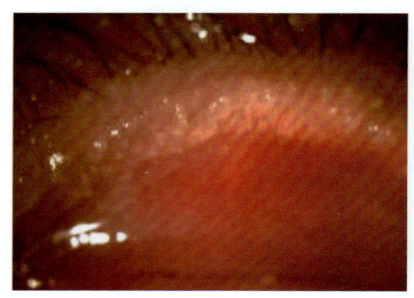

图9-5　睑缘过度角化

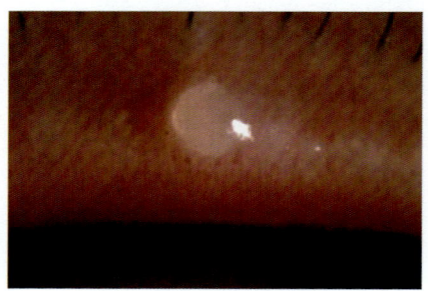

图9-6　睑缘脂栓

3. 混合型睑缘炎

前后部睑缘同时受到炎症侵袭，称为混合型睑缘炎，患者同时具有前睑缘炎和后睑缘炎的临床表现。前睑缘炎和后睑缘炎如得不到及时、有效的治疗，两者都有向混合型睑缘炎发展的倾向。部分患者在疾病初期就可以表现为混合型睑缘炎（图9-7，图9-8）。

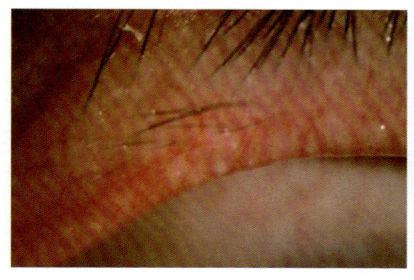

图9-7　混合型睑缘炎睑缘增厚、充血，睫毛根部鳞屑，睑板腺开口阻塞

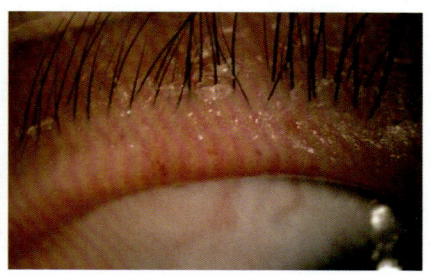

图9-8　混合型睑缘炎睑缘过度角化，睫毛根部大量鳞屑，睑板腺开口阻塞、消失

第4节　诊断

睑缘炎的临床诊断主要依据患者的病史、症状和体征。

1. 病史

注意患者以往有无睑腺炎、睑板腺囊肿、脂溢性皮炎、过敏性疾病，全身局部用药情况以及是否做过眼睑整容手术等。是否有抽烟、佩戴角膜接触镜、刺激性饮食及眼部化妆等促进疾病发展的危险因素。

2. 症状

多无特异性，患者通常双眼发病，可出现眼红、刺痛、烧灼感、异物感、流泪、眼痒、分泌物增多、眼干（晨重暮轻）、瞬目增多、畏光等。

3. 体征

体征是诊断睑缘炎的主要依据。

（1）睑缘充血。这是诊断睑缘炎必要的体征，部分患者表现为睑缘毛细血管扩张。

（2）睑缘形态改变。睑缘增厚、鳞屑、结痂、溃疡、角化、切迹及瘢痕形成，睫毛乱生、脱失等，睑板腺开口阻塞、狭窄等。

（3）睑脂排出及性状改变。挤压睑脂有排出障碍，脂栓形成，睑脂由透亮、稀薄变为混浊、黏稠甚至牙膏样。

第 5 节　治疗

1. 治疗原则

避免危险因素（如屈光不正、眼部化妆、刺激性食物等），抗炎抗菌治疗，改善睑板腺代谢与分泌，处理并发症。

2. 治疗方案

包括局部物理治疗、局部药物治疗和全身药物治疗。

（1）局部物理治疗。

1）无刺激性的洗液（如无泪配方的婴儿浴液）沾湿棉签，清洁睑缘和睫毛根部，去除痂皮及脂质分泌物，2 次 / 日。

2）眼局部热敷与按摩。闭眼用温度大约 40℃ 湿热毛巾敷眼 10～15 分钟，每天 2～4 次。操作过程中避免温度过高发生烫伤。对于后睑缘炎和混合型睑缘炎，热敷完成后可通过按摩眼睑来促进睑板腺分泌物排出，症状轻者可自行于家中进行（1～2 次 / 日），对于睑板腺阻塞较重者应由医务人员定期进行睑板腺按摩。

（2）局部和全身药物治疗。睑缘炎常见的致病菌为：金黄色葡萄球菌、表皮葡萄球菌、痤疮丙酸杆菌等。因此，睑缘炎患者通常可选用红霉素眼膏涂睑缘，2 次 / 日。对于中重度睑缘炎或单纯抗菌药物治疗仍反复者，常用糖皮质激素与抗菌药物复合剂眼膏治疗，如妥布霉素地塞米松眼膏、四环素可的松眼膏等，每晚 1 次，病情重者可加量到 2 次，一般须持续 2～4 周。长期应用激素有引起眼压升高和念珠菌重叠感染的可能，应定期复查眼压。当炎症控制后可用不含激素的抗菌药物维持治疗。睑缘炎患者由于脂质分泌异常，常伴发干眼症状，可使用不含防腐剂的人工泪液支持治疗，以恢复泪膜完整性，减轻患者不适。

全身药物治疗适用于睑缘炎合并全身性疾病，如脂溢性皮炎、红斑痤疮、免疫性疾病以及中重度后睑缘炎或混合型睑缘炎等，且常规局部治疗效果欠佳者。常用抗菌药有：四环素（250mg，2次/日）、红霉素［推荐儿童用，30~40mg/（kg·d），每日分3次使用］、阿奇霉素（推荐成人用，500mg，1次/日），这些亲脂类抗生素通过减少细菌产生的脂肪酶及降低脂肪成分毒性来发挥作用。使用数周后起效，持续应用数月。四环素类药物可引起儿童牙釉质异常，因此妊娠期妇女及儿童慎用。

参考文献

[1] 孙旭光，洪晶，晏晓明，等．睑缘炎与睑板腺功能障碍［M］．北京：人民卫生出版社，2015:31-56.

[2] M Yamaguchi, M Kutsuna, T Uno, et al.Marx Line Fluorescein Staining Line on the Inner Lid as Indicator of Meibomian G.American Journal of Ophthalmology, 2006,141(4):669-675.

[3] Jackson WB.Blepharitis:current strategies for diagnosis and management. Can J Ophthalmol, 2008,43:170-179.

[4] Gao Y Y,Di Pascuale M A, Elizondo A,et al.Clinical treatment of ocular demodecosis by lid scrub with tea tee oil.Cornea, 2007,26:136-143.

[5] Pflugfelder S,Karpecki P,Perez VL.Treatment of blepharitis:Recent linical trials.Ocular Surface, 2014,12(4):273-284.

（卫晶仙）

第 10 章
睑腺炎与睑板腺囊肿

睑腺炎与睑板腺囊肿是好发于眼睑皮肤和睑板腺的常见眼病，成人和儿童患此病极其普遍，所以身在社区医院服务的全科医师，有必要对这两种常见眼病保持足够的认识，以期能够准确无误地处理。

第 1 节 睑腺炎

睑腺炎（麦粒肿）是眼睑睑板腺细菌感染所致。眼睑有两种腺体，在睫毛根部的叫皮脂腺，开口于毛囊；另一种靠近结膜面、埋在睑板里的腺体叫睑板腺，开口于睑缘。开口于毛囊的皮脂腺被细菌感染，是外睑腺炎（图 10-1）。内睑腺炎是指睑板腺被细菌感染，表现为结膜面充血肿胀，可形成脓肿，破溃排脓后疼痛才能缓解，红肿消退（图 10-2）。

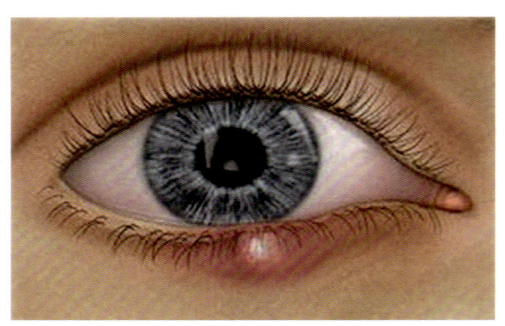

图 10-1 外睑腺炎，病灶出现在皮肤面，眼睑皮肤局限性红、肿、热、痛，邻近球结膜有不同程度的水肿

第 10 章　睑腺炎与睑板腺囊肿

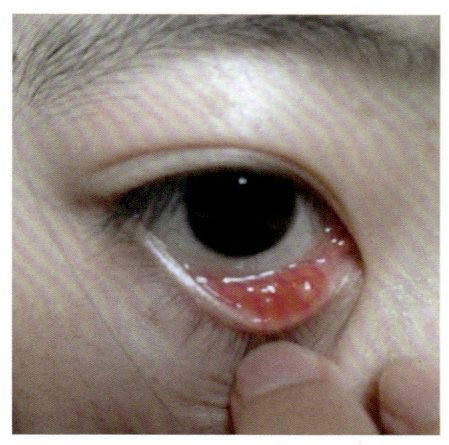

图 10-2　内睑腺炎，发生在睑板腺，表现在结膜面，破溃排脓后疼痛缓解，红肿消退。患者起初可能毫无感觉，但随着感染性炎症逐步加重，慢慢出现局部肿、痛、发红，甚至可致眼皮肿胀下垂而影响视力；重者伴有耳前、颌下淋巴结肿大及压痛，全身畏寒、发热等。严重病例甚至会引起眼睑蜂窝织炎

绝大多数睑腺炎由葡萄球菌（常为金黄色葡萄球菌）感染引起。一般病例的保守治疗包括局部涂抗生素眼膏，外加热敷每日 3～4 次，每次 10～15 分钟，以促进炎症局限，感染消退。如果保守治疗 48 小时病灶仍不能吸收消退，则须在脓肿局限且有波动感时，做切开引流。对内睑腺炎做结膜面切开时，切口必须与睑缘垂直，以免损伤过多的睑板腺。外睑腺炎脓肿的切开部位在眼睑皮肤面，切口方向应与睑缘平行，以免在切开过程中眼轮匝肌受损，而且在伤口愈合之后瘢痕不明显。对已经形成脓肿的切开引流病例，可酌情放置引流条。在炎症消退后，如果仍旧留有残余的肉芽组织或者硬结，可以再次手术切除。病情严重或已经发展到眼睑蜂窝织炎的病例，则须予以全身抗生素治疗。

特别需要强调的是，在对面部睑腺炎切开引流的过程中，切忌不适当地挤压，以防炎症向眶内、颅内扩散，引起眶蜂窝织炎、海绵窦静脉炎、脑膜炎及脓肿等而危及生命。总之，对于睑腺炎的处理原则是：早期热敷、口服抗生素，脓肿形成及时切开排脓，千万不能挤压脓肿！

对某些反复罹患睑腺炎的顽固病例，单靠局部抗感染治疗无济于事。

如何治疗那些反复罹患睑腺炎的患者，是一个临床难题。为了减少复发和并发症，一些医师建议可用自体免疫疗法，即使用自体葡萄球菌类毒素。方法是先在患者睑腺炎病灶所在处做细菌培养，并将患处培养的葡萄球菌灭活，制作成不再致病但仍保留抗原性的自体葡萄球菌类毒素，用于皮内注射，每周1次或2次，在一段时间内逐渐增加注射剂量，以期达到获得免疫或对感染细菌毒素不再过敏的治疗效果。这种治疗措施需要检验科室的技术支持，帮助解决制作疫苗的相关问题。

第 2 节　睑板腺囊肿

睑板腺囊肿（霰粒肿）也称睑板腺脂肪肉芽肿，是由于睑板腺开口阻塞，分泌物潴留引起的睑板腺慢性炎性肉芽肿（图10-3）。多发生于幼儿，可单眼或双眼先后患病。慢性炎症时通常为无痛性结节，用手指触摸眼睑能感觉到睑板有局限性结节。儿童的睑板腺囊肿可出现反复，有时以亚急性炎症状态出现，眼睑皮肤也可能红肿，甚至发生继发性化脓性炎症。但它与睑腺炎的不同表现是，患病初期缺乏炎症体征。大部分睑板腺囊肿倾向于结膜面，使病灶所在的结膜表面呈暗红色，轻微隆起。大的睑板腺囊肿有可能压迫眼球，引起角膜散光。

一般的热敷对病情缓解作用极其有限，如果确信没有继发感染，最佳的处理方案是在病灶内注射人工合成糖皮质激素曲安奈德。有时上下睑同时出现多个睑板腺囊肿，不妨在每个睑板腺囊肿病灶内注射 2.5~5.0mg 曲安奈德混悬液。实施药物注射时，经治医师务必亲自操作，不要随便吩咐没有经验的医务人员操作。因为多数患者为儿童，注射针剂时患儿反抗激烈，务必请两个助手协助固定患儿肢体和头部位置，无论是翻转眼皮，抑或从眼睑皮肤进针，针头方向必须是水平于眼球切面方向，而非垂直方向，否则，尖锐的针尖在儿童挣扎过程中有可能伤及眼球，造成外伤性白内障。最近欧洲眼科杂志就有报道1例成人睑板腺囊肿患者实施病灶内注射曲安奈德，意外造成外伤性白内障的病例，医师不得不对受伤眼实施白内障摘除并做人工晶状体植入，才使患者恢复正常视力。这是一个非常惨痛的教训,我们应当引以为戒。

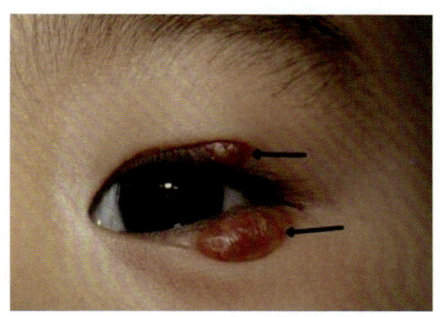

图 10-3　睑板腺囊肿

一般大小的睑板腺囊肿经一次病灶内注射曲安奈德后,第 1~2 天局部肿胀,1~2 周后随着炎症消散,睑板腺分泌和排出管道通畅,眼睑硬结随之吸收消散。特别巨大的睑板腺囊肿,常常需要在 2 周复诊时再次注射才能完全吸收。

参考文献

[1] Vaughan D, Asbury T, Riordan-Eve P. General Ophthalmology 15th edition [M], 1999:74-75.

（陈夫胜）

第 11 章
上睑下垂

上睑下垂（ptosis）是描述眼睑下垂的一个医学术语，它指的是上眼睑下垂，而非下眼睑下垂。上睑如果下垂严重会影响视觉。上睑下垂不是一种独立的疾病，而是若干疾病的一种眼部表现，需要治疗。

第 1 节 上睑下垂总论

1. 上睑下垂的原因

上睑下垂可以由若干影响眼睑的肌肉、神经或皮肤的因素引起。提上睑肌提拉上眼睑上下移动，提上睑肌肌力减弱或损伤势必引发上睑下垂。此外，有些人可能生来提上睑肌弱于正常的眼部肌肉，年轻时即可发展形成上睑下垂。

神经损伤可以导致上睑下垂。霍纳综合征是一种发生在面部和眼部的神经损伤，基本症状之一就是上睑下垂（图 11-1）。脑卒中和其他脑损伤、脊髓损伤以及某种类型的肺癌都可引起霍纳综合征和上睑下垂。

一些慢性疾病，包括糖尿病和重症肌无力，也可能会增加上睑下垂的风险。糖尿病患者的身体无法正常代谢葡萄糖会导致一些并发症，包括眼部疾病。重症

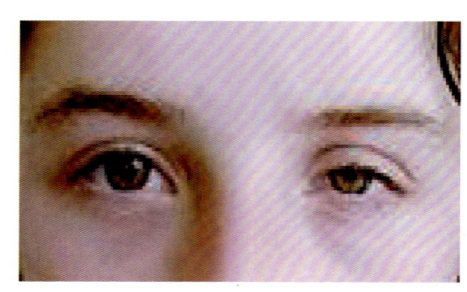

图 11-1 霍纳综合征

肌无力是一种自身免疫性疾病，影响肌肉和神经的交流方式，造成双侧上睑下垂。丛集性头痛（cluster headache）严重发作时也会引起一些人上睑下垂（图11-2）。

2. 上睑下垂的症状和治疗原则

上睑下垂表现为上眼睑下降到低于正常的位置，即睁眼时上睑仍遮盖住部分瞳孔区角膜，干扰视觉，造成弱视。上睑下垂可影响单侧眼或双侧眼，可能与生俱来，也可能后天发生。症状累及单侧眼或双侧眼。与生俱来的上睑下垂称为先天性上睑下垂。先天性上睑下垂的特有表现是眼皮上具有凹凸皱褶（图11-3）。

患有上睑下垂的儿童通常有特定的手势或身体表现。如频繁地提眉和头部倾斜动作，表明上睑下垂妨碍正常视力。

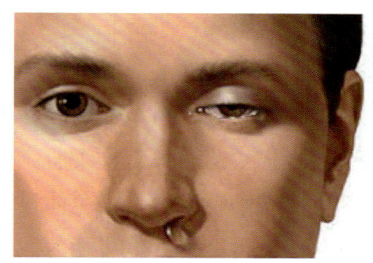
图11-2　丛集性头痛引起的上睑下垂

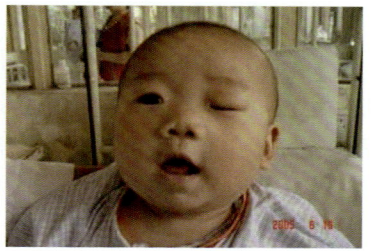
图11-3　先天性上睑下垂

美国眼科学会强调对上睑下垂的儿童和成人进行眼功能测试的重要性。视力测试有助于确定上睑下垂是否已经影响到患者的视力。用于检测糖尿病和自身免疫性疾病的血液测试，可以帮助诊断上睑下垂的原因。如果发现眼周结构异常，医师可能会进行X线检查。

糖尿病引起的上睑下垂，医师会从源头上处理，改善糖尿病病情。脊髓损伤或肿瘤、神经损伤引起的上睑下垂，都应从疾病源头上给予治疗解决。

重症肌无力引起的上睑下垂，患者服用溴吡斯的明可以立刻改善症状，使用自身免疫抑制剂能从病理机制上制约上睑下垂。先天性上睑下垂，提上睑肌功能通常不会自我改善，只能通过外科手术解决。考虑到儿童的视力发育特点，应该尽早手术，以免引起患儿弱视。

上睑下垂的儿童患弱视的风险增加。上睑下垂导致的视物模糊影响眼睛和大脑之间的神经连接是弱视形成的原因，在儿童能够承受上睑下垂手术以前，建议经常遮盖健眼，迫使患眼工作，可避免弱视。学龄前患儿必须对患眼进行手术，纠正上睑下垂才能从根本上防止弱视。总的来说，手术不仅能改善患儿面容，对恢复患眼视力也非常有益。然而，在做上睑下垂矫正手术时，要注意双侧眼睑的对称性，否则，尽管眼睑下垂得到纠正，功能不受影响，但两眼睑裂大小不对称，也会影响患者的面容美观，无论如何是一种遗憾。手术医师务必全面综合考虑患者的情况。

第 2 节　上睑下垂的病因

1. 先天性上睑下垂的病因

在大多数情况下，先天性上睑下垂的原因是特发性的。组织学上，先天性上睑下垂患者提上睑肌营养不良。提上睑肌、腱膜组织似乎被渗透或被纤维脂肪组织取代。重症患者术中很少发现横纹肌或没有横纹肌。这表明，先天性上睑下垂继发于肌肉结构局部发育缺陷，通过常染色体显性遗传。常见的家族史表明，有遗传或染色体缺陷的可能。其他可能的原因如下。①小眼症，这种情况通常合并短睑裂、上睑下垂和内眦赘皮。②第三脑神经麻痹，异常再生迹象通常存在，瞳孔小而怪异且反应性差。③霍纳综合征，轻度上睑下垂，同侧瞳孔缩小，同侧面部少汗或无汗，同侧下睑升高。同时，由于交感神经支配的虹膜黑色素细胞的不足，可能会导致双眼虹膜的颜色差异（称为异色）。④颌动瞬目综合征，运动神经的翼外肌误导同侧上睑提肌，咀嚼或使下颌向对侧运动时出现眼睑升高。⑤出生创伤眼球后退综合征，在这种情况下，第六对脑神经不支配外直肌，肌肉获得第三对脑神经的支配。虽然产生的连带运动不涉及眼睑运动，但仍可能导致明显的上睑下垂、眼球内陷。

2. 其他原因引发的上睑下垂

（1）眼眶肿瘤（orbital tumor）。神经母细胞瘤、淋巴瘤、白血病、丛状瘤、横纹肌肉瘤、听神经瘤、神经纤维瘤或其他眼眶深部肿瘤可以导致上睑下垂或眼球突出。

（2）卡恩斯-塞尔综合征。这种线粒体缺失障碍的特点是进行性眼外肌麻痹、心脏传导阻滞、视网膜色素变性和一些相关中枢神经系统表现。这种情况始于童年，但很少发生在出生时。多数患者可能在第一或第二个十年出现症状。双侧上睑下垂是该综合征的一个突出特点。

（3）强直性肌营养不良症。患者可出现多色白内障、性腺萎缩或过早变薄和（或）脱发。强直性肌营养不良症是一种常染色体显性遗传性疾病，临床特征为进行性肌无力和肌强直。

（4）眼睑松弛。特点是存在浸润过程，加厚的眼睑产生下垂。

（5）重症肌无力（asthenic bulbar paralysis）。神经肌肉接头缺陷产生相对反应迟钝，释放乙酰胆碱，导致上睑下垂。

（6）假瘤（pseudoneoplasm）。患者可能会出现眼睑的炎症和水肿性下垂。

（7）假性上睑下垂。眼眶组织太少（如单侧小眼球、脂肪萎缩、爆裂性骨折）产生的眶内容物体积缩小导致下垂的外观。

3. 普通病理学

弱视（amblyopia）可能因眼睑遮蔽视线或压迫眼球直接或间接导致散光。发生弱视是患者必须尽快手术矫正的指征。眼皮下垂的压缩导致角膜散光，眼性斜颈。

4. 病理生理学

大多数情况下，先天性上睑下垂是眼睑局部肌肉发育不全的结果，而不是肌肉纤维正常时提上睑肌收缩和放松的能力减弱，通常被称为先天性肌性上睑下垂。先天性上睑下垂时也会出现提上睑肌神经支配中断，神经或神经肌肉接头出现功能障碍。

第3节 诊断

1. 病史

需要彻底询问疾病相关史，包括病史、家族史、药物史或过敏史。给外科医师提供家人的照片可以帮助确定上睑下垂的发病或变异情况，以节省检查家族史的时间。

必须手术的患者，了解病史的重点应放在使用抗凝血剂史或出血性疾病史，以避免在手术过程中出现并发症。医师也应该询问患者的恶性高热家族史和心脏疾病史。眼睑下垂和卡恩斯-塞尔综合征或慢性进行性眼外肌麻痹的患者也可能有心脏传导障碍。

有斜视波动的病史可能表明重症肌无力性下垂。

对于癌症患者应仔细询问病史，如转移性或原发性眼眶肿瘤导致的眼睑位置异常。

眶壁骨折的外伤史可以导致假性上睑下垂和眼球内陷。此外，第三脑神经麻痹或创伤也可能导致上睑下垂。

药物史或过敏史可能有助于认识过敏引起的眼睑水肿和下垂。

瞳孔大小差异的病史可以诊断霍纳综合征。霍纳综合征患者有同侧上睑下垂、瞳孔缩小。颈椎及胸尖部肿瘤会导致交感神经链损害。儿童的常见肿瘤——神经母细胞瘤应予以排除。

2. 体格检查

所有的单侧或双侧眼睑下垂的患儿都需要做一个全面的身体评估。还应检查视力、屈光度，并记录散瞳验光的结果。有斜视（偏差）的患者还应在散瞳后进行眼底检查。

怀疑泪液分泌不足者须做泪膜功能试验，包括裂隙灯检查，荧光素染色检查角膜、泪河高度，泪膜破裂时间以及 Schirmer 试验。

假性上睑下垂、眼球突出者要接受眼球突出计检查。霍纳综合征患者须检查瞳孔大小。

眼睑的高度（即睑裂大小）以睑裂宽度（单位：毫米）计量。评估提上睑肌功能时，注意患者往下看和往上看时的眼睑位置，检查时避免头部位置变化，记录上睑提高的毫米数。

患者应检查贝尔现象：检查者令患者闭紧双眼，用力分开其上下眼睑，如果眼球能够完全被眼睑覆盖，证明患者面神经功能正常；如果出现眼睑闭合不良或不能闭合同时眼球向外上方转动并露出巩膜，则为贝尔现象阳性，提示该侧面神经麻痹。此评价可以帮助医师确定能否避免术后暴露性角膜炎风险。

3. 实验室检查

如果怀疑重症肌无力，应检查血清乙酰胆碱受体抗体水平。还推荐做单纤维肌电图（EMG）、腾喜龙试验或冰试验。怀疑线粒体紊乱者，建议做心电图检查。怀疑有线粒体疾病者，则须做肌肉活检。

成像研究：疑有外伤史者须检查有无眶壁骨折；眼睑肿胀者须排除眼眶肿瘤（如淋巴瘤、白血病、横纹肌肉瘤）；新发的霍纳综合征须检查伴或不伴其他神经系统表现；新发病的第三脑神经麻痹须检查伴或不伴其他神经系统表现。

第 4 节　鉴别诊断

注意与以下疾病的鉴别：慢性进行性眼外肌麻痹；眼球后退综合征（Duane's syndrome）；霍纳综合征（Horner's syndrome）；巨乳头状结膜炎；重症肌无力；甲状腺相关眼病；获得性肌源性上睑下垂；腱膜性上睑下垂；神经源性上睑下垂；机械性上睑下垂；外伤性上睑下垂；假性上睑下垂；皮肤松弛；强直性肌营养不良；卡恩斯-塞尔综合征（Kearns-Sayre syndrome）。

第 5 节　处理

虽然并非所有的先天性上睑下垂都需要手术干预，但需要密切监测患者剥夺性弱视的发展可能。因为 7～10 岁的儿童，弱视可能无法逆转，适当和及时地采取治疗手段，如手术，是治疗先天性上睑下垂、保护孩子视力的关键。未矫正的先天性上睑下垂可导致剥夺性弱视，而先天性上睑下垂引起的角膜散光也会导致弱视。此外，眼睑位置异常会对患儿产生负面的心理影响。

1. 非手术处理

（1）为避免弱视应进行早期咨询。

（2）必须先排除导致上睑下垂的其他可能原因（如霍纳综合征、第三脑神经麻痹）。

（3）保守治疗。除了纠正上睑下垂之外，还应针对弱视、斜视和头部姿势异常采取治疗措施。至少每 3～12 个月复查一次。拍摄照片可以监控患者睑下垂进展。由于上睑下垂的压迫，患者可能有角膜散光。

（4）全科随访。先天性上睑下垂术后，最初每 2～4 周监测一次，注意防范暴露性角膜炎、感染、肉芽肿，并注意是否欠矫。通过外部的摄影资料进行监控有帮助。手术后视力、头部姿势和屈光误差应仔细监测。应积极治疗所有残留的弱视。

先天性上睑下垂患者可能有其他需要解决的问题，包括弱视、斜视、颅面畸形和其他神经系统表现，视情况咨询小儿眼科医师、小儿眼整形和神经科医师、心脏内科医师，有助于改善治疗效果。

2. 手术治疗

先天性上睑下垂的修复方法取决于治疗的目标、诊断和提上睑肌的功能。矫正术可以在任何年龄进行，这取决于疾病的严重程度。早期干预可显著降低弱视、眼性斜颈的风险。眼性斜颈在严重的情况下可能会影响婴幼儿下颌和头部姿势的平衡。手术通常推迟到患儿 3～4 岁时进行，因为这时术者能够对患儿进行更精确的测量评估。

对于有第七脑神经麻痹或显著的眼外肌异常的患者，如严重的Graves眼病或进行性眼外肌麻痹，应当非常谨慎，以避免手术后发生暴露性角膜炎。

（1）提上睑肌缩短术（levator palpebrae superioris resection）。本手术是通过眼睑皱纹处的切口对提上睑肌腱膜复合缩短。皮肤切口隐藏在眼睑折叠处。主治中度肌功能减弱，给患者提供一个通过提上睑肌切除术矫正上睑下垂的机会。如果肌功能大于4mm，小于6mm，建议提上睑肌切除大于或等于22mm。如果肌功能为6~8mm，则做16~18mm的提上睑肌切除。如果肌功能大于8mm，则提上睑肌切除小于13mm。禁忌证：如果提上睑肌外部功能小于4mm时，则不适合做提上睑肌切除术，因可能导致欠矫，出现贝尔现象（眼睑仅能保持在有限的高度），角膜敏感度下降，泪液分泌过少发生暴露性角膜炎。

（2）额肌悬吊术（frontalis suspension）。多用于严重的单侧先天性上睑下垂患者，主要适用于提上睑肌功能小于4mm的患者。相对禁忌证：贝尔现象、角膜敏感度降低、泪液分泌减少。如果手术治疗，则需要密切随访护理，避免角膜暴露、感染、角膜溃疡和弱视。

外科技术：以下几种材料可确保额肌悬吊术的术后疗效。①自体阔筋膜，可以从年龄超过3岁的患者的腿部获取。②保存（组织库）阔筋膜。③可吸收缝线材料，如2-0聚丙烯、尼龙（超聚酰胺）或Mersilene。④硅胶手环、硅胶棒。⑤膨体聚四氟乙烯（膨胀聚四氟乙烯）。

手术结果：术后数周患者睡眠时可能无法闭上眼睑。必须采取措施防范暴露性角膜炎。

手术随访：密切随访很有必要，在术后最初几周要确保不发生暴露性角膜结膜炎，这样有助于防止手术后植入物感染或炎症。

额肌悬吊术相关的并发症有以下几种。①肉芽肿：如果悬浮材料不放置在皮肤下面，可能会导致肉芽肿形成。②双侧眼睑不对称。③过矫暴露性角膜炎、眼睛干涩。④欠矫：悬浮材料可溶解或破坏。⑤感染。

（3）预后。先天性上睑下垂的修复可以恢复功能和产生很好的美容效果。仔细观察和及时处理,可以成功地治疗弱视。50%以上患者在初次手术后 8~10 年可能需要再次手术。

参考文献

[1] Magis D, et al. Neurostimulation therapies for primary headache disorders: Present and future [J]. Current Opinion in Neurology, 2012, 25:269.

[2] Guercio JR, Martyn LJ. Congenital malformations of the eye and orbit [j]. Otolaryngol Clin North Am, 2007,40(1):113-140.

[3] Berry-Brincat A, Willshaw H. Paediatric blepharoptosis: a 10-year review [J]. Eye (Lond). 2009, 23(7):1554-1559.

[4] Yoon JS, Lew H, Lee SY. Bell's phenomenon protects the tear film and ocular surface after frontalis suspension surgery for congenital ptosis [J]. J Pediatr Ophthalmol Strabismus, 2008, 45(6):350-355.

[5] Bernardini FP, Devoto MH, Priolo E. Treatment of unilateral congenital ptosis [J]. Ophthalmology, 2007, 114(3):622-623.

[6] Clark BJ, Kemp EG, Behan WM, et al. Abnormal extracellular material in the levator palpebrae superioris complex in congenital ptosis [J]. Arch Ophthalmo, 1995, 113(11):1414-1419.

[7] Bagheri A, Aletaha M, Saloor H, et al. A randomized clinical trial of two methods of fascia lata suspension in congenital ptosis [J]. Ophthal Plast Reconstr Surg, 2007, 23(3):217-221.

[8] Lin LK, Uzcategui N, Chang EL. Effect of surgical correction of congenital ptosis on amblyopia [J]. Ophthal Plast Reconstr Surg, 2008, 24(6):434-436.

(陈夫胜　朱志忠)

第 12 章
流泪

流泪（shed tears）包括两种情况：一种情况是因受到刺激泪液分泌增加，结膜囊中的泪液来不及经由泪小点、泪管、泪囊、鼻泪管从鼻腔流出而外溢；另一种情况是指泪液分泌正常，但因排出通道移位或受阻，泪液无法从正常渠道排出引起泪液溢出结膜囊。

第 1 节　泪液分泌增加

1. 原因

通常的原因包括刺激和炎症，如睑内翻倒睫，结膜囊异物，角膜上皮破损、擦伤、炎症、溃疡等；还有感情因素刺激眼泪分泌增多。

2. 诊断和处理

按程序逐一仔细检查，便能明确病变所在，或发现刺激来源和泪液分泌增多的症结所在。通过眼睑泪器观察和结膜囊眼表检查，不难发现刺激来源，然后可针对原因处理，如修复眼睑内翻倒睫、清除结膜囊或角膜表面异物、治疗角膜擦伤或溃疡等。先天性泪道阻塞，可通过探通治愈。

第 2 节　溢泪

这种情况大多不会威胁视觉，但患者会视力模糊。溢泪的原因是多方面的，需要仔细寻找。

病史非常重要，通过病史往往足以明确诊断。详细了解疾病过程有助于查明原因。首先要量化溢泪程度，确定原因和严重程度。非常轻微的溢泪不太可能由鼻泪管阻塞引起，也就是说，溢泪继发于眼前节、眼睑疾病的机会更多。与鼻泪管阻塞相关的溢泪，往往和户外活动、寒冷或多风有关。相关的症状如疼痛剧烈引发溢泪多源于眼表受到刺激，如异物、上皮擦伤、炎症或溃疡等。局部肿胀、眼睑或内眦点疼痛导致的鼻泪管阻塞、泪囊炎也可以引起溢泪。任何鼻窦疾病或面部外伤包括美容整形术，都可能与鼻泪管阻塞有关。总之，详细的病史可以帮助医师集中注意力进行导向性检查。

1. 在病史引导下寻求检查导向

对溢泪患者的检查应该由病史引导，全面覆盖溢泪的可能原因。先观察皮肤和眼睑的外观。慢性溢泪的患者，患眼皮肤往往有红斑和鳞屑，尤其在内外侧眼角，因为患者会经常擦眼。眼睑可能错位、内翻或外翻。弄清楚有无贝尔麻痹或突眼。眨眼频率增加的患者，往往有眼睑痉挛。如果眼表湿润，泪道阻塞可能性较大；若溢泪而眼表干燥，则可能存在干眼问题。

下一步是体格检查，首先检查眼睑有无松弛。仔细观察自然的眼睑位置，眼角向下位移也会造成眼睑松弛引起溢泪。然后观察内眦是否丰满肿胀，按压泪囊有无液体或黏液脓性分泌物溢出。最后探查鼻泪管是否存在阻塞。

2. 导向性检查

主要检查完成后，检查者要确认溢泪原因，是眼表、眼睑还是泪道引流问题。基于评估结果，进行下一步检查。对干眼症患者进行泪液分泌试验，评估患者是否存在泪液分泌缺乏。

关于眼睑错位问题，如果提高眼睑位置，溢泪有所缓解，则纠正眼睑位置的手术可能会改善溢泪。

泪道冲洗和探通：推荐用 23 号针头和一个 3ml 注射器冲洗，5ml 以上注射器需要用较大的力，1ml 注射器推水太容易，很难探测到障碍物。

眼表滴表面麻醉剂有助于患者配合和缓解不适。嘱患者向上凝视，先扩张泪小点，探针垂直插入，然后90°转向内眦（图12-1），到达骨壁后轻轻回退，推水冲洗。若水不能经泪道流入鼻腔，则提示鼻泪管有阻塞，须进一步以泪道探针探通或探测阻塞部位的确切位置，决定下一步处理措施。泪管探查时，要顺着泪管自然走向顺势而为，切忌强力探通，造成人为假道。

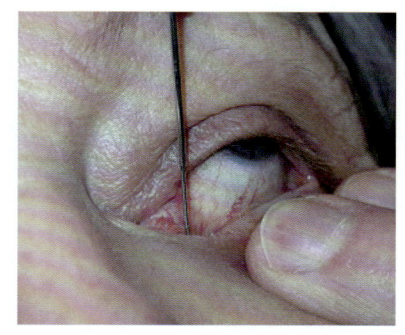

图12-1　泪点扩张及泪道探通

一旦确定流泪原因，治疗应集中在改善或逆转问题。眼前节问题如干眼或睑缘炎应以药物治疗；眼睑错位则应予手术复位、睑紧缩治疗；鼻泪管阻塞，则根据具体的解剖缺陷来决定治疗方法；泪小点狭窄可以通过泪点成形术治疗；泪小管狭窄或阻塞，通常需要管道钻孔治疗；部分鼻泪管阻塞，行硅胶管泪道球囊扩张术有效。若完全阻塞，通常施行泪囊鼻腔吻合术。

参考文献

[1] Cannon PS, Sadiq SA. Can eyelid taping predict the benefit of a lateral tarsal strip procedure in patients with eyelid laxity and functional epiphora [J]. Ophthal Plast Reconstr Surg, 2009, 25:194-196.

[2] Guzek JP, Ching AS, Joang TA, et al. Clinical and Radiologic Lacrimal Testing in Patients with Epiphora [J]. Ophthalmology, 1997, 104: 1875-1881.

[3] Kashkouli MB, Beigi B, Murthy R, et al. Acquired external punctal stenosis: Etiology and associated findings [J]. Am J Ophthalmol, 2003, 136:1079-1084.

（陈夫胜）

第 13 章
眼红

眼红是最常见的一种眼病表现，但情况包罗万象，可能是最常见的结膜下出血、卡他性结膜炎，也可能是角膜、眼内炎症或急性青光眼发作。红眼病更是夏秋季传染性眼病，处理不当会危害群众健康。引起眼红的原因很多，轻者很快康复一如往常，重者则可能严重危及视觉功能甚至失明。临床上，患者经常往返于多家医院求治，但得到的回答常常令人失望。

眼红充血只是眼病的症状体征，是很多眼病共有的外部表现。社区医师遇到眼红患者应理清临床思路，全面了解其来龙去脉，弄清哪些眼病会引起眼红，有哪些共同点和各自特征，对眼红做出鉴别诊断，应通晓各种眼红的处理措施，了解哪些可以由全科医师负责诊疗，哪些则必须转诊眼科做进一步排除？要认识到随便处方抗菌、抗感染眼药水可能给患者带来的危害。

第 1 节　眼红的基本表现模式

所谓眼红，实际上是眼球表面的一种充血现象，是由浅表结膜血管、表层或深层巩膜血管充血引发的一种体征，主要表现为眼白部分发红。受累的眼部组织结构可能只包括结膜浅表血管，但也可能涉及角膜、虹膜、睫状体和眼附属器，要搞清是哪些组织受损，并对眼红的形态做出更加周详的描述。

1. 结膜充血

图 13-1 左上方示典型的结膜充血。特点：结膜表面血管充盈扩张，鲜红色，血管的走向脉络清晰可见，越靠近穹隆部充血越严重，越靠近角膜缘区域充血越轻。推动球结膜时血管跟随移动。结膜充血常因结膜疾病引起。

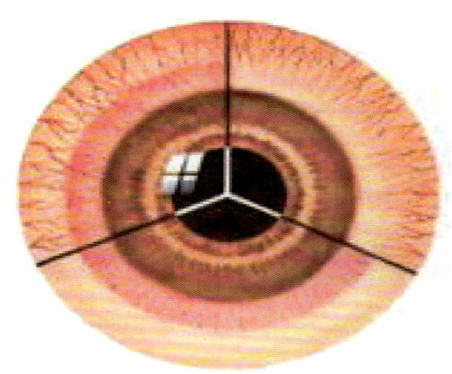

图 13-1　三种形式的眼表充血

2. 睫状充血

图 13-1 下方示睫状充血。特点：暗红色或紫红色，靠近角膜缘区充血更加严重，血管呈刷状，来去走向模糊，推动球结膜时血管不会跟随移动，代表深部前睫状血管充血。提示角膜、虹膜睫状体组织疾病。

3. 混合充血

图 13-1 右上方示混合充血。既有结膜充血，又有睫状充血。说明病变累及结膜、巩膜和虹膜睫状体，青光眼急性发作往往出现混合充血。

结膜充血与睫状充血的鉴别如表 13-1 所示。

表 13-1　结膜充血与睫状充血的鉴别

项目	结膜充血	睫状充血
颜色	鲜红	暗红
部位	近穹隆部充血更明显	近角膜缘充血更明显
形态	位于表层，血管轮廓清晰	血管自角膜缘呈放射状，行径较直，血管轮廓模糊
移动性	推动球结膜时，充血血管可移动	推动球结膜时，充血血管不移动
性质	代表结膜血管充血	代表深部前睫状血管充血
原因	结膜炎症	角膜或虹膜、睫状体等的病变

第 2 节　临床上应注意的重点

1. 视力是否受损

如果患者是婴儿或儿童，要正确记录受累眼的视力，则必须采用不同的视力检查方法确认受累眼的真正远、近视力。单纯的结膜炎不会有视力下降，最多可能因为眼球表面存在分泌物而使患眼暂时感到视物模糊，眨眼或清除眼分泌物视力可以获得改善。如果病变组织是角膜、虹膜、睫状体，则视力会受到一定程度的损害。

2. 结膜分泌物及其特征

观察眼红患者的分泌物非常重要：脓性或黏液脓性分泌物常提示细菌感染；浆液性或水性分泌物常提示病毒感染；淡白分泌物伴结膜水肿常见于变应性结膜炎；干眼症时分泌物也会增多。一般的细菌感染还会合并轻度结膜水肿，而铜绿假单胞菌眼表感染则除了结膜高度水肿以外，角结膜表面还会有大量脓性分泌物渗出，清除之后 5 分钟会再度渗出。通常角膜中央有脓疡。

3. 畏光、流泪

畏光、流泪通常是角膜受损或炎症的常见症状，源于角膜表面受损，三叉神经末梢暴露引发刺激性流泪；结膜炎一般无此症状。

4. 裂隙灯检查

如果用放大镜、手电筒无法查清病情，则有必要请眼科医师进一步做裂隙灯检查，确定角膜、虹膜与前房情况。

5. 虹视、前房深度

虹视是闭角型青光眼的一种特殊的自觉症状，即当患者看灯光时其周围有彩色环，与雨后天空出现的彩虹相似，故名虹视。这是由于眼压升高后，眼内液循环发生障碍，引起角膜上皮水肿，从而改变角膜折光所致。虹视是闭角型青光眼发作的主要症状之一，发病者多在中年以后，长时间阅读或在暗光下长时间看电视引发症状，其时除虹视症状外，视物亦稍显模糊或伴有头痛、眼痛。借助裂隙灯检查，以 30°~45° 切面，观察周边部前房深度，可发现周边前房深度小于角膜切面厚度的 1/3，提示前房角狭窄。如果同时发现有角膜上皮水肿和瞳孔中等度散大，瞳孔对光反射下降，则有必要进一步测试眼压确诊，有临床经验者指测不难测出眼压明显升高。

6. 瞳孔大小与形状

瞳孔很小提示有虹膜炎，瞳孔中等度散大则有可能为青光眼发作。检查瞳孔直接和间接对光反射。虹膜睫状体炎时因虹膜括约肌收缩致瞳孔缩小，常常伴有后粘连；而在青光眼急性发作时，瞳孔常中等度扩大和固定，常呈垂直椭圆形；结膜炎不会影响瞳孔。

7. 眼睑启闭功能、眼球运动是否受限，有无眼球突出

突然的眼球突出常发生于严重的眼眶或海绵窦病变，眼眶感染、肿瘤等均需常规排除。眶周疼痛、眶压增高疼痛、视力骤减常提示眼眶急性炎症。

8. 耳前淋巴结肿大

这是病毒性结膜炎的常见体征。

9. 眼痒

变应性结膜炎常见。过敏反应常伴有结膜高度水肿、局部很痒。春季结膜炎表现出明显的季节性，春季发病，夏季加重，冬季缓和。眼部奇痒也是春季结膜炎的主要症状之一，睑结膜鹅卵石状乳头是其典型体征（图13-2）。

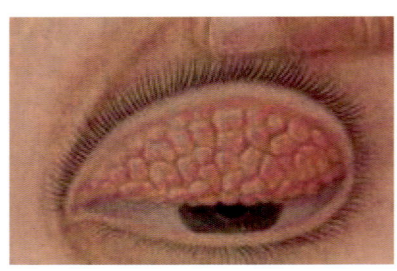

图 13-2　春季结膜炎

10. 相关全身症状

结膜炎合并上呼吸道感染和发热常为腺病毒 3 或 7 引起的咽结膜热，患者伴有季节性鼻炎或干草热；眼带状疱疹患者儿时常有水痘病史，发作前伴发眼周烧灼感或头痛；单纯疱疹病毒性角膜炎常常发生于患有口唇疱疹的患者；多形红斑是一种严重的全身性疾病，可能与药物过敏有关，它会引发结膜炎、不可逆性结膜瘢痕，常与史 – 约综合征有关。

11. 泪液情况

眼红伴畏光流泪为角膜炎症或损伤的特征，受累眼泪流不止；而慢性眼红伴眼干涩，分泌物较常人多，裂隙灯检查泪河狭窄或缺如，角膜常有点状着色，为干眼症引起的长期慢性红眼。这些患者常常被一些没有临床经验的医师按"慢性结膜炎"处理，给予抗菌滴眼液治疗，其结果当然是眼红持续甚至加剧。

12. 实验室诊断

绝大多数轻型结膜炎无须实验室诊断，但按细菌性结膜炎治疗2天后毫无改善，则应做实验室检查。高度急性化脓性结膜炎有可能为淋球菌感染所致，需要特别警惕。

第3节 几种特别严重的眼红的鉴别诊断

散发的眼红只累及个体，及时正确的诊疗能很快将疾病平息，而暴发性眼红来势凶猛，传染性极强，对社会公众健康危害极大。每年早秋季常有眼红流行，而其他各种急性眼红夹杂其中，容易导致误诊误治（表13-2）。

急性细菌性结膜炎：多发于儿童，双眼同时罹患，大量黏液脓性分泌物，早晨起床睑裂常被脓性分泌物黏着，但视力不受影响。抗生素滴眼后2~3日康复。

咽结膜热（pharyngo-conjunctival fever，PCF）：多发于儿童，患儿有咽痛和高热，耳前淋巴结肿大，结膜分泌物少，呈浆液性。睑结膜滤泡多，无结膜下出血，视力正常。

急性出血性结膜炎（acute hemorrhagic conjunctivitis，AHC）：本病多发生在夏秋季节，主要通过水和直接接触传播。人类对本病普遍易感，无性别差异。10岁以下感染率高，但发病率低，可能为隐性感染。成人20~40岁发病率为80%。潜伏期很短，结膜下出血发生率可达70%以上。出血部位多在颞上方球结膜，为斑点或片状，色鲜红，严重者整个球结膜下出血，出血多在1~2日内发生，轻者1周左右吸收，重者1个月后才能吸收。出血多见于年轻患者。早期双眼肿痛灼热感明显，但视力无明显受损，2周后许多患者视力下降，原因为瞳孔区角膜出现上皮下浸润（图13-3）。

流行性角膜结膜炎（epidemic kerato-conjunctivitis，EKC）多在夏秋季节流行，主要通过人与人之间的接触或水源污染传播。常双眼发病，早期单眼发病，几天后双眼受累，在儿童常表现为发热、咽痛、腹泻、上呼吸道感染、肺炎等全身症状。成年人多见耳前、颌下淋巴结肿大及压痛。结膜上有大量的滤泡，以上、下穹隆部最多，结膜高度充血，水肿明显。下睑结膜有出血或假膜形成（图13-4）。

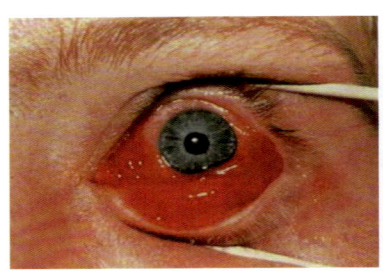

图 13-3　急性出血性结膜炎

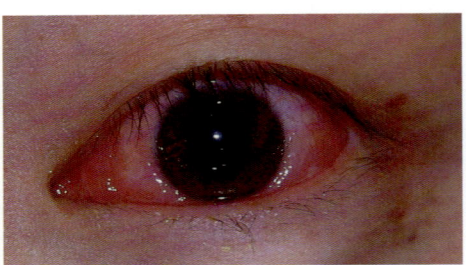

图 13-4　流行性角膜结膜炎

表 13-2　几种特别严重的眼红的鉴别诊断

项目	急性细菌性结膜炎	急性出血性结膜炎	流行性角膜结膜炎	咽结膜热
病原	细菌	微小 RNA 病毒	腺病毒 8、19、37 型	腺病毒 3、7、11 型
潜伏期	1~2 天	1 天以内	5~12 天	1~3 天
视力	正常	轻度下降	下降	正常
分泌物	大量黏液脓性	黏液	水样	少量浆液性
滤泡	少或无	偶见	明显	多
耳前淋巴结	不肿大	常有	有	有
结膜	充血（++）结膜下出血少	充血（大于+++）结膜下出血多	充血（++）结膜下出血少	充血（++）无结膜下出血
角膜	正常	与结膜同时出现表层上皮糜烂	1 周出现上皮下浸润	偶有上皮点状浸润
发热	无	轻	轻	高热

第 4 节　眼红诊疗中最常发生的错误

1. 避免误诊

最大的失误是医师没有认真对待病史、症状、体征和相应的视功能改变。其实，借助常规检查不难将这些信息综合分析，得到合理的诊断。那些暴发性红眼和视功能严重丧失的病例，医师往往会认真对待，一般不易漏诊；最容易误诊误治的是那些眼红不适但视功能尚可的病例，其中被误诊误治最多的是干眼症、早期虹膜炎、闭角型青光眼。诚如上述，如果我们能把红眼特征、视力、角膜表面是否光滑、前房深浅、瞳孔大小形状、眼压等进行综合分析，那么绝大多数患者的误诊误治完全可以避免。

2. 治疗过程中皮质激素的合理应用

除了急性眼眶蜂窝织炎需要口服皮质激素外，全身应用皮质激素的情况较少。临床上最容易忽略的是毫无节制地应用皮质激素滴眼液。特别需要提及的是，抗生素和皮质激素合剂典必殊（复方妥布霉素地塞米松）。长期应用皮质激素滴眼液有下列严重潜在性不良作用：眼压升高（局部滴眼超过 2~6 周，约有 1/3 患者眼压升高，即所谓激素性青光眼），引发视神经损害。市售典必殊是引发此病的常用药物，具有极大风险，易诱发单纯疱疹病毒和真菌性角膜感染，长时间用药可能引发后囊下白内障，影响视力。

参考文献

[1] 朱志忠. 实用眼表病学 [M]. 北京：北京科学技术出版社，2004：191-194.

[2] Cronau H, Kankanala RR, Mauger T. Diagnosis and management of red eye in primary care [J]. American family physician, 2010，81 (2): 137-144.

（朱志忠）

第14章
干眼

干眼（dry eye）又称干燥性角膜结膜炎（keratoconjunctivitis sicca，KCS）或干眼综合征（dry eye syndrome，DES），是一种泪液产生减少或泪膜蒸发增加的疾病。

根据美国的调查，DES非常普遍，在40岁以上人群中发病率为10%~30%。年龄在50岁以上的患病者估计有323万女性和168万名男性，其他国家的发病率与美国相仿。干眼在女性中更常见，可能与激素的变化有关。女性妊娠期、月经期和更年期泪液分泌减少。DES被认为影响1%~2%的人口，其中90%为女性。有关DES的种族和民族数据有限，但据美国的调查，拉美裔和亚裔人口要比白人更多见。干眼是中老年人常见眼病。在经济欠发达地区和高原地区（如我国西藏地区）的人群长期缺乏多种维生素（冬春季节更为严重）是造成成人干眼的主要原因。

第1节 正常泪膜的解剖生理

泪膜覆盖正常眼表，包括以下3个相互交织的层：最表面的脂质层（0.11μm）由睑板腺分泌，主要功能是阻止泪液蒸发并协助泪膜均匀扩散；中间的水层（7μm）由主泪腺反射性分泌和副泪腺基础分泌；最内层的亲水性黏蛋白层（0.02~0.05μm）由结膜杯状细胞分泌，附着于眼表上皮细胞的微绒毛和微皱襞上。黏蛋白使泪水在角膜上皮层亲水。脂质层作为表面活性剂，使水层蒸发减慢，并提供一个光滑表面，具有一定的抗菌性能且防止异物入侵（图14-1）。

角膜上皮细胞的糖复合物含有跨膜黏蛋白MUC1、MUC4和MUC16。

这些跨膜黏蛋白具有可溶性,与杯状细胞分泌的黏蛋白(MUC5AC 和 MUC2)相互作用形成凝胶,泪腺分泌的 MUC7 也溶入泪膜。

跨膜黏蛋白(transmembrane mucin)防止病菌黏附,提供一个润滑的表面,使眼睑上皮滑过角膜上皮时只产生最小的摩擦。黏蛋白为水溶性,能混合在泪膜的水层,可以在这一层中自由移动。

在 1994 年之前,人们认为泪膜是一个包含脂质、水和黏蛋白的夹心层。现在泪膜被描述为一个互动的水合黏蛋白凝胶。

脂质层位于泪膜的最表层,由睑板腺分泌,其最重要功能是延缓泪膜的蒸发和增强泪膜的稳定性。当睑板腺功能不全时,就可能造成泪膜不稳定和相关的眼表疾病。中间的水层,由主泪腺以及 Krause 和 Wolfring 副泪腺分泌,传输所有的水溶性营养物质。水性泪液缺乏,是干眼最常见的原因。最内层黏蛋白层由结膜杯状细胞和眼表上皮细胞分泌。黏蛋白高度亲水,并借此增强其扩散覆盖角膜表面的能力。结膜杯状细胞(conjunctival goblet cells)一旦受损,如遭遇眼表烧伤,将会立即造成眼表干燥。

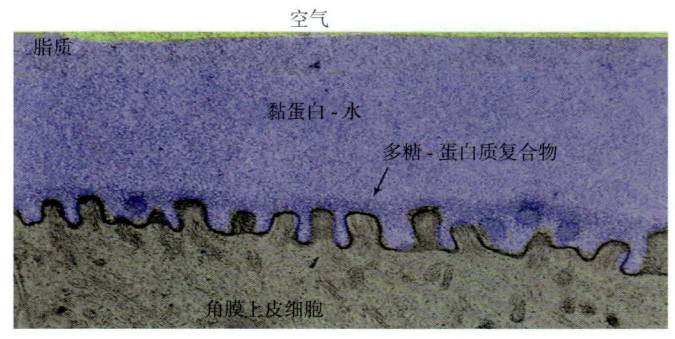

图 14-1 正常泪膜模式:脂质层(黄色)含有极性和非极性脂类;水层(蓝色)含有可溶性黏蛋白和其他蛋白、水和离子。多糖包被(glyocalyx)是一些进入水中斑点状的深蓝色的分散跨膜分子,紧紧地锚住细胞膜。灰色波浪形角膜上皮表面有许多微绒毛

正常泪膜的 pH 在 7.2 左右,渗透压 302mOsm/L,角膜前泪膜容量约为 7.0μl,泪膜的生成率约为每分钟 1.2μl,屈光指数 1.336。

泪膜破裂：当脂质扩散或被乳化时，就不再可能使含有表面活性剂的黏蛋白或水性泪膜向表面扩散。泪膜破裂可归因于亲水支撑固体被污染，使黏蛋白层从亲水变为疏水；极性的脂质能够扩散到黏蛋白层，在睁眼时造成局灶性泪膜破裂，特别是在角膜变薄、上皮不规则的地方，或者造成泪液蒸发增加。一旦睑板腺再次分泌脂质，减少的泪膜破裂时间（breakup time of tear film，BUT）即恢复正常。睑板腺分泌减少是睑板腺排出管道阻塞或眨眼减少的一种后果，腺体因缺乏挤压形成一种受损的脂质层，随着泪膜变薄和污染增加，水性泪液蒸发增加。眨眼可清除脂质污染的黏蛋白，而减少眨眼可以造成水性泪膜蒸发性丢失和黏蛋白层疏水性增加。眨眼增加代偿。过多的泪膜脂质也会通过疏水性增加污染角膜表面而降低泪膜的引湿作用。因此，脂质的质和量对决定泪膜扩散、延缓蒸发至关重要。睑板腺炎、史-约综合征、化学伤、类天疱疮等都会引发睑板腺和脂质异常，加速泪膜蒸发导致干眼。

第 2 节　病理生理

1. 黏蛋白的缺损

由结膜杯状细胞和眼表上皮细胞分泌的黏蛋白和跨膜蛋白，具有亲水和稳定泪膜的作用。干眼患者中，表达为结膜鳞状细胞分层，其产物为泪膜黏液层的凸出成分。它和其他黏蛋白基因的缺损，可能是干眼发生的一个因素。另外，如瘢痕性类天疱疮、史-约综合征和维生素 A 缺乏都会导致眼表上皮角化，最终使结膜杯状细胞丧失。这些患者的黏蛋白分子水平降低，基因表达、翻译和翻译后过程都被改变。泪膜蛋白的正常产生，诸如溶菌酶、乳铁蛋白、脂肪素（lipocalin）和磷酸酯酶 A2 在干燥性角膜结膜炎中均明显减少。

干眼刺激可造成轻微眼表擦伤，进展病例则产生上皮鳞状化生和结膜杯状细胞减少。严重者角膜表面增厚、上皮糜烂、点状角膜病变、上皮缺损甚至基质溃疡、角膜血管新生、角膜瘢痕、角膜变薄甚至穿孔。

2. 性激素缺乏

泪腺和睑板腺内存在雄激素和雌激素受体。干燥综合征在绝经后的妇女中更常见。在更年期，循环性激素的减少，可能影响泪腺分泌功能。

睑板腺功能障碍（MGD）时，雄激素缺乏导致脂质层的损失，特别是甘油三酯、胆固醇、不饱和脂肪酸（如油酸）和极性脂质（如磷脂和鞘磷脂）的损失。极性脂质的缺失（存在于水－泪液界面），加剧泪液的蒸发；不饱和脂肪酸的缺失提高睑板腺分泌物的熔点，从而导致分泌物黏稠，阻塞小管和造成分泌物停滞。前列腺疾病抗雄激素治疗的患者睑板腺分泌物黏度增加、泪膜破裂时间减少、泪膜碎片增加，所有这些都表示泪膜缺乏或异常，促炎症反应因子活性增加。

3. 黏蛋白缺乏（mucin deficiency）

黏蛋白合成基因表达的是跨膜黏蛋白和杯状细胞分泌的可溶性黏蛋白，已经被识别的黏蛋白基因按发现的先后次序被命名为 *muc*1～*muc*17。它们对干燥性角膜结膜炎患者泪膜的水化和稳定作用已被临床证实。尤为重要的是，MUC5AC 由结膜鳞状细胞表达，是泪液黏蛋白层的主要成分。它和其他黏蛋白基因的缺陷可能是 DES 发展的一个因素。黏蛋白缺乏导致角膜表面的湿润性差，即使存在足够的泪液，仍然会造成眼表干燥和上皮损伤。

第3节 发病原因

1. 泪液生成不足

主泪腺水性泪液分泌不足原因包括：特发性、年龄相关性干眼，先天性、家族性自主神经功能障碍，继发性泪腺分泌不足。泪道阻塞影响水性泪液分泌的原因包括：沙眼、眼瘢痕性类天疱疮、多形红斑和史－约综合征、化学及热烧伤、内分泌失调、放疗后纤维化。

可能会影响水性泪液分泌的药物包括：抗组胺药、β-受体阻滞剂、吩噻嗪、阿托品、口服避孕药、抗焦虑药、抗帕金森病药物、利尿剂、抗胆碱药物、抗心律失常药、含防腐剂的滴眼液、局部麻醉药、异维A酸。

以下原因可能会导致反射分泌过少：神经营养性角膜炎、白内障和屈光手术造成的角膜和角膜缘切口、感染、单纯疱疹性角膜炎、带状疱疹性眼病、外用表面麻醉、全身性药物、β-受体阻滞剂和阿托品样药物、接触镜、糖尿病、老化、三氯乙烯中毒、面神经Ⅶ损伤、多发性神经瘤。

原发性Sjögren综合征与结缔组织病没有关联；继发性Sjögren综合征可能与下列疾病相关：类风湿关节炎、系统性红斑狼疮、硬皮病、原发性胆汁性肝硬化、间质性肾炎、多发性肌炎和皮肌炎、结节性多动脉炎、桥本甲状腺炎、淋巴细胞性间质性肺炎、特发性血小板减少性紫癜、高丙种球蛋白血症、Waldenstrom巨球蛋白血症、韦格纳肉芽肿病。

2. 泪液蒸发损失

泪液蒸发损失的原因可分为内在和外在两方面。内在原因：睑板腺疾病导致腺体功能降低，如先天不足或后天MGD、淋巴水肿、双行睫综合征。外在原因：长时间阅读和电脑作业、锥体外系疾病（如帕金森病）、眼球突出、高度近视、眼睑麻痹、眼睑外翻、眼睑缺损。此外，异维A酸也可导致蒸发损失。其他外在原因还包括：维生素A缺乏、杯状细胞损伤、泪腺腺泡损伤、含防腐剂外用药、接触镜、眼表疾病等。

3. 其他综合原因

年龄是干眼的最主要原因之一，这是因为泪液分泌随年龄增长而减少；热烧伤和化学伤、流行病（如腺病毒感染）、糖尿病等也会增加干眼风险。戴接触镜者有半数主诉眼干，原因是接触镜覆盖角膜，吸收泪液；再者，它可能降低角膜神经敏感性，久而久之会造成泪液分泌减少。

LASIK术后常发生干眼，也是因为角膜神经在制瓣过程中被切断，而角膜神经刺激泪液分泌，干眼的症状常需术后数月才能缓解。

眼睑褶皱或下垂可能导致眨眼减少而影响泪膜修复。睑腺炎和玫瑰痤疮造成泪膜脂质层异常；维生素 A 缺乏造成泪膜黏蛋白层异常；沙眼、白喉性结膜角膜炎、黏膜皮肤疾病和某些局部滴眼剂都可能造成角膜结膜炎。干眼患者泪液神经生长因子水平提高，可能提示眼表的神经生长因子在与干眼关联的眼表炎症中起重要作用。

第 4 节　干眼的临床表现

（1）双眼异物感、烧灼感与日俱增，视力波动、视物模糊，易感疲劳，这些症状在下午与黄昏时明显加重。

（2）角结膜表面有丝条状分泌物。角结膜表面失去光泽，角膜点染、睑裂部球结膜着染。

（3）泪河狭窄或缺如，严重病例泪小点呈鱼嘴状张开。

（4）Schirmer 试验与 BUT 阳性。

（5）后期角膜血管化，角膜缘干细胞缺乏。

第 5 节　干眼的诊断依据

（1）慢性症状（有 1 项以上阳性）。视疲劳、分泌物增多、异物感、干涩疼痛、视物模糊、畏光及眼红。

（2）眼表染色。荧光素、丽丝胺绿、虎红染色阳性。

（3）泪液功能试验。BUT<5 秒；Schirmer 试验：≤5mm。

1）泪膜破裂时间（BUT）。泪膜破裂时间是通过测量荧光素在角膜上的第一个干斑出现之间的时间间隔确定。先在角膜上滴表面麻醉剂，荧光条用生理盐水湿润后置于下穹隆。经过几次眨眼后，在钴蓝滤光片下裂隙灯检查泪膜在角膜上的第一个干斑出现的时间。少于 10 秒为异常，提示泪膜不稳定（图 14-2，图 14-3）。

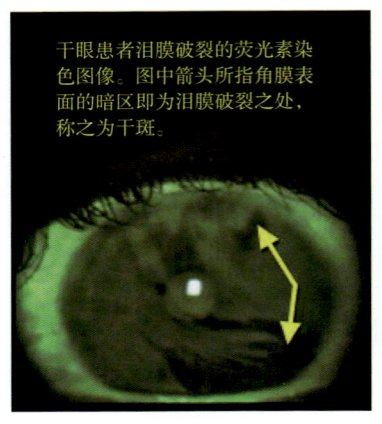
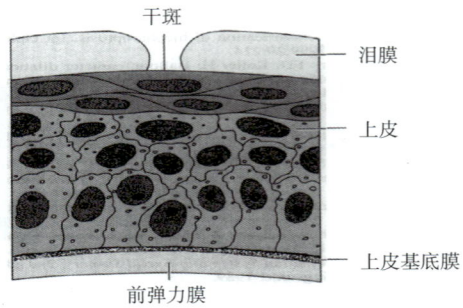

图 14-2　在裂隙灯钴蓝滤光片下，发现第一个干斑出现的时间。角膜深色区即为干斑泪膜破裂时间，小于 10 秒为异常

图 14-3　泪膜干斑示意

2）眼表上皮细胞染色。眼表上皮细胞染色，能在裂隙灯下确认患眼组织损害定位，能查出眼表上皮损伤的范围和程度，但不能鉴别干眼和其他相关眼病。检测泪膜破裂时间被认为是一种可靠的诊断技术，既是非侵入性的，又具有可重复性，能够精确评估泪膜的稳定性。通常应用的染料有 3 种：孟加拉玫瑰红、丽丝胺绿和荧光素。孟加拉玫瑰红染色和丽丝胺绿染色不只使死亡和失活细胞着色，也染色健康但未受到黏蛋白层良好保护的细胞。针对上皮糜烂和暴露的基底膜，荧光素染色比结膜染色更加清晰。DES 早期或病情较轻时孟加拉玫瑰红染色比荧光素染色更容易，结膜染色通常比角膜染色更强烈（图 14-4）。DES 常见睑裂间的鼻侧或下方角膜染色（图 14-5）。孟加拉玫瑰红染色时结膜和角膜的线性染色是睑板腺功能障碍的特征。丽丝胺绿染色综合了荧光素染色和孟加拉玫瑰红染色的优点。孟加拉玫瑰红染色可使健康但不受黏蛋白层保护的上皮细胞着色，荧光素染色可使退化或死亡的细胞着色。丽丝胺绿染色无疼痛和不适感，也无角膜毒性。孟加拉玫瑰红染色有短暂刺激感，在裂隙灯下，对角膜染色没有荧光素染色清晰。

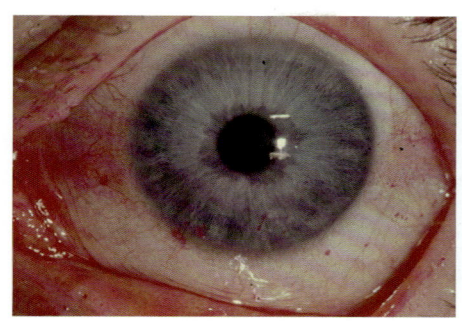
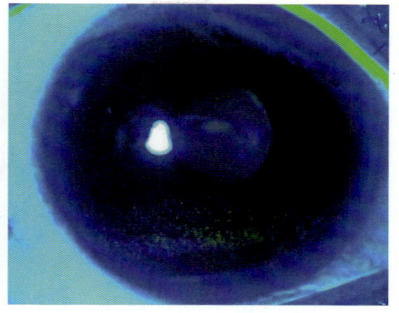

图 14-4　干眼玫瑰红染料染色着色　　图 14-5　荧光素染色示睑裂间角膜染色

3) Schirmer 试验。Schirmer 试验沿用至今超过 100 年，其优点是简便易行，但精确性和可重复性较差。Schirmer Ⅰ试验检测的是基础泪液分泌量：先在结膜囊滴表面麻醉剂，然后用细棉签吸干结膜下穹隆液体，再用一片长 35mm、宽 5mm 的 41 号滤纸，置于下睑中外 1/3 交接处下穹隆部结膜夹缝之中（图 14-6），轻轻闭眼，避免眨眼刺激眼表影响泪液分泌。5 分钟后记录滤纸被沾湿的长度。检查结果大于 10mm/5min 为正常，小于 5mm/5min 怀疑干眼，如果多次检测小于 2mm/5min 则干眼可能性极大。

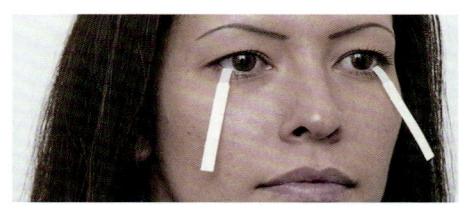

图 14-6　Schirmer 试验滤纸位置示意

Schirmer Ⅱ试验检测的是泪液反射分泌量，具体方法与 Schirmer Ⅰ试验相仿，不同的是，不用表面麻醉剂滴眼，也不必闭合眼睑，当滤纸插入下穹隆以后，用一根棉拭子刺激鼻黏膜，5 分钟后检查滤纸被沾湿的长度。结果大于 15mm/5min 为正常。如果最初的 Schirmer Ⅰ试验结果异常，则做 Schirmer Ⅱ试验测量反射分泌。Schirmer Ⅰ和Ⅱ试验特异性不强，但多次测试仍具有可比性，方法简便但不精确。

第 6 节　治疗

1. 治疗原则

（1）通过病史和临床检查明确病理生理机制。
（2）针对启动病因，落实对因治疗措施。
（3）先易后难，以综合方案截断病情发展进程。
（4）开源节流，修复、维持眼表泪膜最起码的生理功能。
（5）从源头上给药，阻止泪腺与结膜病理恶化。
（6）施行必要的手术逆转干眼加剧势头。
（7）长期随访指导患者康复治疗。

2. 对因治疗

（1）在免疫性炎症眼病急性期，应用免疫抑制剂减轻泪腺和结膜的炎症浸润，截断或延缓干眼病理进程。
（2）对急性烧伤采取最有效的综合治疗：抗感染、羊膜贴敷术（amniotic membrane patching）、环孢素（cyclosporin）、人工泪液（artificial tears）滴眼以减少后遗症。
（3）减少荧光屏接触时间。
（4）加强对更年期患者的激素调控和综合治疗。
（5）必要的眼表组织创伤修复。

3. 对症治疗

（1）抗感染、减少充血和润滑眼表：局部应用 0.05% CsA、乙酰半胱氨酸滴眼液，补充无防腐剂人工泪液。
（2）泪点栓（punctal plug）植入：Schirmer 试验小于 5 mm 者。
（3）室外佩戴深色墨镜。
（4）少在烟尘与空调环境中逗留。
（5）用电脑时注意眨眼和补充泪液。

(6)修复睑裂闭合不全、眼睑结膜畸形。
(7)定期门诊观察随访调整用药。

4. 主要治疗指标

干眼患者的主要治疗指标见表 14-1。

表 14-1 干眼患者的主要治疗指标

Schirmer 试验	治疗措施
<10mm	人工泪液
5~8mm	CsA，人工泪液
<5mm	泪点栓塞，CsA，人工泪液

5. 常用市售人工泪液

下表介绍了常用市售人工泪液（表 14-2）。

表 14-2 常用市售人工泪液

品 名	活性成分	防腐剂	备 注
潇莱威	甲基纤维素	无	0.4ml
瑞新	甲基纤维素	无	0.4ml
丽眼达	0.05%CsA	无	0.4ml
爱丽	透明质酸钠	无	0.1% 爱丽—5mg/5ml 0.3% 爱丽—1.2mg/0.4ml （不含防腐剂）
泪然	0.1% 右旋糖酐 70 0.3% 甲基纤维素	有	15ml
倍然	0.1% 右旋糖酐 70 0.3% 甲基纤维素	无	0.4ml
思然	0.4% 聚乙二醇	有	5ml

参考文献

[1] The definition and classification of dry eye disease: report of the Definition and Classification Subcommittee of the International Dry Eye WorkShop (2007) [J]. Ocul Surf, 2007,5(2):75-92.

[2] Galor A, Feuer W, Lee DJ, et al. Prevalence and risk factors of dry eye syndrome in a United States veterans affairs population [J]. Am J Ophthalmol, 2011,152(3):377-384.e2.

[3] Friedman NJ. Impact of dry eye disease and treatment on quality of life [J]. Current Opinion in Ophthalmology, 2010,21(4): 310-316.

[4] Lemp MA. "Management of Dry Eye" [J]. American Journal of Managed, Care, 2008,14 : S88–S101.

[5] Abelson MB, Ousler GW III, Maffei C. Dry eye in 2008 [J]. Current Opinion in Ophthalmology, 2009,20(4):282-286.

（朱志忠）

第 15 章
翼状胬肉

翼状胬肉（pterygium），是一种临床上常见的慢性增殖性眼表疾病，以睑裂区明显增生肥厚的球结膜及其下的纤维组织血管横跨角膜缘呈三角形长入角膜为主要特征，可伴有炎症、新生血管、色素沉着等改变，是最常见的眼表疾病，也是最古老的眼病之一。

第 1 节 发病率与流行病学

翼状胬肉临床较易确诊，但由于症状较轻，多未引起重视，因此，其流行病学资料较为有限。Kerkenezov 等人最早报道了澳大利亚新南威尔士州北海岸地区翼状胬肉的发病率为 9.6%。此后，不断有类似的大样本研究报道其他地区的发病率，从 0.3% 到 37.46% 不等，有很大差异，这与诸多影响因素有关，包括地理位置、种族、性别、年龄甚至经济社会状况及其他因素。迄今为止，国内广东省斗门县农村地区的一项调查显示，翼状胬肉的发病率高达 37.46%，而国外报道发病率最高的地区在巴西热带雨林的土著部落，那里的阿拉瓦热和图卡诺人中翼状胬肉的发病率达 36.6%（97/265）。尽管这样的研究并不能准确反映总人群中的发病情况，但根据上述比例可以推断，我国人口中 50 岁以上的中老年人，大约 1.12 亿人患有翼状胬肉。

根据流行病学资料总结得出，翼状胬肉的发病具有以下几个特点：生活在低纬度的居民患病率高于生活在高纬度的居民；同一纬度，高原地区的患病率高于平原地区；户外工作者的患病率高于室内工作者；某些职业人群，如农民、渔民是高发人群；翼状胬肉的患病率随年龄的增长而增加，与性别无明显关系；某些患者有明显的家族史，生活在同一地区的不同人种患病率可能不同。

第 2 节　致病机制

Coroneo 根据不同的研究，提出了翼状胬肉发病两个阶段的假说：第一阶段，角膜缘干细胞受损，角结膜屏障功能发生障碍；第二阶段，细胞增生活跃，并发生炎症、血管化和结缔组织重塑形，角膜"结膜化"，从而发生翼状胬肉。

在翼状胬肉的形成过程中，环境因素（如紫外线）、遗传因素、病毒感染［包括人乳头瘤病毒（HPV）、巨细胞病毒（CMV）、单纯疱疹病毒（HSV）等］均参与其中。强烈的紫外线照射会造成 DNA 损伤，使得翼状胬肉中促癌基因和抑癌基因（如 $p53$）都有所改变。HPV 病毒编码蛋白也使 $p53$ 失活，导致染色体不稳定和增加细胞朝恶性发展的概率。紫外线还会诱发大量氧自由基的产生，从而形成氧化应激，并通过一系列生化反应引起铁、脂质等的代谢异常及多种酶、蛋白甚至基因的改变，进而导致翼状胬肉的发生，并可能伴有铁线沉着等变化。翼状胬肉患者中存活素（survivin）的表达增加，这种蛋白与 DNA 的氧化损伤及 $p53$ 抑癌基因的下调有关。因此，未来对翼状胬肉患者应用抗氧化剂进行辅助治疗可能成为现实。在紫外线的作用下，角巩膜缘的屏障被破坏，使得角结膜上皮细胞的数量失衡，导致角膜表面的结膜化而形成翼状胬肉。而进一步的研究发现，在正常角膜缘，角膜及结膜上皮中仅仅表达基质金属蛋白酶 I（matrix metalloproteinase-I，MMP-I），而在角膜缘基底细胞及翼状胬肉上皮细胞中则发现了多种可溶性的基质金属蛋白酶的存在。这些蛋白酶可以使细胞外间质性胶原纤维变性，溶解角膜后弹力层，帮助翼状胬肉侵入角膜，紧紧地黏附在角膜表面，形成典型的翼状形态。此外，众多的细胞因子（如 IL-1、IL-6、IL-8 等）和生长因子（如 TGF-β、bFGF 等）都参与了翼状胬肉的发生和发展，使其发病机制更加复杂。

第 3 节　病理学改变

翼状胬肉作为一种疾病过程在组织学和病理学上都有明显的特征和改变。翼状胬肉根据组织来源不同，分为上皮部与基质部，中间为基底膜；根据长入角膜的范围，可大致分为头部和体部（图 15-1）。

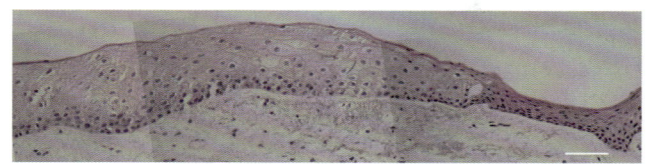

图 15-1　翼状胬肉 HE 染色（100μm）

头部上皮细胞生长致密，细胞核清晰可见，细胞较小，体部上皮细胞形态多样，基底部细胞致密，细胞核清晰可见，大量呈柱状上皮形态，中间层细胞大多呈类圆形，细胞核可见，浅表层细胞扁平，大量呈条状或梭形，部分细胞核消失，细胞角质化明显。翼状胬肉基质内血管丰厚，纤维组织变性，不规则，可见炎症细胞。

第 4 节　临床表现

多无自觉症状或仅有轻度不适，在翼状胬肉伸展至角膜时，由于牵拉角膜而产生散光；或因翼状胬肉伸入角膜表面生长，遮蔽部分瞳孔区而造成视力障碍，非常严重的病例甚至可不同程度地影响眼球运动。

单侧翼状胬肉多见于鼻侧，双侧翼状胬肉分别在角膜的鼻、颞两侧（图 15-2）。

初期时角膜缘发生灰色混浊，球结膜充血、肥厚，逐渐发展为三角形的血管性组织。它可分为头、颈、体三部分，尖端为头部，角膜缘处为颈部，球结膜部为体部。

翼状胬肉按其病变进行情况可分

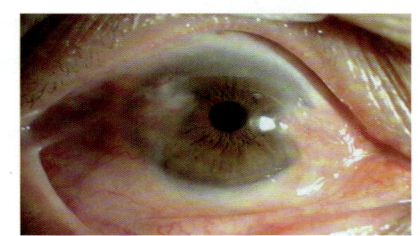

图 15-2　角膜鼻颞两侧翼状胬肉

为进行期或静止期。进行期翼状胬肉的头部胶样隆起，附近的角膜混浊，在前弹力层及浅基质层有细胞浸润。颈部宽大、体部组织肥厚、充血、表面不平、有粗大而扩张的血管。静止期翼状胬肉头部平坦，头部前方角膜透明，体部组织菲薄，不充血或轻度充血，可存在少量纤细血管，表面光滑，病变静止。

根据翼状胬肉的肥厚程度共分三级（图15-3）：Ⅰ级，翼状胬肉组织较薄，能看清巩膜血管，手术预后较好；Ⅱ级，翼状胬肉比较肥厚，隐约可见巩膜血管，手术预后相对较好；Ⅲ级，翼状胬肉肥厚，看不见巩膜血管组织，术后复发率比较高。

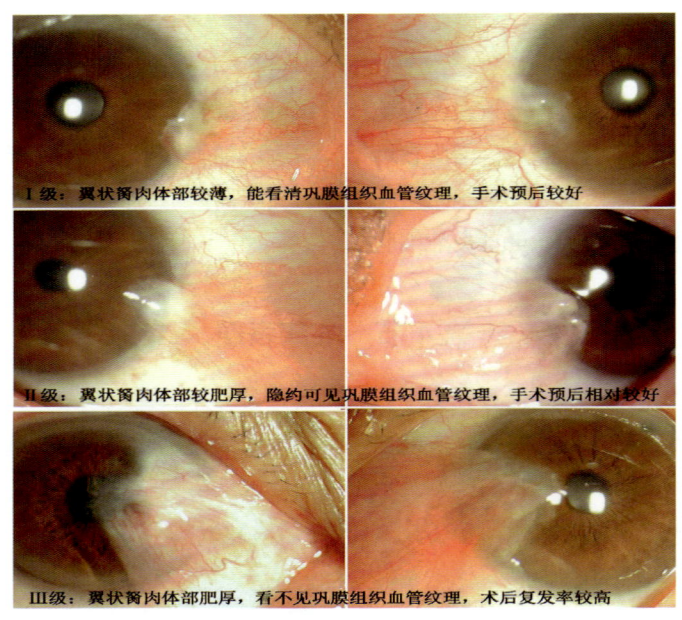

图15-3 翼状胬肉的肥厚程度分级

根据病变的形态及翼状胬肉头部侵犯的位置共分四级：Ⅰ级，角结膜部球结膜肥厚，呈丘块状、翼状新生血管；Ⅱ级，Ⅰ级表现加翼状胬肉头部侵犯角膜；Ⅲ级，翼状胬肉头部近瞳孔缘；Ⅳ级，翼状胬肉头部侵犯瞳孔区角膜。

第 5 节　诊断与鉴别诊断

典型的翼状胬肉诊断标准：角膜上隆起的、三角形的病灶，其基底位于角膜缘旁的结膜，而尖端指向角膜中央。需与以下疾病相鉴别。

（1）假性翼状胬肉。一般是角膜边缘区的急性损伤，其附近球结膜与角膜病变处发生粘连，形成一条结膜桥带。可发生在角膜缘任何部位，不发展、不充血、无炎症表现，假性翼状胬肉颈部可被探针通过。

（2）睑裂斑。多见于中年以上的人，与长期受到烟尘、阳光紫外线照射的刺激有关，位于睑部的角膜两侧，是一黄白色三角形微隆起的斑块，三角形的基底向角膜缘，四周有小血管分支包围，一般内侧较为明显，结膜上皮与病变组织相黏合，不能移动。翼状胬肉以侵入角膜为特征，而睑裂斑则不是。

（3）角膜缘的肿瘤。结膜乳头状瘤为半透明、表面有光泽的红色圆丘状病灶，可位于鼻侧或颞侧靠近角膜缘处而与翼状胬肉混淆，但结膜乳头状瘤绝少侵犯角膜。角膜皮样瘤常发生于颞下方，为一白色表面光滑的半球形隆起，可轻度充血，表面可见毛发，发生于颞侧时应与翼状胬肉鉴别。结膜上皮内肿瘤和鳞癌早期易被误诊为翼状胬肉，但这些恶性肿瘤为上皮细胞的异常增生，因而其不规则的上皮表面呈现出充血的透明状或凝胶状外观，血管纤细呈松针状，而翼状胬肉的血管则较粗大呈现被牵拉状。病理检查可明确诊断。

第 6 节　治疗

治疗原则：小而静止的翼状胬肉无须治疗。尽量避免外来刺激，积极治疗眼部慢性炎症。包括药物治疗、物理治疗和手术治疗。药物治疗多用于手术的辅助治疗。

1. 药物治疗

（1）皮质激素治疗。翼状胬肉的发病与免疫学有关，皮质激素对免疫过程的多个环节都有明显的抑制作用，可使敏感的淋巴细胞发生固缩、破裂及溶解破坏。皮质激素用于治疗翼状胬肉非常普遍，目前较多地作为辅助用药，单独使用者并不多见。

（2）非甾体抗炎药治疗。许多患者都有眼红、流泪、疼痛、异物感等不适，局部滴用非甾体抗炎药，如吲哚美辛、双氯芬酸钠、普拉洛芬等可以明显缓解这些症状。非甾体抗炎药通过抗炎，抑制前列腺素释放间接影响某些生长因子，对一些不愿手术的患者，局部滴用非甾体抗炎药可以起到抗炎、缓解眼部不适、对翼状胬肉的生长起到抑制的作用。目前关于此类药物局部滴用治疗翼状胬肉的临床报告还不多见，更缺乏前瞻性研究。

（3）抗代谢药物治疗的应用。丝裂霉素（MMC）为抗肿瘤抗生素，其抗感染作用可能减弱翼状胬肉的增殖过程。其作用机制是 MMC 能与 DNA 分子的双螺旋形成交联，破坏 DNA 的结构，抑制增殖期细胞 DNA 复制，可以抑制血管内皮细胞增生，导致血管闭缩，阻断血供，使变性组织萎缩最终达到治疗的目的。需要注意的是，MMC 点眼或结膜下注射，均可能引起继发性青光眼、角膜穿孔及巩膜软化等严重并发症。因此，在应用 MMC 时应尽可能使用最低浓度，持续最短时间，同时兼用皮质激素可以减轻结膜充血、药物刺激等不适。

5-氟尿嘧啶（5-FU）是作用较丝裂霉素 C 弱的抗代谢药，仅对增生细胞有毒性作用，其毒性较 MMC 低，无巩膜溶解等严重并发症，是一种较安全的纤维组织抑制剂，且价格低廉。但也有报道认为 5-氟尿嘧啶可能致角结膜损害，作为一种炎症刺激因子，反而促进纤维组织生长。

平阳霉素为抗肿瘤药物，可有效地抑制胬肉组织中的成纤维增生。有报道称，局部注射平阳霉素治疗胬肉的治愈率约为 85.02%。此外博来霉素等抗代谢药物对翼状胬肉的治疗也有明显的效果。抗代谢药物局部注射治疗翼状胬肉，可使胬肉体部变白、萎缩、停止生长，但是目前对何种浓度、何种频率、使用多长时间最为安全有效，仍无统一的结论，所以，用抗代谢药物治疗翼状胬肉的效果及其安全性还须进一步研究。

2. 物理治疗

（1）冷冻治疗。用 –40℃的冷冻头接触翼状胬肉头部及颈部，破坏其新生血管使之萎缩。每周 1 次，一般需治疗 3~5 次。表面麻醉后，用尖端直径为 2mm 的棉签作为冷冻器械，蘸取液氮之后迅速接触翼状胬肉表面，从头开始，逐一冷冻头颈体每个部位 5 秒钟左右，以翼状胬肉表面出现白色冻斑为宜。该方法操作简单易行，疗程短，见效快，不良反应少。用于翼状胬肉较小和较薄者。

（2）激光治疗。目的是通过激光的热效应，照射中断翼状胬肉的供养血管，使翼状胬肉处于"贫血"状态，生长缓慢或停止生长。此法对深部血管治疗效果不理想。研究表明，倍频 YAG 激光光凝有明显抑制大部分早期翼状胬肉生长的作用。氩离子激光器光凝翼状胬肉的头体部，可使翼状胬肉血管闭塞，血运缺乏，进而萎缩。治疗后可见血管变细变薄，头部萎缩消失，角膜混浊减轻。CO_2 激光、准分子激光治疗翼状胬肉也都取得了良好的效果。利用 532 激光治疗早期翼状胬肉，未见因激光的干预治疗后新生血管化加重的改变。关于激光对翼状胬肉的治疗作用还需临床进一步长期大量研究。

（3）放射治疗。实验研究证明，电离辐射可损害细胞的遗传特性，减弱细胞分化、传代，阻止成纤维细胞增殖和血管形成。因此，翼状胬肉手术术后联合 β 射线照射也可以明显降低复发率。但由于使用剂量、时间、部位不合适，β 射线治疗可能会引起巩膜萎缩、坏死、白内障、青光眼等并发症。因此，β 射线的治疗强调剂量、使用时间和照射部位的合理性。

总之，目前还没有一种非手术治疗方法被普遍采用，各种非手术治疗方法还在不断探索中，比如治疗时机、方法、频度等。随着研究的不断深入，翼状胬肉的病因和发病机制正在逐渐被人们了解，这有助于探索更新治疗方法，使今后的治疗措施更加完善。

3. 手术治疗

（1）手术适应证。翼状胬肉表现为进行性、肥厚且充血者，翼状胬肉侵入近瞳孔区影响视力者。对白内障或角膜移植术切口有影响或手术后会刺激翼状胬肉发展者。翼状胬肉有碍美观者。

翼状胬肉的手术治疗要求达到 3 个主要目的：①安全地将翼状胬肉切

除干净；②达到良好的光学效果；③避免复发。因此，在选择手术方式时要特别慎重。

（2）手术方法。

1）单纯翼状胬肉切除术。单纯翼状胬肉切除术是所有改良手术和辅助治疗应用的基础。一般认为单纯翼状胬肉切除术后复发率高，因此，对单纯翼状胬肉较小且年龄较大者才考虑行单纯翼状胬肉切除术。用有齿镊夹住翼状胬肉头部，用圆刀沿翼状胬肉头部 0.5mm 划开一浅界，深可达角膜浅弹力层，连带翼状胬肉头部直剖至角膜缘，再把角膜缘附近巩膜面的变性组织削除干净。从翼状胬肉头部分离筋膜囊，把基质前的筋膜囊去除，再将翼状胬肉头颈部剪除，在结膜的上、下剪口边缘缝合一针。

2）翼状胬肉头部转移法。仔细用刀片从角膜缘翼状胬肉头部将翼状胬肉切除，并将其头部埋入结膜下。翼状胬肉不肥厚者可用此法。

3）暴露巩膜法。切除翼状胬肉的头部，分离及剪除结膜下变性组织，暴露角膜缘外 3mm 巩膜，并将结膜缝合固定在浅层巩膜上。暴露巩膜的目的是使结膜到达角膜缘之前，被切除的角膜浅层组织已愈合，达到光滑平面，这样可防止结膜组织再向角膜移行。此法不能很好地降低手术复发率，其复发率仍高达 30%～80%。

4）结膜移植术（conjunctival transplantation）。此法适用于较大的翼状胬肉，其降低术后复发率和术后的美容效果已得到广泛认可。可以采用自体结膜转位移植法（图 15-4，图 15-5），即在翼状胬肉头部前 0.5mm 处切除角膜上皮，但不损伤角膜前弹力层及实质层。

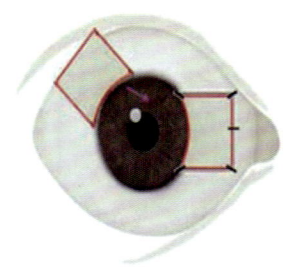

图 15-4　结膜瓣移植示意图

第 15 章 翼状胬肉

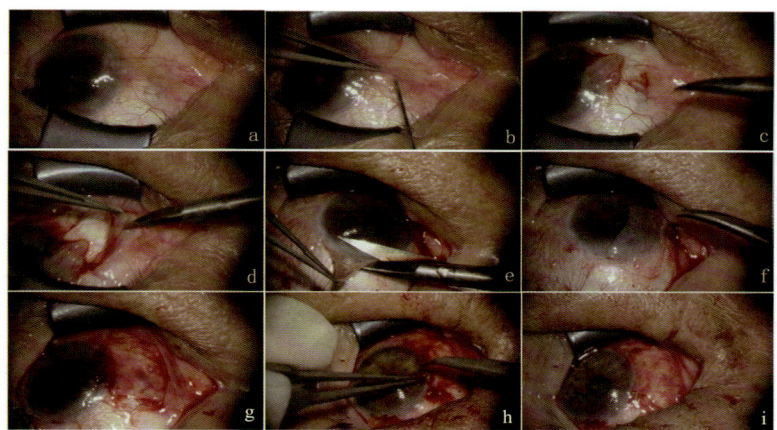

图 15-5 翼状胬肉切除联合自体结膜瓣移植术

分离翼状胬肉下组织直至泪阜部，剪除该处组织，用刀片刮去巩膜上残留组织，角膜缘及巩膜表面的小血管和出血点可不处理，对于无法自凝的出血可烧灼止血，取鼻上或鼻下方健康球结膜转位至缺损处，距角膜缘 2~2.5mm 处缝合并固定于表层巩膜。还可以取同侧上、下方球结膜制作成的游离结膜瓣以覆盖手术部位。操作时注意制作的结膜瓣大小要合适，结膜瓣不要太厚，即只取结膜，尽可能少带下方筋膜组织，术毕可将移植的结膜瓣下的积血压出，使之平伏紧贴巩膜上。对于双头翼状胬肉，结膜自体转位移植联合自体结膜移植手术是最安全、有效的方法（图 15-6）。因为大部分患者鼻侧翼状胬肉大于颞侧翼状胬肉，且较颞侧翼状胬肉肥厚，翼状胬肉头部出现玻璃样变性或瘢痕样变的情况多出现在鼻侧翼状胬肉。而颞

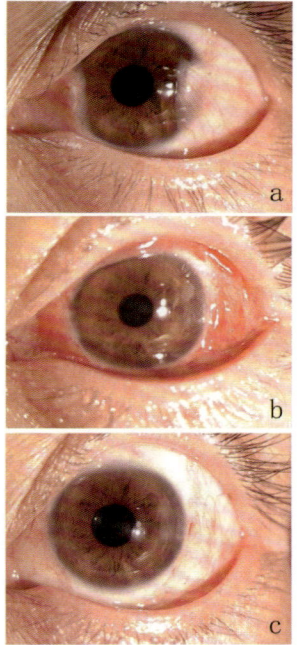

图 15-6 双头翼状胬肉术前（a）、术后 10 天（b）、术后 1 年（c）

侧翼状胬肉由于颞侧结膜组织较疏松,且翼状胬肉头部较少出现瘢痕化或玻璃样变性等改变,因此翼状胬肉表面的自体结膜适宜进行转位移植。考虑到鼻侧翼状胬肉的发生率远远高于颞侧翼状胬肉,用上方带自体角膜缘干细胞的自体结膜瓣移植于鼻侧翼状胬肉部位,能最大限度减少鼻侧翼状胬肉的复发。

5)口腔黏膜移植术(oral mucosa grafting)。翼状胬肉较大或结膜有病理性改变,且同侧或对侧球结膜均不能作为供给结膜瓣时,可取口腔黏膜移植,但其缺点是口腔黏膜色红且厚以致外观不够满意。

6)羊膜移植术(amniotic membrane transplantation)。羊膜是一种透明、无血管神经和淋巴管的组织,抗原性甚微,在眼表重建方面发挥重要作用。按常规方法切除翼状胬肉头部,除去结膜下纤维增生组织,暴露巩膜,取合适大小羊膜组织缝合固定于巩膜面。羊膜虽然可以较好地抑制炎症,但羊膜并不提供角膜缘干细胞或结膜细胞,对于角膜缘干细胞功能障碍为主引起的翼状胬肉病例,其降低术后复发率的能力要低于结膜移植及角膜缘干细胞移植。如新鲜羊膜联合自体角膜缘干细胞移植对治疗复发性翼状胬肉效果将会更好。

7)板层角膜移植法。对于多次手术仍复发的病例,胬肉组织常侵及瞳孔区,并深入角膜深基质层使角膜混浊,且常伴有睑球粘连。对于这类病例,可联合板层角膜移植,新鲜带角膜缘干细胞的板层角膜植片提供角膜缘干细胞,可提高视力及降低翼状胬肉的复发率。

第7节 预后

虽然手术是治疗翼状胬肉最为有效的方法之一,但是手术后复发仍是一个棘手的问题。选择合理的手术方法,术后合理应用药物,减少紫外线、风沙等暴露接触,能极大地减少翼状胬肉的复发。

参考文献

[1]吴开力,何明光,许京京,等.斗门县中老年人翼状胬肉的流行病学

特点［J］. 临床眼科杂志, 1999, 7 (1) :17-18.
[2] 刘祖国. 眼表疾病学［M］. 北京：人民卫生出版社, 2003：354-355.
[3] Kerkenezov N. A pterygium survey of the far northcoast of New South Wales [J]. Trans Ophthalmol Soc Aust, 1956, 16: 110-119.
[4] Moran DJ, Hollows FC. Pterygium and ultraviolet radiation: a positive correlation [J].Br J Ophthalmol, 1984, 68: 343-346.
[5] Paula JS, Thorn F, Cruz AA. Prevalence of pterygium and cataract in indigenous populations of the Brazilian Amazon rain forest [J]. Eye, 2006, 20: 533-536.
[6] Coroneo MT, Di Girolamo N, Wakefield D. The pathogenesis of pterygia [J]. Curr Opin Ophthalmol, 1999, 10(4):282-288.
[7] Zhou WP, Zhu YF, Zhang B,et al. The role of ultraviolet radiation in the pathogenesis of pterygia [J]. Mol Med Rep, 2016, 14(1):3-15.
[8] Cárdenas-Cantú E, Zavala J, Valenzuela J, et al. Molecular Basis of Pterygium Development [J]. Semin Ophthalmol, 2016, 31(6):567-583.

（商旭敏　张丽梅）

第 16 章
斜视与弱视

斜视与弱视（strabismus and amblyopia）是一对"孪生子"，也就是说，未能纠正的斜视，基本上总是处于弱视状态，但弱视如能得到及时纠正或治疗，矫正视力是可以恢复到正常水平的。

第 1 节　斜视

斜视，俗称对眼或斗鸡眼，是指两只眼睛在同一时间不看同一地点，一只眼睛直视，而对侧眼球的位置内转、外转、向上或向下。也就是说，两眼向前注视时，两只眼位不平行。最多见的是一只眼向内斜（内斜视，图 16-1）或向外斜（外斜视，图 16-2）。内斜视时这只眼的眼白部分外侧多，黑眼珠（角膜及其后面的虹膜）偏向鼻侧；反之为外斜。每只眼球上有 6 条肌肉附着控制着眼球运动，这些眼肌由脑神经支配。通常，双眼一起工作，所以它们运动方向一致。眼球可以内、外、上、下转动。

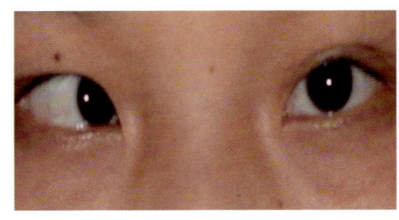

图 16-1　内斜视（esotropia）

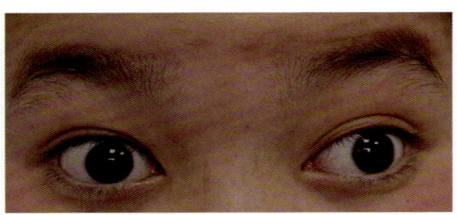

图 16-2　外斜视（exotropia）

正常双眼的视线一致，不会产生复视并保持良好深度觉。当双眼错位时，大脑接收到两个不同的图像，首先会产生复视，随着时间的推移，大脑会学会忽视一只眼的图像。如果眼睛转向变得恒定且未予治疗，它可以导致一只眼睛视力的永久性减退，并且从此无法矫正，这种状况称为弱视。

在幼儿时期，有些儿童的眼睛看上去似乎不一致，那是由于鼻梁尚未发育，加上内眼角与鼻根部皮肤较紧，以致两眼内眼角之间较宽些，使两眼内侧的眼白部分被遮盖，显得外侧的眼白部分多于内侧，好像两眼内斜。但随着儿童成长，鼻骨长高，将两眼间皮肤撑起，就不再会显得内斜了，这种现象称为假性斜视。真正的斜视不会如此，儿童长大，斜视不变。如到入学时再查视力，会发现斜视眼视力不好，也不能用眼镜矫正，即为弱视。

斜视通常发生在婴幼儿时期，通常在3岁左右，但年龄较大的儿童和成人也可能发生。有一个普遍的误解，认为儿童的斜视会自然好转，这种观点肯定是错误的。事实上，斜视如果不治疗只会越来越严重。任何年龄在4个月以上的斜视儿童都应找医师检查。

斜视按眼球偏斜的方向分为：内转为内斜视；外转为外斜视；上转为上斜视；下转为下斜视。其他的分类方法包括：发生的频率是始终一致还是间歇；是否始终是单侧眼发病还是双眼交替性斜视（alternating strabismus）。

斜视治疗的手段包括使用镜片、棱镜、视觉治疗和眼肌手术。斜视如果早发现、早治疗，往往可以取得好的矫正结果。

1. 斜视的病因

斜视可以由于眼部肌肉的问题引起，即发送信息到肌肉的神经出现问题，也可以因一般健康状况或眼的损伤引起。发生斜视的危险因素包括，①家族史：有斜视的父母、兄弟、姐妹更容易发生；②屈光误差：有明显未矫正的远视，为了保持目标清晰，患眼需要附加调节而致内斜；③疾病：唐氏综合征、脑性麻痹、糖尿病、脑卒中或脑损伤患者，发生斜视的风险比较高。有许多类型的斜视发生于儿童或成人，最常见的两种形式是调节性内斜视和间歇性外斜视。调节性内斜视常发生于未矫正的远视，因为眼的聚焦系统连接到控制系统，为能保持图像清晰，患眼需要额外的调节而引起眼球向内转。调节性内斜视的症状和体征包括复视，做近距离工作时须关闭或覆盖一眼，或倾斜和转动头部。间歇性外斜视可能由双眼无法协调导致。间歇性外斜视者会有头痛、阅读困难、眼睛疲劳，他们也可能有一种倾向，在远距离或在明亮的阳光下，往往会闭上一只眼睛。

当有高度远视时，需要比正常情况下更多的调节，否则看不清，而辐辏也相应地增强。由于这种较正常所需的辐辏增多，可引起内斜。这些内斜儿童早期散瞳验光时，如果证明有较高度数的远视，应当佩戴合适的眼镜，减少调节和相应的辐辏，内斜可以矫正。若戴镜一些时间后（3~6个月）仍有斜视，可以手术矫正残留的斜视，恢复双眼单视。另有一些儿童经散瞳验光后，并无明显的远视，则须手术矫正。

很小一部分患者是近视，大多数与屈光状况无明显关系。有的单眼视力很差，由于废用而呈外斜。

内斜儿童如果不早期检查治疗，长大后往往表现为斜视眼的视力低下，不能矫正。由于斜视眼受中枢长期抑制，导致视力低下，如果斜视眼的视力不被中枢抑制，必然引起复视，造成生活中的诸多不便。这种视力低下，不能用眼镜矫正，多为弱视。

如果很早发现弱视，可以试着遮挡健眼，强迫用弱视眼，以刺激其中枢的恢复。当然也要确定有无屈光不正，加以矫正。再经眼肌训练，以恢复其双眼单视，使之有立体视觉。所有检查、治疗都应在眼科医师指导下进行。最重要的是早期发现，早期治疗。弱视儿童 9 岁前是治疗黄金期。

2. 斜视的诊断

斜视需要通过全面的眼科检查、试验才能诊断。

（1）病史。确定患者感觉到的所有症状，并注意有无健康问题，是否服用药物或可能的环境因素。

（2）视力。视力测量，以评估在何种程度上斜视会影响视力。作为测试的一部分，患者将被要求分别在远距离和近距离阅读视力表，即测试远、近视力。测试远视力时，选择 6m 的距离进行测试。正常的视力是 20/20。

（3）屈光状态。用视网膜检影镜或验光仪测试是否有近视、远视或散光。

（4）检查眼的结构，排除任何可能导致斜视的眼病。

3. 斜视的治疗

改善斜视眼位和协调的治疗方案包括：眼镜或角膜接触镜；棱镜透镜；视觉治疗；眼肌手术。

（1）眼镜或角膜接触镜可以用来治疗未矫正的远视，对调节性内斜视的患者，一旦远视矫正，眼睛即可减少调节而使斜视获得矫正。

（2）棱镜透镜，其中有一个特殊的镜片即棱镜，棱镜改变进入眼睛的光线并协助减少转眼就能看到目标。有时，棱镜能够完全补偿和消除眼睛转向。

（3）视觉疗法是一种结构化程序的视觉活动，提高手眼协调和眼睛的聚焦能力。视觉治疗训练的眼睛和大脑能更有效地一起工作。这些练习帮助修复眼部运动不足，眼睛的聚焦和双眼合作加强眼脑连接。治疗方法包括家庭和办公室训练程序。

（4）眼肌手术可以改变眼球肌肉的长度或附着位置，从而纠正眼位。

第 2 节　弱视

1. 弱视的定义

弱视，有时被称为"懒惰眼"，发生在儿童早期一只或两只眼睛。婴儿并非一出生都有 20／20 的视力。相反，他们必须在出生后至 6～9 岁之间经常使用每一只眼睛，使一个相同的图像聚焦在每只眼睛的视网膜。否则，视觉信号将减少，受影响的眼睛就会变成弱视。这种常见的疾病，影响到 4% 的儿童，所以必须及时诊断，尽早治疗，防止他们永久性视力丧失和丢失最佳三维视觉。治疗的极限时间在 6～9 岁，超过 9 岁治疗将不再能改善视力。

2. 弱视的症状

（1）单眼或双眼视力下降。

（2）斜视（失调的眼睛）。

（3）深度知觉减退。

以上症状不一定意味着弱视。然而，如果有 1 个或 1 个以上这些症状，则必须做完备的检查。

3. 弱视的原因

（1）失调的眼睛（斜视眼）。弱视眼错位是最常见的原因。当两只眼睛的注视目标不在同一方向，发育中的大脑"关闭"了错位眼的图像，以避免复视，造成孩子只使用比较好的眼或主视眼。如果这种状况持续一段时间，即使是很短的几周，眼睛不能正确连接到大脑的视觉皮层就会导致弱视。

（2）远视性屈光参差。如果两只眼睛的屈光度不一致，双眼不能同时成为焦点，那么当弱视发生时，一只眼睛成为主视眼，造成非聚焦眼废用，不能正确连接到大脑，就不会形成正常的视力。因为双眼屈光参差患儿往往看起来很正常，所以这可能是弱视检测的最困难的类型。它要求视力和初级保健医师或眼科医师在婴幼儿 6 个月到 3 岁期间和学龄前仔细评估。戴眼镜或角膜接触镜对儿童早期矫正至关重要。

（3）梗阻或模糊的视觉系统（剥夺）。在正常情况下，清澈的眼组织混浊也可能导致弱视。任何影响清晰图像聚焦在视网膜上的因素都会导致儿童弱视的发展。这些因素包括白内障、角膜混浊、上睑下垂或眼睑肿瘤。

由于儿童通常不知道哪一只眼视力不好，使得家长识别孩子弱视并非易事。除非儿童失调眼出现明显异常，否则通常不会引起父母的重视。此外，婴幼儿视觉的客观检查比较困难，需要单只眼睛覆盖。屈光误差、角膜混浊、白内障、青光眼、眼球内肿瘤和炎症，都可能造成视力下降，并导致弱视。

4. 引起弱视的风险因素

（1）阳性家族史。眼睛斜视、弱视儿童失调、白内障、青光眼、上睑下垂、眼睑肿瘤、瞳孔阻滞或一些遗传性疾病。

（2）测试和诊断。每只眼视力测量、散瞳验光、裂隙灯检查、眼底检查（视网膜）和完整的眼科检查。

5. 弱视的治疗

为矫正弱视，必须强迫孩子使用较弱的眼睛。通常通过矫正屈光不正眼以提高忽略眼或弱视眼的潜在视力，并覆盖或暂时降低使用健眼的频率，往往需要数周、数月甚至数年才能恢复到最佳视力和维持弱视眼的改进。眼镜可以矫正弱视眼的屈光。有时，采用健眼滴阿托品来迫使儿童使用弱视眼。在某些情况下，白内障、青光眼或眼睑手术对治疗剥夺性弱视很有必要。修补手术术后还需改善视力；眼镜或角膜接触镜均有助于恢复适当的聚焦。

如果弱视治疗不及时，特别是在6~9岁的视觉发展时期没有及时治疗，那么将导致永久性的视力缺陷或损失深度觉。在以后的生活中，如果健眼患病或受伤，就会造成永久视力障碍（不能开车或工作）。

如果弱视得到早期诊断和治疗，大多数儿童都能提高视觉。有时，辅助治疗可能要持续到儿童6~9岁且视力发育完成。到那时，弱视通常不会反复。最近有文献报道，治疗成人弱视，用设定好的视频游戏进行训练，18例患者分成两组：9例遮盖优势眼，用弱视眼玩游戏，另9例在双眼分视模式下通过降低弱视双眼间的抑制玩游戏。结果表明，虽然两组的视力都有提高，但双眼分视模式下的立体视觉提高明显优于遮盖组。经过遮盖训练后的9例再进行双眼分视模式下训练，视力提高尤为显著。因此认为，双眼分视模式下的知觉学习训练，可以作为一种新型的治疗方式。

参考文献

[1] 郁昕，冯雪亮．弱视治疗的进展［J］．国际眼科纵览，2014，38（1）：5-7.

[2] Yu CB, Fan DS, Wong VW, et al.Changing patterns of strabismus: a decade of experience in Hong Kong [J]. Br J Ophthalmol, 2002, 86(8): 854-856.

[3] Yang CQ, Shen Y, Gu YS, et al.Clinical investigation of surgery for intermittent exotropia [J]. J Zhejiang Univ Sci B, 2008, 9(6): 470-473.

[4] Durnian JM, Noonan CP, Marsh IB. The psychosocial effects of adult strabismus: a review [J]. Br J Ophthalmol, 2010, 95(4): 450-453.

[5] Ciuffreda KJ, Levi DM, Selenow A. Amblyopia [M]. Boston: Butterworth-Heinemann, 1991: 1-64.

[6] Arden GB, Barnard WM. Effect of occlusion on the visual evoked response in amblyopia [J]. Trans Ophthal Soc U.K, 1979, 99: 419-426.

[7] Press LJ. Amblyopia [J]. J Optom Vis Dev, 1988, 19(1):2-15.

[8] Scott WE, Dickey CF. Stability of visual acuity in amblyopicpatients after visual maturity [J]. Graefes Arch Clin Exp Ophthalmol, 1988, 226: 154-157.

（陈夫胜　朱志忠）

第 17 章
角膜与结膜囊异物

角膜与结膜囊处在视觉器官的前表面，因此接触外界和异物的机会最多。结膜和角膜异物多见，每个人都有可能发生，如能得到及时正确的诊疗，一般很少造成严重后果，但如果认识出现误差，则有可能造成视觉器官功能的严重损害。

第 1 节 结膜异物

当异物进入眼内，会立刻感到不适。此时，最明智的方法首先是将眼睛闭上，不要用手去揉眼睛，因为揉眼睛有可能使异物擦伤角膜，或使异物进入角膜组织深部，造成更严重的损伤。此时可令患者眼珠往下转，将上眼睑翻起，仔细检查上睑结膜、穹隆和球结膜表面有无异物，看到异物时候，将异物去掉（图 17-1）。必要时，在翻转上眼睑后，将眼球往上挤压，迫使上穹隆部球结膜充分暴露，因为异物最容易隐藏在这个部位。最好借助手电筒和手持放大镜仔细检查，以发现细小的异物。偶尔，用无菌生理盐水冲洗结膜囊，也能把异物清除。如果异物已经取出，则异物感会很快减轻乃至消失。如果症状加重，流泪不止，则最好进行裂隙灯检查，以确保患者不会受到进一步的伤害。

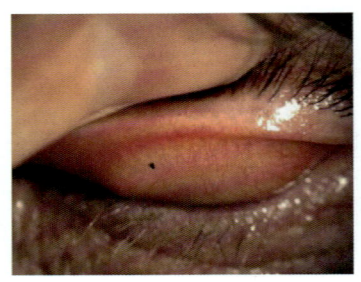

图 17-1　结膜异物

嵌入组织的异物，务必在无菌条件下取出。通常用一次性注射针或眼科专用异物铲剔除。

第 2 节　角膜异物

1. 临床表现

患者主诉有异物进入眼睛，异物感、畏光及流泪。检查时角膜缘充血，异物周围角膜有灰白色浸润环。如果角膜异物的深度不能确定时，则需用裂隙灯显微镜检查。

家庭应急处理：异物进入眼内时，不要慌张，不可用手搓揉眼睛；畏光者可用眼罩或墨镜遮盖受伤眼睛；若眼痛难以忍受，可滴 1% 丁卡因滴眼液，急送医院眼科检查去除异物。

细小异物碎屑停留于角膜表面或刺入角膜之中最常见，最常发生的是机床溅出的金属细屑、敲击飞起的细小碎片、爆炸时的金属或火药微粒、煤屑、石屑、随风飞扬的尘粒、谷壳、细刺等。工厂工人的角膜异物以铁屑最多。大多数角膜异物存留在角膜浅表，但也可能刺入角膜深层。异物可为一个或数目众多。

由于眼表感觉神经末梢丰富，因此患者有明显的疼痛、流泪、眼睑痉挛等刺激症状，且当瞬目或眼球转动时疼痛加重，有明显的异物感。浅层异物的刺激症状，往往较深层者更为明显。含铁的异物常引起角膜浸润，异物存留 1~2 天后可在其周围出现棕色的锈环。灼热的异物可致其周围的角膜组织烧伤或形成炭环。异物引起感染者，可致角膜溃疡。

2. 检查所见

有的角膜异物明显易见，以焦点光的斜照法即可看到异物所在（图 17-2）；有的异物不易发现，须以裂隙灯检查，特别是细小而透明的异物，必须仔细寻找，必要时，可滴荧光素，使异物周围的角膜着色进而异物容易被发现。检查时要注意异物位置的深浅，较深的异物可部分进入前房。有的角膜异物，特别是爆炸伤所致角膜异物，常于伤后 24~48 小时内出现外伤性角膜内皮环，但数日后即消失。

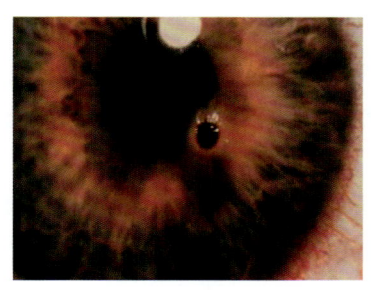

图 17-2　角膜异物

以焦点光线（如手电筒光源等）斜照法即可发现角膜上皮缺损处。与此同时，应注意寻找有无角膜或结膜异物。特别是前述的结膜异物，不但具有与角膜擦伤相似的症状，且常为角膜擦伤的原因，如以斜照法未能发现上皮缺损，则可用荧光素染色法。方法是滴入结膜囊内 1 滴 20% 荧光素钠无菌溶液，嘱患者闭眼 5 分钟，然后稍停片刻，则患者泪液可将结膜囊内的剩余染料冲去，此时由于角膜上皮缺损处被染为绿色而容易发现。荧光素的水溶液是铜绿假单胞菌的良好培养基，易于被此种细菌所污染，致使角膜创面造成严重感染。因此，近来多用荧光素试纸染色，即用一条消毒荧光素纸片，滴 1 滴无菌盐水，使其一端接触睑结膜即可。若患者是在有眼科设备的医院内检查，当然使用裂隙显微镜检查更为方便。

3. 角膜异物的治疗措施

经过检查发现角膜异物后，应尽快将其除去，方法如下。

（1）附着在角膜表面的异物，可用冲洗法除去，即以洗眼壶或冲洗器冲洗的水流冲至接近异物的球结膜上，异物可被冲掉，这种方法角膜损伤最小。

（2）异物虽在角膜表面，但冲洗法不能将其除去，可滴 1~2 次表面麻醉剂，如 1% 的丁卡因溶液，再用蘸有生理盐水的湿棉签将异物轻轻擦去。

（3）嵌入角膜浅层的异物，如一端露出角膜表面，也可按上述方法，用湿棉签将其擦去。

（4）如异物未露出角膜表面，或虽露出，但嵌顿牢固，上述方法不能将其除去者，可在表面麻醉的情况下，以异物针或细注射针头将其剔除。剔异物时针尖应朝向头顶方向，以防患者躲避或突然闭睑时眼球上转而将针尖刺入太深。

（5）位于深层的异物，如为磁性，可将浅层角膜切开，直达异物，然后以电磁铁或恒磁铁将其吸出；如为非磁性或用磁铁不能吸出的磁性异物，则须先切一小的角膜瓣，进行层间分离，掀起此瓣，露出异物，小心除去。因角膜瓣较小，可不缝合，将角膜瓣复位后，加压包扎患眼，双眼包扎 24~48 小时。也可以无损伤角膜针及 10-0 缝线缝合角膜瓣。深层角膜异物的处理要极小心，否则剔除时，可能将异物推向更深层，以致穿透角膜，坠入前房；或因房水流出，前房变浅或消失，异物或器械损伤虹膜或晶状体。

（6）如异物的一端已经进入前房者，应先缩瞳然后自角膜缘切开角膜，以虹膜恢复器插入前房，在角膜后表面托住异物，再由角膜外剔除，或如上述方法切一角膜瓣，由瓣下除去异物。也可在缩瞳后故意将异物坠入前房至虹膜表面，然后再按前房异物将其摘出。

（7）若是为数众多的碎屑或粉尘状异物，可将露出表面的较大的颗粒除去。以后随异物逐渐前移至表面，再陆续将露出的异物剔除。如碎屑极多且刺激症状严重时，可做板层角膜移植术或上皮刮除术，将浅层异物一并除去。

（8）剔除异物的操作必须在良好的照明条件下进行。较小的异物须戴双目放大镜进行操作。极小的异物最好在裂隙灯或手术显微镜下进行（图17-3）。深层异物，特别是须做角膜瓣者，应在有裂隙光源的手术显微镜下施行手术。

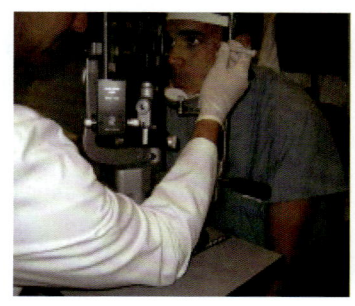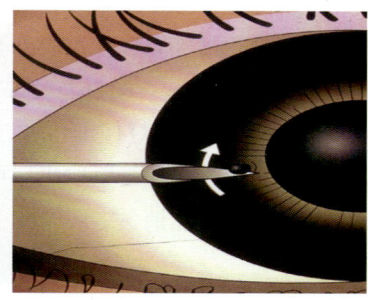

图 17-3 裂隙灯下剔除角膜异物示意图

（9）锈环可于异物剔除后，立即用异物针将其刮去。如于数日后再行刮除，则不易刮净。去除锈环的化学方法为局部应用甲磺酸去铁胺（deferoxamine），以 5%~10% 的溶液或眼膏点眼，每日 4~6 次，此法可用于锈环未刮除干净者。炭环的去除较为容易，用细针头即可一次将其完整剔除，也可用异物针将其刮除。

（10）注意事项：剔除异物的操作要极其准确，以尽量减少角膜损伤。要严格遵守无菌要求，所用器械和一切药品，包括荧光素、丁卡因、生理盐水、抗生素眼膏和眼药水等，均应保持无菌。常备的药品应定期更换，以免造成感染，特别是铜绿假单胞菌感染，更应予以重视。

（11）后疗法：异物除去后，涂抗生素眼膏，单眼覆盖无菌纱布轻压包扎。每天更换敷料，直至痊愈。一般异物去除后，创口甚小，24 小时内角膜上皮即可修复。较大较深的伤口，或已发生感染的伤口，则按角膜溃疡治疗。

（12）角膜异物较浅者，除去异物后，多不遗留明显的角膜混浊，但个别可发生角膜斑翳。异物较深者，虽及时将异物除去，也往往遗留一定的角膜混浊。这种混浊，如果位于瞳孔区，则会不同程度地影响视力，即虽不在角膜的中心，也可由于瘢痕的收缩而造成角膜散光导致视力减退。

对全科医师来说，建议按下述程序诊疗：先滴表面麻醉剂解除患者疼痛，用手电筒放大镜或显微镜检查角膜，如果看到有异物，试着用湿棉签将它剔除。如果不成功，则须请眼科医师处理。异物清除以后，用局部抗生素和环丙沙星眼膏防止感染并起润滑作用。避免用糖皮质激素滴眼液或眼膏，防止感染和延缓愈合。角膜如有擦伤，最好配备眼罩。如果异物太小或埋藏较深，则必须在裂隙灯下取出，手术过程较为清晰，局部损伤小。通常24小时后裂隙灯仔细检查，看角膜是否已经修复。未能及时取出的铁锈之类的异物，在异物取出后可能短时间内角膜外伤处会遗留铁锈环，需要几周时间才能消失。

参考文献

[1] Kay-Wilson LG. Localisation of corneal foreign bodies [J]. Br J Ophthalmol, 1992,76(12):741-742.

[2] Upshaw JE, Brenkert TE, Losek JD. Ocular foreign bodies in children [J]. Pediatr Emerg Care, 2008,24(6):409-414.

[3] Aslam SA, Sheth HG, Vaughan AJ. Emergency management of corneal injuries [J]. Injury, 2007,38(5):594-597.

（卫晶仙）

第18章
感染性角膜溃疡

感染性角膜溃疡（infective corneal ulcer）是临床上最常见的高致盲性眼病，也是日常眼科门诊常见眼病。对于那些具有眼表专业知识和临床经验的眼科医师来说，诊疗并无太多困难，因为他们会依据患者的病史、主观症状和客观体征，必要时结合实验室检查，在短期内明确诊断，然后给予恰当的处理，绝大多数患者能化险为夷，恢复良好的视功能。然而，我们也经常看到，许多缺乏临床经验的年轻医师，由于平时接触角膜病患者太少，碰到这些门急诊患者，会一时间茫然不知所措，找不到合理的临床思路。面对患者主诉的眼红、畏光流泪、眼痛和视力明显下降等几乎雷同的诸多症状体征，根本无法从中理清临床思路，觉得无论是细菌、真菌、寄生虫还是病毒感染引发的角膜溃疡，都可能具备这些症状体征。面对这些大同小异的体征，我们如何做进一步的检查和分析，如何做出初步印象诊断和制订下一步诊疗计划？

第1节 病史和临床症状、体征

由单纯疱疹病毒、细菌、真菌和棘阿米巴感染引发的角膜溃疡，从机体接触病原体到产生角膜化脓性溃疡，病情的进展各有各的规律。由于4种病原体的生物习性和病理进程有各自的特点，其疾病进程、表现各异，因此对病情进行梳理，有助于理清临床思路，找到诊断依据（表18-1）。

表 18-1　4 种病原体引发角膜溃疡的病史、临床症状、体征的鉴别

	单纯疱疹病毒	细菌	真菌	棘阿米巴
发病速度	缓慢	急骤	非常缓慢	缓慢
眼部疼痛	轻微	剧烈疼痛	轻微	轻微且有波动
眼睑启闭	畏光，能自主	痉挛，难以睁开	启闭自如	畏光，能自主
结膜充血水肿	轻微	高度充血水肿	轻至中度	轻至中度
眼表分泌物	少	多到来不及清除	中等	少
溃疡灶进展	慢，持续数周、数月	快，以时、日计	缓慢，持续数周	缓慢时有波动
溃疡形态	盘状或地图状	中央性环形脓疡	境界分明，表面干燥	盘状或地图状
溃疡色泽	灰白色	黄绿色	白、烟灰色或黄绿色	灰白色
卫星病灶	无	无	常有	无
溃疡表面	湿润、深凹	深凹，多脓液附着	干燥、高出平面	湿润、深凹
KP 形态	绒球状	粗大或成片	糨糊状或米粥状	少
虹膜反应	轻	重并后粘连	重并后粘连	轻
前房积脓	灰白色，直径小于 1mm	多，可充斥前房 1/2	中到多量、色浓密	少
前房脓液黏稠度	液面随头位移动	液面不随头位移动	液面正中隆起	液面随头位移动

1. 发病速度和既往病史

单纯疱疹病毒、真菌（fungus）和棘阿米巴（acanthamoeba）感染一般发病和病情进展相对缓慢，通常需 1 周以上才会出现大的变化；而化脓性细菌感染起病急骤，角膜溃烂溶解很快，如果在炎热季节，病情进展更快，常以小时计，可在 3～5 日之内发生穿孔。单纯疱疹病毒角膜基质炎患者单眼多次复发；有些细菌和真菌感染患者发病以前佩戴过角膜接触镜，有些在收割季节眼部有过上皮擦伤；而棘阿米巴感染可能与佩戴的角膜接触镜污染或与污染水源的眼部接触有关。

2. 症状体征一致或分离

单纯疱疹病毒、真菌和棘阿米巴感染发病初期只是有些畏光、流泪、异物感。单纯疱疹角膜炎患者的主观症状和客观体征基本一致；真菌感染角膜炎患者大多数情况下主观症状与客观体征分离，病变体征严重程度往往超越主观刺激；而棘阿米巴感染角膜炎患者则变化多端：相当一部分患者常有明显的眼部放射神经痛，角膜体征相对轻微；有些患者则表现为环形浸润和前房积脓，与单纯疱疹性角膜基质炎在体征上容易造成混淆。

3. 眼睑启闭

单纯疱疹病毒和棘阿米巴感染患者眼睑启闭自如，只是由于畏光，睑裂睁开幅度较健眼小，化脓性细菌感染因角膜高速溶解溃烂，眼痛剧烈，眼睑痉挛难以睁开，常常需借助开睑器拉开眼睑，方始能看清眼表全貌。

4. 溃疡病灶形态

单纯疱疹性角膜基质炎（herpetic stromal karatitis）病灶多呈盘状、地图状浸润或溃疡（图18-1）；铜绿假单胞菌性溃疡（pseudomonas aeruginosa corneal ulcer）高度充血水肿。而单纯疱疹病毒、真菌和棘阿米巴感染，眼表多表现为中度充血，球结膜轻微水肿，单纯疱疹和棘阿米巴感染眼表组织分泌物很少。真菌病灶和健康区域角膜组织境界分明，其溃疡表面分泌物干燥黏稠，色质浓密，容易被机械性清除，主要病灶周围能发现卫星灶。化脓性细菌感染，尤其是铜绿假单胞菌性角膜溃疡，眼表组织渗出物多为淡绿色脓液，渗出速度惊人，清除数分钟后眼表再次被渗出物覆盖。因此，化脓性溃疡表面有多

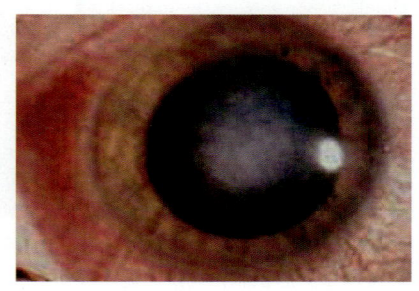

图18-1　典型的单纯疱疹病毒盘状角膜炎，角膜中央盘状水肿，后弹力膜皱褶

量黏液脓性分泌物联合高度球结膜水肿,可视为铜绿假单胞菌性角膜溃疡的特征性临床表现。

5. 角膜后沉着物(keratic precipitates,KP)形态

单纯疱疹性角膜基质炎(herpetic stromal keratitis)的 KP 位于浸润水肿区后壁,大多呈粗大绒球状;棘阿米巴感染 KP 无特殊形态,真菌感染的 KP 呈糨糊状或米粥状,成片贴附在脓疡后壁;化脓性细菌溃疡 KP 形态模糊不清,完全被浓密的坏死组织遮蔽。

6. 前房积脓(hypopyon)

棘阿米巴感染多数无前房积脓,但也有例外的情况,如果发生前房积脓,其量甚微,脓液也相对稀薄(图 18-2)。单纯疱疹性角膜基质炎的情况类似,前房积脓也很少出现,即使发生,其脓液堆积高度很少超过 1mm,色泽灰暗,稀薄,液平面可随头位变更而移动(图 18-3,图 18-4)。铜绿假单胞菌性角膜溃疡脓液大多为黄绿色,量多,可充斥半个前房空间,有液平面,但流动性差(图 18-5)。真菌性溃疡脓液色泽浓密黏稠,正中部位微微隆起,不随头位变更而移动(图 18-6)。

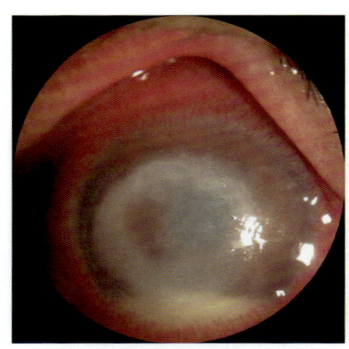

图 18-2　棘阿米巴性角膜炎的环形浸润和前房积脓,共聚焦显微镜(confocal microscopy)检查到棘阿米巴包囊(河南眼科所王丽娅供稿)

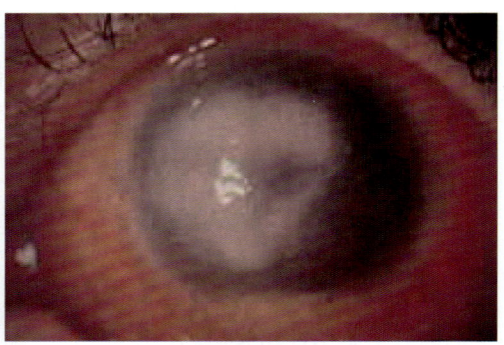

图 18-3　中央性巨大的地图状基质脓疡伴前房积脓,角膜有新生血管

第 18 章 感染性角膜溃疡

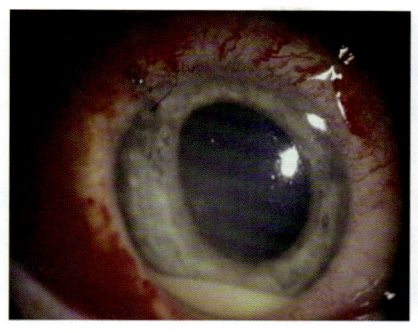

图 18-4 单纯疱疹性角膜基质炎的前房积脓,灰色,稀薄,液平面可随头位变更而移动

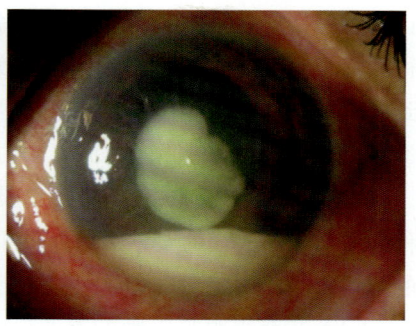

图 18-5 铜绿假单胞菌性角膜溃疡,球结膜高度充血水肿,角膜中央环形脓疡,前房积脓淡绿色且浓稠,液面移动性差

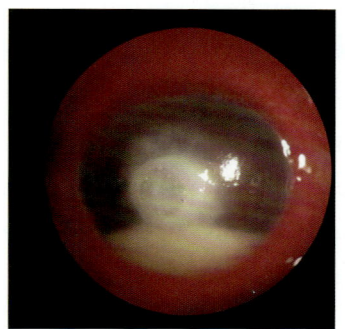

图 18-6 真菌性角膜溃疡的前房积脓黏稠、色泽浓密,液面正中隆起,液平面不随头位变更而移动(河南眼科所王丽娅供稿)

第 2 节 全科医师如何对待这一类可能致盲的眼病

(1)必须充分认识到,感染性角膜溃疡是一种非常凶险的致盲性眼病,如果因为医务人员的疏忽,延误了患者的及时诊疗,将可能给患者带来致盲的风险。

(2)角膜溃疡的诊断和鉴别诊断,是一项专业性很强的难题,要求全科医师来完成这项任务不现实。有关上述关于角膜溃疡诊断的论述,旨在让全科医师对常见的感染性角膜溃疡有一个总体的感性认识。作为社区全科医师，应该在此基础上，对患者做出快速的转诊意向：不但要尽快转诊到正规眼科诊疗，而且要帮助患者尽快转诊到熟悉眼表亚专业的眼科医师那里，使患者能够获得及时而妥善的诊疗，以便尽快控制病情进展。

（3）不要对任何一种感染性角膜溃疡实施局部热敷处理，这是以往教科书中对本病治疗的误导，因为局部热敷会加速局部胶原酶对角膜基质炎的溶解作用，加速溃疡病灶的扩大，诱发角膜穿孔。

（4）在获得眼科医师的专业诊疗之后，协助眼科医师就近对患者随访，督促患者按时回眼科专业医师处复诊，直至病情康复。

参考文献

[1] 朱志忠. 眼表病诊疗策略与技术 [M]. 北京：北京科学技术出版社，2016:120-123.

[2] Bharathi MJ, Ramakrishnan R, Meenakshi R, et al. Microbiological diagnosis of infective keratitis: comparative evaluation of direct microscopy and culture results [J]. Br J Ophthalmol, 2006,90(10):1271-1276.

（朱志忠）

第 19 章
真菌性角膜炎

真菌性角膜炎（mycotic keratitis）是一种由丝状真菌或酵母菌引起的角膜感染。

1879 年 Leber 第一次描述了真菌性角膜炎。它是角膜感染的病因之一，在热带地区真菌是感染性角膜炎的主要病因。

第 1 节 真菌的概述

真菌有细胞壁，不含叶绿素，无根、茎、叶，以寄生或腐生方式生存，仅少数类群为单细胞，其他都有分支或不分支的丝状体，能进行有性或无性繁殖。

真菌是生物界中的一大类群，数目至少在 10 万种以上，其中能引起人或动物感染的仅占极少部分，约 300 种。针对真菌性角膜炎而言，有关联的真菌更少，与医学关系密切的主要有 3 个亚门，即接合菌亚门、子囊菌亚门、半知菌亚门。前两者很少导致角膜感染，据文献记载和我们的资料显示，仅有接合菌亚门中的毛霉目中的毛霉菌引起比例不及 0.01% 的真菌性角膜炎，我们在临床上所遇到的所有常见致病真菌几乎囊括在半知菌亚门中。半知菌亚门又分为 3 个纲，1825 个属，约 15000 余个种，但绝大多数的角膜致病菌属半知菌亚门丝孢菌纲中的丛梗孢目（图 19-1）。

从单纯考虑眼部致病真菌而言，为了便于诊断和治疗，有作者提出以下简便的分类方法（表 19-1），即简单地把眼部致病真菌分为霉菌（丝状真菌）和酵母菌。双相菌是在 25~30℃ 时为丝状菌形式，而在 37℃ 时为酵母菌形式。双相菌很少引起角膜炎，它往往与真菌病有关。双相菌包括

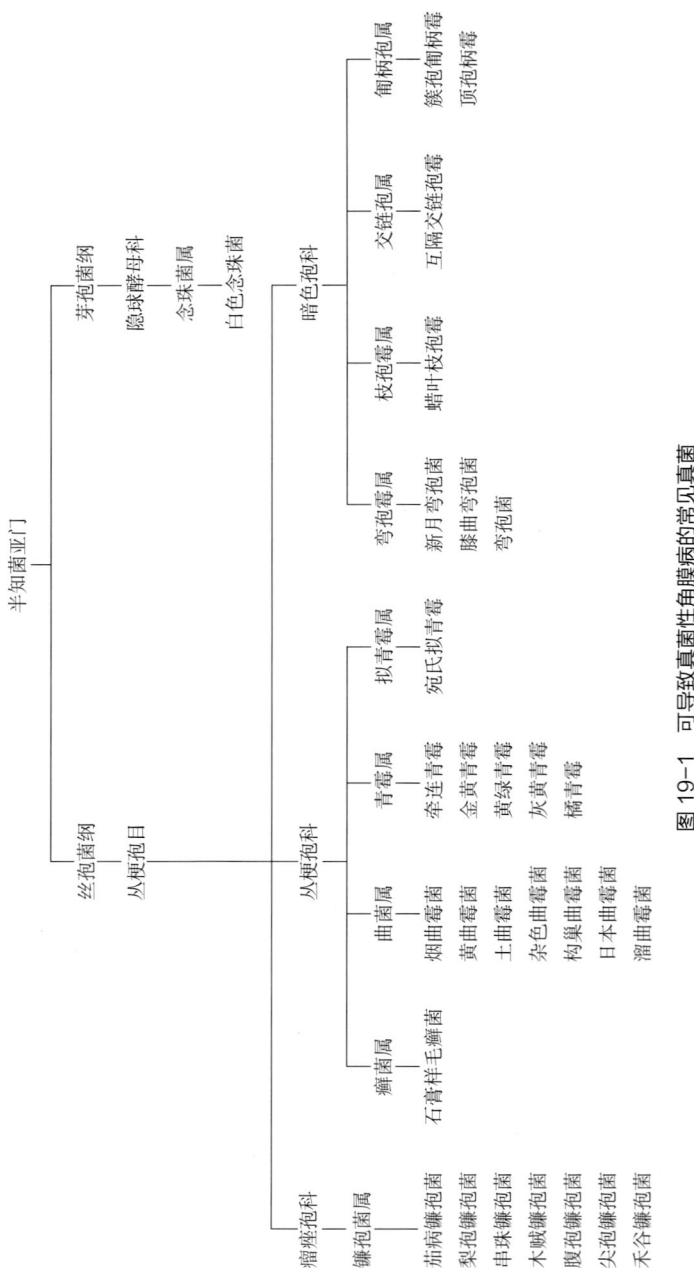

图 19-1 可导致真菌性角膜病的常见真菌

芽生菌属、球孢子菌属、组织胞浆菌属和孢子丝菌属。

表 19-1　与真菌性角膜炎有关的真菌

霉
 丛梗孢科（无色素丝状真菌）
  镰孢菌属：尤其是茄病镰孢、尖孢镰孢
  曲霉属：尤其是烟曲霉、黑曲霉、黄曲霉
  顶孢霉属：以前称为头孢霉属
  拟青霉属
  青霉属
  假霉样真菌：以前称为霉样真菌属
 暗色孢科（有色素丝状真菌）
  弯孢霉属
  链格孢霉属
  瓶霉属
  双极霉属
  明脐霉属
  支孢霉属
酵母
 念珠菌属：尤其是白色念珠菌、热带念珠菌
 隐球酵母菌属
双相型真菌（在角膜炎极少）
 芽生菌属
 球孢子菌属
 组织胞浆菌属
 孢子丝菌属

  丝状真菌是多细胞的有机体，产生有特色的、长分支菌丝。菌丝可有隔（被交叉的壁分隔为明确的细胞，每个细胞含有一个或多个核）或无隔（长的管状，细胞质内散在多个核）。无隔菌丝的真菌包括毛霉属、根霉属和犁头霉属，它们常常引起坏死性的眼眶或鼻旁窦感染，却很少引起外源性角膜炎。绝大多数真菌性角膜炎由隔丝状菌引起，这些隔或完全或不完全。不完全的隔允许细胞质通过中央孔在细胞之间流动。有隔丝状真菌按照在培养基上是否产生色素而被分为无色素（透明）真菌（丛梗孢科）和有色素真菌（暗色孢科）。丝状真菌在培养基上形成羽毛状或粉状的菌落。酵母菌主要由念珠菌属组成，这些单细胞的、椭圆形菌通过发芽形成或在组织内形成假菌丝形式。假菌丝阶段是最具攻击力和毒力的阶段。念珠菌属在培养基上产生乳脂状、不透明、糨糊状的菌落。

第 2 节　流行病学

迄今为止，已发现 70 余种不同的真菌可引起真菌性角膜炎。世界范围内的统计资料表明：真菌性角膜炎致病菌种类的分布在世界范围内有所不同，在美国，镰孢菌是引起美国南部真菌性角膜炎的最常见原因，念珠菌是引起美国北方真菌性角膜炎的普遍原因。纽约真菌性角膜炎的 60% 是由念珠菌属引起的。在日本，镰孢菌所引起的真菌性角膜炎占患者总数的 25%～45.2%。在非洲的尼日利亚，镰孢菌尤其是茄病镰孢菌是真菌性角膜炎的主要致病菌。曲霉菌属为印度、英国真菌性角膜炎的主要致病菌（表 19-2）。

表 19-2　真菌性角膜炎致病菌种类在多个国家的分布　　（单位：%）

	美国南部	美国北部	尼日利亚	巴拉圭	印度	印度南部	日本	英国
瘤痤孢科								
镰孢菌属	55	9	37	47.8	32	37.2	37.7	10.7
丛梗孢科								
曲霉菌属	7	30	23	21.7	33.5	30.7	13.1	39.3
其他菌属	12	3	20	—	14.5	15.4	16.4	10.7
暗色孢科	13	15	10	26.1	15	16	24.6	7.1
念珠菌属	9	43	7	4.3	2	0.7	4.9	25
其他真菌	4	—	3	—	3	—	3.3	7.1

关于我国角膜病致病真菌的分布情况，不同时期有多个学者进行过报道。20 世纪 80 年代初，范德彰对上海地区的角膜致病真菌做了调查。80 年代末，卢嘉彪、陈家祺进行了广州地区角膜致病真菌情况的调查。

为了解我国真菌性角膜病高发区20世纪90年代以来的常见致病菌种,作者等人对我国华南地区的广州市、华北地区的石家庄市以及华中地区的郑州市进行了联合调查。石家庄市与郑州市均位于北温带内,都属于气候干燥的北方地区,7~9月份为每年的炎热季节,并有短时潮湿闷热天气。华南地区的广州市位于北回归线上,气候属于热带,紧邻北温带,天气潮湿炎热,与华中及华北地区有所不同。调查结果显示,各地区真菌性角膜炎主要致病菌种存在差异。石家庄地区与郑州地区的角膜炎主要致病菌属相同,依次为镰孢菌属、曲菌属、青霉属。但主要致病菌种稍有不同,石家庄地区的主要致病菌为串珠镰孢菌,而郑州地区的主要致病菌为茄病镰孢菌。广州地区致病菌种类随调查年份的不同而有所改变,从20世纪70年代中期到80年代中期的264例资料看,角膜主要致病真菌依次为曲菌属、镰孢菌属和青霉属;而20世纪90年代的8年间,199例统计资料则显示,主要致病菌属发生变化,依次为镰孢菌属、曲菌属和弯孢菌属。从这些调查资料分析看,我国三地区尽管在地理位置及气候上存在差别,但角膜首位致病真菌都为镰孢菌属(表19-3),同时随着年份的变化、机械化程度、城镇化速度的变化,各地区真菌致病菌种也发生改变。

表19-3 我国三地区真菌性角膜炎致病菌菌种分布(仅列主要属及种)

菌种	广州* ($n = 199$) 例数 %	广州** ($n = 264$) 例数 %	石家庄 ($n = 69$) 例数 %	郑州 ($n = 83$) 例数 %	总计 ($n = 615$) 例数 %
镰孢菌属	78　39.2	73　27.7	23　33.3	54　65.01	228　37.1
茄病镰孢	54	58	4	22	138
串珠镰孢	10		10	10	30
梨孢镰孢	8	4	3	4	19
曲菌属	61　30.7	128　48.5	15　21.7	17　20.5	221　35.9
烟曲菌	50	90	7	4	151
黄曲菌	4	16	4	11	35

续表

菌种	广州* ($n=199$) 例数	广州* ($n=199$) %	广州** ($n=264$) 例数	广州** ($n=264$) %	石家庄 ($n=69$) 例数	石家庄 ($n=69$) %	郑州 ($n=83$) 例数	郑州 ($n=83$) %	总计 ($n=615$) 例数	总计 ($n=615$) %
青霉菌属	15	7.5	24	9.1	8	11.6	3	3.61	50	8.1
牵连青霉	11		16		2		2		31	
弯孢霉属	26	13.1	15	5.7	4	5.7	1	1.2	46	7.5
膝曲弯孢	24		8							

注：广州*指1989年7月至1997年6月；广州**指1975年1月至1986年12月。

从现有的我国有关角膜致病真菌的报道，可初步看到我国常见致病菌的种类分布（表19-4）。

表19-4 我国五地区真菌性角膜炎致病菌种类分布　　　（单位：%）

	广州地区*	广州地区**	石家庄地区	郑州地区	北京地区	上海地区
瘤痤孢科						
镰孢菌属	39.2	27.7	33.3	65.01	66.3	21.1
丛梗孢科						
曲霉菌属	30.7	48.5	21.7	20.5	12.1	60.3
其他菌属	10.6	14.6	11.6	4.8		7.4
暗色孢科	18.1	7.2	23.2	4.8		8.3
念珠菌属	0.5	0.4	2.9	—		—
其他真菌	1.0	1.5	7.3	4.8		2.9

注：广州地区*指1989年7月至1997年6月；广州地区**指1975年1月至1986年12月。

真菌性角膜炎病致病菌种类在各国及各地区之间存在差异的原因是多方面的，生活水平、生产力高低、人口构成比例、气候条件等因素都会有所影响。对我们的提示是：这种差异不仅会反映在真菌的致病性上，也会在药物及治疗的选择、致病菌对治疗的反应等方面有所体现。针对我国常见致病真菌加以研究才能真正做到有的放矢。

患真菌性角膜炎的男性比女性多见，与男性户外活动的频率和眼外伤机会更多有关。

真菌性角膜炎的发病也具有季节性,发病高峰集中在农业收获季节之后。

第3节 病理生理

真菌不能穿透完整的角膜上皮细胞,感染的前提是角膜上皮缺损。

上皮缺损通常由创伤(如佩戴接触镜、异物、现有的角膜手术)引起。角膜创伤是真菌性角膜炎最常见和最主要的危险因素。医师应该对患者的角膜创伤史保持高度警惕和怀疑,这样就可以大大减少误诊率。佩戴接触镜引起的微小创伤是一个常见的危险因素,2006年的暴发性角膜真菌感染就是由博士伦公司一种真菌污染的接触镜护理液引起。

角膜真菌感染与健康状况低下之间没有必然联系,临床上不乏健康年轻男性、无明显眼部疾病、从事农业或户外劳动者罹患丝状真菌角膜炎。真菌性角膜炎高危因素如下:老年患者、原有眼病、暴露性角膜炎、慢性角膜炎、长期使用糖皮质激素、免疫缺陷疾病等,其他风险因素包括角膜异物、角膜手术及眼表手术(如穿透性角膜移植术、LASIK手术、白内障手术等)。

真菌菌丝可以穿透完好的后弹力膜进入前房及玻璃体,导致真菌性眼内炎。真菌释放的霉菌毒素和蛋白水解酶可增加眼组织的损伤。

第4节 临床表现

1. 病史

询问病史过程中应注意有无眼外伤史,尤其是植物性外伤史,也要注意询问可能的危险因素,如是否长期局部或全身使用糖皮质激素、佩戴接触镜、患有糖尿病或免疫力低下等疾病。

2. 症状与体征

症状:异物感、眼痛或不适、视力下降、眼红、流泪、异物感、分泌物增多等。症状不具有诊断的特征性，有时存在症状和体征的分离，即体征重而症状相对较轻，对比其他的感染性角膜炎，其具有特殊性。

体征：可有眼睑红肿、睫状充血或混合性充血、角膜浸润、角膜脓疡、角膜溃疡、前房积脓，严重者造成角膜穿孔等，真菌性角膜炎常常伴有虹膜炎症反应。比较典型的是溃疡表面粗糙干燥，呈"牙膏"状，略高出角膜平面。溃疡与周围健康角膜分界大多清楚。角膜基质浸润致密。

真菌性角膜溃疡的发展是由浅层到深层。早期溃疡为浅表性，溃疡底部为致密的实质浸润，继而形成脓疡，脓疡坏死脱落形成溃疡，溃疡表面的坏死组织不断融解脱落，角膜逐渐变薄，后弹力层随之暴露膨出，最后导致穿孔。

真菌性角膜炎特有一些体征，如菌丝苔被、卫星灶、伪足、内皮斑等，其前房积脓相对黏稠也是区别于细菌性角膜炎、单纯疱疹病毒性角膜炎的特征之一。

菌丝苔被：为附着于溃疡表面的真菌菌丝和坏死组织，色白，一般较干燥，不透明，微隆起，与其下的角膜组织连接紧密（图19-2）。

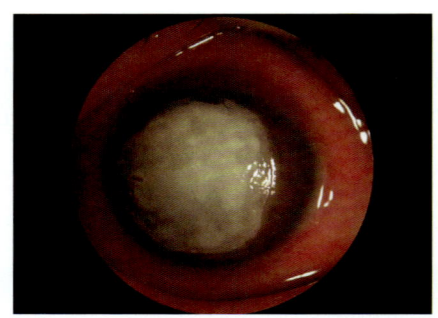

图19-2　真菌性角膜炎患者眼前节照片，显示菌丝苔被

卫星灶：在溃疡浸润病灶周围出现的孤立结节状的圆形、类圆形基质浸润病灶，一般较小，直径为0.5~1.0mm（图19-3）。

伪足：溃疡边缘伸出的树根状的基质浸润灶（图19-4）。

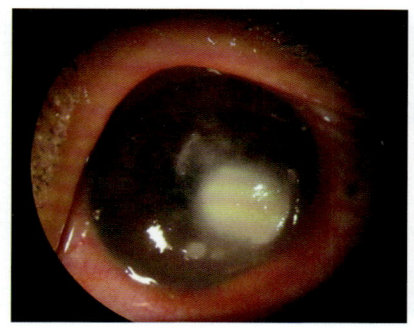
图 19-3 真菌性角膜炎患者眼前节照片，显示卫星灶

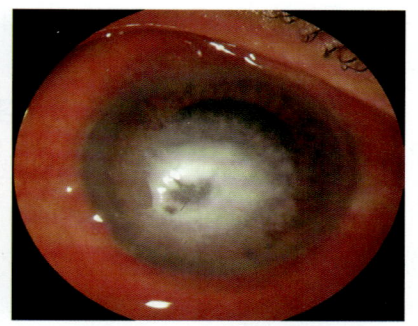
图 19-4 真菌性角膜炎患者眼前节照片，显示伪足

内皮斑：正对菌丝灶后面的角膜内皮常有明显的水肿粗糙和增厚，同时伴有皱褶，常附着糨糊样的灰白色 KP（图 19-5）。

真菌性角膜溃疡常伴有严重的虹膜睫状体反应，严重的患者可出现前房积脓，脓液黏稠，往往呈下弦月状。黏稠的前房积脓也是真菌性角膜炎的典型表现之一（图 19-6）。

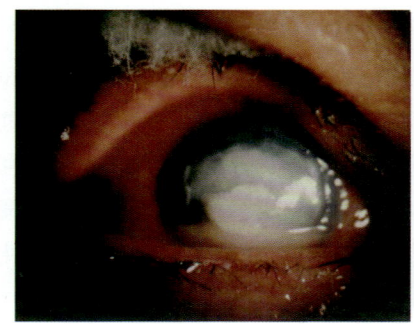
图 19-5 真菌性角膜炎患者眼前节照片，显示内皮斑

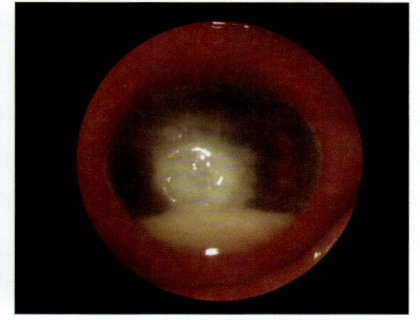
图 19-6 真菌性角膜炎患者眼前节照片，显示黏稠的前房积脓、内皮斑、伪足

局部应用抗真菌药物有效的病例，菌丝苔被脱落，角膜浸润停止，溃疡可逐渐愈合。溃疡愈合后，角膜实质仍有浸润及水肿，常需数月才能最终吸收，溃疡愈合过程中可有新生血管伸入。

真菌性角膜溃疡愈合，荧光素完全不着色后，基质浸润消退后，短期内仍有复发的可能，应维持较久的用药时间。

第 5 节　实验室诊断

实验室检查对于诊断真菌性角膜炎至关重要。由于真菌性角膜炎可以出现细菌性角膜炎的所有症状和体征，这两种情况单凭临床表现通常难以分辨，因此，为了正确地诊断和治疗，真菌的涂片检查和培养必不可少。

1. 检查指征

有以下情况之一者，应高度怀疑角膜真菌感染，须进一步做病原体检查。

（1）农民患者，发病前有农作物外伤史或挑出异物史等。

（2）溃疡发展程度与病程相比，相对慢性者。

（3）局部较长时间滴用多种抗生素滴眼液，而溃疡不能控制者。

（4）角膜病灶相对干燥，出现"苔被样"物者。

2. 检查方法

（1）涂片检查。局部滴用表面麻醉剂后，在靠近溃疡边缘的部位浸润致密处刮取直径约 2.5mm 的溃疡部坏死组织，涂于载玻片上，用 10% 氢氧化钾滴于其上，覆以盖玻片，略加压力后行光学显微镜检查，如找到真菌菌丝或孢子即可确诊。有时一次检查不能获取阳性结果而临床高度怀疑真菌性角膜炎时，可行多次检查。文献报道称，氢氧化钾涂片检查的阳性率可达 90% 左右。

涂片做 Giemsa 染色还可同时检查是否合并细菌和棘阿米巴感染，有利于迅速地鉴别诊断以指导临床治疗。

（2）真菌培养。取约 0.5mm 大小坏死组织，置于沙氏培养基等真菌培养基的斜面上，放在 37℃ 温箱孵育，每日观察，接种次日即可见真菌生长。如接种后 7 天仍未见真菌生长，可视为阴性。

真菌培养后可进行真菌菌种鉴定及药物敏感性试验。对真菌进行种类鉴定时一定要在真菌培养后方可进行。因为只有在合适的培养条件下，真菌的分生孢子和其支持结构才能显现，依靠这些特征才能对真菌的种类进行鉴别和确定。

真菌鉴定也可使用生化试验方法、免疫扩散、对流免疫电泳、乳液胶合、交叉电泳和 ELISA 方法。

第 6 节　其他诊断方法

共焦显微镜已被广泛应用于真菌性角膜炎的诊断，其具有的无创、敏感的特点，为真菌感染的早期诊断以及治疗的动态观察提供了有力的帮助（图 19-7）。

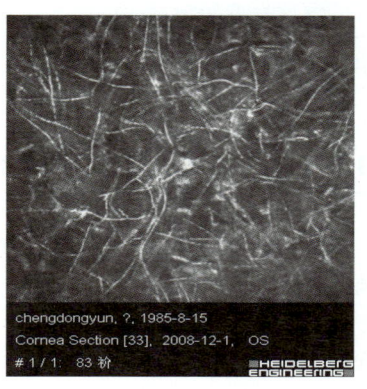

图 19-7　真菌性角膜炎患者共焦显微镜检查图片，可见角膜基质内大量的真菌菌丝

如果临床有证据或后段疑有真菌感染存在，眼科 B 超诊断有助于排除并发真菌性眼内炎。

第 7 节　鉴别诊断

要注意与细菌性角膜炎、疱疹病毒性角膜炎、棘阿米巴性角膜炎以及非感染性角膜炎进行鉴别诊断。

第 8 节 药物治疗

真菌细胞膜作为一种屏障，调整电解质等物质的交换。真菌细胞膜上的麦角固醇是真菌所独有的，因而也是大多数抗真菌药物的作用目标。尽管许多抗真菌药物已被合成，但直到目前为止还未出现较为理想的药物。

理想的抗真菌药物应具有以下特征：广谱的抗真菌活性，最小的耐药性倾向，高度的溶解度，高度的稳定性，有效的眼组织通透性以及无全身和局部毒性。而现有的抗真菌药物一般溶解度低，抗真菌效力低，容易出现耐药性，体外与体内试验存在明显差异以及在治疗浓度时对全身或局部有毒性作用。

1. 抗真菌药物的抗菌机制及分类

目前的抗真菌药物从其抗菌作用机制来分析大概可归纳为下列几类（表 19-5）。

表 19-5 抗真菌药物的抗菌机制及常用药物

破坏真菌的细胞膜
干扰膜脂质的合成：萘替芬、特比萘芬、氟康唑、伊曲康唑、酮康唑、伏立康唑
损害膜脂质结构：两性霉素 B
损害真菌的细胞壁
破坏甘露聚糖和甘露聚糖 – 蛋白质复合体：BMY-28864
抑制几丁质合成酶：多氧霉素 D、尼可霉素 E
抑制葡聚糖合成：睫状真菌素
抑制 6- 磷酸葡萄糖胺合成酶：药物正在研制中
影响真菌核酸的合成和功能：5- 氟胞嘧啶、灰黄霉素
其他作用机制：羟吡酮类
抗真菌机制不明确的药物：碘化钾

自 20 世纪 50 年代以来，不断有大量的抗真菌新药研制出来，但投入使用的甚少。目前较有希望投入使用的药物是抑制胞膜麦角固醇合成和干扰胞壁 β- 葡聚糖合成的两类药，如伏立康唑、氟康唑、伊曲康唑等。此外，那些抗菌力强及毒副作用大的药，也在不断改进。两种以上的药物联

合使用问题也是今后抗真菌治疗的方向,希望会有更有效的抗真菌药物问世。

2. 眼科常用抗真菌药物

目前在眼科临床上用于治疗真菌性角膜炎的药物主要为多烯类抗真菌抗生素、咪唑类、三唑类以及嘧啶类药物。

(1)多烯类。包括两性霉素B(amphotericin B)、那他霉素(natamycin)、制霉菌素(nystatin)等。其作用机制是阻止真菌细胞膜的麦角固醇合成,使细胞崩解。

那他霉素抗丝状真菌的效果较好,尤其是镰孢菌和曲霉菌,但由于其不溶于水,只能以混悬液的形式存在,因此在眼部的穿透性很弱,影响使用效果。张俊杰博士通过药剂学手段,将其制备成溶液型滴眼液,浓度只需要混悬剂的1/20~1/30,而滴眼后,溶液型滴眼液在角膜基质内的浓度可以达到混悬型滴眼液的5~8倍,临床应用后取得了很好的治疗效果。

两性霉素B是治疗念珠菌性角膜炎的首选药物。由于它可在光线照射下分解,所以应储存于深色瓶中。它对丝状真菌也存在一定的抗真菌活性,当那他霉素缺乏时,可选择两性霉素B作为抗丝状真菌感染的药物。两性霉素B的常用浓度为0.05%~0.15%。

(2)咪唑类。包括酮康唑、咪康唑、克霉唑等。这些药物通过抑制微粒体P450酶的活性而影响真菌胞膜麦角固醇的合成,达到抗真菌的作用。

酮康唑在临床上有抗念珠菌、曲霉菌、镰孢菌和弯孢霉菌作用,可局部点眼(3%滴眼液)也可口服,其剂量为100~300mg/d。全身应用具有肝毒性,使用期间应定期检查肝功能。

咪康唑的体外实验证实其可有效抗酵母菌和丝状菌。使用浓度为1%,溶于花生油,也可行结膜下注射。

克霉唑的使用浓度为1%,不溶于水。

(3)三唑类。包括氟康唑、伊曲康唑、伏立康唑等。氟康唑可用于治疗念珠菌和丝状菌角膜炎。伊曲康唑有成功治愈白色念珠菌感染性角膜炎的报道，但对于镰孢菌感染的治疗效果较差。伏立康唑（0.5%滴眼液）是目前较为有效的治疗真菌性角膜炎的药物，我们在临床使用后发现其治疗真菌性角膜炎的效果优于其他抗真菌药物。

（4）嘧啶类。氟胞嘧啶是氟化嘧啶，一旦结合在真菌细胞上可阻止胸腺嘧啶核苷的合成，从而产生抗真菌作用。当其他抗真菌药物长期使用出现耐药性后，可选择嘧啶类药物进行治疗。

（5）其他药物。新洁尔灭、氯已定、尼泊金均有成功治愈真菌性角膜溃疡的报道。在发展中国家，局部抗真菌药购买困难，价格昂贵。合适浓度的消毒防腐剂可以用来治疗真菌性角膜感染。

局部应用抗真菌药物要视疾病的严重程度频繁滴眼。在严重的情况下每小时1次，改善后逐渐减少。对于丝状真菌感染，通常局部使用2%~3%伏立康唑、5%那他霉素、0.15%两性霉素B等。念珠菌感染局部使用0.15%两性霉素B。严重感染者，可全身加用伏立康唑、伊曲康唑等。

前房积脓者要注意使用睫状肌麻痹剂。

抗真菌药物的角膜通透性一般较差，致病菌不同、患者机体状况的不同也使药物的临床疗效出现差异。

在寄希望于更有效的抗真菌药物问世的同时，我们针对不同的致病菌进行了体外药物敏感性试验，极大地提高了真菌性角膜炎的治愈率（图19-8）。

鉴于真菌性角膜炎病程漫长，需要在医师指导下根据病情变化增减药物，因此，定期随访对于治疗中的患者非常重要。

在药物治疗过程中，坏死组织脱落，随时有角膜穿孔的危险。药物治疗无效者，应及时选择手术治疗。药物治疗有效者，要在溃疡愈合、基质浸润消退、共焦显微镜检查真菌菌丝消失后继续用药4周左右，以避免真菌炎症复发。

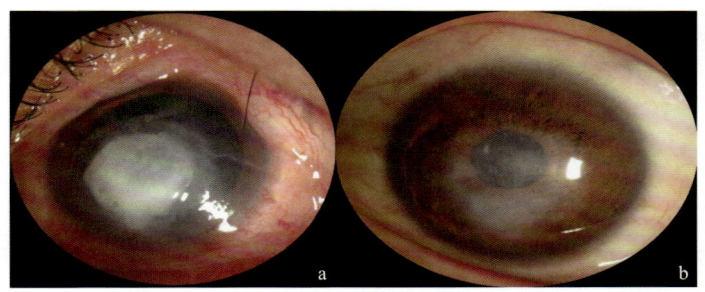

图 19-8 真菌性角膜炎患者（a），男性，32岁。黄曲霉菌感染，治疗前眼部照片，真菌药敏结果：伏立康唑敏感、特比萘芬敏感；真菌性角膜炎患者按药物敏感试验结果指导治疗后眼部照片（b），角膜感染被有效控制

第9节 手术治疗

角膜病灶清创术既能提供初始角膜刮片标本，也可能为抗真菌药物清除掉一道药物穿透屏障。

当药物治疗无效时，就应采用手术的方式治疗真菌性角膜溃疡。

对于濒临穿孔或已经穿孔的病例，如有新鲜角膜供体材料，则首选穿透性角膜移植术。

鉴于真菌可垂直穿透角膜板层，并具有嗜后房性，因此采用板层角膜移植手术治疗真菌性角膜炎并不合适。近年来，随着手术显微镜的普及，手术的精确度大大提高，已有不少文章证实，对于非全层浸润的病变，只要术中将病变切除干净，板层角膜移植手术治疗真菌性角膜溃疡仍可获得理想的效果。

在无角膜供体材料的情况下，可行角膜病灶切除联合结膜瓣遮盖术，炎症控制数月后行板层角膜移植术可取得增视的效果。临床上也有应用羊膜移植术治疗真菌性角膜炎的报道，其效果有待长期观察。

对于已并发真菌性眼内炎的患者，可在行穿透性角膜移植术的同时进行前部玻璃体切割，眼内注入抗真菌药物，也能挽救部分患者的眼球。

参考文献

[1] 范德彰,蔡松年. 真菌性角膜溃疡318例临床分析[J]. 中华眼科杂志,1981,17(5):321-326.

[2] 卢嘉彪,陈家祺. 广州地区细菌及真菌性感染角膜病的病原体分析[J]. 实用眼科杂志,1989,7(7):401-404.

[3] 王丽娅,张月琴,王印其等. 我国三地区真菌性角膜病致病菌种类的调查[J]. 中华眼科杂志,2000,36(2):138-140.

[4] 王丽娅,许中中,张俊杰等. 局部应用伏立康唑治疗真菌性角膜炎的临床观察[J]. 中华眼科杂志,2016,52(9):657-662.

[5] 石桥康久,松本雄二郎,本村幸子. 本邦における最近5年間の角膜真菌症—1981~1985年報告例の集計—[J]. 日眼会志,1987,91:712-716.

[6] 石桥康久. 本邦における最近5年間の角膜真菌症について—1976~1980年集計—[J],日眼会志,1982,86:651-656.

[7] Hemady RK, Foster CS. Intraocular penetration of ketoconazole in rabbits [J]. Cornea, 1992,11:329-333.

[8] Liesegang TJ, Foster RK. Spectrum of microbial keratitis in South Horida [J]. Am J Ophthalmol, 1980,90:38-47.

[9] Jones ER. Principles in the management of ocular mycosis [J]. Am J Ophthalmol, 1975,79:719-751.

[10] DeVoe AG, Silva-Hutner M. Fungal infections of the eye [M] // In Locatcher-Khorazo D, Seigal BC (eds) : Microbiology of the eye. St Louis, CV Mosby, 1972:208-240.

[11] Gugnani HL, Talwa RS, Njoku-Obi ANV, et al. Mycotic Keratitis in Nigeria [J]. Br J Ophthalmol, 1976,60:607-613.

[12] Koul RL, Pratap VB. Keratomycosis in Lucknow [J]. Br J Ophthalmol, 1975,59:47-51.

[13] Jones BR. Principles in the management of ocular mycoses [J]. Am J

Ophthalmol, 1975,79:719-751.

[14] Keyhani K, Seedor JA, Shah MK, et al. The incidence of fungal keratitis and endophthalmitis following penetrating keratoplasty [J]. Cornea, 2005,24(3):288-291.

[15] Garg P, Mahesh S, Bansal AK,et al. Fungal infection of sutureless self-sealing incision for cataract surgery [J]. Ophthalmology, 2003, 110(11):2173-2177.

[16] Gopinathan U, Garg P, Fernandes M, et al. The epidemiological features and laboratory results of fungal keratitis [J]. Cornea, 2002,21(6):555-559.

[17] Xie L, Shi W, Liu Z, et al. Lamellar keratoplasty for the treatment of fungal keratitis [J]. Cornea, 2002,21:33-37.

(王丽娅)

第 20 章
雪盲

第 1 节 概述

天然紫外光源，如太阳，很少引起体表损伤。然而，未受保护的角膜暴露在阳光或日食下，或在高海拔地区暴露于太阳下，特别是高度反光雪域可直接导致角膜上皮损伤。经常发生在高原地区的雪盲（snow blindness），实质就是紫外线辐射引起的角膜结膜炎，其发病原理与焊接电弧损伤造成的角膜结膜炎相同，后者在眼科通常被称为电光性眼炎。所谓雪盲症，实际上是一种由太阳光在眼表组织所引起的炎症反应，包括眼睑皮肤红斑和角膜结膜炎两种表现。狭义的雪盲是指由于雪反射的紫外线所造成的急性角膜结膜炎症（acute keratoconjunctivitis）。

紫外线（ultraviolet rays）存在于光谱的外侧，故称为紫外线。依据不同的波长范围，被分为A、B、C三种波段，UVA波长315~400nm，UVB波长280~315nm，UVC波长200~280nm。UVA紫外线散发的能量较低。紫外线B（315~280nm）或称中度紫外线，在户外曝晒过长的时间，其强度就可造成皮肤晒伤和眼部炎症。能够杀菌的紫外线C（200~280nm），又称紫外线UVC。到达地球表面的太阳光线中，紫外线约占13%，其中UVA占97%，UVB占3%，而UVC几乎被臭氧层阻隔，对人体皮肤造成晒伤的只有UVA、UVB。引起太阳光眼炎的紫外线，是指那些太阳光谱中波长在200~400nm的部分紫外线（图20-1）。

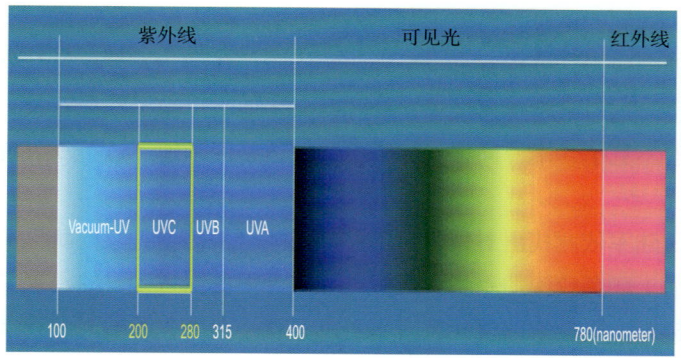

图 20-1　紫外线光谱示意图

地球海平面上的太阳辐射线强度和波长与高原的辐射线强度和波长不同，在海平面紫外线的辐射强度为 1%～2%，而在高原由于太阳辐射线所经过的距离较短，透过的大气层较薄，空气中所含的水蒸气及尘埃较少，使得高原上太阳辐射线中所含的紫外线高达 6%。不但强度比海平面高数倍，同时有更多波长较短的紫外线存在，波长短于 366nm 的紫外线散射在空中的量为投射到地面上量的 2～4 倍。地面上有反射能较强的物质时，眼表组织暴露于投射与反射的双重紫外线作用之下，更易引起组织损伤。沙地或浅色岩石可反射 30% 所投射的紫外线，水面或雪可反射 70% 的投射紫外线，冰的反射力更强，所以当人们在高原户外长时间作业时，眼表组织所吸收的紫外线强度更高。直视雪地如同直视阳光，由于这种症状常在登山、雪地和极地探险者身上发生，因此称作雪盲症。未佩戴保护装置的焊接工人身上，也可能产生类似的症状，眼科称之为电光性眼炎。大气中的臭氧有效过滤了大部分的波长小于 290nm 的有害的紫外线辐射，所以在平原地区户外作业不会引起紫外线辐射性角膜结膜炎。

在南极大陆有一种神奇的白光，这种白光曾使不少勇敢的探险家丧失生命。当人们看到这种强烈的白光时，眼睛就什么也看不见了，结果使疾驰着的滑雪者因视力骤降而摔倒在雪面上，车辆或飞机的驾驶员造成事故，甚至车覆机毁。1958 年，在南极埃尔斯沃斯基地上空，一架直升机的驾驶员突然遇到这种白光，由于视力突然骤降，飞机失去控制，坠毁在雪原上。智利的南极探险家卡阿雷·罗达尔，有一次外出工作，没有戴墨镜不慎遇到白光，他感到有一个光的实体向他移动，先是玫瑰红色，接着变成肉色，这时眼睛疼痛极了，仿佛有人往他眼里撒了一把石灰，接着就什么也看不见了，幸亏同伴找到了他，把他带回基地，过了3天视力才恢复过来。

美国陆军依此找出对付雪盲症的办法——他们派先驱部队提前在行军路线上插上颜色较深的旗帜。这样，一望无垠的白雪中，便出现了一个个醒目的标志，人搜索的目光就有了落点，就不会因为长时间的搜索紧张而导致雪盲。高原晴天的雪面，其光亮程度几乎接近太阳光，肉眼的角膜怎么能经受得住这样强光的刺激呢？

在南极辽阔无垠的雪原上，有些地方的积雪表面微微下凹，好像探照灯的凹面，在这些地方，就有可能出现白光。出现白光的雪面，当然要比普通雪面所反射的阳光更集中更强烈。一般情况下，雪面并不像镜子那样直接把太阳光反射到人的眼睛里，而是通过雪面的散射刺激眼表。人眼在较长时间受到这种散射光的刺激后，也会得雪盲症。因此，即使是阴天，不戴墨镜在积雪地上活动久了的人，同样可能得雪盲症。

我国西南和西北高原如西藏地区，太阳辐射强度比同纬度的成都、武汉及东经140°的海岸上要大得多。严冬季节，那里一片冰雪，反射出来的紫外线是很强的。登山运动员接触到的6000m以上的高山，更是积雪终年不化，夏季的紫外线含量更丰富，如果没有防护，雪盲的发生就会变得理所当然。

第2节　病理生理

大量紫外线被眼表组织吸收，抑制细胞的有丝分裂，细胞核肿胀破裂，上皮细胞层松动，组织细胞的染色质溶解，最终导致整个细胞解体死亡。少量紫外线入眼，只抑制细胞的分裂，但不会引起细胞本身死亡。紫外线刺激对角膜上皮细胞的毒性，在动物实验条件下得到证实。眼表创伤后的修复过程，在经过紧急处理后逐步开始，72小时后修复加快，康复的速度取决于炎症的严重程度和处理是否得当,需要 5~7 天时间。

第 3 节　临床表现

一般症状多发生在接触紫外线数小时以后,最初是双眼异物感,逐渐加重转为剧烈的烧灼和酸痛,患者看灯光有虹视现象,严重畏光流泪,眼睑痉挛和头痛,球结膜高度充血水肿,有时可见小出血点;角膜上皮弥漫性水肿(图 20-2),失去正常光泽而呈磨砂玻璃状;瞳孔缩小,对光反射迟钝;视力因角膜水肿而锐减;由于眼剧痛难以睁开,致患者精神非常紧张。发病后数小时至 2 天内,症状和体征最重,3 天后逐渐缓解,1 周左右基本恢复,角结膜损伤严重者,则需要数周时间才能完全康复。皮肤角质层的保护作用是眼睑与角结膜对紫外线照射反应不同的一个原因,长期接触紫外线能使皮肤角质层增厚而获得对紫外线的适应,而角结膜虽屡次或长期暴露于紫外线下,但其对于紫外线的耐受力并无增加,因此高原上由于太阳光的辐射引起眼睑红斑者甚少,而雪盲症则屡见不鲜。

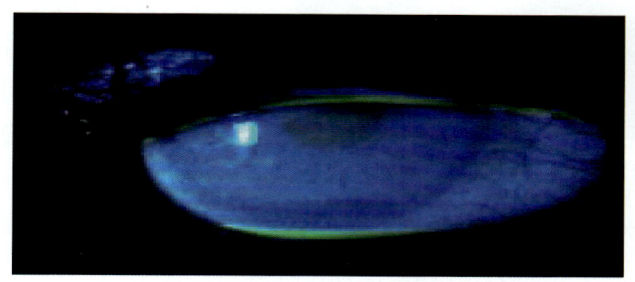

图 20-2　角膜上皮弥漫荧光素着色

第 4 节　治疗

就诊时先在结膜囊内滴 0.05% 丁卡因或 0.5% 丙美卡因溶液 2~3 次,使眼痛缓解,这样患者双眼能够立即睁开,对于解除恐惧心理起到立竿见影的效果。注意不要频繁滴表面麻醉剂,因为会延缓上皮修复。为了维持较长时间的镇痛作用,可在双侧颧颞部皮下或球结膜下注射

0.5%~1% 普鲁卡因 1ml 封闭三叉神经末梢，适当地冷敷可减轻眼部充血和镇痛；1/1000 肾上腺素及含 0.025% 地塞米松的抗生素滴眼液每日 3~4 次，有收缩血管、防止感染和抑制角膜炎症的功效；夜间涂四环素可的松眼膏减少眼睑与角膜的摩擦。每日滴 1 次睫状肌麻痹剂（0.5%~1% 环戊通或 0.5% 阿托品）解除睫状肌痉挛。上述治疗将大大缓解眼部症状，缩短自然病程。戴上深色太阳眼镜避光，口服维生素 C 和维生素 B 加速角膜上皮修复过程。经过上述处理，轻症患者 3 日基本恢复，重症患者需要 5~7 日康复。

第5节 预防

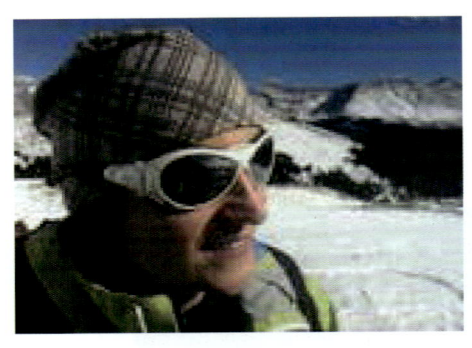

图 20-3　佩戴深色防护眼镜

准备高山或雪地作业者，务必戴防护性太阳眼镜（图20-3）；未戴太阳眼镜者，可临时应用洁净的纱布遮盖眼睛，阻挡强烈的光线射入，通过纱布网眼之间的缝隙，仍可依稀看到外界，勉强维持行走。长时间在雪地作业，应戴蓝色防护眼镜，因为蓝色眼镜含有氧化高铁，可以吸收较多的紫外线，普通无色玻璃眼镜只能吸收少量紫外线，如果在眼镜上涂一层颜色则可增强防护作用。作者在西藏工作期间，曾遇到当地驻军在藏北执勤时，全体指战员都戴上了有色风镜，翻越了三座近 6000m 的雪山，无一人发生雪盲。在没有防护眼镜的情况下，可以采用一些简易的预防方法：如取长方形（20cm×10cm）硬纸一片，中间剪一 3mm×2mm 裂隙，用布条或细绳固定于眼前，通过裂隙看物，以减少角膜接触紫外线的面积；女性在雪地作业时，可将部分长发散于额前，或在帽檐下用牛尾、马尾、有色布条做成垂帘状置于眼前，均可减少紫外线的刺激，杜绝雪盲的发生。长时间在雪地作业，即使阴天，也不可麻痹大意。当初我们在西藏巡回医疗，有一位医疗队员，紧急出诊时，在雪地骑马赶路数小时，因阴天一时疏忽未佩戴防护眼镜，归途中即发生了雪盲。

参考文献

［1］赵金甲. 工业眼科学［M］. 上海：上海科技出版社，1959:264-302.

［2］Schein OD. Phototoxicity and the cornea [J]. J Natl Med Assoc, 1992,84(7): 579-583.

［3］Daxecker F, Blumthaler M, Ambach W. Ultraviolet exposure of cornea from sunbeds [J]. Lancet,1994,344(8926):886.

［4］Weaver CS, Terrell KM. Evidence-based emergency medicine. Update: do ophthalmic nonsteroidal anti-inflammatory drugs reduce the pain associated with simple corneal abrasion without delaying healing [J]? Ann Emerg Med, 2003,41(1):134-140.

（朱志忠）

第21章 电光性眼炎

电光性眼炎（electric ophthalmia）多发生于接触紫外线辐射无防护者。它是机械工业中最常见的一种职业病，任何接触紫外线辐射而无防护者皆可发生。在高原、冰川、雪地、海面或沙漠中作业和旅游而发病者又称为"日光性眼炎"或"雪盲"，这是由于在这些地区的阳光中及反射光中紫外线含量较高所致。

第1节 病因

现代工业中的电焊（electrical welding）、气焊（gas welding）、紫外线灯（ultra violet lamp）、水银灯（mercury lamp）等，在使用的过程中都放出大量紫外线。引起电光性眼炎的紫外线波长为220～320nm，其中220～250nm的紫外线被角膜上皮吸收后立即发病，但消退快，250～320nm的紫外线易被角膜基质吸收，发病较迟，反应重。紫外线波长越短，对角膜穿透力越差，但表面吸收率越高，症状就会越重。临床上常见的电光性眼炎多因不遵守操作规定所引起，如电焊操作时未戴防护用品或防护用品损坏漏光所致。

第2节 致病机制

紫外线（ultraviolet rays）致角膜上皮损伤的机制是因为大量紫外线作用于角膜上皮细胞水分子，使其解离产生大量的自由基。自由基通过以下途径攻击细胞而导致细胞死亡：自由基攻击DNA碱基和DNA双链结构，造成DNA不可逆性损伤；抑制抗氧化酶，引发脂质过氧化反应，使生物膜中饱和与不饱和脂肪酸比例失衡,导致细胞代谢障碍。研究发现,角膜经紫外线照射后角膜上皮中前列腺素含量明显增加,丙二醇含量也明显升高,而超氧化物歧化酶的含量下降,非甾体抗炎药对其有明显的抑制作用。由于辐射后从自由基产生到细胞溶解脱落释放大量炎症因子,需要一定的时间过程,故中等量的紫外线辐射,多在6~8小时出现症状和体征。

第3节 临床表现

本病的特征是起病急,多在夜间发病,并双眼同时发病,且具有电焊强光或紫外灯照射史。早期或轻者表现为不同程度的双眼异物感、灼热感,重者双眼刺痛、畏光流泪、眼红、眼睑痉挛、视物模糊,并可伴有颜面部的灼热感及疼痛,皮肤潮红。裂隙灯检查可见球结膜充血水肿、角膜不同程度混浊、上皮粗糙、呈点状或片状剥脱、荧光素染色阳性、瞳孔缩小(图21-1,图21-2)。

本病潜伏期以4~9小时多见,最短的为半小时,最长不超过24小时,其中6小时者最多。眼部损伤的程度和潜伏期与接收紫外线的总量有密切关系,紫外线在组织中有蓄积作用,24小时内所接受的紫外线总和与在短时间内一次性接受的量相同则其损伤程度也相同,24小时后无蓄积作用。据统计,电光性眼炎患者100%有眼痛,93.33%有畏光流泪,85.89%有眼睑痉挛,68.89%有眼异物感,33.33%有视力减退,17.76%有眼胀,6.67%有头痛。

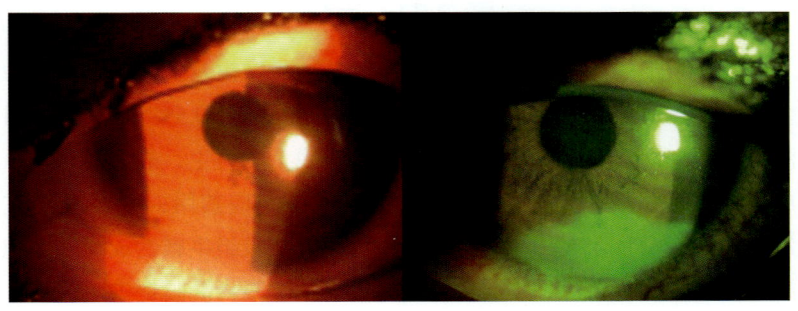

图21-1 电光性眼炎,角膜下1/3上皮片状剥脱,荧光素染色(+)

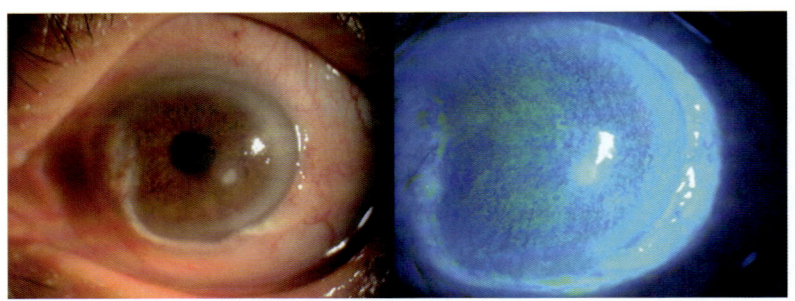

图 21-2　电光性眼炎，角膜上皮粗糙点状剥脱，荧光素点状着染（+）

第 4 节　临床分型

根据病情严重程度分为轻、中、重 3 型（表 21-1）。

表 21-1　电光性眼炎分型

分型	临床表现
轻	轻度疼痛或仅有异物感，轻度畏光、流泪，结膜轻度充血，角膜荧光素点状着色面积小于 1/3
中	眼痛、畏光、流泪，烧灼感明显，眼睑及面部皮肤潮红、结膜充血、瞳孔缩小，角膜荧光素点状着色面积在 1/3~2/3
重	双眼疼痛剧烈，高度畏光、流泪，视物模糊或虹视，眼睑痉挛和红肿，皮肤潮红并可见暗红色烧灼斑，结膜充血、水肿明显，角膜荧光素着色面积大于 2/3

第 5 节　治疗

电光性眼炎的治疗以镇痛、防止感染、减少摩擦及促进上皮修复为原则。早期冷敷可减轻眼部疼痛和充血症状，局部滴 0.5%~1% 丁卡因滴眼液一次可立即消除疼痛。因麻醉剂抑制角膜上皮再生，故只能作为急救措施，不可多次使用，可卡因能损伤角膜上皮，应禁用；0.5% 盐酸左氧氟沙星滴眼液每日 4 次，以预防感染；贝复舒（重组牛碱性成纤维细胞生长因子）眼膏或速高捷（小牛血去蛋白提取物）眼膏滴眼促进上皮修复，每日 2~4 次。此外，非甾体抗炎药和含激素类眼药水均具有抗炎作用可缩短病程，可酌情使用。外出时应佩戴有色眼镜，以减轻光线刺激。

第6节 预防

电光性眼炎多发生于从事焊接工作的工人，因此要加强个人防护，主要措施有：戴好防护面罩；改善工作环境；佩戴变色的墨镜；加强对新员工安全意识的培训。只有通过对电光性眼炎发生的原因进行分析才能让操作工充分了解疾病对人体的危害，从而加强安全防范意识。操作过程中应严格按照操作流程进行，这样才能有效预防及控制电光性眼炎的发生。

参考文献

[1] 赵莉, 姜慧. 电光性眼炎的临床分析及预防 [J]. 中国自然医学杂志, 2002, 4(2):647.

[2] 谭西顺. 预防电焊工电光性眼炎 [J]. 职业卫生, 2008,9(2):88.

[3] Koppen C,Gobin L,Tassignon MJ.The absorption characteristics of the human cornea in ultraviolet-a crosslinking [J].Eye Contact Lens, 2010,36(2):77-80.

[4] L Kolozsvári, A Nógrádi, B Hopp, et al.UV absorbance of the human cornea in the 240 to 400nm range [J]. Invest Ophthalmol & Vis Sci, 2002, 43(7):2165-2168.

（卫晶仙）

第 22 章 眼表烧伤

眼表烧伤（ocular surface burn）是我国主要的致盲原因之一。热烧伤（thermal burn）和化学烧伤（chemical burn）两者尽管病因不同，但在眼部造成的病理改变和后果基本相同。

第 1 节 病理生理

1. 酸碱烧伤，何者对眼组织损伤最为剧烈

烧伤的严重程度与致伤物、面积、浓烈程度、接触时间密切相关，及时而合理地处理也是减少损失不可忽视的重要因素（图 22-1）。

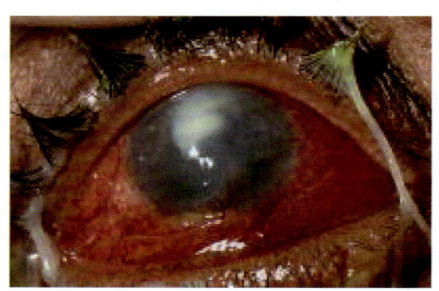

图 22-1 眼表化学伤早期新生血管

热烧伤主要取决于致伤物的温度、接触面积和时间，热直接对眼组织造成损毁。而化学伤则和酸碱的 pH、浓度以及接触时间有直接关系。以前的教科书上总是强调，酸损伤是氢离子损害眼表，导致蛋白质变性、沉淀和凝固，形成一道屏障防止酸的深度渗透，似乎它所造成的损害到此为

止；而碱烧伤主要由碱性物质分解成羟基离子，对细胞膜的脂肪酸起皂化作用，离子又与角膜基质胶原和黏多糖相互作用，助长碱性致伤物更深入地渗透，通过角膜进入前房。如果初学者笃信这种纯化学理论，自然以为酸烧伤要比碱烧伤对眼组织损害小。实际上，两者所造成的伤害，仍然取决于致伤物的浓烈程度和接触时间，强酸的穿透力可以熔化金属，角膜500μm厚度岂能阻挡强酸的渗透？因此，这种理论在临床诊疗上有可能误导经验不足的医师对酸烧伤抱有不切实际的幻想。而且，即使酸烧伤，其病理生理过程也并非到此为止。它和碱性物质一样，激发的白细胞浸润和后续的一系列炎症反应会持续进行，两者对组织造成的损害并无本质区别。

2. 酸和碱对眼组织化学作用的区别

碱烧伤对眼组织的损害主要通过羟基对组织细胞化学结构的作用。高浓度碱性物质造成细胞膜脂肪酸皂化，导致细胞死亡和结构断裂，这一机制毁坏上皮和深层细胞结构。碱也能造成细胞外介质改变，羟基离子与氨基葡聚糖结合使其消失，此外，它可以使胶原纤维肿胀，也可以因为氨基葡聚糖的消失造成间接损害。改变后的胶原更容易被胶原酶溶解。这一系列化学反应发生在所有的细胞和眼组织：结膜、角膜、虹膜、小梁、睫状体、晶状体，还有对血管的凝固作用都将对眼的功能造成严重损害（图22-2）。

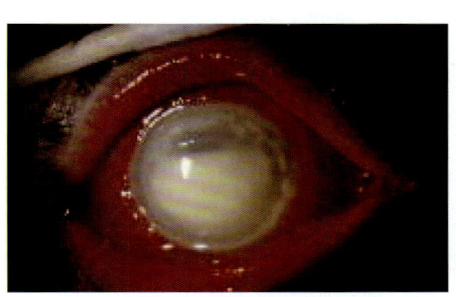

图22-2 眼表碱烧伤，注意严重的结膜反应和角膜基质混浊

酸烧伤主要关联到蛋白质的凝固和沉淀，损害的程度取决于蛋白质和某种酸所含特殊阳离子及其 pH。大多数组织中的蛋白质能与酸结合并缓冲其作用。在角膜基质，酸使胶原纤维缩短和氨基葡聚糖沉淀，致角膜透明性损毁；眼压的急性升高推测也是因为胶原的皱缩；房水 pH 降低和前列腺素水平增高。酸烧伤对细胞酶系统的损害比碱相对要小，因此早期（一周内）一般不容易产生基质溃疡。然而，兔眼实验研究表明，严重的酸烧伤累及睫状体，造成角膜和房水中抗坏血酸水平降低，与碱烧伤不相上下。特别应该提醒的是，氢氟酸具有非比寻常的组织损害作用，它是一种弱酸，经常使用的浓度从 0.5% ~ 70% 不等，其特点是对细胞膜的溶解作用特别强，加上它的分子小，有利于组织渗透进入眼表深层组织，因此比一般的弱酸对眼组织具有更大的毁坏作用。

3. 烧伤以后何时为炎症浸润高峰

眼表烧伤以后，何时为炎症浸润高峰？Ormerod 等人的动物实验对此做出了回答：烧伤后 24 ~ 48 小时，是多形核白细胞浸润的第一个高峰；第二个高峰出现在 10 ~ 14 天，此时，早先浸润的多形核白细胞溶酶体膜破裂，释放出大量胶原酶和其他蛋白水解酶，加速角膜基质板层的无菌性自溶，其过程常常显示角膜中央混浊度逐日减轻，裂隙灯检查发现角膜厚度正在变薄。这种角膜混浊度减轻的假象，有可能误导没有临床经验的医师以为病情正在好转，而实际上因为角膜小板的自溶，正在走向后弹力膜膨出和角膜穿孔的边缘，是一个非常危险的临床阶段。

第 2 节　流行病学调查

按照美国和英国的流行病学统计，眼表化学伤约占急诊眼外伤的 7%。其中 60% 是发生在工作场所的事故，30% 发生在家里，另外 10% 属于刑事犯罪的意外攻击。作者在临床工作中，就遇到过多次急症，犯罪分子专门用强酸泼面，造成眼表严重烧伤。据统计，这些被严重烧伤的患者仅有 15% 获得视觉功能的有用康复。发病不存在种族倾向，男性发病为女性的 3 倍以上。眼表烧伤可发生在任何年龄组，但大多数损伤发生在年龄为 16~45 岁的患者。

Li 等人在中国上海地区 10 年全身化学烧伤的流行病学调查中发现，2001—2010 年间共收治烧伤患者 615 例，平均年龄为（32.1±12.3）岁。其中 562 例（91.4%）为男性，53 例（8.6%）为女性。大多数化学烧伤发生在夏天和秋天，且与工作相关（93%）；其中发生在私人工厂事故的占 70.8%，酸烧伤是最常见的（45.2%）。在所有患者中，47 例有吸入性损伤，94 例伴眼部烧伤，51 例伴其他部位烧伤。合并 67 例化学毒性损伤。

第 3 节　病史和临床症状体征

1. 裂隙灯检查和指测眼压

通常患者会提供一个大概的受伤过程，说明是热烧伤还是化学伤，医师必须彻底搞清楚细节，包括温度范围、酸碱浓度、接触时间，以便确定致伤物的确切性质，因为它关乎病情的严重性、进展过程和预后。主诉特点为极度疼痛、异物感、视力模糊、多泪、畏光、眼表严重充血，而眼表苍白则提示缺血。

初始对眼表的全面而彻底的物理检查，有助于我们对伤情的了解和预后的估计。由于伤后剧烈的眼痛，会给检查设置障碍，为了充分看清楚所有隐蔽的组织损伤程度，必要时可以滴表面麻醉剂，帮助暴露上下穹窿，彻底清楚这些地方残留的致伤物。通过生理盐水的彻底冲洗，务必使眼表的 pH 达到中性。

仔细的裂隙灯检查非常重要，详细记录角膜的清晰度和完整性、角膜缘缺血程度及眼压。角膜缘苍白缺血远比角膜混浊来得重要，因为角膜缘组织的损毁，将切断角膜上皮更新换代的来源，会给眼表结构和功能造成无穷无尽的损害。有些并不严重的烧伤，由于早期角膜上皮处于雾状水肿状态致视力非常低下，而实际上深层组织基本完好，角膜缘也未受到很大伤害，一经上皮修复，视力迅即恢复。所以，如果结膜和角膜缘组织基本完好,则不用对角膜中央区域上皮的损伤和混浊过分担心。通过裂隙灯检查,也能对前房、晶状体有一个大概的了解。总的来说,裂隙灯检查要对角膜缘和结膜损伤的严重程度有一个充分的估计,指测眼压判断睫状体和房水引流系统对将来可能产生的并发症有一个预先估计。

2. 眼表烧伤程度和预后的估计

有关眼表烧伤分度有许多说法,根据作者有限的临床经验,可根据角膜表面、角膜缘与结膜伤害程度、指测眼压和能否透见眼内虹膜与晶状体细节,将其分为四度。

1度:角膜上皮部分缺损,角膜缘和结膜虽有充血但结构完好,预后良好,有望恢复原有视功能。

2度:角膜上皮大部分或完全缺损,基质轻度混浊,尚能看清虹膜纹理,角膜缘缺血范围小于1/3全周,预后良好,及时合理处理,有望恢复大部分原有视功能。

3度:角膜上皮完全缺损,基质中至重度混浊,手电筒彻照尚能看到虹膜,但看不清纹理,角膜缘缺血范围达到2/3全周;预后取决于诊疗水平,要防止眼压升高和无菌性角膜溃疡。如能克服眼压危机和角膜溃疡,争取早日修复眼表上皮和泪膜,则有可能恢复部分有用视力。

4度:角膜上皮全部缺损,基质混浊瓷白色,无法看到虹膜细节,角膜缘360°范围缺血,眼睑变形。这类患者由于角膜缘组织丧失殆尽,溃疡或角膜血管化难以避免,眼压可能升高也可能因睫状体损毁严重而降低;上皮无法自动修复,结膜和泪腺组织残缺,无法为眼表提供泪液。眼睑和结膜缺损也影响后续的康复治疗,故这一组患者基本上终致残盲,如能通过角膜缘干细胞移植或人工角膜植入获得某些有用视力是为大幸。有一部分患者可能因为眼球痨或大面积眼球穿孔。

第 4 节 眼表烧伤的处理

重症眼表烧伤的康复之路漫长而艰辛。20世纪90年代以前,综合治疗方案所能获得的最佳效果，充其量也只能使少数 3 度烧伤患者恢复有限的视力，多数患眼角膜血管化难以避免；4 度烧伤者更是绝大多数角膜血管化，且大部分遗留严重的睑球粘连，是常规角膜移植术的相对禁忌证。个别试图做穿透角膜移植术甚至获得短期透明愈合者，最后仍然逃不过角膜缘干细胞衰竭的厄运，植片最终完全被纤维血管膜取代。这些患者，如能保存器官，绝大部分也只能寄希望于人工角膜。

角膜缘干细胞（limbal stem cells）理论的兴起和羊膜移植术（amniotic membrane transplantation）的临床应用，引领眼表烧伤的治疗走进一个全新的时代。从作者历年来所积累的数百例重症眼表烧伤系统治疗和追访结果以及国内外文献收集到的资料来看，以手术为主导的治疗方案已经取得前所未有的成就。

处理的关键，是在周详的检查下，对每一位患者做出正确而有远见的判断，制订完善的分阶段治疗计划，绝大部分 3 度以下的烧伤病例，均有希望获得有用视力，足以应付日常生活。4 度烧伤患者，则应争取保留眼球器官，在此基础上再创造条件，看能否通过眼表重建或人工角膜达到生活起居自理水平。

1. 紧急处理

所谓紧急处理，是指最早遇到烧伤眼时立即采取的治疗措施。

（1）生理盐水彻底冲洗结膜囊，仔细检查穹隆部有无残留致伤物。

（2）每日 3 次局部滴抗生素防止感染，人工泪液（artificial tears）每日 3 次润滑眼表。

（3）2 度以上烧伤，静脉点滴 1500~2000mg/d 补充维生素 C，防止角膜处于坏血病状态，对改善睫状体的房水分泌或有帮助。

（4）2 度以上烧伤口服泼尼松 30mg/d，3 日后逐渐减量，能够减少多形核白细胞的浸润，减少后续胶原酶的释放。

2. 羊膜贴敷术（amniotic membrane patching）

羊膜贴敷术适合所有 2 度以上烧伤急性期病例，施行手术越早越好，拖延手术只会降低治疗效果。眼睑大体无损而仅角结膜烧伤者，只需做全角膜和巩膜表层羊膜贴敷术，如果烧伤范围累及眼球、穹隆结膜和眼睑者，应该行全眼表羊膜贴敷术，除了球结膜和角膜之外，穹隆部结膜也能受益。

烧伤超过 2 周或已发生角膜自溶等延误最佳手术时机者，仍可按上述方案实施治疗，但疗效大打折扣，术后 3 周角膜上皮化率降低，有时须再次羊膜贴敷；术后睑球粘连发生率增加；角膜血管化范围和严重程度加剧。术后的后续疗法包括：泼尼松 20mg，每日 1 次，口服 5~7 日；术眼轻压绷带 1 周，期间每日或隔日检查，局部滴 0.5%CsA，7 日后拆除绷带，局部抗生素联合 0.5%CsA 每日 3 次点眼，门诊随访。

早期手术的优点：使遭受烧伤摧残但并未死亡的部分上皮基底细胞，特别是角膜缘干细胞免受烧伤后固有的炎症－组织自溶－纤维血管化为特征的多米诺骨牌式恶性循环的继续损害，在羊膜特有的生物学营养支持作用下复苏，重现生机，通过自身代偿性分裂增殖获得眼表重新上皮化；抑制多形核白细胞浸润，截断胶原酶为主的多种蛋白溶酶的主要源头；在炎症渗出高峰期到来以前清创，手术野出血较少，术后羊膜下无积血积液；最大限度地避免了重症烧伤后角膜溃疡、睑球粘连等严重并发症，为伤残眼的后续康复铺平道路。

眼表烧伤患者的康复治疗涉及很多手术，包括眼睑与结膜的整形、眼表重建（ocular surface reconstruction）和人工角膜（keratoprosthesis）植入等，不属于本书探讨内容，有兴趣者，可阅读下列参考文献。

参考文献

[1] 陈家祺，周世有，黄挺，等. 新鲜羊膜移植治疗严重的急性炎症瘢痕期眼表疾病的临床研究 [J]. 中华眼科杂志，2000，36：13-16.

[2] 朱莉，朱志忠，罗勤，等. 角膜上皮移植术治疗角膜缘干细胞功能障碍临床探究 [J]. 眼科研究，2005，23：628-631.

[3] 朱志忠，杜诚，袁非，等. 羊膜贴敷术的改进和临床应用 [J]. 美中国际眼科杂志，2001，1：28-30.

［4］张红敏，王丽娅，朱志忠. 角膜缘干细胞理论的近期进展及其临床意义［J］. 国际眼科纵览，2009，33（5）：310-314.

［5］Ormerod LD, Abelson MB, Kenyon KR.Standard Models of Corneal Injury Using Alkali-Immersed Filter Discs [J]. Invest Ophthalmol & Vis Sci, 1989,30(10):2148-2153.

［6］Tseng SCG,Prabhasawat P,Barton K, et al. Amniotic membrane transplantation with or without limbal allogrfts for corneal surface reconstruction in patients with limbal stem cell deficiency [J]. Arch Ophthalmol,1998,116:431-441.

［7］Kheirkhah A, Johnson DA,Paranjpe DR, et al. Temporary Sutureless Amniotic Membrane Patch for Acute Alkaline Burns [J]. Arch Ophthalmol, 2008,126(8):1059-1066.

［8］Tsubota K,Satake Y,Kaido M, et al. Treatment of severe ocular-surface disorders with corneal epithelial stem cell transplantation [J]. N Engl J Med, 1998,340:1697-1703.

［9］Rama P, Matuska S, Paganoni G, et al. Limbal stem-cell therapy and long-term corneal regeneration [J]. N Engl J Med, 2010,363(2):147-155.

（朱志忠）

第 23 章 眼部爆炸伤

眼部爆炸伤（ocular blast injury）是指爆炸性物体（如烟花爆竹）爆炸后所致的眼部组织损伤，是一种严重的复合性眼外伤，往往双眼同时受累，甚至可造成双目失明的严重后果。

第1节 眼爆炸伤原因及分类

眼爆炸伤由爆炸物爆炸引起，分为闭合性和开放性两种类型。开放性爆炸伤分为裂伤和破裂伤，裂伤又分为穿孔伤、贯通伤及眼内异物。破裂伤特指钝性外力施压于眼球，使眼内压急剧升高所导致的角巩膜全层裂开。

第2节 眼爆炸伤机制

主要是爆炸物通过瞬间的高温高压气浪冲击，使眼组织受到机械性损伤、化学伤及高温物体的灼热伤，受伤的程度与爆炸物的性质有关，如烟花爆竹、雷管等，爆炸可致眼睑及眼球巨大裂伤，眼内、眶内异物存留，视力无光感，膨胀炸药炸伤主要表现为角膜烫伤及化学伤，尤其是碱性物质对眼内组织不可逆的渗透性损伤。

第3节 眼爆炸伤的临床特点

爆炸时的冲击波及爆炸时的碎片同时造成眼部机械伤、异物伤和热烧伤，其对眼部损伤严重且多双眼受累，致盲、致残率极高。眼部爆炸伤根据原因及致伤程度的不同，可有不同的临床表现。眼部损伤的程度与爆炸物的性质、强度及眼部与爆炸物的距离有关，强度越大，距离越近，损伤也就越重。爆炸伤及眼球的各个部位，患者的颜面和眼睑布满大量细小的泥土、碎石、炸药或矿渣，眼睑及颜面严重水肿，双眼难以睁开（图23-1）。角膜及结膜可见多发性异物，深浅不一，异物可进入眼内形成角巩膜穿孔伤、前房积血、外伤性白内障、眼内多发性异物、玻璃体积血、视网膜脱离、眼内炎等（图23-2）。

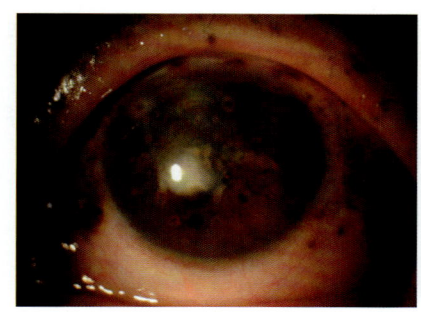

图 23-1 眼球爆炸伤，眼表大量细小炸药及矿渣

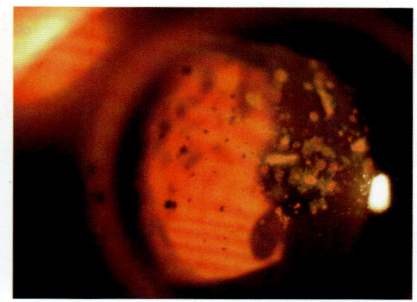

图 23-2 眼球爆炸伤，角膜表面大量细小炸药及矿渣

第 4 节 诊断依据

（1）主诉。患者有明确爆炸伤病史。

（2）体格检查。着重对爆炸伤可能引起的各种眼部损伤进行检查，如眼睑位置、眼球运动、视力、光定位、色觉、屈光间质、视网膜、视神经。

（3）辅助检查。

1) UBM。能清晰显示房角、前房、睫状体和晶状体前部的超声图像，尤其是对角膜混浊的患者具有优势。

2) 眼部 B 超。用来检查屈光间质混浊的患眼的玻璃体和视网膜的超声图像，排除眼内异物和视网膜脱离。

3) 眼眶 CT。通过 CT 可以观察眼眶骨壁的损伤情况和眼内异物的定位。

4）视觉电生理。可以为视网膜和视神经损伤提供客观检查依据。

第 5 节　治疗与预后

初期处理对预后和确定进一步治疗方案有重要意义，复杂眼球爆炸伤通常采取二次手术为宜，初期伤口修复，应以恢复眼球完整性为主要目的。对各种并发症的处理可考虑行二期手术，如感染性眼内炎、脉络膜大出血、晶状体破裂或脱入前房、球内铜质或铁质异物、视网膜裂孔、视网膜脱离、玻璃体积血等。根据病情，二期手术宜在伤后 1~2 周进行。

眼爆炸伤后果严重，如不采取及时有效的治疗措施，常会导致眼内容物脱出，视力丧失，眼球萎缩，甚至导致交感性眼炎。

参考文献

[1] 贾金辰. 眼外伤手术实践与思考［M］. 北京：人民卫生出版社，2013:299-303.

[2] 李秋明，郑广瑛，张金嵩，等. 眼爆炸伤临床分析［J］. 中国实用眼科杂志，2003，21（8）：624-626.

[3] Pieramici DJ, Sternberg JrP, Aaberg TM, et al. A system for classifying mechanical injuries of the eye (globe) [J]. Am J Ophthalmol, 1997, 123:820-831.

（卫晶仙）

第 24 章 眼内异物

眼球发生穿孔伤时如果有异物滞留于眼内，称之为眼内异物或球内异物。

第 1 节 病因及分类

（1）病因：外伤后，眼球发生穿孔伤，异物滞留于眼内。

（2）分类。

1）根据性质分类。①金属异物，约占 95%，其中磁性异物占 78%，非磁性异物占 22%。②非金属异物：约为 5%。

2）根据异物多少分类。①单发异物。②多发异物。

3）根据异物大小分类。①细小异物：异物直径小于等于 0.5mm。②小异物：异物直径大于 0.5mm，小于等于 2mm。③大异物：异物直径大于 2mm，小于 5mm。④巨大异物：异物直径大于等于 5mm。

4）根据异物的位置分类。据统计，已发现的异物种类有角膜深层异物、前房异物、后房异物、睫状体异物、晶状体异物、玻璃体异物、视网膜下异物、眼球壁异物等，其中前房异物约占 6%，后房、睫状体、晶状体及前段玻璃体异物约占 14%，后段玻璃体及视网膜下异物等约占 80%。

第 2 节 临床特点

18%～40% 的开放性眼球外伤会在眼内有异物存留（图 24-1，图 24-2）。异物进入眼内后，因异物大小、性质、部位、数目、有无并发症的不同可有不同的临床表现，轻者可无任何临床症状，甚至不知道异物何时进入眼内；重者可致眼球严重破裂，眼内容大量脱出，使视力瞬间丧失。

眼内异物除了可引起眼部组织结构的直接损伤外，异物的存留还可以引起增生性玻璃体视网膜病变、视网膜脱离、眼铁质沉着症、铜锈症、交感性眼炎等多种并发症，甚至导致眼球萎缩（图24-3）。因此，眼内异物比起单纯眼球穿孔伤，治疗更加复杂，预后更差。另外，异物进入眼内的过程中，有时可将病原微生物带入眼内，引起化脓性眼内炎，严重者甚至需要摘除眼球。

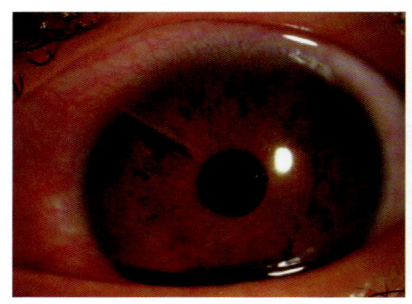

图24-1 角膜穿孔伤

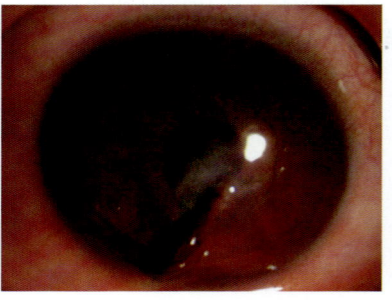

图24-2 角膜穿孔伤伴虹膜嵌顿

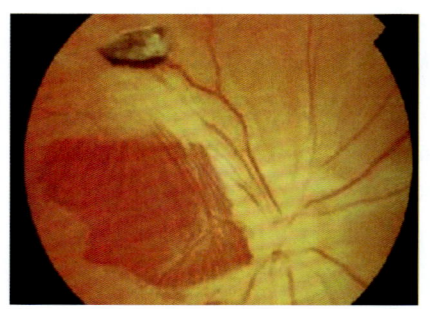

图24-3 眼底彩照示眼内异物

第3节 诊断依据

（1）主诉：凡自诉有眼球穿孔伤而就诊的患者都应考虑眼内有异物留存的可能。

（2）体格检查：应散瞳后仔细检查角膜、巩膜有无穿孔伤，与伤口对应部位的虹膜有无损伤，晶状体是否混浊，玻璃体、视网膜有无异常，是否有并发症出现等，并注意异物的大小、部位，是否为磁性异物，为手术方案的制定提供依据。屈光物质不透明者必须通过影像学检查做出诊断。

（3）辅助检查。

1）眼眶 CT：非接触性异物检出阳性率高，新鲜伤口、陈旧伤口均可应用，可作为眼内异物的常规检查（图 24-4 ~ 图 24-6）。

2）眼部 B 超：对各种金属异物及非金属异物均可很好地显示，并能显示玻璃体视网膜情况，眼球无新鲜伤口时应作为常规检查（图 24-7）。

3）超声生物显微镜（UBM）检查：用于眼前段异物的检查，眼球有新鲜伤口时为检查禁忌证。

4）MRI：可作为眼内及眶内非磁性异物的检查方法之一，无明显特殊优势，眼内磁性异物禁行 MRI 检查。

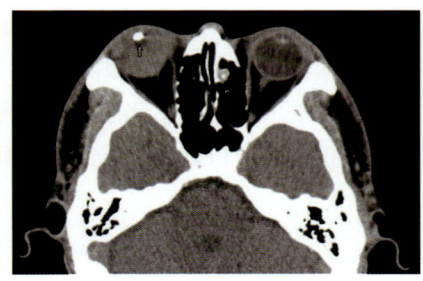

图 24-4　眼眶 CT 示眼内金属异物，可见放射伪影

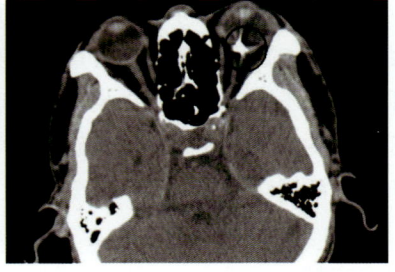

图 24-5　眼眶 CT 示眼内异物刺中视神经（气钉）

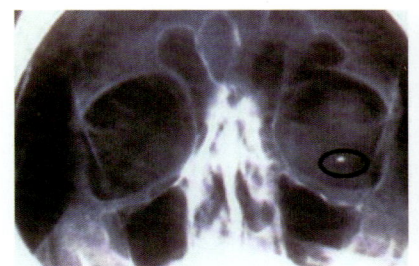

图 24-6　眼眶 CT 示眼内异物

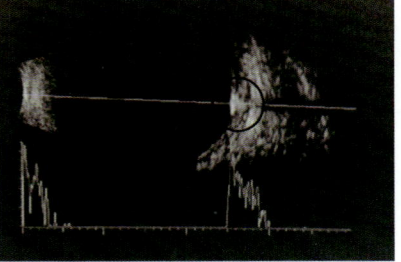

图 24-7　眼部 B 超示眼内异物

5）X 线检查：能真实呈现异物的大小及形状，价格低廉，在眼内巨大异物的形状显示方面具有特殊优势。

第 4 节　治疗与预后

眼内异物宜根据异物的大小、位置、性状采取不同的手术方式，如角膜深层异物可采取角膜直接切开异物取出术、缝针协助异物取出术、角膜 V 形瓣异物取出术或前房异物取出术；前房、后房及晶状体的磁性异物可通过磁铁吸引将异物引导至前房角透明角膜切口取出；玻璃体异物可经睫状体平坦部切口取出或通过玻璃体切割术取出。

眼内炎是眼内异物和异物取出术后发生的严重并发症。发生眼外伤时，细菌经外伤穿孔进入眼内，以玻璃体和晶状体为良好的细菌培养基，在眼内迅速繁殖，对视网膜神经上皮层、玻璃体及睫状体造成损伤，使视功能严重下降甚至导致眼球萎缩。有些迟发性眼内炎早期不容易发现，即使行眼眶 CT 及眼部 B 超检查没有发现异物，也不能完全排除眼内异物。眼内异物术后若发生眼内炎，可行玻璃体切除手术，术后在没有发生视网膜脱离的情况下在眼内填充硅油，可有效防止视网膜和睫状体受到严重损害导致的视功能丧失和眼球萎缩。

参考文献

[1] 贾金辰. 眼外伤手术实践与思考 [M]. 北京：人民卫生出版社，2013：224-255.
[2] 张效房. 眼内异物的定位与摘出 [M]. 北京：科学出版社，2009.
[3] 张金嵩，张效房. 眼内异物的诊断与摘出手术 [J]. 中华眼科杂志，1996，3（1）：70-75.

（卫晶仙）

第 25 章
白内障

白内障一词其实是对一种体征的描述。成熟的皮质性白内障外观上呈白色，视珍可见患者瞳孔区为不透明的白色，阻碍光线进入眼内，因此称之为白内障。

白内障的本质是晶状体蛋白质的变性，任何可能影响晶状体蛋白质变性的因素都会导致白内障，因此白内障的病因非常复杂多变。

第 1 节 白内障的临床分类

（1）先天性白内障。又称为发育性白内障，与胎儿发育障碍以及母体和胎儿的全身性疾病有关。

（2）后天性白内障。

1）年龄相关性白内障，即老年性白内障。该型白内障没有明确的诱因，是年龄相关的退行性病变，分为皮质性白内障、核性白内障及后囊白内障三种，一般 40 岁以后发病。高海拔地区（如青藏高原）居民长期暴露在强烈的紫外线下，白内障发生得早而且进展快，因为紫外线会引起蛋白质变性。高度近视患者的白内障一般以核性为主，进展缓慢，前期表现为近视力下降，同时眼轴的长度无明显变化。

2）并发性白内障。很多眼病都会引起白内障，临床最常见的是反复发作的葡萄膜炎引起的白内障，此类白内障通常为后囊白内障，严重影响视力。

3）外伤性白内障。晶状体挫伤或囊膜破裂，都会导致白内障，发病过程可长可短，某些钝性挫伤导致的白内障甚至在外伤发生十几年后才会明显影响视力，而异物穿通眼球直接损伤晶状体可以导致晶状体在 24 小时内完全混浊。

4）代谢性白内障。最常见的是糖尿病性白内障，其中真性糖尿病性白内障病程发展很迅速，一般 1 个月左右视力从正常降至"光感"或"手动"；而老年糖尿病患者患有年龄相关性白内障的概率很高，但进展比较缓慢。其次是低钙血症引起的白内障，多见于原发性或继发性甲状旁腺功能减退，最常见的原因是甲状腺和甲状旁腺手术。

5）辐射性白内障。见于长期接触放射线的患者，如微波、红外线等，比较典型的是从事玻璃制造、钢铁制造及加工工作的工人，长期接触红外线（高温）易导致白内障，建议此类行业人员加强防护。

6）药物性白内障。最常见的引发白内障的药物是糖皮质激素和缩瞳药，随着临床激素类药物的广泛使用，此类患者日益增多。局部长期点用糖皮质激素滴眼剂比全身使用糖皮质激素更容易引起白内障；长期接触 TNT（三硝基甲苯）、萘等化学物质也会引起白内障。随着劳动保护力度的加强，此类患者将会日益减少。

白内障的症状与白内障的性质、部位、程度直接相关。年龄相关性白内障中，皮质性白内障和核性白内障在早期乃至中期，对视力的影响都不明显，有些患者还可以通过光学眼镜行部分矫正；而后囊白内障明显影响视力，患者视力下降在白内障发生早期就十分显著，即便此时视力表检查结果还在正常范围内。各种类型的白内障进展至末期，患者视力下降都十分严重，甚至仅有光感。晶状体的混浊通常伴随晶状体的膨胀，在某些前房拥挤的患者（如远视）中，容易引起瞳孔阻滞、前房角关闭，导致青光眼发作，而此期患者往往视力已经很差，就诊时不会有视力下降的主诉，只有头痛、呕吐等主诉，首诊医师容易误诊为心脑血管系统和消化系统相关疾病。

第 2 节　白内障的治疗

1. 药物治疗

时至今日尚未发现对白内障有明确疗效的药物，因为白内障的本质是蛋白质变性，对于蛋白质变性的基础研究没有突破性进展，就不会出现相应的有效药物。因此，不建议白内障患者长期采取药物治疗。

2. 手术治疗

手术是公认的治疗白内障唯一有效的手段。手术方法有囊内摘除术、囊外摘除术和超声乳化术。囊内摘除术最为古老，手术时需要在角膜缘做 10mm 以上的大切口，将晶状体连同其囊膜一起完整取出，这种手术创伤大、并发症多，而且由于无法同期植入人工晶状体，患者术后视力很差，已遭淘汰。囊外摘除术是白内障手术技术的革命性进步，切口相对要小，术中在晶状体前表面的囊膜上开口，将晶状体核和皮质取出，因为保留了囊膜（尤其是完整的后囊），患者术后并发症大大减少；同期植入人工晶状体，患者术后视力也有明显提高；超声乳化术是对囊外摘除术的进一步改良，其精髓在于 3mm 甚至更小的切口，混浊的晶状体在囊袋内被超声波驱动的针头打碎、乳化、吸出，同期植入折叠式人工晶状体，创伤愈合和视觉功能恢复都更好。随着超声乳化术的广泛开展，越来越多的医师和患者选择这种微创手术来提高生活质量。需要注意的是以下 3 个问题。

（1）超声乳化术是否能解决所有的白内障问题。笔者的意见是，超声乳化术适合绝大部分患者，对于某些硬度极高的白内障，超声乳化术与囊外摘除术相比没有更多优越性，因为需要将极硬的白内障打碎所需的能量和时间都超出常规范围，由此带来的热损伤和物理损伤会更大，对高龄患者来说，可能会在术中导致过多的角膜内皮细胞丢失。对于这类患者，手术医师应该谨慎选择手术方式。

（2）人工晶状体应该如何选择。晶状体本身有很强的屈光作用，混浊的晶状体被去除以后，眼球的光学系统缺少了一个透镜，成像能力受到很大影响。人工晶状体是仿生工程的杰作，其主要作用是取代晶状体的透镜功能。1949年英国的里德利医师植入了第一枚人工晶状体，时至今日已经有多种人工晶状体供医师和患者选择。目前，人工晶状体的研究方向是微创（通过更小的切口植入）、更好的视觉质量（消除像差、纠正散光、可调节）、尽可能低的后发性白内障发生率。随着人工晶状体功能的多样化，如何选择合适的人工晶状体成为摆在患者和手术医师面前的现实问题。笔者的意见是，患者应该尽可能详细地向手术医师说明自己的日常生活习惯和术后视觉期望，然后由手术医师根据患者的诉求和客观检查情况综合考虑来选择人工晶状体，双方的沟通和告知非常重要。

（3）手术时机的选择。患者经常困惑的问题是应当什么时候做手术，这个问题也经常困扰手术医师。白内障手术是一种提高生活质量的医疗技术，因此一般而言白内障手术的时机是由患者来决定的，换句话说，什么时候手术取决于患者对生活质量的要求。早期的白内障手术用于脱盲、脱残治疗，患者的要求仅限于恢复生活自理能力。随着社会的发展和生活水平的提高，患者的诉求和期望也逐渐提高，比如要求恢复阅读能力、能够开车等。上海市曾以矫正视力低于0.3（小数表示法）作为手术适应证，目前的标准是矫正视力低于0.5，社会的发展可见一斑。有些白内障手术是必须尽快进行的，比如晶状体膨胀导致的青光眼，或是患者有眼底疾病需要进行精细的眼底检查（如荧光素眼底血管造影）和治疗（如视网膜光凝术、光动力学治疗）等情况，需要及时接受白内障手术。

第3节　白内障手术后需要注意的几个问题

1. 术后用药

一般术后点用糖皮质激素滴眼剂不超过4周，术后2周内4~6次/天，2周以后2次/天。如果没有特殊情况，长期使用滴眼剂完全没有必要，而且长期使用糖皮质激素滴眼剂会导致激素性青光眼的风险明显升高。

2. 后发性白内障

现代白内障手术保留了晶状体的后囊，因此手术中无法完全清除晶状体内的细胞成分，残留的晶状体上皮细胞的增殖、迁移、纤维变性会导致后囊膜的混浊，患者在主观感觉上就好像白内障又发生了。Nd+3：YAG激光后囊膜切开术可以有效地治疗后发性白内障，门诊即可完成，一般数分钟即可，患者没有痛苦。只有极少数非常致密的后发性白内障无法用激光切开，此种情况下需要进行手术治疗。

3. 术后视力矫正

目前植入的人工晶状体绝大部分仍旧是单焦点人工晶状体，因此，大量的患者还需要通过佩戴眼镜来阅读或者获得良好的远视力。一般来说，建议患者术后 3 个月做验光检查并配镜，此时手术创伤已经恢复，人工晶状体在囊袋内已固定，视力也趋于稳定。

参考文献

[1] Sommer A, Taylor HR, Ravilla TD, et al. Challenges of ophthalmic care in the developing world. Council of the American Ophthalmological Society [J]. JAMA Ophthalmol, 2014, 132(5):640-644.

[2] Sikder S, Tuwairqi K, Al-Kahtani E, et al. Surgical simulators in cataract surgery training [J]. Br J Ophthalmol, 2014, 98(2):154-158.

（王历阳）

第 26 章 多焦点人工晶状体与可调节人工晶状体

随着年龄增长，晶状体逐渐变得混浊，颜色变为黄色或者棕色，就会发生白内障。由于白内障的影响，进入眼内的光线在到达视网膜之前就会被晶状体散射，成像因此变得模糊、发暗、色泽变淡。白内障带来的问题还包括：驾驶困难，夜间视物困难，看电子显示屏困难，眼镜的屈光度数频繁变更等。与此同时，40岁左右起眼内的晶状体变硬，弹性下降，眼在远近目标之间的调节对焦能力下降，这就是老视。老视的主要表现为难以看清电子显示屏，丧失近距离阅读能力，需要借助"老花"眼镜或者双光眼镜才能阅读，习惯将书本等放置于远距离处阅读等。

如今常规白内障超声乳化术联合单焦点人工晶状体植入术可恢复良好的远视力，但是并不能改善与老视有关的近视力、中间视力的丧失。解决这一问题的方法包括单眼视、多焦点人工晶状体与可调节人工晶状体植入术。后两者相比单眼视方案，可以提供双眼平衡的远近视力，也是目前临床上的常用方案，可以解决近视、远视及老视的问题，减少患者对框架眼镜及角膜接触镜的依赖。

第 1 节　多焦点人工晶状体

根据同时知觉原理，如果不同距离的光线聚焦屈光力之差大于或等于3D，二者在视网膜上产生的物像差别过大，那么大脑皮质不能将两个物像融合，于是选择与被注视物体更接近、更清晰的物像，抑制另一个物像。因此,根据这个原理,多焦点人工晶状体在光学区内设计有不同的屈光度区域,分别供患眼远、近视物使用,这也被称为假性调节能力。

根据光学设计原理,多焦点人工晶状体分为折射型人工晶状体、衍射型人工晶状体、折射衍射混合型人工晶状体等。

1. 折射型人工晶状体

折射型人工晶状体光学部表面多由 3~5 个非球面同心环构成,不同同心环具有不同的屈光力,使光线经折射后形成由远到近较广泛的焦点范围。Array® 多焦点人工晶状体(AMO 公司)是临床广泛使用的折射型多焦点人工晶状体,它于 1997 年获得美国食品药品监督管理局(FDA)批准上市(图 26-1)。其光学区前表面有 5 个同心环,1、3、5 环为视远焦点区,2、4 环为视近焦点区。中央部分屈光力较周边部分高 +3.50D,用于视近,周边屈光力低,用于视远。当入射光进入眼内后,50% 的光能汇聚在远焦点,37% 的光能汇聚在近焦点,余下 13% 的光能聚在中间焦点。然而,该款折射型多焦点人工晶状体受瞳孔直径和晶状体偏位影响较大。2005 年 AMO 公司另一款折射型人工晶状体 ReZoom® 获得 FDA 批准上市。ReZoom® 的光学部设计经过优化处理,对对比敏感度的影响较小,中距离视力效果较好。

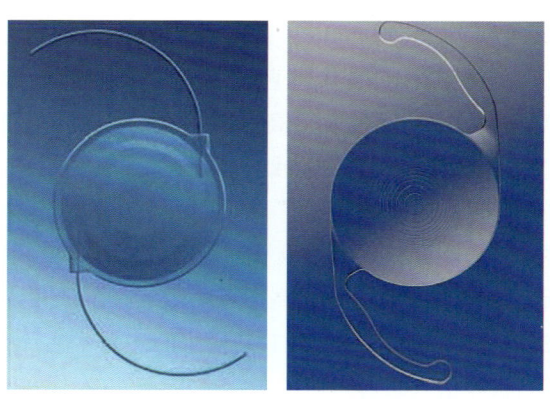

图 26-1 Array® 折射型多焦点人工晶状体与 AcrySofReSTOR® 渐进衍射型多焦点人工晶状体

2. 衍射型人工晶状体

衍射型人工晶状体光学部表面有 20~30 个同心圆性质的显微坡环，利用光的衍射原理，同一光线同时形成近焦点或远焦点。衍射型多焦点人工晶状体远近焦点的光线分配形式有 2 种，一种为均等光能分配，另一种为不均等光能分配。衍射型多焦点人工晶状体的最大优点为衍射区域均参与双焦点的形成，所以远近焦点不受瞳孔大小、晶状体移位的影响。

CeeOn 811E®（Pharmacia 公司）是早期的衍射型人工晶状体的代表产品。而新型全光学面衍射型人工晶状体的代表是 TECNIS® 多焦点一片式人工晶状体（AMO 公司，2009 年上市）。该晶状体的衍射环位于后表面，附加屈光度为 +4.0D，相当于框架眼镜平面 +3.2D，使得最佳阅读距离在 30~35cm。TECNIS® 具有无瞳孔依赖性的全衍射光学表面设计，可提供高质量的视觉，尤其能够提供暗光、大瞳孔条件下的优异视力表现。TECNIS® 多焦点人工晶状体的光线分配为视远及视近各为 50%，即得到远近相同的视觉效果。美国的 TECNIS® 多焦点人工晶状体临床试验中，近 92.1% 的患者术后一年的远视力不低于 0.8，同时在视远矫正状态下的近视力不低于 0.6。

3. 折射衍射混合型人工晶状体

ReSTOR® 是 Alcon 公司 2005 年推出的一款渐进衍射型多焦点人工晶状体（图 26-1）。该人工晶状体直径为 6mm，前表面中心 3.6mm 区域内为连续渐进衍射环，不过阶梯高度由中央的 1.3μm 逐渐降至周边的 0.2μm，阶梯宽度也以同样规律递减；外周区域则为折射区，可以提供 +4.0D 的附加近视力。"阶梯渐进式"衍射结构与周边折射区相融合，使得随着瞳孔增大，光能分布逐渐偏重于远距离焦点，将夜间视觉干扰减至最小，同时渐进阶梯设计也明显提高了近距离成像的质量。在 FDA 的临床研究中，75.7% 植入 ReSTOR® 人工晶状体的患者术后无须佩戴眼镜，而单焦点人工晶状体植入患者术后的脱镜率仅为 7.7%。2008 年 ReSTOR® 的新一代产品也获准上市，它提供了 +3.0D 的附加近视力，能够较前一代产品具有更好的中间距离视力。

TECNIS® 多焦点人工晶状体的 +4.0D 近距离附加屈光度与 Alcon 公司的 ReSTOR®+4.0D 非球面人工晶状体具有相同的近距离附加屈光度，但并不意味着两者的近焦点相同。理论上，TECNIS® 多焦点人工晶状体的设计方案会使得其近焦点较 ReSTOR®+4.0D 非球面人工晶状体略远，主要原因是衍射表面位置不同所致。TECNIS® 多焦点人工晶状体的衍射环位于光学部后表面，而 ReSTOR® 人工晶状体的衍射环位于前表面。以 20D 人工晶状体举例说明，当其他因素都一致时，由于 TECNIS® 多焦点人工晶状体的衍射环在眼内的位置较 ReSTOR® 人工晶状体偏后（相差的距离大致相当于人工晶状体厚度），其有效的附加屈光度较后者减少约 0.3D（阅读距离约变远 2.54cm）。

虽然，多焦点人工晶状体与可调节人工晶状体相比能使患者获得更好的近视力，但是由于多焦点人工晶状体将入射光进行折射或是衍射后在视网膜形成多重影像，所以始终存在由于光能分配造成的对比敏感度下降以及眩光、光晕等缺点，也存在需要大脑重新对物像认识的过程，因此，对于多焦点人工晶状体的发展还是具有很多争论。

第 2 节　可调节人工晶状体

可调节人工晶状体的历史可追溯到 20 世纪 80 年代。卡明通过对植入带袢人工晶状体的患者进行术后随访，在缩瞳药毛果芸香碱与散瞳药环喷托酯作用下，植入的人工晶状体在睫状肌收缩时可以有 0.7mm 的位移。这种通过睫状肌的收缩使人工晶状体沿视轴位移或使其光学部变形的能力称为真性调节。目前临床上常用可调节人工晶状体有 2 大类：单光学面可调节人工晶状体、双光学面可调节人工晶状体。

1. 单光学面可调节人工晶状体

单光学面可调节人工晶状体主要依赖于袢的设计，在睫状肌或者玻璃体作用下袢的屈伸运动使光学部前后位移。光学部每向前位移 1mm 相当于增加 0.8~2.3D 的调节力。具有代表性的产品是 Bausch & Lomb 公司的 Crystalens® 系列、Human-Optic 公司的 1CU® 系列及 Lenstec 公司的 Tetraflex® 系列。

（1）Crystalens® 系列可调节人工晶状体。Crystalens AT-45 可调节人工晶状体是首个通过美国食品药品监督管理局（FDA）认证（2003）的可调节人工晶状体，是硅凝胶材料制成的后房型人工晶状体，其光学面直径为 4.5mm，总长度为 11.5 mm，有 2 个相对细长的梯形襻，可使人工晶状体光学部的位移最大化（图 26-2）。据 FDA 临床研究显示，术后 1 年，双眼植入 Crystalens AT-45 的患者中，93.5% 的患者裸眼近视力达 20/32 及以上，100% 的患者裸眼中间视力（距离 80cm）达 20/32 及以上，97.6% 的患者裸眼远视力达 20/32 及以上。双眼植入 Crystalens IOL 可调节人工晶状体的患者的裸眼远近视力明显优于植入传统单焦点人工晶状体的患者。然而，Macsai 等人的研究表明，双眼植入 Crystalens AT-45 后，利用动态视网膜检影法和单眼离焦法测其调节力为（2.42±0.38）D 和（1.74±0.48）D，而双眼单焦点人工晶状体植入后同法测定其调节力为（0.91±0.24）D 和（0.75±0.25）D。2003 年，Crystalens HD 可调节人工晶状体通过 FDA 认证上市。它在 Crystalens AT-45 基础上增加了非球面表面设计，该设计可减少球差并使焦深进一步增加，目的是在提高近视力的基础上不牺牲中间视力及远视力。

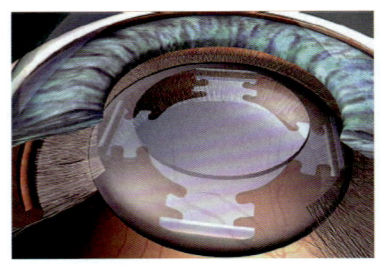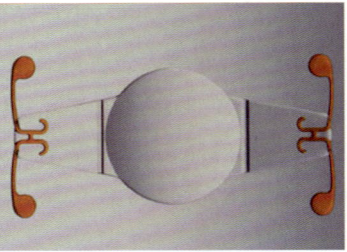

图 26-2　1CU® 可调节人工晶状体与 Crystalens AT-45 可调节人工晶状体

（2）1CU® 可调节人工晶状体。

德国 HumanOptic 公司生产的 1CU 为一体式可折叠后房型人工晶状

体,其光学部直径为5.5mm,全长为9.8mm,由亲水丙烯酸材料制成,吸收紫外线,屈光指数为1.46,光学部为双球面方边,并有4个弹性方形袢,在睫状肌收缩时晶状体悬韧带松弛,后囊膜受到玻璃体的压力使晶状体的弹性方形袢变形,晶状体光学部前移而改变眼的屈光状态(图26-2)。

在术后调节力方面,哈曼等人的研究表明,双眼植入1CU术后3个月,利用调节近点及单眼离焦法测得1CU植入组的调节力分别为(2.49±0.87)D及(2.24±0.61)D,而单焦点人工晶状体植入组调节力为(2.05±0.77)D及(1.77±0.53)D。术后18个月,利用调节近点及单眼离焦法测得1CU植入组的调节力分别为(2.80±1.18)D及(2.47±0.80)D,而单焦点人工晶状体植入组调节力仅为(2.34±1.36)D及(2.15 4-0.77)D。

研究表明,1CU IOL植入者的后囊膜混浊发生率升高,影响人工晶状体的调节力。针对后囊膜混浊,使用Nd:YAG激光后囊膜切开治疗后,人工晶状体的调节力较治疗前有所提高,但无显著性差异。

(3)Tetraflex® 可调节人工晶状体。

福来视(TetraflexTM®)是Lenstec公司生产的可调节人工晶状体,由亲水性丙烯酸酯材料制成,光学部直径为5.75 mm,全长为11.2 mm,采用获得专利的5°4触角的袢设计,整个晶状体稍微向前倾斜5°,理论上当睫状肌在调节过程中收缩,所有的力将被最大化利用。采用直角缘设计,使后发障发生率降低。桑德斯等人的研究表明,单眼植入Tetraflex术后6个月,45%~47%的患者裸眼近视力达20/40以上,63%的患者矫正近视力在20/40以上,92.2%的患者裸眼远视力达20/40以上,98.7%的患者最佳矫正远视力达20/40以上。所有患者术后调节力在1D以上(术后1个月98%的患者调节力在1D以上,术后3个月和6个月100%的患者调节力在1D以上),其中75.5%的患者术后6个月调节力达2 D以上。

2. 双光学面可调节人工晶状体

双光学面调节建立在两个光学面相对位移的基础上,有双倍于单光学面人工晶状体的调节力。同样是 19D 的人工晶状体，单光学面人工晶状体仅能产生 1.2 D 的调节力，而双光学面人工晶状体可产生 2.2D 的调节力。代表性产品主要有 Synchrony（Visiogen 公司，现被 AMO 公司收购）。

Synchrony 是第一种用于临床的双光学面可调节人工晶状体，前光学面为 +30D ~ +35D 凸透镜，后光学面为可选择的凹透镜，两者通过最优化弹性拱形裨相连。囊袋收缩时可将向心力传递给晶状体光学部，使前置凸透镜向前移动，凸－凹透镜间距离增加，从而改变其总屈光度数。若前光学面为 +32D，则前光学面向前位移 1mm 可使调节力增加 2.6D。

Ossma 等人的研究发现植入 Synchrony 人工晶状体术后 6 个月，79% 的患者裸眼远视力达 20/40 以上，所有患者的最佳矫正远视力及裸眼近视力达 20/40 以上。利用离焦曲线分析，Synchrony 植入组调节力达（3.22 ± 0.88）D，而单焦点人工晶状体植入组调节力仅为（1.65 ± 0.58）D。目前 Synchrony 已经在欧洲市场上开始了小规模的商业化应用。

理想的人工晶状体植入使患者拥有完整的远、中、近视力和良好的视觉质量且几乎没有并发症。虽然可调节人工晶状体在光学质量上要优于多焦点人工晶状体，但调节力仍欠满意，因此，更符合生理状态且能够同时兼顾远近视力的人工晶状体有待进一步研究发展。

参考文献

［1］Comander J, Pineda R. 2nd: Accommodating intraocular lenses: theory and practice [J]. International ophthalmology clinics, 2010, 50(1):107-117.

［2］Davison JA, Simpson MJ. History and development of the apodized diffractive intraocular lens [J]. Journal of cataract and refractive surgery, 2006, 32(5):849-858.

［3］TECNIS® Multifocal Foldable Acrylic Intraocular Lens Package Insert. Z310677 Rev 02 109 Advanced Medical Optics Inc 2010.

［4］Mesci C, Erbil HH, Olgun A, et al. Visual performances with monofocal, accommodating, and multifocal intraocular lenses in patients with unilateral cataract [J]. American journal of ophthalmology, 2010,

150(5):609-618.

[5] Kim MJ, Zheleznyak L, Macrae S, et al.Objective evaluation of through-focus optical performance of presbyopia-correcting intraocular lenses using an optical bench system [J]. Journal of cataract and refractive surgery, 2011, 37(7):1305-1312.

[6] Nawa Y, Ueda T, Nakatsuka M, et al.Accommodation obtained per 1.0 mm forward movement of a posterior chamber intraocular lens [J]. Journal of cataract and refractive surgery, 2003, 29(11):2069-2072.

[7] Macsai MS, Padnick-Silver L, Fontes BM. Visual outcomes after accommodating intraocular lens implantation [J]. Journal of cataract and refractive surgery, 2006, 32(4):628-633.

[8] Harman FE, Maling S, Kampougeris G, et al.Comparing the 1CU accommodative, multifocal, and monofocal intraocular lenses: a randomized trial [J]. Ophthalmology,2008, 115(6):993-1001.

[9] Sanders DR, Sanders ML.Visual performance results after Tetraflex accommodating intraocular lens implantation [J]. Ophthalmology, 2007, 114(9):1679-1684.

[10] McLeod SD, Vargas LG, Portney V, et al.Synchrony dual-optic accommodating intraocular lens. Part 1: optical and biomechanical principles and design considerations [J]. Journal of cataract and refractive surgery, 2007, 33(1):37-46.

[11] Ossma IL, Galvis A, Vargas LG, et al.Synchrony dual-optic accommodating intraocular lens. Part 2: pilot clinical evaluation [J]. Journal of cataract and refractive surgery, 2007, 33(1):47-52.

（陈　旭）

第 27 章
青光眼

青光眼（glaucoma）是一组眼病，它是指因眼压超过眼球内组织（尤其是视网膜和视神经）所能承受的限度，而造成的不可逆的视神经乳头凹陷性萎缩和视野缺损。如不及时采取有效的治疗，视野将全部丧失，最终导致失明。在全球，青光眼是仅次于白内障的致盲性眼病。

眼压是眼球内容物作用于眼球壁的压力，正常人的眼压是10～21mmHg。正常眼压对于保持眼球固有形态、维持屈光间质的透明性和眼球正常生理功能有着重要的意义。病理性的眼压升高是青光眼发生的重要危险因素。目前青光眼的主要治疗措施是控制眼压，阻止或延缓视网膜神经节细胞的死亡，保护视功能。

根据病因学、解剖学和发病机制等，临床上通常将青光眼分为原发性青光眼、继发性青光眼和发育性青光眼三大类。①原发性青光眼（primary glaucoma），这类青光眼的病因尚未完全阐明，因而称为原发性青光眼；②继发性青光眼（secondary glaucoma），由眼部其他疾病或全身性疾病等明确病因所致的一类青光眼；③发育性青光眼（developmental glaucoma），为眼球在胚胎期和发育期内房角结构发育不良或发育异常所致的一类青光眼。

根据青光眼发作时房角的开放状态和发病机制，青光眼可分为闭角型青光眼和开角型青光眼。

第1节 闭角型青光眼

闭角型青光眼（angle-closure glaucoma）是由于前房角被周边虹膜组织阻塞，导致房水流出受阻、眼压升高的一类青光眼。目前我国闭角型青光眼的患病率为1.79%,40岁以上人群的患病率为2.5%,闭角型青光眼是我国最常见的青光眼类型。

1. 病因和发病机制

闭角型青光眼的发生要具备2个因素:眼球解剖结构的异常和诱发机制的存在。

(1)解剖因素。

正常前房角(anterior chamber angle)见图27-1及图27-2。表27-1为中华医学会眼科学分会推荐的Scheie前房角分类方法。闭角型青光眼的眼球有特征性的解剖结构:前房较浅(尤其周边前房);角膜较小;晶状体相对较大、较厚,位置相对偏前;眼球轴长较短,眼前段相对狭小拥挤,狭窄的前房角容易关闭堵塞。

表27-1　Scheie前房角分类法

前房角分类	解剖特点
宽房角(W)	可见全部房角结构
窄房角Ⅰ	仅见变窄的睫状体带
窄房角Ⅱ	仅见巩膜突
窄房角Ⅲ	仅见前部小梁网
窄房角Ⅳ	仅见Schwalbe线

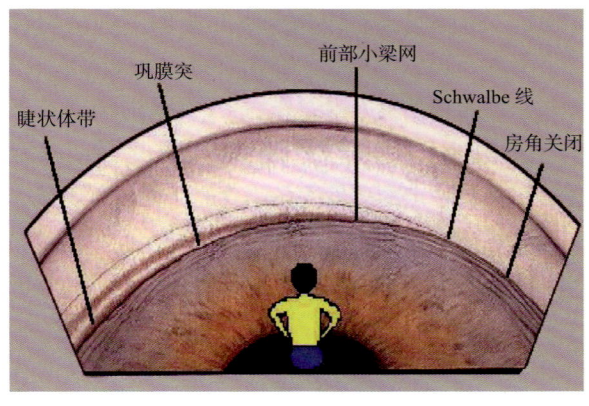

图27-1　前房角镜检查下看到的房角结构模式图

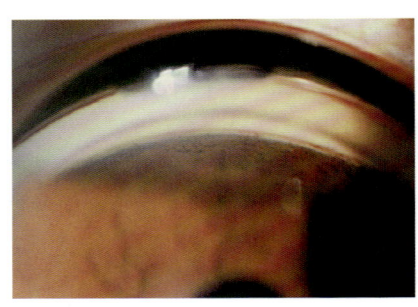

图 27-2　正常开放的前房角，可见所有解剖结构

（2）诱发因素。

临床上最多见的诱发因素是情绪剧烈波动（大喜、大悲），其他诱发因素有过度疲劳、近距离用眼过度、暗室环境、全身性疾病等，这些因素可以共同导致狭窄的房角堵塞、关闭，致使青光眼发病。

2. 临床表现

闭角型青光眼有急性和慢性两种临床表现类型。

（1）急性闭角型青光眼（acute angle-closure glaucoma）。由于前房角关闭突然且范围较大，因此一般有眼压升高的明显表现。根据其临床发展规律，可分为 4 个阶段。

1）临床前期。指患眼具有闭角型青光眼的解剖结构特征——浅前房、窄房角等，但尚未发生青光眼。临床前期有两种情况。一种情况是具有明确的对侧眼急性闭角型青光眼发作病史，而该眼却从未发作过。另一种情况是没有闭角型青光眼发作史，但有明确的急性闭角型青光眼家族史，眼部检查显示具备一定的急性闭角型青光眼的解剖特征，暗室激发试验可呈阳性表现。

2）发作期。一旦周边虹膜堵塞了前房角，房水不能外流，眼压会立即上升，随之出现一系列临床症状，即为闭角型青光眼的发作。根据临床表现，发作可分为两类。一类是典型的大发作，即急性大发作，患者出现明显的眼痛、头痛，甚至恶心、呕吐等症状。视力可明显减退，仅存光感。眼部检查可见球结膜水肿，睫状充血或混合充血，角膜水肿且呈雾状混浊，瞳孔扩大，多呈竖椭圆形或偏向一侧，对光反应消失，前房很浅，眼底则常因角膜水肿而难以窥见（图 27-3a）。测量眼压多在 50mmHg 以上。发病时间较长的患眼可见虹膜色素脱落以及虹膜扇形萎缩。晶状体前囊下可呈现灰白色斑点状或斑片状混浊，称为青光眼斑（图 27-3b）。急性发作如未能及时得到控制，眼压水平过高时，可在短期甚至数日内导致失明。另一类发作是不典型发作，也称小发作。临床特点是患者自觉症状轻微，仅有轻度眼部酸胀、头痛。视力影响不明显，但有雾视、虹视现象。眼前部可以没有显著的充血、水肿，角膜透明度稍有减退，只有在裂隙灯检查时，才可能看到轻度角膜上皮水肿，前房较浅。眼压一般在 30～50mmHg。发作时间短暂，经休息后可自行缓解。

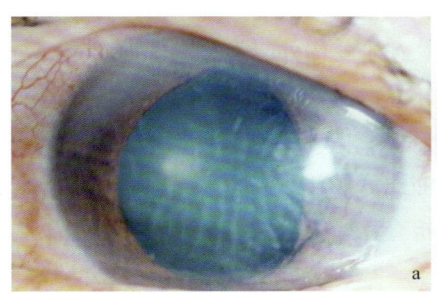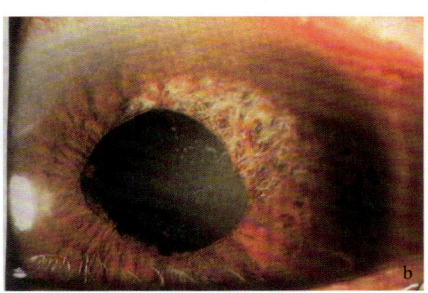

图 27-3　急性闭角型青光眼大发作时的眼前段照片。角膜水肿，后弹力层皱褶，前房浅，瞳孔竖椭圆形（a）；青光眼大发作后虹膜萎缩以及晶状体前囊下白色斑片状混浊（b）

3）间歇缓解期。闭角型青光眼发作经过治疗或自行缓解后，关闭的前房角又重新开放，眼压下降，病情可得到暂时缓解或稳定，称为间歇缓解期。

4）慢性进展期。前房角关闭过久，周边部虹膜与小梁网组织产生了永久性粘连，眼压逐渐持续升高，病程转入慢性期而继续发展，称为慢性进展期。早期视盘尚正常，到一定阶段时，视盘就逐渐凹陷和萎缩，视野也开始受损并逐渐缩小，最后完全失明（绝对期）。

（2）慢性闭角型青光眼（chronic angle-closure glaucoma）。这类青光

眼的眼压升高也是由于周边虹膜与小梁网发生粘连所致，但其房角粘连是缓慢发展的，所以临床上没有眼压急剧升高的相应表现，眼前段组织也没有虹膜萎缩、瞳孔变形等急性闭角型青光眼的表现。视神经乳头则在高眼压的持续作用下，逐渐形成凹陷性萎缩，视野也随之发生进行性损害。

3. 诊断与鉴别诊断

急性闭角型青光眼发作易被误诊为急性虹膜睫状体炎，这时的鉴别诊断有几点很重要：闭角型青光眼发作后瞳孔常扩大，前房浅，房角窄，还可以从对侧眼也存在的闭角型青光眼解剖特征来协助诊断；而急性虹膜睫状体炎的瞳孔常缩小，前房深度和房角均正常，对侧眼的正常解剖结构也有助于鉴别诊断。另外，急性闭角型青光眼大发作时患者有头痛、恶心、呕吐等症状，有时会被误诊为偏头痛、急性肠胃炎等。

慢性闭角型青光眼除了视物模糊、视野缺损外，常缺乏自觉症状，如果检查不细致，易被漏诊或误诊为老年性白内障等而贻误有效的治疗。如果患者年龄在 40 岁以上，特别是女性患者，具有前房浅、房角窄的解剖特点，并有发作性的虹视、雾视、头痛或鼻根部酸胀等病史，均应怀疑其为慢性闭角型青光眼，应进行细致的检查和严密随访，必要时可考虑激发试验以明确诊断。

裂隙灯检测周边前房深度对发现临床前期闭角型青光眼有实用价值，有学者曾对 40 岁以上受检者的 602 只正常眼和 560 只已确诊的闭角型青光眼做比较研究，发现 602 只正常眼中，有 456 只眼周边前房深度大于等于一个角膜厚度，而 560 只闭角型青光眼中，有 545 只眼周边前房深度小于等于一个角膜厚度。在基层青光眼普查中，单用裂隙灯检查就能对临床前期闭角型青光眼起到筛查作用。

4. 治疗

闭角型青光眼的诊断一旦确立，就应根据其所处的不同阶段及时给予相应的治疗。

（1）临床前期。治疗目的是预防发作，及时行周边虹膜切除（开术，解除瞳孔阻滞（图27-4）。对于暂时不愿手术者应预防性滴用缩瞳剂（常用的是1%的毛果芸香碱，2~3次/天），并定期随访。

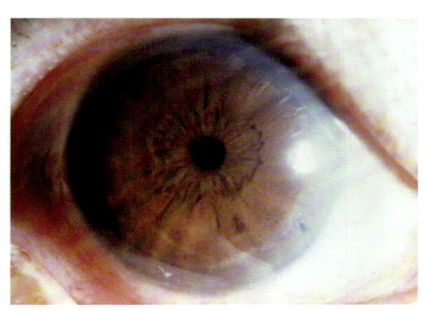

图27-4　临床前期青光眼行激光周边虹膜切开术后

（2）急性发作期。应全力抢救，在最短的时间内控制高眼压，减少视功能的损害并防止房角形成永久性粘连。降低眼压治疗常采用促进房水引流、减少房水生成和高渗脱水三种手段联合应用的方法。首先在眼局部频滴缩瞳剂（常用1%毛果芸香碱，可每15分钟1次），眼压下降后或瞳孔恢复正常大小时逐步减少用药次数，最后维持在3次/天。如果发作眼充血明显，甚至有前房纤维素性渗出，可局部或全身应用糖皮质激素制剂，有利于患眼反应性炎症消退，减少房角永久性粘连的发生。可合并应用高渗脱水剂和抑制房水生成的药物。临床使用时应注意老年患者，尤其是高血压、心功能不全和电解质紊乱的患者的全身状况，以免发生意外。房水生成抑制剂有眼局部应用和全身应用两类。全身应用的主要是碳酸酐酶抑制剂，眼局部应用的主要有碳酸酐酶抑制剂和β-肾上腺素受体（β-受体）阻滞剂。

急性发作的患眼，如果采取上述治疗措施后3天内眼压仍持续在60mmHg以上，则应考虑手术治疗。术前术后加强糖皮质激素的应用，可降低手术失败的可能性。如果药物治疗能控制眼压，则可参照不典型发作控制后的处理原则，选择做眼内或眼外引流手术。

闭角型青光眼的不典型发作一般能较快被控制，常采用缩瞳剂、β-

受体阻滞剂、碳酸酐酶抑制剂联合应用的方法。如果眼压不再升高,房角大部分或完全开放,可做周边虹膜切除(开)术。另一方面,如果眼压再度回升,则表示房角的房水引流功能明显受损,只能选择眼外引流手术。

(3)间歇缓解期。治疗目的是阻止病程进展。因房角完全或大部分开放,眼压正常,进行周边虹膜切除(开)术,解除瞳孔阻滞,防止房角关闭。暂时不愿手术者,则应在滴用缩瞳剂的情况下加强随访。

(4)慢性进展期。治疗目的是控制眼压。因房角已大部分粘连或全部粘连,房水引流功能已失去代偿,眼压升高,只能选择眼外引流手术。

(5)慢性闭角型青光眼。早期病例及视神经功能相对正常的眼,处理原则同急性闭角型青光眼的临床前期和间歇缓解期。对于中、晚期的病例,因房角大多数失去正常房水引流功能,则只适合选择滤过性手术,同时应给予神经保护治疗。

(6)绝对期的青光眼。治疗目的仅在于解除症状,选择破坏性手术以减轻患者的痛苦。可以选择睫状体冷凝术或光凝术,或行眼球摘除术。

第 2 节　原发性开角型青光眼

原发性开角型青光眼(primary open angle glaucoma,POAG),又称慢性开角型青光眼、慢性单纯性青光眼等。

1. 原发性开角型青光眼的特征

(1)存在典型的青光眼性视神经乳头和视野损害。

(2)前房角开放。

(3)开角型青光眼的病程进展较为缓慢,且多无明显症状,不易早期发现,具有更大的危险性。

(4)流行病学调查发现,开角型青光眼的患病率远高于闭角型青光眼。随着年龄增大,其发病率增高。原发性开角型青光眼具有家族遗传性,同胞比双亲或子女的发病率要高。糖尿病患者、甲状腺功能低下者、患有心血管疾病和血液流变学异常者、近视眼患者,以及视网膜静脉阻塞患者等是原发性开角型青光眼的高危人群。

（5）开角型青光眼的眼压升高是小梁途径的房水外流排出系统病变使房水流出阻力增加所致。

2. 临床表现

（1）症状。开角型青光眼在早期几乎没有症状，眼压波动较大或眼压水平较高时，患者出现眼胀、鼻根部酸痛和头痛，甚至有虹视和雾视等感觉；到了晚期双眼视野都缩小时，患者可有视力下降、行动不便和夜盲等表现。多数患者的中心视力在短期内可不受影响，甚至晚期管状视野病例也可保持良好的中心视力。部分年轻患者早期主要表现为变性近视加深伴视疲劳。

（2）眼部体征。早期病例眼前部可无任何改变。前房深度正常或较深，虹膜平坦，前房角开放。裂隙灯房角镜检查一般看不到房角结构的明显异常。眼压较高时可有角膜水肿，晚期病例可有瞳孔轻度散大，对光反应迟钝。眼底视神经损害，是青光眼发展到一定阶段后的共同特征，典型表现为视盘凹陷的进行性扩大和加深。在开角型青光眼的早期，视神经乳头特征性的形态改变有视网膜神经纤维层缺损、局限性的盘沿变窄和视盘杯凹的切迹。病程继续进展，视盘的杯凹逐步扩展，最终导致杯盘比（C/D）增加。青光眼病程晚期的视神经乳头凹陷明显，视盘色泽淡白，视网膜中央血管在越过视盘边缘处呈"屈膝"或爬坡状，类似"中断"外观（图27-5）。

（3）眼压（intraocular pressure）。开角型青光眼的最早期表现为眼压不稳定，眼压波动幅度增大。随着病程发展，眼压水平逐步升高，但多处于中等水平，一般不超过 60 mmHg。

（4）视功能。视功能的改变是诊断青光眼和评估病情的重要指标之一。青光眼的视功能改变主要表现为视野损害和缺损，视野检查可用以评估病变的严重程度和治疗的效果。典型的青光眼性视野损害包括两大类。首先是中心视野的损害。此类损害最常见的早期改变是旁中心暗点（图27-6）。鼻侧阶梯也是一种视野损害的早期表现，它是指鼻侧视野水平分界线附近等视线的上、下错位或压陷。随着病程进展，旁中心暗点逐渐扩大，多

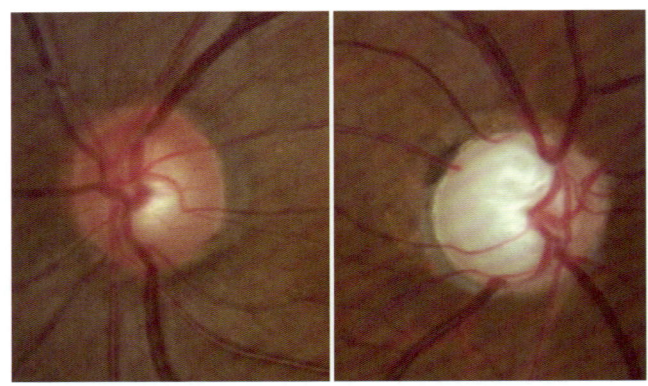

图 27-5 左图显示正常视盘，右图为晚期青光眼视盘

个暗点相互融合形成典型的弓形暗点（图 27-6）。上方和下方的弓形暗点相接则形成环形暗点。其次是周边视野的损害。中心视野出现暗点的同时或稍后，周边视野开始变化。通常先是鼻侧周边视野缩小，常从鼻上方开始，然后是鼻下方，最后是颞侧，可仅剩中央部 5°～10° 的小视野，称为管状视野（图 27-6）。视野损害在鼻侧进展速度较快，可最终仅剩颞侧一小片岛状视野，称为颞侧视岛。这些残存视野的丧失，将导致完全失明。

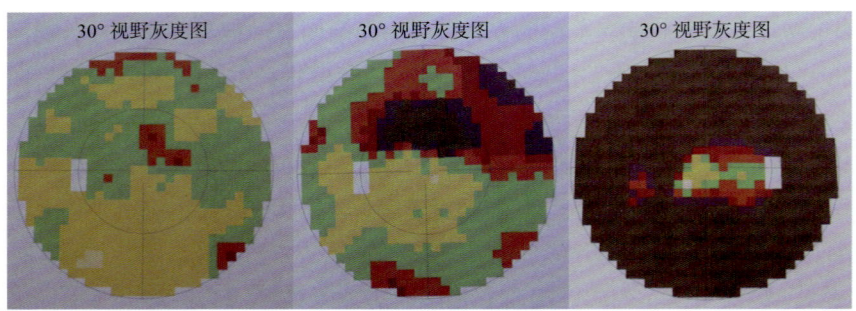

图 27-6 典型的青光眼性视野改变。左图显示旁中心暗点，中图显示弓形暗点，右图显示管状视野

3. 诊断与鉴别诊断

患者具有视盘的青光眼性改变和相应的视野改变，加之房角开放，则

开角型青光眼的诊断明确。但早期诊断往往较为困难,要基于下述几个指标的综合分析来判断。

（1）眼压。开角型青光眼早期眼压水平并不高,有波动性,应进行细致的阶段性观察,必要时可做 24 小时或昼夜眼压测量。如果最高眼压水平超过 30 mmHg,波动大于 10 mmHg,则可以做出诊断。

原发性开角型青光眼需要与高眼压症相区别,后者指眼压超过正常水平,但长期随访观察并不出现视神经和视野的损害。当同时伴有青光眼高危因素（如青光眼家族史、高度近视、糖尿病等）时,高眼压症也被视为可疑青光眼。长期随访发现,5%～10% 的高眼压症最终发展为开角型青光眼。

正常眼压性青光眼也属于原发性开角型青光眼,它是指具有青光眼特征性的视盘损害和视野缺损,但是在未使用任何降眼压药物的情况下,其眼压不超过正常上限（21mmHg）。正常眼压性青光眼的前房角结构正常并完全开放,且无其他可能引起上述病变的眼部及全身疾病。

（2）眼底。主要是视盘的形态学改变。正常眼底 C/D 大多不超过 0.4,如果 C/D 达 0.6 以上,或两眼的 C/D 差值大于 0.2 时,应引起重视。定期随访如果发现视盘凹陷进行性加深、扩大则更有诊断意义。除了检眼镜下直接观察外,有条件者可以借助视神经乳头立体照相检查,或视盘影像分析仪器检查如共焦激光视网膜断层扫描（HRT）、光学相干断层扫描技术（OCT）等进行定性和定量分析,可以更早期地做出正确诊断。

（3）视功能。通常临床应用的视野检查方法需在视神经受损达一定程度后方能检测出。此外,视野检查属于一种主观检查,受多种因素干扰。因此,分析结果时应考虑到可靠性参数,并综合眼压、眼底的状况来做出判断。视野损害也可见于其他眼部、神经系统和血管系统疾病等。

青光眼除了存在视野损害以外,也有其他视功能的异常,包括:①空间/时间对比敏感度下降;②辨色力下降,尤其是蓝黄色觉受累较早、较重;③电生理检查中图形 ERG 振幅下降,图形 VEP 峰潜时延迟等。

4. 治疗

治疗目的是尽可能地阻止或延缓青光眼的病程进展。目前主要的治疗措施是降低眼压，辅以视神经保护治疗。降低眼压的措施包括药物、激光和手术，可以根据患者病情特点、治疗依从性以及医疗条件等进行选择。

（1）药物治疗，包括眼局部应用的药物和全身应用的药物。

1）眼局部应用的降眼压药物。作用机制包括增加房水流出和（或）减少眼内房水产生。①拟胆碱作用药物，最常用的药物是毛果芸香碱，机制是增加房水外流。其药物浓度、用法同闭角型青光眼，不良反应主要有瞳孔缩小和调节痉挛。②β受体激动剂，常用1%肾上腺素及其前体药0.1%地匹福林滴眼液，2~3次/日，利用其$β_2$受体兴奋作用，使小梁网房水流出阻力降低，并增加葡萄膜-巩膜途径房水外流。主要不良反应是收缩局部血管。因其有扩瞳作用，故禁用于闭角型青光眼。③β受体阻滞剂，通过减少房水生成来降低眼压。常用的β受体阻滞剂有：0.5%噻吗洛尔、0.25%倍他洛尔和2%卡替洛尔等，1~2次/日。主要有心率减缓、心律不齐、血压下降以及诱发或加重慢性阻塞性肺疾病、哮喘等心血管系统和呼吸系统的不良反应。因此，对有较重的心血管疾病（如心力衰竭、窦性心动过缓、Ⅱ或Ⅲ度房室传导阻滞）和较重的呼吸系统疾病（如支气管哮喘、严重阻塞性呼吸道疾病）的患者，应避免使用。④碳酸酐酶抑制剂，通过减少房水生成来降低眼压，包括杜塞酰胺和布林佐胺，每日滴眼2~3次，避免全身应用碳酸酐酶抑制剂的诸多不良反应。长期使用的主要不良反应有结膜炎和眼睑反应，与磺胺类药物过敏有关。其他的不良反应有眼局部异物烧灼感、口中味苦感。⑤α受体激动剂，临床应用选择性$α_2$受体激动剂，如对氨基可乐定和溴莫尼定。其降眼压作用除了直接抑制房水生成外，还可能与增强葡萄膜巩膜途径的房水外流有关。0.2%溴莫尼定滴眼液2~3次/日，主要不良反应有疲倦乏力、口干、眼部不适感等。⑥前列腺素衍生物，通过增加葡萄膜-巩膜途径房水引流降低眼压。已用于临床的这类药物有：拉坦前列素、曲伏前列素和贝美前列素。这类药物推荐每晚滴眼1次。全身不良反应少见，眼局部反应轻微，主要包括眼部充血、虹膜色素增加、睫毛变长和眼周皮肤色素增加。

2）全身应用的降眼压药物。多作为局部用药不能良好控制眼压时的补充，或术前用药。目前主要有两大类。①碳酸酐酶抑制剂，包括乙酰唑胺和醋甲唑胺，每次 125～250mg 口服，1～3 次/日。该类药系磺胺类制剂，过敏者禁用。常见的不良反应有唇面部及手指、足趾麻木感，胃肠道刺激症状，尿液混浊等。如果长期服用，可诱发尿路结石、肾绞痛、代谢性酸中毒、低血钾等。因此，临床上常同时给予氯化钾和碳酸氢钠，以减少不良反应的发生。对伴有肝、肾功能不全，或呼吸性酸中毒者应谨慎使用。②高渗脱水剂，以甘露醇为代表，常用量为 $1g/(kg·d)$，通过提高血浆渗透压来降低眼压，以快速静滴为宜，降眼压作用起效快，但维持时间短（6 小时）。高血压、心功能不全、肾功能不全患者，要注意全身状况以防意外。高渗脱水剂应用过多或应用时间较长易引起全身脱水、电解质紊乱，颅内脱水严重时易引起头痛，血液脱水严重时可引起血栓形成。

（2）激光治疗。包括氩激光小梁成形术（argon laser trabeculoplasty，ALT）和选择性激光小梁成形术（selective laser trabeculoplasty，SLT）。ALT 通过氩激光在房角小梁网上做不穿透的烧灼，改善房水流出易度，降低眼压。SLT 使用倍频 Q-开关 532nmNd: YAG 激光选择性作用于小梁网的色素细胞，具有损伤小、可重复治疗等优点。

（3）手术治疗。最常用的手术是小梁切除术，即人为地开创一条滤过通道，将房水引流到巩膜瓣和结膜瓣下，以缓解升高的眼压。为防止滤过通道的纤维瘢痕化，可在术中或术后应用抗代谢药，常选用丝裂霉素 C（mitomycin C）和 5-氟尿嘧啶（5-fluorouracil）。也可选择青光眼引流器植入术，包括 Ahmed 阀门或 Ex-PRESS 引流器等。

第 3 节　发育性青光眼

1. 简述

发育性青光眼（developmental glaucoma）是胚胎期和发育期内眼球

房角组织发育异常所引起的一类青光眼，多数在出生时已存在，但可以到青少年期才发病而表现出症状和体征。曾有先天性青光眼（congenital glaucoma）之称，分为婴幼儿型青光眼、青少年型青光眼和伴有其他先天异常的青光眼三类。发育性青光眼的发病率约为 1/10000，双眼发病者约占 75%。发育性青光眼有明确家族遗传史的约为 10%，目前多认为是多基因遗传。

2. 临床表现

（1）婴幼儿型青光眼。婴幼儿型青光眼（infantile glaucoma）首先表现出的症状包括畏光、流泪和眼睑痉挛等，这是因为高眼压引起角膜上皮水肿刺激所致。儿童眼球胶原纤维富有弹性，如在 3 岁以前发病并出现眼压升高，常导致患者眼球增大。长期持续的眼压升高将导致角膜薄翳样瘢痕，后弹力层破裂（Haab 纹），角膜上皮缺损甚至溃疡，角膜或角巩膜缘葡萄肿（图 27-7），晶状体悬韧带伸展和断裂造成晶状体半脱位。如果眼压在 3 岁以后开始升高，患者通常无角膜增大，但由于巩膜仍富弹性，可以表现为变性近视。

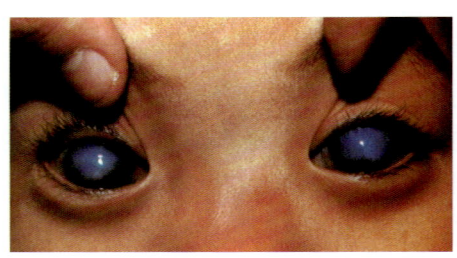

图 27-7 婴幼儿型青光眼患者眼部外观。可见角膜直径增大，角膜混浊、瘢痕形成

应对怀疑有青光眼的儿童进行必要的眼科检查。不合作的患儿，可给予镇静剂，如水合氯醛糖浆口服（25～50mg/kg），或全身麻醉后检查。

（2）青少年型青光眼（juvenile glaucoma）。一般无症状，多数患者直到有明显视功能损害时（如视野缺损）才注意到，其表现与原发性开角型青光眼相同。

（3）伴其他先天异常的青光眼。常见的有 Axenfeld 异常、Rieger 异常和 Peters 异常（Peters anomaly，PA）。

3. 诊断与鉴别诊断

发育性青光眼的诊断要根据以下几个因素。

（1）眼压。除非很高，一般不足以诊断青光眼。

（2）角膜。常以水平径来判断，如果增大大于 0.5mm，有诊断意义。另外，见有薄翳、Haab 纹，尤其是伴大角膜时更具诊断价值。

（3）眼底 C/D 值增大。儿童的视盘凹陷发生快，恢复也快。

（4）房角检查异常，如见到深棕色的条索状中胚叶组织等。上述检查不能明确时，可间隔 4~6 周再复查，观察角膜、眼压和眼底的变化来明确诊断。

（5）尚需与下列常见儿童眼部病变鉴别：①大角膜，无其他青光眼体征；②产伤性角膜后弹力层破裂，常为垂直纹，但无角膜增大和视神经改变；③视神经异常，如先天性小凹、缺损、发育不全、生理性大杯凹和高度近视等。

4. 治疗

发育性青光眼原则上一旦诊断应尽早手术治疗。抗青光眼药物在儿童中全身不良反应严重，儿童耐受性差，仅可用于短期的过渡治疗，或用于不能手术的患儿。对青光眼控制的评价除症状外，还有体征。眼压是一个重要的指标，眼底 C/D 值的变化更有价值，C/D 值不变或减小说明控制良好，如果 C/D 值增大则说明病情仍在进展。儿童青光眼的治疗还应注意到视功能的恢复治疗，如弱视训练、斜视矫正等。

（1）药物治疗。原则是选择低浓度和全身影响小的制剂，如 0.25% 噻吗洛尔、0.25% 倍他洛尔、1% 毛果芸香碱等滴眼液；口服乙酰唑胺 5~10mg/kg，3~4 次/天；也可选择拉坦前列素，1 次/天。婴幼儿使用 α 受体激动剂有呼吸抑制的风险，因此 2 岁以下幼儿禁用。

（2）手术治疗。对 3 岁以下患儿可选用小梁切开术或房角切开术，3 岁以上及所有伴角膜混浊影响前房角观察的病例可用小梁切开术。小梁切开术和房角切开术可多次施行，如果失败则选择小梁切除术等其他滤过性手术。

参考文献

[1] 汪俊，崔巍. 我国原发性青光眼流行病学研究进展［M］. 国际眼科杂志，2012，12（4）：667-670.

[2] 李美玉. 青光眼学. 北京：人民卫生出版社，2004.

[3] 葛坚. 眼科学. 北京：人民卫生出版社，2005.

[4] 陆道平. 正常眼与闭角型青光眼的周边前房深度［J］. 中华眼科杂志，1979，15（2）：77-78.

（吴仁毅）

第 28 章
青光眼和白内障的交集

青光眼和白内障是我国乃至全球范围内最主要的致盲性眼病。因解剖位置关系，部分青光眼的发病机制与白内障有关。而合并白内障的青光眼患者在临床也并不少见，常常需要同时或先后治疗。

第 1 节　闭角型青光眼与白内障

1. 闭角型青光眼合并年龄相关性白内障

原发性急性闭角型青光眼（primary angle-closure glaucoma，PACG）包括急性闭角型青光眼（acute angle-closure glaucoma，AACG）和慢性闭角型青光眼（chronic angle-closure glaucoma，CACG），是我国青光眼的主要类型，其患病率在老年人中较高，且多合并白内障。

治疗方面，AACG 患者应首先使用药物降低眼压，必要时行前房穿刺，如果治疗及时，多数能得到缓解。眼压降低后，行房角镜检查，制定进一步治疗计划。合并白内障的 CACG 患者或眼压已经被控制的 AACG 患者考虑手术治疗时，可以采取单纯白内障手术、青光眼 – 白内障联合手术（简称青白联合手术）、先青光眼后白内障或先白内障后青光眼手术策略来处理。根据两种疾病的轻重缓急，手术医师可以选择合适的手术方案。通常，白内障较轻微的患者可以先行滤过性手术；能够用药物控制眼压的患者可以采用单纯白内障手术，术后根据眼压情况继续药物治疗或行抗青光眼手术；药物控制不理想或进展期、晚期青光眼合并晶状体膨胀的白内障患者可以选择青白联合手术。近年来，国内外学者做了大量的研究和临床观察，行单纯白内障手术或联合房角分离治疗部分 PACG 也能取得良好的治疗效果，其显著优势在于通过相对简单的白内障手术，提高患者视力的同时，改变前房解剖结构，解除瞳孔阻滞，达到预防或治疗青光眼的目的，避免复杂的青光眼手术可能带来的并发症。

2. 膨胀期白内障继发急性闭角型青光眼

膨胀期的白内障包括年龄相关性白内障的膨胀期和晶状体外伤后的混浊肿胀。

（1）发病机制。具有 PACG 解剖特点的患者，白内障发展过程中的膨胀期加剧了前房的拥挤，诱发瞳孔阻滞。对于不具备 PACG 解剖及生理特点的患者，单纯由于晶状体的肿胀也可导致瞳孔区虹膜与后方晶状体紧贴，加重生理性瞳孔阻滞，并使周边虹膜紧贴小梁网发生房角阻滞，从而引发急性闭角型青光眼，眼压骤升。

（2）临床表现。与原发性急性闭角型青光眼相似，患者眼痛伴同侧头痛，恶心、呕吐，眼压升高，眼表混合性充血，角膜水肿，前房极浅，瞳孔散大，晶状体混浊膨胀。与 AACG 不同的是，多单眼发病，双眼前房深度、房角宽窄不对称。老年性白内障的膨胀期继发青光眼者，多有长期视力减退病史，而不是视力骤降。外伤所致者有外伤史。

（3）治疗。首先应用药物控制眼压，需要注意的是，使用缩瞳剂可能加重此类患者的瞳孔阻滞，用药后要密切观察，并联合其他降眼压药。眼压控制在正常水平后再进行手术治疗为佳。存在外伤所致的其他继发青光眼因素时，则选择青白联合手术。

（4）预防。老年人应定期进行眼科检查，改变白内障成熟后再行手术治疗的传统观念，要及时进行白内障手术。医师需仔细观察白内障患者的双眼晶状体及前房情况，向患者解释病情，避免贻误白内障手术时机。

第 2 节　开角型青光眼与白内障

原发性开角型青光眼长期误诊或漏诊为白内障

原发性开角型青光眼（primary open angle glaucoma，POAG）因发病隐匿，被称为"沉默的视力杀手"，它进展缓慢，早期不易被察觉。随着年龄的增长，患者白内障也日渐加重，一些 POAG 患者便自认为视力损害是白内障的缘故，不去医院诊治或自行滴用治疗白内障的滴眼液。到医院就诊的 POAG 患者，也有一部分因为检查片面或接诊医师经验不足，被误诊或漏诊为单纯白内障，忽略了对 POAG 的检查和治疗。所以，从早发现、早治疗的角度考虑，眼卫生保健工作者应对青光眼保持高度警惕性，对于易发生青光眼的高危人群（如有青光眼家族史、糖尿病、高度近视）都应进行青光眼初步筛查。临床医师对于就诊的白内障患者，应常规进行眼压测量和眼底检查。如果青光眼可疑，而晶状体混浊较轻，应进一步检查视野；如晶状体混浊较重，无法窥见眼底，则应仔细检查对侧眼的眼底视盘大小和视野，并结合眼压等检查结果综合判断。POAG 与白内障都可致盲，但前者不能治愈，后者可以治愈。临床医师要增强责任感，不能遗漏对青光眼的诊断，延误青光眼的治疗。POAG 首选药物治疗，对于有白内障手术指征的早期 POAG 患者，可单纯行白内障手术治疗，继续应用药物控制眼压，也可行青白联合手术治疗。

第 3 节　晶状体溶解性青光眼

发生于过熟期白内障的继发性开角型青光眼。

1. 发病机制

过熟期的白内障囊膜渗透性增加或可自发破裂，晶状体皮质液化渗入房水内，巨噬细胞吞噬晶状体皮质后变得肿胀，或与大分子量可溶性晶状体蛋白一起阻塞房水排出通道，导致眼压升高。

2. 临床表现

多为老年人单眼发病，发病急剧，症状同 AACG。裂隙灯检查可见角膜后少量灰白色沉着物，前房深或正常，房水中常见明显的闪光，并可见彩色的结晶；有形成分有时沉积于前房下部，类似前房积脓。虹膜表面有时也可见沉淀或结晶，瞳孔轻度散大。晶状体全混，常见皮质液化，核下沉呈棕黄色或黑色，前囊膜表面可见典型的白色小钙化点或黄褐色斑点。房角镜检查可见房角开放，并有与前房内相似的沉着物附着。

3. 治疗

积极应用药物降眼压、抗感染治疗，必要时行前房穿刺，缓解症状。术前准备充分后行白内障摘除手术，术中前房冲洗务必干净，避免皮质残留。术后继续抗感染治疗。

4. 预防

及时进行白内障手术治疗，避免白内障发展至过熟期。

第 4 节 恶性青光眼与白内障

恶性青光眼（malignant glaucoma）是一种少见而严重的特殊类型闭角型青光眼，它是一组疾病的统称。准确的发病机制尚不清楚，目前公认的解释为睫状突 – 晶状体（有晶状体眼）或睫状突 – 玻璃体（无晶状体眼）阻滞，后房消失，房水前流受阻后向后逆流入玻璃体腔，形成恶性循环过程，因此又被称为睫状环阻滞性青光眼（ciliary block glaucoma）。它们的共同特征为：前房普遍变浅（中央和周边）或消失，眼压升高或正常（少数），局部缩瞳剂治疗无效，散瞳睫状肌麻痹剂治疗可有效缓解病情，玻璃体切割手术治疗效果好，没有瞳孔阻滞。恶性青光眼危害极大，一旦发生，一般较难逆转，所以临床上以预防为主。一旦确诊，首先进行药物保守治疗，若药物治疗无效，则尽早手术治疗。

1. 有晶状体眼的恶性青光眼的白内障手术治疗

典型的恶性青光眼具有角膜小、前房浅、房角窄、晶状体厚或位置前移、睫状突厚而前位、睫状突距晶状体赤道部近等与 PACG 发病相同的解剖结构异常。有晶状体眼的恶性青光眼如果病程较短,在散瞳治疗及其他降眼压药物治疗无效或好转后,应及时行白内障手术治疗。术中需联合中央后囊膜切开及前段玻璃体切除术;对于病程较长、房角功能损害较重者,还可联合行小梁切除术或房水引流物植入术。

2. 白内障术后无晶状体眼或人工晶状体眼继发恶性青光眼

无晶状体眼和人工晶状体眼,无论是否有青光眼病史或手术治疗史,都可能发生恶性青光眼。其发病机制为玻璃体疝机械阻塞,炎症或人工晶状体挤压晶状体后囊膜、玻璃体前界膜和睫状突之间的粘连等。治疗方面,可试行 Nd:YAG 激光玻璃体前界膜切开或后囊膜与玻璃体前界膜切开。对于激光治疗无效的患者,经睫状体扁平部行前段玻璃体切除是安全有效的手术治疗方案。

总之,晶状体在多种类型青光眼的发生和发展中起着重要的作用,青光眼和白内障有着紧密的联系。医师和患者都应该重视它们之间可能存在的关联,从整体出发,全面考虑,以最佳的治疗方案进行处理,取得最好的治疗效果,改善患者的视觉功能和生活质量。

参考文献

[1] 李凤鸣. 中华眼科学. 第 2 版. 北京:人民卫生出版社,2006:1767-1769.
[2] 李美玉. 青光眼学. 北京:人民卫生出版社,2004:315-329.

(王君红)

第 29 章
新生血管性青光眼

第 1 节 概述

新生血管性青光眼（neovascular glaucoma，NVG）是继发于虹膜、房角及小梁表面新生血管形成和纤维血管膜增生的一种常见青光眼，NVG的病因复杂多样，最常见的包括糖尿病性视网膜病变、视网膜中央静脉阻塞和视网膜缺血综合征，偶见继发于眼部肿瘤、葡萄膜炎以及复杂多样的视网膜疾病（包括视网膜血管炎、Coats 病、Eales 病等）。其病理过程主要是由于各种原发病导致眼部缺血或炎症的反复刺激，使虹膜或前房广泛的新生血管生成和纤维结缔组织形成，病变累及小梁网导致其粘连，房水循环受阻，眼压升高。而高眼压、眼部缺血缺氧、炎性刺激进一步影响了视神经及视网膜功能，造成视力损害。

值得重视的是，虹膜上的新生血管，之前通常被称为"虹膜红变"（rubeosis iridis），现在这一名称逐渐被"虹膜新生血管形成"（neovascularization of the iris，NVI）替代（图 29-1）。尽管 NVI 和 NVG 的病因学可能有所不同，但其共同的病理学基础是眼内组织缺血、低氧引起新生血管和纤维血管膜形成。新的血管形成是正常生长发育、伤口愈合、肿瘤生长和具有新生血管形成的各种疾病所必经的基本生物学过程；而 NVI 和 NVG 是新生血管形成的典型例子，视网膜微血管的广泛阻塞和视网膜细胞的缺血、缺氧以及炎性刺激可促进眼内多种血管因子过量产生,这些血管因子经由玻璃体前界膜-晶状体后囊屏障向前弥散进入前房,继而引起虹膜、房角和小梁网上新生血管和纤维血管膜形成。随着纤维血管膜收缩,虹膜表面扁平、纹理不清,房角周边逐渐形成前粘连、房角关闭,导致房水流出通道受阻,眼压持续增高。因此,血管形成因子成为研究及治疗 NVI 和 NVG 的重要热门课题。目前已发现多种能促进新生血管形成的活性因子,包括血管内皮生长因子(vascular endothelial growth factor,VEGF)、成纤维细胞生长因子、血小板衍生生长因子、胰岛素样生长因子、胰岛素样生长因子结合蛋白、白介素-6、蛋白酶、肿瘤血管形成因子等。其中,VEGF 是目前已知促新生血管形成的最重要的因子之一,在 NVG 发病机制中发挥主导作用,因此,阻断 VEGF 的作用成为当今国内外抗新生血管研究的热点和重点。

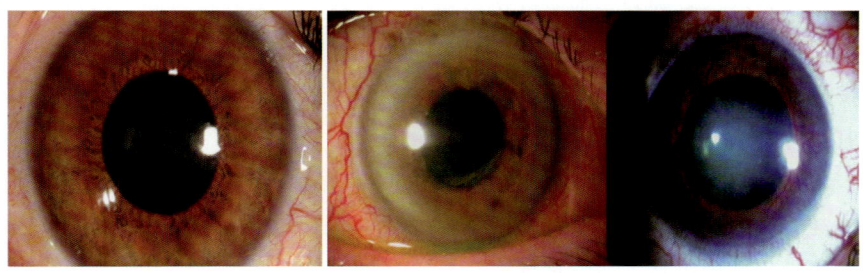

图 29-1　NVG 的虹膜新生血管形成的渐进过程

根据 NVG 的病理改变过程,临床上可以将 NVG 分为 3 个时期:Ⅰ期(青光眼前期),虹膜或前房角红变,但不危及滤过功能,眼压正常;Ⅱ期(开角型青光眼期),前房角无关闭,但新生血管形成并伸进小梁网,房水外流受阻,眼压升高;Ⅲ期(闭角型青光眼期),新生血管收缩,前房角粘连、关闭,眼压急剧升高(图 29-2)。

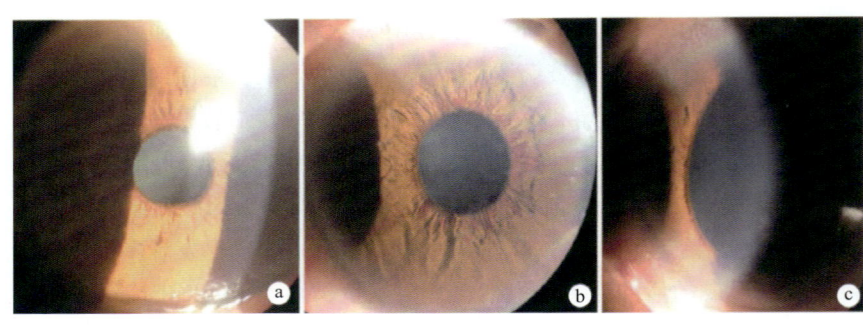

图 29-2　NVG 三期临床表现示意图
a．虹膜红变期患者；b．开角型青光眼期患者；c．闭角型青光眼期患者

第 2 节　临床表现

NVG 的临床表现可以有很大差异，既可以突然急性发作，也可以隐蔽缓慢发展，虹膜新生血管既可以粗大、鲜红、布满虹膜表面，也可以细小、淡红、不易发现。这与不同患者的原发病因、病变与缺氧程度以及前房角小梁网新生血管和纤维血管膜增殖、增生还有损伤程度有关。因此，其治疗预后也有所不同。

由于从 NVI 发展到 NVG 的时间长短存在很大差异，所以早期发现 NVI 并加以治疗控制极其重要。NVI 最早期的体征是在瞳孔缘附近虹膜表面上出现微细新生血管丛或血管球，这需要我们使用裂隙灯生物显微镜并放大倍率仔细查看。随着 NVI 的发展，虹膜的周边部或其他部位相继出现类似的新生血管丛。伴随新生血管丛的逐渐生长及其纤维血管膜的广泛分布，虹膜表面正常结构逐渐消失，瞳孔缘葡萄膜外翻，虹膜卷缩和位置极度前移，瞳孔强直、散大，可出现自发性前房积血（青光眼前期或虹膜红变期）。如进行造影检查，虹膜荧光血管造影可以显示虹膜新生血管区域荧光渗漏现象。

NVI 再进一步发展，当新生血管丛从虹膜根部附近跨过睫状体带、巩膜突到达小梁网表面时，此时前房角镜检查显示房角仍然是开放的（开角型青光眼期），小梁网表面可见杂乱的纤细红线样血管，患者眼压常常升高。当房角新生血管及其纤维血管膜形成并收缩，向前牵引周边虹膜组织时，房角逐渐粘连、融合并最终导致房角完全关闭，眼压显著、持续升高并发生视神经损伤（闭角型青光眼期），此时药物已很难控制眼压。

第3节 诊断与鉴别诊断

依据患者原发病史，典型的虹膜新生血管和瞳孔缘葡萄膜外翻、房角小梁网新生血管和周边前粘连、眼压升高、眼底出血和（或）眼底缺血表现，可明确诊断 NVI 或 NVG。关键是早期发现 NVI 或 NVG 的青光眼前期表现，及早进行抗 VEGF 治疗或早期全视网膜光凝以阻止其进一步发展。NVI 或 NVG 一般需与下列疾病相鉴别：Fuchs 异色性虹膜睫状体炎（或称 Fuchs 综合征）、剥脱综合征、急性虹膜睫状体炎、急性充血性闭角型青光眼或血影细胞性青光眼。

第4节 治疗及展望

1. 预防性治疗

除积极治疗原发性疾病外，目前认为对缺血性 CRVO 和糖尿病性视网膜病变患者施行预防性全视网膜光凝（panretinal photocoagulation，PRP）可有效地控制 NVI 的发生与发展。因此，只要屈光介质清楚、全身情况允许以及眼底视网膜出血不妨碍荧光造影观察效果，都应该对上述患者及早进行眼底荧光血管造影（fundus fluorescein angiography，FFA）检查。如果造影显示眼底有较广泛毛细血管无灌注区，则提示视网膜存在缺血、缺氧状态，应尽早予以预防性 PRP，以减缓视网膜缺氧代谢，减少 VEGF 等血管形成因子释放，阻止新生血管形成。对于非缺血性 CRVO 则需要密切随访，如果 CRVO 由非缺血性转化为缺血性，也应及时行预防性 PRP（图 29-3）。

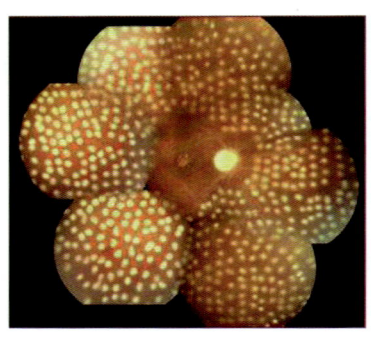

图 29-3　预防性全视网膜光凝（PRP）

2. 青光眼前期 NVI 的早期治疗

（1）广泛视网膜光凝（PRP）：可采用氩激光或氪激光，在屈光间质清楚时，从眼外经瞳孔途径进行光凝，激光光凝斑直径约 500μm（Goldman 接触镜）或 800μm（Rodenstock 广角接触镜），激光数量至少需要 1500～2000 个网膜光凝斑（黄斑以外视网膜区域）。但应注意的是，以此标准行视网膜光凝，仍存在光凝不充分的情况（由于视网膜出血、水肿），成功概率较低，因此，对视网膜有广泛出血、水肿、渗出者应分次、充分进行 PRP，并根据 FFA 结果进行补充光凝。对于屈光间质不清楚的患者，可考虑经巩膜的二极管激光视网膜光凝术；有白内障或玻璃体显著混浊的手术指征者，可在白内障摘除和（或）玻璃体切割术后或同期联合进行 PRP 治疗。

（2）全视网膜冷凝：如因屈光间质混浊而不能进行 PRP 的病例，可以进行全视网膜冷凝。不过全视网膜冷凝术疗效并不确切，术后炎症反应重，并可能并发牵拉性视网膜脱离、渗出性视网膜脱离以及玻璃体积血等。

（3）光动力学疗法（photodynamic therapy，PDT）：虽无降眼压作用，但可使虹膜新生血管闭塞，从而为治疗 NVI 提供新的思路，此方法有待进一步改进与完善。

3. 新生血管性青光眼（NVG）的治疗

NVG 治疗的主要任务包括改善视网膜缺血、抗新生血管生长和抗青光眼 3 个方面。近年来随着新技术的应用，多种新的治疗方法和治疗策略应用于临床，各个方面都取得了一定的进展。

（1）药物治疗。

1）经典的抗青光眼药物。已有许多不同类型的药物用于控制 NVG 和高眼压。为了防止视力丧失、减轻疼痛或与 NVG 相关的不适，降低眼压总是以各种抑制房水的治疗方法为主，使用的药物有 β 受体阻滞剂、α 肾上腺素能药物和碳酸酐酶抑制剂。胆碱类滴眼液几乎没有作用，前列腺素类药物可能不会有很大帮助，因为它们必须通过增加葡萄膜 – 巩膜流出途径起作用，而在 NVG 中，葡萄膜往往被一层新生血管的细胞膜所覆盖。与此同时，给予外用类固醇可以减轻潜在的炎性反应。

2）抗血管内皮生长因子。各种因素引起的视网膜缺血、缺氧和炎性刺激是 NVG 发生的最主要原始诱因，缺血、缺氧和反复的炎性刺激可诱导 VEGF、成纤维细胞生长因子、血小板衍生生长因子和白细胞介素等血管生成因子表达增加，从而促进虹膜病理性新生血管生成。将抗 VEGF 药物用于眼球疾病是一项新的治疗手段，目前主要的药物有 Pegaptanib、Ranibizumab、Bevacizumab（贝伐单抗）、Lucentis（雷珠单抗），而目前经由美国 FDA 批准且在我国能够用于眼科临床的进口药物只有雷珠单抗。2014 年 11 月 27 日，我国首个自主研发的治疗湿性年龄相关性黄斑变性的药物康柏西普眼用注射液（Conbercept）获得国家食品药品监督管理总局批准的新药证书与药品注册批件，取得上市销售资格。目前 VEGF-A 被认为是诱导血管再生最有效的因素。康柏西普眼用注射液为全人源化抗 VEGF 融合蛋白，是我国自主研发的抗 VEGF 药物，可阻断 VEGF-A 和 PIGF 结合内源性 VEGF 受体，能特异性地结合 VEGF，比单抗和内源性 VEGF 受体对 VEGF-A 的亲和力更强，从而达到治疗病理性新生血管相关眼底疾病的目的，为 NVG 的治疗提供了更加经济、有效的新选择。不过，随着抗 VEGF 药物在体内的代谢，其发挥的作用会逐渐减弱,所以它仅能起到提供手术时间窗的作用。如果眼组织相对缺血的问题没有得到彻底解决,则需要反复进行药物注射才能维持疗效,然而其价格昂贵,难以实现。常规用量为贝伐单抗0.05ml(1.25mg)、康柏西普、Ranibizumab 0.5mg玻璃体腔注射。眼内注射方法:患眼于治疗前24小时开始频点抗生素滴眼液(每2小时一次),在手术室内按内眼手术要求消毒、铺巾,用1ml注射器抽取康柏西普或雷珠单抗注射剂0.05ml(0.5mg),换30G注射针头,在角膜缘后3.5mm处垂直眼球中心刺入眼内并注射药物。如需重复治疗,间隔时间为4周。

3)皮质激素。玻璃体腔内注射曲安奈德已被应用于治疗各种眼内新生血管和水肿性疾病,包括糖尿病性黄斑水肿、增殖性糖尿病性视网膜病变、由于增殖性糖尿病视网膜病变引起的NVG,但该疗法对于虹膜新生血管的消退无作用。

第5节 手术治疗

(1)睫状体冷凝术。睫状体冷凝术是历史最悠久的治疗NVG、控制高眼压的手术方式。这种治疗模式的目标是尽量减少房水的形成,部分破坏睫状体,虽然其术后并发症相对较少,但术中与术后疼痛感重,且存在术后眼球萎缩、严重的炎症反应、出血、视力丧失等并发症。

(2)睫状体光凝术。经巩膜睫状体光凝术治疗是利用高穿透性的激光经巩膜到达睫状体,破坏睫状突。组织学上表现为治疗后的睫状突变苍白、发生透明变性,并破坏具有房水分泌功能的无色素上皮细胞,使这些细胞从基膜上分离下来,从而减少房水分泌以达到降低眼压的效果。与睫状体冷凝术相比较,二极管激光睫状体光凝的优势在于术后疼痛感轻、患者的耐受性较好,但是却需要更长的时间来降低眼压。睫状体光凝术最常见的并发症是低眼压。

(3)滤过性手术。最常见的滤过性手术是小梁切除术,可联合使用丝裂霉素C或5-氟尿嘧啶。单纯的小梁切除术术后常发生前房大量出血,并且难以吸收,堵塞滤过口引起更高的眼压,导致手术失败。丝裂霉素

C 是一种抗代谢药，可用来阻止手术区的血管再生，而 5-氟尿嘧啶为抗肿瘤药物，具有抗纤维化作用，它们对于早期滤过口粘连有抑制作用。但即使应用了丝裂霉素 C 及 5-氟尿嘧啶，滤过性手术术后滤过泡仍极易瘢痕化，从而导致手术失败。文献报道该手术成功率仅为 11%~33%。因此，小梁切除术一般不作为 NVG 的首选术式。目前在临床上使用较多的是 Ex-press 引流钉。它是一种小的房水引流导管，长 2~3mm，直径 400μm，由不锈钢制造，具有良好的组织相容性，最先用于原发性开角型青光眼的治疗，并且由于它有 2 个无阀门装置的滤过小孔，从而降低了通道堵塞的发生率。与传统小梁切除术相比 Ex-press 引流钉具有不咬切小梁、不切虹膜、对前房干扰较小、操作简便等优点，因此相对于小梁切除术，Ex-press 引流钉可能更适用于有足够前房深度的 NVG 患者。

（4）房水引流物植入术。这一手术的原理是将一人工引流装置埋于前房和后巩膜间隙之间，将房水引流到眼球赤道部或以后经筋膜组织中的毛细血管和巩膜表层血管吸收，从而降低眼压。目前应用较为广泛的青光眼引流装置主要包括不带阀门的 Molteno、Baerveldt，以及带阀门的 Ahmed、Krupin 等装置。Yalvac 等人发现，多种青光眼引流装置在早期和中期都能很好地控制眼压，而植入 5 年后患者中眼压正常的不足 30%，而且不同的引流装置之间的差异不明显。

（5）联合应用多种治疗方案。临床上，一些患者到医院就诊时眼压高、症状重，单独采取药物或手术控制眼压成功率低。对存在晶状体混浊、玻璃体积血或手术治疗失败的患者，可采用一些综合方法治疗，具体如下。

1）抗 VEGF 药物与其他治疗的联合。

2）经睫状体扁平部玻璃体切除联合睫状体破坏手术。

3）经睫状体扁平部玻璃体切除联合全视网膜光凝术及青光眼引流装置植入等。

4）对于因玻璃体积血、增殖性玻璃体视网膜病变等原因无法行 PRP 的 NVG 患者，采取玻璃体切割术联合引流装置植入进行治疗，可提高疗效。玻璃体切割术的机制为术后可增加前房深度，使房角变宽，使得植入装置内口不易损伤角膜和虹膜;玻璃体切除手术可清除一些玻璃体内的成纤维细胞刺激素及部分抗原或有机物,建立一个具有眼前后节渗透性的空间,防止成纤维细胞增生及新生血管生长,同时可避免任何物质堵塞引流装置进液管内口,以提高手术的成功率。对于伴玻璃体积血的 NVG 患者,王博等人采用 Ahmed 阀植入联合 23G 玻璃体切割术治疗,术后 1 天、3 个月和最后一次随访时的手术总成功率分别为 92.0%、88.0%、84.0%。

总之,治疗 NVG 的核心目的是保留患者视功能,目标是完成广泛视网膜光凝术,关键手段是抗 VEGF 及抗青光眼手术,其宗旨是最大限度地挽救患者残存的视功能。NVG 的治疗重在预防,尽早充分行视网膜光凝是治疗关键。NVG 干预措施原则上需要同时兼顾限制原发疾病进展和控制眼压,然而迄今为止在预防 NVG 发生、控制 NVG 进展以及保护患者视力方面的临床疗效并不尽如人意。因此,为了预防和治疗 NVG 并防止视觉丧失,对个体化治疗、联合治疗以及更满意的治疗方法的探索仍在不断进行中。

参考文献

[1] 徐亮,吴晓,魏文斌. 同仁眼科手册[M]. 2 版. 北京:科学出版社,2011:216-618.

[2] 王博,张凤娟,戴涛,等. Ahmed 阀植入联合 23G 玻璃体切除治疗伴玻璃体积血的新生血管性青光眼. 中华眼外伤职业眼病杂志,2014,36(9):689-691.

[3] Shukla D,Arora A,Hadi KM,et al.Combined central retinal artery nd vein occlusion secondary to systemic non-Hodgkin's lymphoma [J].Indian J Ophthalmol, 2006,54(3):204-206.

[4] Setlur VJ,Parikh JG,Rao NA.Changing causes of enucleation over the past 60 years[J].Graefes Arch Clin Exp Ophthalmlol,2010,248(4):593-597.

[5] Elgin U,Berker N,Batman A.Incidence of secondary glaucoma in behcet disease [J]. J Glaucoma, 2004,13(60:441-444.

[6] Shields JA,Shield CL, Honavar SG,et al. Clinical variations and complications of Coats disease in 150 cases: the 2000 Sanford Gifford Memorial Lecture [J]. Am J Ophthalmol, 2001, 131(5):561-571.

[7] Atmaca LS, Batioglu F, Atmaca Sonmez P.A long-term follow-up of Eales'disease [J]. Ocul Immunol Inflamm. 2002,10(3):213-221.

[8] Shazly TA, Latina MA.Neovascular glaucoma: etiology, diagnosis and prognosis [J]. Semin Ophthalmol, 2009, 24(2):113-121.

[9] Slazy TA, Latina MA. Neovascular glaucoma: etiology, diagnosis and prognosis. Semin Ophthalmol, 2009, 24:113-121.

[10] Joans JB. Intravitreal triamcinolone acetonide for diabetic retinopathy [J]. Dev Ophthalmol,2007,39:96-110.

[11] ShenCC,Salim S,Du H,et al.Trabeculectomy versus ahmed glaucoma valve implantation in neovascular glaucoma.Clin Ophthalmol, 2011, 5:281-286.

[12] Takihara Y,Inatani M,Fukushima M,et al.Trabeculectomy with mitomycin C for neovascular glaucoma:prognostic factors for surgical failure. Am J Ophthalmol, 2009, 147:911-918.

[13] Yalvac IS, Eksioglu U, Satana B, et al.Long-term results of Ahmed glaucoma valve and Molteno implant in neovascular glaucoma.Eye, 2007, 21:65-70.

（刘　湛）

第 30 章 葡萄膜炎

第 1 节 概述

葡萄膜炎（uveitis）指虹膜、睫状体和脉络膜的炎症。广义的葡萄膜炎指发生于葡萄膜、视网膜、玻璃体的炎症。女性发病率略高于男性。葡萄膜炎是导致不可逆性视力损伤的主要疾病之一，但合理的治疗可以保持患者的最佳矫正视力稳定达 10 年以上。

1. 葡萄膜炎的分类

（1）根据发生部位分类：前葡萄膜炎（anterior uveitis），是指发生于虹膜和睫状体冠部的炎症；中间葡萄膜炎（peripheral uveitis），主要指发生于睫状体平坦部、玻璃体基底部和周边视网膜、脉络膜的炎症；后葡萄膜炎，是指累及脉络膜、视网膜和玻璃体的炎症；全葡萄膜炎（panuveitis）是指发生于虹膜睫状体、视网膜和（或）脉络膜的炎症。

（2）根据临床病理分类：分为肉芽肿性葡萄膜炎和非肉芽肿性葡萄膜炎。

（3）根据病程分类：分为急性葡萄膜炎（acute uveitis；病程小于 3 个月）和慢性葡萄膜炎（chronic uveitis；病程大于 3 个月）。

2. 葡萄膜炎的解剖学基础

（1）眼球壁分为 3 层。外层由角膜和巩膜构成；中间层为葡萄膜，由前至后分为虹膜、睫状体和脉络膜；内层为视网膜。葡萄膜的组织结构由色素上皮层、肌层、实质层和内皮细胞层组成。

（2）虹膜是葡萄膜最前部分，位于晶状体前面，根部与睫状体前缘相连，是分隔前后房的重要结构。虹膜中央稍偏鼻侧的圆孔为瞳孔，直径为 2.5~4.0mm。副交感神经支配瞳孔括约肌，虹膜炎时炎症刺激副交感神经可导致瞳孔括约肌收缩，瞳孔缩小。交感神经支配瞳孔开大肌，交感神经兴奋时瞳孔扩大。

虹膜中的免疫细胞有巨噬细胞、MHC-II类抗原阳性细胞、FasL阳性细胞。虹膜中的神经递质有P物质、降钙素基因相关肽、精氨酸加压素样肽、血管活性肠肽和缩胆囊素等。虹膜神经分布的特点是三叉神经感觉纤维丰富。

（3）睫状体分为睫状体冠部和平坦部。冠部厚度约2mm，其炎症属于前葡萄膜炎。睫状体平坦部厚度约4mm，平坦部的炎症属于中间葡萄膜炎。

（4）血-房水屏障（blood aqueous barrier）：睫状体非色素上皮之间的紧密连接和虹膜毛细血管是血-房水屏障的结构基础。血-房水屏障可以选择性地使一些物质从血液进入房水，因而使房水的成分与血液不同。前葡萄膜炎常引起血-房水屏障功能损坏，导致血浆蛋白进入房水，临床可以观察到前房闪辉；而当炎症消退后，血-房水屏障功能恢复常需要较长时间，因此在一定时间内仍会观察到房水闪辉。

（5）脉络膜结构分为脉络膜上组织、大血管和中血管层、毛细血管层和Bruch膜。功能：供应外层视网膜营养、遮光暗室作用、散热、参与免疫反应。神经支配：脉络膜的感觉纤维、交感纤维和副交感纤维均来源于睫状神经。

3. 葡萄膜炎的病因

（1）感染，如细菌、病毒、真菌、寄生虫感染等。需要注意的是，感染因素可以是自身免疫反应的诱发因素，因此，不是所有与感染有关的葡萄膜炎都需要抗感染治疗。

（2）自身免疫因素。

（3）损伤因素。各种损伤后发生的葡萄膜炎常提示有免疫机制的参与。

4. 葡萄膜炎的实验室检查

（1）常规检查：①血常规，白细胞计数可协助诊断有无全身感染病灶，排除伪装综合征（白血病）；②血沉，伴有全身性疾病者血沉可增快；③C反应蛋白，伴有全身风湿性疾病或全身感染性疾病患者的C反应蛋白增高。

（2）其他检查：①血管紧张素转化酶，在类肉瘤病性葡萄膜炎患者中可升高，类肉瘤病性葡萄膜炎患者占葡萄膜炎患者的2%~14.9%；②抗核抗体，在系统性红斑狼疮伴发葡萄膜炎者中升高；③类风湿因子。

5. 葡萄膜炎的辅助检查

用于协助诊断葡萄膜炎的病因，协助诊断葡萄膜炎导致的眼部病变范围和严重程度以及伴随的全身性疾病。这些辅助检查包括：①荧光素眼底血管造影；②吲哚菁绿血管造影；③眼部超声检查；④光学相干断层成像；⑤视野检查；⑥X线检查，排除结核、强直性脊柱炎、恶性肿瘤眼内转移或类肉瘤；⑦CT检查，全身检查应用于寻找恶性肿瘤原发部位和早期发现强直性脊柱炎骶髂关节病变，眼部检查用于评估眼内异物、眼部肿瘤和眼眶等的改变；⑧MRI检查，用于诊断眼内异物、肿瘤和寻找恶性肿瘤原发部位，特别是中枢神经系统淋巴瘤。

第2节 葡萄膜炎中糖皮质激素的应用

1. 糖皮质激素（glucocorticoid）的种类

糖皮质激素包括：①短效制剂，常用药物为可的松和氢化可的松，抗炎作用较弱，半衰期约为90分钟；②中效制剂，常用药物为泼尼松、泼尼松龙、甲基泼尼松龙等，抗炎作用较强，半衰期大于200分钟；③长效制剂，常用药物为地塞米松和倍他米松，抗炎作用强，半衰期大于300分钟（表30-1）。

表30-1　各种糖皮质激素作用对比

药物类别	制剂	抗炎作用	等效剂量/mg	半衰期/min	作用时间/h
短效制剂	氢化可的松	1.0	20	90	8~12
	可的松	0.8	25	30	8~12
中效制剂	泼尼松	3.5	5	200	12~36
	泼尼松龙	4.0	5	200	12~36
	甲基泼尼松龙	5.0	4	200	12~36
长效制剂	地塞米松	30	0.75	300	36~54
	倍他米松	30	0.6	300	36~54

2. 眼科常用糖皮质激素制剂

常用制剂包括：① 1%醋酸泼尼松龙悬液；② 0.02%、0.1%氟甲松龙悬液（氟米龙）；③ 0.1%地塞米松与抗生素（妥布霉素、新霉素、氯霉素等）混合溶液。

3. 糖皮质激素滴眼液的选择和使用频率

（1）严重的炎症，如前房闪辉++++、前房积脓、重度睫状充血及前房大量炎症细胞等，选用0.1%地塞米松或1%醋酸泼尼松龙悬液滴眼液，第一小时内可每15分钟点眼1次，第二小时起每小时点眼1次。

（2）中重度炎症，如前房闪辉+++、中度睫状充血及前房炎症细胞等，选用0.1%地塞米松或1%醋酸泼尼松龙悬液滴眼液，每1~2小时点眼1次。

（3）中度炎症，如前房闪辉++、轻度睫状充血及前房炎症细胞等，选用0.1%地塞米松或1%醋酸泼尼松龙悬液滴眼液，每日点眼4次。

（4）轻度炎症，如前房闪辉+~++、无睫状充血，选用0.1%氟甲松龙悬液滴眼液，每4~6小时点眼一次。

第 3 节　前葡萄膜炎

前葡萄膜炎是最常见的葡萄膜炎,占葡萄膜炎总数的 75% 左右。

1. 症状

(1)急性症状:疼痛、眼红、畏光(包括交感性畏光)、流泪和视力减退。

(2)慢性症状:视力减退。

2. 体征

(1)睫状充血:结膜前动脉组成的角膜缘血管网充血(图 30-1)。

(2)前房闪辉:① 0 级,无闪辉;② +,轻度前房闪辉;③ ++,中度前房闪辉;④ +++,显著前房闪辉;⑤ ++++,重度前房闪辉。

(3)可见前房细胞。

(4)角膜后沉积物(KP):细小 KP(尘状)、非肉芽肿性 KP 和肉芽肿性 KP(羊脂状;图 30-2)。

(5)由于睫状体分泌功能降低,常发生低眼压,但也可出现高眼压,相较于其他葡萄膜炎,前葡萄膜炎更容易引起高眼压。

(6)前房积脓、虹膜结节、虹膜后粘连。

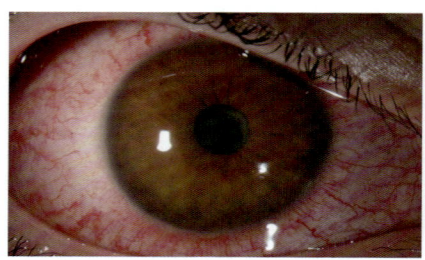

图 30-1　前葡萄膜炎的睫状充血

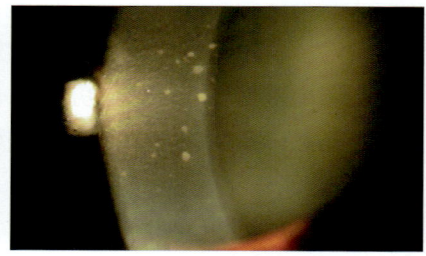

图 30-2　前葡萄膜炎的肉芽肿性 KP

3. 鉴别诊断

（1）青光眼睫状体炎危象（glaucoma cyclitis crisis）：反复发作的眼压极度增高伴有前节轻度炎症反应。

（2）巩膜葡萄膜炎（sclero-uveitis）：继发于巩膜炎的葡萄膜炎，通常伴有显著疼痛。

（3）感染性角膜葡萄膜炎（infective corneal uveitis）：存在角膜炎症浸润。

4. 诊断

全面询问病史和系统回顾；裂隙灯、眼压、房角镜和眼底检查等全面眼部检查；对于无阳性系统检查结果的复发性或双眼肉芽肿性葡萄膜炎患者，可进一步进行 RPR、结核菌素试验、胸片、血沉及 HLA-B27 等检查。

5. 治疗

（1）睫状肌麻痹剂：托比卡胺每日 2 次用于轻度炎症反应，1% 阿托品每日 3 次用于重症炎症反应。

（2）局部糖皮质激素治疗：1% 泼尼松龙滴眼液每 1~6 小时点眼 1 次，也可给予球周注射糖皮质激素。

（3）使用糖皮质激素效果不好者，可给予全身激素或免疫抑制剂治疗。

（4）降低眼压治疗。

（5）相应的系统治疗（如疱疹病毒性葡萄膜炎、炎性肠病、强直性脊柱炎等）。

第 4 节　中间葡萄膜炎

多累及 15~40 岁人群，双眼受累（同时或者先后发病），男女发病率相近。炎症累及范围主要包括睫状体平坦部、玻璃体基底部和视网膜周边部。

1. 症状

多数患者发病隐匿；轻者可出现无痛性眼前黑影飘动、视物模糊，重者有畏光、眼痛和视力下降。

2. 体征

（1）部分患者眼前段无异常。

（2）睫状充血、羊脂状或尘状KP、前房闪辉（+～++）、前房细胞（+～+++）和房角粘连；可见玻璃体细胞。

（3）玻璃体前部和基底部小白雪球样浑浊，融合后呈黄白色棉球状。

（4）下方锯齿缘和玻璃体平坦部白色渗出物（雪堤样）是中间葡萄膜炎的特征性改变（图30-3）。

（5）眼底：黄斑和视盘水肿，有雪堤样改变的患者较易发生囊样黄斑水肿，囊样黄斑水肿是中间葡萄膜炎引起视力下降的重要原因；周边视网膜血管炎；血管白鞘和闭塞。

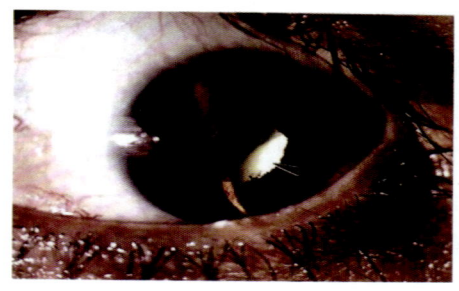

图30-3 中间葡萄膜炎的雪堤样改变

3. 诊断

（1）对有囊样黄斑水肿和视网膜血管炎的患者进行FFA和（或）

OCT 检查。

（2）老年患者应排除恶性肿瘤和淋巴瘤。

（3）弓形虫、猫爪病检查。

（4）胸片、结核菌素和梅毒螺旋体等检查。

4. 治疗

（1）对于囊样黄斑水肿者，给予局部 1% 醋酸泼尼松龙滴眼液每 1~2 小时点眼 1 次，结膜下注射曲安奈德 0.5~1.0ml，直到视力稳定、囊样黄斑水肿吸收。

（2）全身糖皮质激素治疗，口服泼尼松龙 60 毫克/日，或应用免疫抑制剂（系统糖皮质激素治疗不应超过 3 个月）。

（3）透巩膜冷冻治疗。

（4）难治性病例、玻璃体混浊、牵引性视网膜脱离可行玻璃体切割术。

（5）可疑伪装综合征患者可行玻璃体切除并进行玻璃体腔取材。

5. 随访

（1）急性期患者每周随访。

（2）慢性期患者每 3~6 个月随访。

第 5 节　后葡萄膜炎

后葡萄膜炎是一组累及脉络膜、视网膜、视网膜血管和玻璃体的炎症性疾病。

1. 病因

（1）感染性后葡萄膜炎：①病毒感染，如单纯疱疹病毒、水痘带状疱疹病毒、巨细胞病毒、HIV 等；②寄生虫，如弓形虫等；③细菌性感染，如结核杆菌等；④真菌性感染；⑤其他病原体感染，如梅毒螺旋体等。

（2）非感染性后葡萄膜炎。

2. 症状

视物模糊、眼前黑影飘动、闪光感、眼痛和视物变形（病变累及黄斑）。

3. 体征

可见玻璃体细胞、玻璃体混浊、囊样黄斑水肿、视网膜水肿、视网膜渗出（硬性渗出和棉绒斑）、脉络膜炎症病灶、视网膜血管炎和血管周围炎。

4. 诊断

（1）根据临床表现和发病特点。

（2）全面询问病史并进行系统回顾，如近期眼部外伤手术史、系统疾病或感染，以及是否有艾滋病、梅毒等危险因素。

（3）全面的眼部检查，如眼压、眼底检查。

（4）血清抗体检测常用于感染性葡萄膜炎病因的诊断和鉴别诊断。

（5）梅毒血清学检测。

（6）结核菌素试验。

（7）FFA、ICGA 用于评估视网膜炎、视网膜血管炎和脉络膜炎的活动性以及病变范围；光学相干断层成像用于对视盘水肿、囊样黄斑水肿等的诊断。

（8）超声检查用于评估玻璃体混浊、视网膜脱离和球壁增厚等。

（9）胸部 X 线片可了解有无肺结核等病变。

（10）免疫力低下的患者应检查是否有巨细胞病毒感染。

（11）可疑大细胞淋巴瘤或 HIV 机会性感染提示中枢神经系统受累，可行 CT 检查、磁共振检查或腰穿检查。

5. 治疗

（1）抗感染治疗。

（2）糖皮质激素治疗。

（3）应用免疫抑制剂。

参考文献

[1] Barisani-Asenbauer T, Maca SM, Mejdoubi I, et al. Uveitis-a rare disease associated with systemic disease and infection-a systematic review of 2619 patients [J]. Orphanet J Rare Dis, 2012, 7:57.

[2] Kiramei H, Kitaichi N, Namba K, et al. Clinical features of intraocular inflammation in Hokkaido, Japan [J]. Acta Ophthalmol, 2009, 87: 424-428.

（杨子建）

第 31 章
视网膜母细胞瘤

视网膜母细胞瘤（retinoblastoma，RB）是一种发展迅速的癌症。它是来源于视网膜胚基的恶性肿瘤，90%的患者为3岁以内婴幼儿，少数发生于大龄儿童，6岁以上罕见。7%的患者在出生时即已存在。偶见于成人。在当今世界，视网膜母细胞瘤是治愈率最高的癌症之一，95%~98%的患病儿童能够康复，并且超过90%的患者能存活至成年以后。早期症状为瞳孔部出现"猫眼"状黄光反射；肿瘤组织常沿着颅内视神经或通过巩膜向眼球外蔓延，晚期常向远处转移。一般确诊后应采取手术治疗、化学药物治疗或放射治疗。

第1节 分类

视网膜母细胞瘤分为两类：可遗传型视网膜母细胞瘤和不可遗传型视网膜母细胞瘤。大约有55%~60%的儿童病例属不可遗传型视网膜母细胞瘤。许多家庭并没有相关病史，因此，这些家庭中的患儿被标记为"随机性的"，但是这也不能够说明其患病类型就一定是不可遗传型的。

有2/3的病例为单眼患病（单侧视网膜母细胞瘤），剩下的1/3病例为双眼患病（双侧视网膜母细胞瘤），每只眼睛内的肿瘤大小差别较大。在某些情况下，患儿的松果体也会受到侵染，进而形成三侧性视网膜母细胞瘤（TRB）。在进行治疗时，肿瘤的大小、位置以及数量都必须纳入考虑范畴。

第 2 节　发病频率与流行病学

视网膜母细胞瘤约占所有儿童恶性肿瘤的 3%。发病率为 1/280000～1/15000，无种族及性别差异。在英国，每年会有 40～50 名患者被查出此病；在美国，每年有 250～300 个儿童被发现患有视网膜母细胞瘤。大部分患儿在 5 岁之前即被确诊。在英国，双侧视网膜母细胞瘤的平均确诊年龄为 9 个月，而单侧视网膜母细胞瘤的确诊年龄高峰为 24～30 个月。大约 40% 的患者具有家族性，另外 60% 的患者是散发的。单眼发病多见，约占 70%，双眼同时或先后发病者约为 30%。全部的双眼发病者及 10%～15% 的单眼发病者具有遗传性，属常染色体显性遗传，外显率不全。故表面正常、带有致病基因的父母不一定发病，但可以有患病的子女。在中国，有家族史者占全部病例的 2.5%～3.5%。染色体研究证明部分患者有染色体异常，如 13 号染色体长臂缺失或基因突变。

在亚洲地区，视网膜母细胞瘤的发病率呈现逐渐上升的状态，这一现象已经被很多人注意到，但是延误最佳治疗时间的情况依旧经常发生。在 1987—2006 年的北京同仁医院病历档案中，有 572 位视网膜母细胞瘤患儿登记在册，经过统计，其中有 337 位（59%）的患儿存在 2 个月的诊断延误，还有 98 位患儿甚至在出现相关症状 6 个月后才前来就诊。

第 3 节　临床表现

肿瘤的表现和发展过程一般可分为 4 期：眼内生长期、青光眼期、眼外期、全身转移期。

1. 眼内生长期

视网膜母细胞瘤最主要、最显著的临床表现就是瞳孔的不正常外观，表现为"白瞳"，俗称"猫眼征"（图 31-1）。其他临床表现还包括视力下降、青光眼、眼红以及发育迟缓。有一些患儿会产生斜视，包括内斜视和外斜视（图 31-2）。视网膜母细胞瘤在发展中国家常表现为晚期疾病，典型症状是患者眼球增大。

肿瘤的位置不同，肿瘤被观察的难易程度也有所不同，因此，通过检眼镜检查，有可能观察到眼底肿瘤。一般需要在麻醉状态下进行检查才能确诊，仅凭"白瞳"症状并不能确诊视网膜母细胞瘤，因为渗出性视网膜炎也可以出现"白瞳"。

眼底改变：可见圆形或椭圆形、边界清楚、单发或多发、白色或黄色的结节状隆起，表面不平，大小不一，有新生血管或出血点。肿瘤起源于内核层并向玻璃体内生长者为内生型，玻璃体内可见大小不等的白色团块状混浊；肿瘤起源于外核层，易向脉络膜生长者为外生型，常使视网膜发生无裂孔性实性扁平脱离。进行裂隙灯检查时前房内可能观察到瘤细胞集落，形成假性前房积脓、角膜后沉着物，虹膜表面形成灰白色肿瘤结节，可为早期诊断提供一些临床依据。

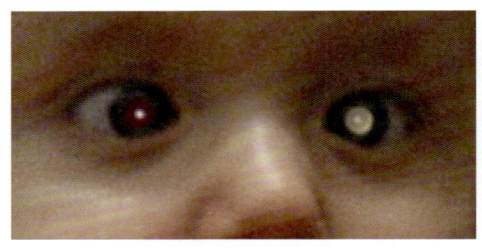 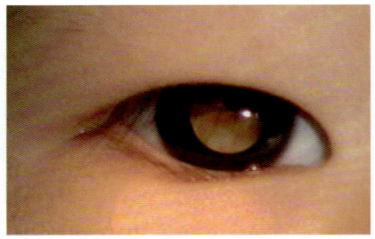

图 31-1 视网膜母细胞瘤患儿表现出的"白瞳"，瞳孔区有黄白色反光，即所谓的"猫眼征"

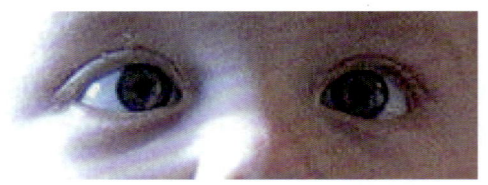

图 31-2 视网膜母细胞瘤患儿表现出的内斜视症状

2. 青光眼期

由于肿瘤逐渐生长，体积增大，眼内容物增加，眼压升高，引起继发性青光眼，出现眼痛、头痛、恶心、呕吐、眼红等。儿童眼球壁弹性较大，长期的高眼压可使球壁扩张，眼球膨大，形成特殊的"牛眼"外观，以及大角膜、角巩膜葡萄肿等，所以应与先天性青光眼等相鉴别。

3. 眼外期

最早，转移瘤细胞沿视神经向颅内蔓延，瘤组织的侵蚀使视神经变粗，如视神经孔骨质被破坏则视神经孔扩大，但在 X 线片上即使视神经孔大小正常，也不能排除球后及颅内转移的可能性。肿瘤穿破巩膜进入眶内，导致眼球突出，也可向前浸润引起角膜葡萄肿或穿破角膜在球外生长，甚至可突出于睑裂之外，生长成巨大肿瘤。

4. 全身转移期

转移可发生于任何一期，如发生于视神经乳头附近的肿瘤，即使很小，在青光眼期之前也可能有视神经转移，但一般来说，肿瘤转移在全身转移期最明显。转移途径：①多数经视神经或眶裂进入颅内；②经血行转移至骨、肝脏或全身其他器官；③部分经淋巴管转移到附近的淋巴结。

第 4 节　致病机制

视网膜母细胞瘤的发病是由视网膜母细胞瘤基因的失活引起的。视网膜母细胞瘤基因是人类发现的第一种抑癌基因，其蛋白质产物在人体内发挥着调节分化、转录、细胞周期等重要作用。*Rb* 基因与其蛋白表达物的失活会导致细胞分裂不受控制、非正常地增长而发生永生化（immortalization），最终引发肿瘤。这种基因失活可能是因为其缺失、突变或者不表达。对于家族遗传性患者，其出生前生殖细胞中 *Rb* 基因已经发生过一次突变，在还有一个正常的等位基因没有发生突变的情况下，该等位基因通常会由于偶然的原因失活而不被表达，发生杂合性丢失（lost of zygosity，LOH）进而引发癌症。而对于非家族性遗传患者而言，需要发生两次突变才会发病，这种概率相对较低。其他的突变类型包括无功能突变（null allele）、启动子突变等，约占 60%，系患者的视网膜母细胞发生突变所致；此型发病较晚，多为单眼发病，视网膜上仅有单个病灶，不易发生第二恶性肿瘤,少数患者体细胞染色体畸变。目前已经确定视网膜母细胞瘤的发生是由染色体缺失或者基因突变引起。1971 年即发现部分 RB 患者有染色体 13q14 的缺失,现已确认这就是 Rb 基因的位置。

第 5 节　诊断与鉴别诊断

视网膜母细胞瘤的诊断应该在新生儿出生后 3 个月内进行,主要诊断内容如下。

(1)红色反射检查。该项检查应在暗室中进行,用光线照射眼睛后应见橘红色眼底反光,即为正常视网膜颜色。

(2)角膜映光法。该项检查通过对角膜进行光线照射,观察反射亮点的位置来确诊新生儿是否患有斜视。

(3)眼部检查。检查眼睛是否有任何结构异常。

以下疾病与视网膜母细胞瘤有相似症状,诊断时应该进行鉴别。

(1)永存原始玻璃体增生症(persistent hyperplasia of primary vitreous):该病是由于先天性眼部发育异常,胚胎初期的原始玻璃体没有消退导致,眼部会产生"白瞳"症状,同时还会存在小眼球等结构,通常只发生于单侧眼。该病可能发展成为白内障。

(2)外层渗出性视网膜病变:又称 Coat 病(Coat's disease),通常只发生于单侧眼,由于视网膜后部的血管不正常的生长导致视网膜血管畸形并影响视力,出现"白瞳"或斜视等症状。

(3)眼弓形虫病:该病是由于弓形虫侵入人体眼部导致的,会导致患者视力下降,出现"白瞳"和斜视等症状。

4)早产儿视网膜病变(ROP):由于早产儿在出生后立刻吸入高浓度氧气所致,会导致视网膜组织受损并引发视网膜脱落等症状。

如果眼部检查已显示出异常,接下来的检查可能还包括各种影像诊断,如 CT 检查、磁共振成像及超声检查等。CT 检查与磁共振成像可以帮助确定结构异常和钙的分布,而超声检查则可以检查出肿瘤的大小与厚度。通过骨髓检查或者腰椎穿刺检查可以检查肿瘤是否发生转移。

第 6 节　实验室检查

（1）尿液检查。尿液中香草基苦杏仁酸和高香草基酸排出量增加。阳性者有助于诊断，但阴性者也不能排除 RB。

（2）酶的测定。在血-房水屏障完整时，房水中乳酸脱氢酶（LDH）浓度高于血清中 LDH 浓度，当两者的比值大于 1.5 时，提示 RB 存在的可能。

（3）细胞学检查。抽取房水或玻璃体液进行细胞学检查，对于本病的诊断和鉴别诊断有一定的帮助，但有促进肿瘤通过眼球壁穿刺孔向球外扩展的风险，故不应轻易采用。腰椎穿刺抽取脑脊液进行细胞学检查及骨髓穿刺涂片检查对判断肿瘤是否转移极有参考价值。

（4）遗传学检查。有助于了解染色体情况。

（5）病理分型：分为未分化型和分化型。

1）未分化型。瘤细胞为圆形、椭圆形、多边形或不规则形。胞核大，呈圆形、卵圆形或不规则形，染色深，有 1~2 个以上核样结构体。核内常见 1~2 个不规则核仁。胞质少，有丰富的细胞器，主要为游离的核糖体及线粒体。瘤细胞围绕着一个血管形成的细胞柱，其中可见部分瘤细胞坏死及钙质沉着，此称为假菊花型（pseudosette）。该型分化程度低，恶性度较高，但对放射线敏感。

2）分化型。又称神经上皮型，由方形或低柱状瘤细胞构成。细胞围绕中央腔环形排列，称为菊花型（rosette）。其中央腔内的"膜"为酸性黏多糖物质。胞核较小，位于远离中央腔一端，有一个核仁。胞质较多，主要细胞器为线粒体、微管、粗面内质网及高尔基体等。此型分化程度较高，恶性度较低，但对放射线不敏感。还有一些病例瘤细胞分化程度更高，已有类似光感受器的结构，恶性程度最低。瘤细胞簇集似莲花，称为莲花型（fleurette），又称感光器分化型，21 世纪初曾称此型为视网膜细胞瘤（retinocytoma），以别于一般的视网膜母细胞瘤。

第 7 节　基因诊断

对引发视网膜母细胞瘤的 *Rb* 基因突变的诊断，不仅对于患病个体的临床治疗有重要作用，而且对于个体的兄弟姐妹及后代患病状况的监测也有重要意义。

双侧视网膜母细胞瘤

本病患者与 13%～15% 的单侧视网膜母细胞瘤患者可以在血检中检查出 *Rb* 基因发生突变。如果患病个体被检测出基因突变，则其亲属也需要进行检测；如果患病个体没有检测出基因突变，那么其亲属就没有必要再进行检测。85% 的单侧视网膜母细胞瘤患儿在血检中检测不出 *Rb* 基因突变，对于这种情况，分子水平的检查以及临床上对其兄弟姐妹的检查也都没有必要。

（1）如果患儿检测出 *Rb* 基因突变，那么可以采用羊水细胞做家族性突变检查，对于确认携带突变基因的胎儿，可以较早地进行分娩，并对其进行更为及时的治疗。

（2）对于采用高敏感度（大于 93%）检测后依旧检测不出 *Rb* 基因突变的情况，*Rb* 基因发生突变的概率会降至 1%。加拿大的国家性指导规则指出这种情况下只建议采取非麻醉形式的临床检查，对患病个体及其后代进行突变检查。

第 8 节　治疗

治疗方法一般有多种，包括化学药物治疗、冷冻治疗、放射治疗、激光治疗以及眼球摘除术等，根据不同情况可能会联合多种治疗方法使用。近年来，为了探索眼球摘除术和放射治疗的替代疗法，相关领域的学者也做了许多工作。其治疗原则如下。

（1）治疗的首要目的是保住患者生命，其次是尽可能保存患眼的视力，一旦保存的患眼治疗失败，就须尽早进行患侧眼球摘除术。

（2）如果肿瘤为单发，小于 6 个视盘直径（disc diameter），可用激光凝固或冷冻治疗，配合放射治疗、化学药物治疗。可惜单侧视网膜母细胞瘤患儿就诊时病变多已超出上述范围，故应进行患侧眼球摘除（包括至少长 10mm 的视神经）。

（3）如果是青光眼期病变，为了防止扩散，宜加化学药物治疗 1 年，可用长春新碱与环磷酰胺。眼外期病变应加眼眶及颅骨的放射治疗，并每周一次进行氨甲蝶呤蛛网膜下腔注射。

（4）21 世纪初以来，临床医师越来越关注先使用化学药物治疗以缩小瘤体再进行局部治疗的方案。如诊断时已有远处转移，则进行相应的放射治疗和化学药物治疗。

（5）双侧病变，一般摘除严重侧的眼球做病理检查，以证实诊断及分期，对侧眼的肿瘤可联合用放射治疗及冷冻或激光凝固。应尽量保存这些患者的视力，虽然放射治疗可导致白内障，但白内障可用手术治疗。

（6）眼球摘除后约 6 周，应放置义眼，以后根据患儿生长情况更换义眼以保持眼眶骨的正常生长。

第 9 节　预后

视网膜母细胞瘤的最佳预后取决于早期诊断。根据美国眼外科新闻 2013 年的报道，该病如能早期诊断，可望获得好结果——肿瘤得到满意控制并保留眼球，化学减容（chemoreduction）和外照射减少肿瘤体积常获得成功。研究者分析了 93 例患者，包括 79 例白人、10 例非洲裔美国人和 4 例其他种族患者，确诊时患者的平均年龄是 20 天。最初只发现 62 例（67%）双眼肿瘤，31 例（33%）单眼肿瘤。最后确定 80% 的患者为双侧罹患肿瘤，平均肿瘤数为 2.1 个。43 例确定为散发性遗传，50 例有家族病史。24 例接受基因试验，6 例基因标记物阳性。治疗方法包括化学减容（39%）、斑块放射治疗（24%）、外部束放射治疗（31%）和眼球摘除（28%），72% 的患者获得眼球保留。平均随访时间 69 个月。在 4 个月到 25 年之间，肿瘤转移到脑部或骨骼者有 3 例；5 例有继发性肿瘤，这些患者中有 4 例接受过外部束放射治疗。5 例平均在 43 个月月龄时死亡，其中 2 例死于继发性肿瘤，1 例死于转移性肿瘤，2 例死因与视网膜母细胞瘤无关。视网膜母细胞瘤能够在新生儿中发病，单侧及双侧均有，绝大多数患儿有胚层突变，显示双眼多灶性肿瘤。化学药物治疗很有必要，因为对这些年龄极小的患者进行全身化学药物治疗可以控制眼内恶性新生物，也能缩小松果体母细胞瘤和继发性肿瘤。临床医师必须注意，年龄很小的患者的视网膜母细胞瘤在出生 1 个月内快速确诊和治疗至关重要。

最近 Künkele 等人报道称，用环磷酰胺化学减容控制视网膜母细胞瘤，可避免眼球摘除和外照射。有报道回顾性研究了 40 例（56 只眼）视网膜母细胞瘤患者，他们接受了 6 个周期的静脉应用环磷酰胺、长春新碱以及足叶乙甙卡铂（carboplatin），21 天为一周期，平均随访 101 个月。研究者对所有患者进行诊断时的年龄、种族、遗传背景和肿瘤偏侧进行了评估，对肿瘤患者采用国际视网膜母细胞瘤分类法（International Classification of Retinoblastoma，ICRB）进行分类。结果显示，42 只患眼（75%）主要使用化学药物治疗后获得成功。

参考文献

[1] MacCarthy A, Birch JM, Draper GJ, et al. Retinoblastoma in Great Britain 1963-2002 [J]. Br J Ophthalmol, 2009,93(1): 33-37.

[2] Elkington AR, Khaw. PT. ABC of eyes. Squint. Br Med J,1988, 297 (6648): 608-611.

[3] Bishop JO, Madsen EC. Retinoblastoma: a review of current status[J]. Surv Ophthalmol,1975, 19: 342-366.

[4] Künkele A, Jurklies C, Wieland R,et al.Chemoreduction improves eye retention in patients with retinoblastoma: a report from the German Retinoblastoma Reference Centre [J]. Br J Ophthalmol, 2013,97(10):1277-1283.

（陈夫胜　朱志忠）

第32章 眼球震颤

眼球震颤（nystagmus）是一种眼球重复性的不受控制的运动，常导致视力下降。这些不自主的眼球运动可以表现为从一侧到另一侧、从上到下或以一种循环模式往复运动，其结果是双眼不能保持稳定地注视目标。为了看清目标，患者可能伴随着异常头位和点头。眼球震颤的表现多种多样，对它的研究与治疗涉及众多医学亚专科，和眼科关系最为密切的是先天性眼球震颤，它一直困扰着眼科医师、患者及家属。

第1节 眼球震颤的类型、原因与治疗

1. 眼球震颤的类型

（1）生理性眼球震颤（physiological nystagmus）。

1）终末性眼球震颤。双眼极度外转和内转时产生的眼球震颤。

2）视动性眼球震颤。移动中的物体在视野中经过或本人在快速行进中注视某一个固定物体时产生的眼球震颤。

3）诱发性眼球震颤。见于前庭功能检查，用旋转、冷热、视动和其他刺激引发的眼球震颤（均为水平跳动眼球震颤）。

4）精神性眼球震颤。因受到突然的精神刺激诱发，可出现短暂水平摆动性眼球震颤。

5）随意性眼球震颤。个别正常者可以随意或者自主发生短时间的水平钟摆型眼球震颤，极个别可为垂直型和旋转型眼球震颤，多为高频小幅眼球震颤。

（2）病理性眼球震颤（pathological nystagmus）。

1）先天性特发性眼球震颤，又称先天性眼球震颤（congenital nystagmus）。

2）眼源性眼球震颤。多是视力障碍性眼球震颤，此外还包括眼肌轻瘫和职业性眼球震颤。

3）前庭性眼球震颤（labyrinthine nystagmus）。又称耳源性眼球震颤或者迷路性眼球震颤，是由内耳和前庭神经的病变引起。这种眼球震颤多为水平旋转或水平跳动性眼球震颤，少见情况为双侧耳蜗同时受损而出现钟摆型眼球震颤和头部摆动。这种眼球震颤的突出特点是合并较重的眩晕和听力障碍，这与中枢性前庭疾病引起的眩晕不同，中枢性前庭疾病引起的眩晕持续时间长，但眩晕程度轻。

4）中枢性眼球震颤（central nystagmus）。主要是中枢性前庭性眼球震颤，前庭系统中枢部分包括前庭神经核、小脑、大脑皮质的前庭中枢、脑干，所引起的眼球震颤有水平型、旋转型、垂直型，震幅多变而不规则，或粗大或不明显。临床表现多复杂不一致，此类眼球震颤患者都有中枢神经系统病变的其他表现，眩晕症状一般都没有前庭周围性眼球震颤那样明显，有的甚至没有眩晕。

先天性眼球震颤与生俱来，在这种情况下，患者的眼睛随眼球移动出现振荡（摇摆）。显性眼球震颤是指在所有时间均有眼球震颤。而隐性眼球震颤是指眼球震颤在一只眼睛被遮住时发生。显性-隐性眼球震颤是震颤持续不断地出现，一只眼睛被遮住时会更加恶化。获得性眼球震颤可以由疾病（多发性硬化、脑肿瘤、糖尿病性神经病变）、意外事故（颅脑损伤）或神经问题（药物的副作用）引起。此外，过度换气、眼前闪光、尼古丁甚至振动均可引起眼球震颤。某些获得性眼球震颤，可以采用药物或手术治疗。眼球震颤患儿在学业和社交场合，可能需要额外的帮助。

眼球震颤可以是先天遗传的，也可以因后天事故或疾病引发。它会大大降低视力，也会影响患者的平衡与协调。疲劳和压力可使眼球震颤加剧。大多数眼球震颤患者可以通过减少不受控制眼球的运动和定位而获得视力改善,即达到所谓的"零点",为能达到"零点",患者可能需要采取一种特定的头部姿势使视力达到最佳状态。

先天性眼球震颤患儿发病年龄通常为 2~3 个月,眼球往往以水平摆动的方式移动,与白化病、先天性无虹膜、视神经发育不全和先天性白内障等病变有关。

点头痉挛通常发生在 6 个月至 3 岁之间,在 2~8 岁自行缓解。这种形式的震颤通常表现为点头和头倾斜,眼球可向任何方向移动。这种类型的震颤通常不需要治疗。

获得性眼球震颤可发生于儿童期或成年后,原因不明,但多数由中枢神经系统疾病、代谢性疾病或酒精和药物毒性引起。

眼球震颤可以根据运动类型进一步分类:①摆动性眼球震颤,眼球运动的速度在两个方向是相同的;②急动性眼球震颤,眼球先是慢慢地向一个方向移动,然后迅速返回到另一个方向。

2. 眼球震颤的原因

(1)先天性眼球震颤是眼球缓慢运动控制亚支系统(slow eye movement subsystem)失灵所致,该系统在高增益的异常条件下活动,这种特殊异常可能表现为眼外肌本体感受器所传入的有关眼球位置和运动速度的信号出现,反馈不稳定,致使眼球位置不稳定继而偏离正位,构成震颤的慢相,快速的扫掠运动使得这种慢相中断而回到注视位,构成震颤的快相。

(2)皮质下视动系统的缺陷,造成注视不稳定,眼球从注视位偏离,而纠正眼球运动则使眼球重新回到注视位。先天性眼球震颤患者有强大的固视反射,平稳的跟随性眼球运动正常,并具有良好的前庭-眼反射功能。尽管眼外肌本体感受器所传入冲动的具体功能目前尚不清楚,但它在反馈环中对眼球位置和运动速度都有影响,因此,先天性眼球震颤可能是由于这些反馈环的周边部不稳定所致。

一部分眼球震颤有明确的病因或原因,而另一部分眼球震颤没有明确的病因。总的来说,先天性眼球震颤的主要原因包括先天性眼球畸形、白化病、白内障、全色盲、黄斑部损害所致的视觉障碍，因无固定注视目标能力，患者眼球多呈水平型震颤，称为眼源性震颤。而后天性眼球震颤主要是由于中枢神经系统病变或前庭病变引起，如小脑疾病、前庭神经核病变引起的眼球震颤称为中枢性眼球震颤；中耳或内耳疾病，由于引起迷路的刺激性或抑制性障碍，可发生水平旋转性眼球震颤，称为迷路性眼球震颤。先天性眼球震颤发病机制的细节还有待今后更进一步的研究。由于控制眼球的运动是基于一个环形反馈机制，所以多个环节都可控制眼球运动，包括眼球的结构异常、传入通路障碍、大脑中枢的疾病、影响前庭功能的疾病都可以引起眼球震颤，如视力障碍性眼球震颤、耳源性眼球震颤、中枢性眼球震颤等。它虽不属于常见病或多发病，但在临床上并非罕见，此类疾病严重影响患者的视觉功能、外观以及行动能力。

3. 眼球震颤的诊断

做出诊断需要通过全面的眼科检查。眼震试验，特别强调眼球如何移动，要明确的包括健康问题、是否服用药物、有助于改善症状的环境因素。本试验的目的是寻找影响眼球运动控制的问题。视力测量，评估在何种程度上震颤会影响视觉；通过屈光状态确定有无近视、远视或散光。最关键的是测试双眼的焦点、移动和同时工作。由于眼球震颤往往提示其他潜在的健康问题，眼科医师可以参考其他医疗专家的意见，为治疗提供选择。

4. 眼球震颤的治疗

眼球震颤无法治愈。虽然眼镜和角膜接触镜不能矫正眼球运动，但可以帮助解决其他视觉问题，如近视、远视和散光。某些类型的眼球震颤可在儿童时期获得改善。此外，棱镜和特种眼镜或能改善视觉质量。使用大字印刷书籍、放大装置和增加照明也有助于改善视觉质量。

患者可能没有意识到他们有眼球震颤，因为他们所看到的目标通常不是不稳定的。为了看清楚目标，患者可以将头部倾斜，这样有助于抑制或减缓眼球震颤。

患者一天中的视力水平可能会有差别，白天视力水平可能会受情绪、疲劳、压力或不熟悉的环境等因素影响。大多数没有其他视力问题的先天性眼球震颤患者能够驾驶汽车。

视角很重要。大多数先天性眼球震颤患者存在"零点"（视线角），以"零点"为准线，可以通过减少眼球向一侧或另一侧运动，提高视力。那些具有"零点"的患者，往往会采取特定头部姿势以获得最好的视野。在屏幕或黑板一侧进行观看无助于改善视觉，因为它减小了观看的角度，引起"拥挤"。一个更好的解决办法是直接在前方观看，采用优势姿势或矫正手术（或使用棱镜）消除头部转向。

如果距离足够近或使用辅助工具阅读，患者能够阅读小字体文字，但文字印刷必须清晰。患者很难与别人同时共用一本书，因为它可能离得太远或在不合适的角度。

拥有良好的照明也很重要。特别是有些患者对光敏感。许多患者能够使用电脑，只是需要选择适当的位置，调整亮度、字符大小等。但有些患者则难以阅读电脑屏幕。阅读速度通常不会因眼球震颤减慢，而是受到其他相关的视觉缺陷会影响。

5. 眼球震颤患者和家属面临的挑战

通过专业眼科医师的指导和治疗，确保患者获得最合适的眼镜或角膜接触镜，以获得最佳的校正视觉水平。在学校，应让患儿的老师了解眼球震颤的基础知识，包括影响视觉的条件，以帮助患儿正常进行学习生活及保持良好的人际关系。向其他人宣传眼球震颤的基本知识，使患者获得较好的生活环境。

不要降低对患者的期望。因为大多数患者都能获得正常的生活。眼球震颤是一种残疾，但不意味着世界末日般的黑暗。随着年龄的增长，患者会在社会上找到自己的位置。

所有形式的眼球震颤都是不由自主的，患者无法控制自己的眼球，但成年后眼球震颤会略有改善。然而，疲劳和压力会使眼球震颤恶化。大多数人的眼球震颤伴有某种视觉的局限性，因为眼睛不断地扫视，无法获得清晰的图像。患者可能需要把头位"锁"在眼睛的"零点"使眼球移动最小，而获得视觉稳定的图像，才能看得比较清楚。

眼球震颤会影响患者生活的各个方面，包括与他人交往、学习和工作以及自我形象认可。心理咨询可能会帮助他们更好地面对眼球震颤带来的社会和个人挑战。

眼球震颤可以治疗吗？手术通常可以降低"零点"的位置，减轻头部倾斜，改善外观。药物（如肉毒毒素或巴氯芬）可以减轻眼球震颤，但疗效常常是暂时的。生物反馈训练可能对某些患者有效。

如果有眼球震颤，那么患者需要接受定期的眼科检查。眼镜和角膜接触镜可以帮助患者获得更好的视力，两者比较，角膜接触镜更为优越，因为戴着眼镜时，眼球来回运动扫过镜片中心视野不清晰，角膜接触镜就不存在这个弊病。

6. 眼球震颤的手术治疗

（1）眼球震颤的手术治疗适应证。相关专家认为本体感受器切除手术对于没有中间带的眼球震颤有着比较好的效果，手术后大部分患者的眼球震颤都能够减轻。手术的目的主要有 4 个：减轻眼球震颤的强度；改善头位；治疗合并的斜视；一定程度上提高视觉质量。手术治疗适应证包括：没有代偿头位的手术治疗；伴随仰头视物头位的手术治疗；伴有低头视物头位的手术治疗；有水平头位的手术治疗；有旋转头位的手术治疗；合并斜视的手术治疗；合并头位及斜视的手术治疗；伴集合阻滞的手术治疗；存在复合头位的手术治疗。

（2）眼球震颤手术的方式。目前治疗眼球震颤的一种主要手术方式是本体感受器切除。本体感受器指位于肌肉、肌腱和关节内的感受器，通过感受身体在空间中的运动和位置的变更，向中枢提供信息。支配眼球运动的眼外肌中就存在本体感受器，当眼球运动的时候，肌肉及肌腱的机械伸展对本体感受器产生适宜刺激，将伸展的程度传导至中枢。学者认为尽管眼外肌本体感受器所传入冲动的具体功能目前尚不清楚，但它在反馈环中对眼球位置和运动速度都有影响，先天性眼球震颤可能是由于这些反馈环的周边部不稳定所致。目前国际基础及临床研究发现，切除本体感受器在一定程度上可以改善眼球震颤的频率及振幅，同时不会引起严重并发症，已成为治疗眼球震颤的一种主流手术方式。

目前最常用的术式是4条眼外肌超常量后徙手术治疗先天性眼球震颤。Bietti和bagolini首先在1960年介绍了此种方法，之后von Noorden和Sprunger又对此种方法进行了详细的讨论。具体手术方法为：4条水平直肌断腱后置于功能性赤道的位置或毗邻其后，也就是内侧角膜缘后11.5mm，外侧角膜缘后13mm。但同时有内斜视及眼球震颤的患者，外直肌置于眼球赤道部之前，内直肌置于赤道部之后。Arruga A建议在4条水平直肌后退的基础上加用后固定缝线，可使得直肌力量减弱的作用得以巩固。不过，此种术式有一定的局限性，术后容易产生继发性斜视，眼球运动受限制。

（3）斜视合并眼球震颤的手术治疗。一般可以在进行眼球震颤手术的同时联合进行斜视矫正手术，手术原则是在主导眼上进行眼球震颤手术，在非主导眼上进行斜视矫正手术。应该先治疗眼球震颤还是斜视？我们的观点是眼球震颤与斜视可以同时手术治疗，争取让患者有一个粗略的立体视觉，同时眼震减轻，改善视觉质量。

（4）手术效果。一般手术后效果比较理想的患者，使用视力表可见范围要比手术前增加1到3行！因为眼球震颤的患者存在各种基础眼病，因此手术前患者的视力水平不一样，手术后视力提高的程度也不一样。眼球震颤手术的目的并非单纯提高视力水平，而是希望患者能够有比手术前更好的视觉质量。从专业的角度说，人眼看东西时是用最精密的结构——黄斑看东西，存在所谓的"注视时间窗"。手术希望达到2个目标：①减弱肌肉的本体感受器功能，借此使眼球震颤减轻；②增宽"注视时间窗"，增加黄斑中心凹注视的时间。部分患者术后视力水平虽无显著提高，但注视的质量提高了。术后一些患儿的家长发现，术前孩子对远处的东西不感兴趣，手术后开始对远处的东西感兴趣，原来看电视离得很近，手术后看电视的距离远了；部分孩子原来特别内向和孤僻，手术后性格变得活泼起来，和家长、小朋友相处融洽了；以前孩子看书几乎要拿到眼睛前边看，手术后看书的距离远了；有些小朋友原来仔细看着一个物体的时候，头歪得很厉害，手术后头不是很歪了。这些情况提示，手术后在评估手术效果时，应注意 4 个重要方面：歪头是否改善；看书距离是否远了；看电视距离是否远了；性格是否活泼了。

（5）眼球震颤手术后的治疗。眼球震颤手术不是一劳永逸的。眼球震颤是一种极其顽固的视力障碍疾病，需要长期的治疗。对儿童施行手术的目的是通过减轻震颤幅度和频率，形成稳定的中心凹注视，增加注视时间，形成通畅的视觉传导通路或者改善头位，对患儿的面部及脊柱发育起到积极的作用，改善生活质量。有的患儿年龄较小，手术以后，视功能还在发育阶段，需要进行视觉功能的康复训练，提高视力水平。同时，眼球震颤手术有 20% 左右的二次手术概率，如果术后发现残留头位、头位过矫、斜视回退等，都需要二次手术解决。

（6）手术年龄。美国的经验认为儿童接受手术的年龄并没有严格限制，需要对患儿进行综合评估，衡量手术的利弊，只要利大于弊，就可以考虑手术。如果太早进行手术，儿童配合检查的能力不足，特别是对头位的检查也不能完全配合。如果太晚进行手术，因为儿童的视觉发育有很严格的时间限制，错过视觉发育的敏感期，儿童的大脑发育和视觉中枢发育可能会停止。眼球震颤患儿的视力都不会太好，做完手术，不是所有的事情就结束了，后期还要有相应的弱视训练和脑认知能力训练！因此，太晚做手术对患儿今后的视觉发育是有弊无利的。

（7）不适合眼科手术治疗的眼球震颤。耳源性眼球震颤；中枢性眼球震颤；特殊类型的眼球震颤；"跷跷板"眼球震颤；上跳性眼球震颤；下跳性眼球震颤。这些特殊类型的眼球震颤不适合通过眼科眼球震颤手术治疗，具体的病情需要到医院进行检查评估，才能明确是否需要手术。

7. 眼球震颤的保守治疗

（1）散瞳验光，矫正屈光不正。患者经常合并严重的屈光不正，佩戴合适的矫正眼镜后视力明显提高。

（2）佩戴角膜接触镜。角膜接触镜有3个优点：①可以提供屈光矫正；②可以在一定程度上减轻眼球震颤的强度；③带虹膜的角膜接触镜可以改善白化病患儿的畏光现象。

（3）三棱镜治疗。佩戴合适的三棱镜一方面可以改善头位，另一方面，对于存在集合阻滞的患儿，佩戴双侧底向外三棱镜可以刺激辐辏，减轻眼球震颤。

三棱镜治疗因人而异，针对不同类型的眼球震颤，三棱镜处理方法不同。

1）存在集合阻滞的情况。患者有先天性眼球震颤和集合阻滞眼球震颤的，使用底向外的三棱镜会使远视力得到显著提升。如果患者的视力有提升，应该把棱镜和负球镜的度数加入眼镜处方。

2）代偿头位的处理。三棱镜治疗的目的就是将视物质量最好的中间带位置移至正前方，从而矫正头位。一般三棱镜尖端方向指向眼球偏斜的方向，但是目前光学三棱镜只能纠正 7 △度数的偏斜，不过随着科技的进步，出现了压贴三棱镜，使得三棱镜治疗的范围进一步扩大。

（4）药物治疗目前正处于研究阶段，包括注射肉毒毒素和口服肌松药。另外，最近的研究表明，碳酸酐酶抑制剂滴眼液点眼也有抑制眼球震颤的作用。

8. 部分先天性眼球震颤患者需要佩戴两副眼镜

不是所有的先天性眼球震颤患者都需要佩戴两副眼镜，主要有两类患者需要。第一类是屈光不正合并集合阻滞者，第一副眼镜用来矫正屈光不正、治疗弱视，第二副眼镜是一副双侧底向外的三棱镜，用来刺激辐辏，减轻眼球震颤。如果使用光学镜片，将屈光度数叠加棱镜度数会使制作出的镜片非常厚，因此不能将两种功能集合在同一副眼镜上。如果使用压贴棱镜，又会在一定程度上不利于弱视的治疗，因此这类患者需要佩戴两副眼镜。患者在治疗弱视的时候使用不附加三棱镜的眼镜，而平时尽可能佩戴减轻眼球震颤的三棱镜。第二类是屈光不正合并头位者，第一副眼镜用来矫正屈光不正、治疗弱视，第二副眼镜是一副双侧底向面转方向的三棱镜，用来矫正头位。

参考文献

［1］Economides JR, Horton JC. Eye movement abnormalities in stiff person syndrome[J]. Neurology, 2005, 65:1462-1464.

［2］Gradstein L, Reinecke RD, Wizov SS, et al.Congenital periodic alternating nystagmus: diagnosis and management[J]. Ophthalmology, 1997, 104:918-929.

［3］Hertle RW, FitzGibbon EJ, Avallone JM, et al. Onset of oscillopsia after visual maturation in patients with congenital nystagmus[J]. Ophthalmology, 2001, 108:2301-2308.

［4］Kerrison JB, Koenkoop RK, Arnould VJ, et al. Clinical features of autosomal dominant congenital nystagmus linked to chromosome[J]. Am J Ophthalmol, 1998, 125:64-70.

［5］Kerrison JB, Giorda R, Lenart TD, et al. Clinical and genetic analysis of a family with X-linked congenital nystagmus (NYS1)[J]. Ophthal Genet, 2001, 22:241-248.

（牛蔚然　朱志忠）

第33章 儿童多瞬症

第1节 概述

瞬目即眨眼，眨眼为正常生理动作，不为意志所控制。瞬目有形成泪膜、润湿营养角膜的重要生理功能，为保护眼睛所必需。正常人眨眼的频率为每分钟10~12次，多瞬即频繁眨眼，即每分钟眨眼次数达15次以上，甚至达20次之多。频繁眨眼虽无痛苦，但影响美观，出现在儿童身上时更易引起家长关注，家长往往认为孩子有"坏毛病"而加以斥责，然而眨眼并非人力能加以控制。虽然这种眼病不严重，但医者并不能给以明确答复，因此爱子心切的家长四处求医，各种解释都有，让人莫衷一是。

临床观察表明，随着电视、电脑、手机等视频终端设备的广泛普及，视功能首当其冲受到冲击。互联网的视频终端设备带给人们种种便利和享受，但长时间凝视屏幕，视功能必然会受到影响，而且这种影响已逐步显现出来。儿童的视功能正值发育的重要时期，由于受到视频终端设备的影响，近年来一种现代文明带来的特殊儿童眼病——儿童多瞬症（children frequent blinking）"应时而生"。儿童多瞬症即不伴有其他眼病或全身性疾病而以频繁眨眼为主要临床表现的儿童眼病。本病眼科教材未见有记载，眼科专业期刊虽有报道，但未见有合适眼病名称刊载，鉴于此，作者不揣冒昧，根据临床观察及学习体会，提出"儿童多瞬症"的诊断名称，以期引起对这一儿童眼病的重视。

第 2 节 临床表现

数十年间我们在临床较为系统地观察了 262 例儿童多瞬症病例，其临床表现为：眼睑不自主的快速连续性启闭，凝视时多瞬症状减轻或消失，具有间歇性、复发性、时疏时频以及不能自控的特点，入睡后多瞬症状停止。多瞬症状可持续数天、数周或数月，可突然停止或重现。医疗干预（如点眼药、服药等）均有可能使多瞬症状停止，但仍可在短时间内复发，所以不能作为诊断性治疗的依据，这也提示心理因素在本病发病中有着重要影响。

临床观察到的患儿年龄以 3~9 岁年龄组多见，最大者 13 岁，最小者 2 岁。最小患儿的父母在孩子出生 6 个月时即让其看电视，希望帮助患儿智力发育，2 岁时患儿出现多瞬症状。本病有着鲜明的自愈趋向，随着儿童视觉发育日臻成熟，鲜见有 15 岁以上的病例。

患儿均有电视、手机屏幕接触史，每天观看屏幕时间为 0.5~2 小时，有的达 6~7 小时之多。根据作者的从医经历，在 20 世纪 60~70 年代，儿童的卫生条件及营养状况均比现在差，儿童患沙眼及结膜慢性炎症也较现在多，可当时在眼科临床未见有儿童多瞬症病例。自 20 世纪 90 年代开始，随着电视的普及，儿童多瞬症临床病例日趋增多且有继续增加的趋势，这应该对发病原因的探索与研究有着重要的启示意义。

通过对 262 例儿童多瞬症病例进行屈光不正检查，对营养状况、泪液分泌以及眼局部同时存在的疾病（如倒睫、结膜滤泡症、沙眼等）进行观察，未发现有发病因素上的明显相关关系。

第 3 节 病因探索

本病发病原因尚未有明确结论，根据临床观察可以认为儿童多瞬症的发生与患儿较多接触互联网终端屏幕设备有关。儿童视觉尚处在发育阶段，长时间观看电视或手机屏幕，其闪动画面与光的刺激对视觉来说是冲击和负担，有可能导致视觉中枢平衡抑制的超兴奋，而短暂的多瞬应为反馈性防卫动作。随着儿童视觉发育日趋成熟，多瞬症状即不再发生。继续加强这方面的探索和研究很有必要。

据了解，在美国、日本及英国，眼科临床均有儿童多瞬症病例的报道，但未引起重视。有学者认为，儿童过度眨眼与如下原因有关：①儿童眨眼不足：儿童很容易全神贯注于电子游戏等而导致眼干，因而不断眨眼来润滑眼睛；②电视画面及故事情节的紧张性，给儿童精神一定的压力，可导致某些快速、非节律性的动作发生，包括多瞬；③中度远视儿童过度用眼可导致视疲劳，从而诱发频繁眨眼。结论是儿童过度眨眼为视疲劳综合征所致。

第 4 节　鉴别诊断

儿童多瞬症的诊断目前主要为症状学诊断，尚缺乏仪器或操作性测试的辅助诊断，为确保症状学诊断的准确性，继续进行相关的研究十分必要。

鉴别诊断方面需要注意与眼睑痉挛、儿童抽动秽语综合征、儿童多动症相区别。

（1）眼睑痉挛（blepharospasm）：原因不明的不自主面神经支配区肌肉痉挛和抽搐，表现为一侧眼睑跳动，继而可扩展至同侧面肌，多发于中老年人，临床症状与多瞬症有着明显不同。

（2）儿童抽动秽语综合征：又称多发性抽动症，临床特征是不自主的、突发的快速重复肌肉抽动，可伴有不自主的发声和秽语，如眨眼、斜视、噘嘴、摇头、缩脖、伸臂、挺胸、吼叫等，属于神经精神障碍疾病。因伴有全身症状而和多瞬症区别开来。

（3）儿童多动症（attention deficient disorder）：一种轻微脑功能障碍综合征，也是一种较常见的儿童行为异常，表现为活动过多、注意力集中困难、情绪不稳、冲动任性，常有手脚动个不停或在座位上不停扭动等症状，属于儿童神经精神疾病，有时虽有频繁眨眼症状，但与儿童多瞬症相比，有着明显不同。

第 5 节　治疗

儿童多瞬症预后良好，治疗方法较为简单，停止或逐渐减少观看电视、手机屏幕为最重要的治疗措施。鉴于部分患儿对互联网的依赖性较强，家长对此要重视心理辅导，让孩子了解本病的起因、治疗及预后，逐渐克服对电视、手机等视频终端设备的依赖。家长不能恐吓或呵斥孩子，不能简单粗暴干预，应通过有效的沟通让孩子停看一段时间电视、手机等设备，以利多瞬症的恢复。

与此同时，可配合滴用玻璃酸钠人工泪液滴眼剂作为辅助治疗。同时治疗可能存在的眼部疾病如倒睫、结膜滤泡症等，矫正明显的屈光不正，纠正偏食习惯也十分必要。

临床应用耳穴压丸作为辅助治疗，收到了一定效果。宜选取耳穴中心、脾、肝、眼、交感等穴位，也可做耳穴埋针。

第 6 节　结语

儿童多瞬症可被认为是现代文明带来的特殊儿童眼病，有着相对独立的临床症状，表现为间歇性的频繁眨眼、不能自控，为不伴有面肌痉挛及其他全身症状的一种相对独立的眼睑反射异常眼病。随着儿童视觉发育的逐渐成熟，其良好的预后及自愈趋向，揭示本病与其他儿童眼病有着明显的不同，继续进行相关的研究对于保障儿童身心健康成长有重要意义。

（王印其）

第 34 章
结膜下出血

第 1 节 概述

结膜下出血（ophthalmecchymosis）为眼科临床常见病，体征明显，症状轻微，视力一般不受影响，预后良好。但由于其发生在眼前部，易为患者所关注，引起心理上的紧张。患者往往有疑问："眼部是否会受损？是否会影响视力？如何治疗？如何预防？"因此，医师和患者对结膜下出血有认识了解的必要。

一般来说，由于发病原因及预后的不同，结膜下出血在临床上可分为两类。一类是单纯性结膜下出血，即指在没有炎症和直接外伤的情况下，球结膜自发形成的出血，临床多见，一般说的结膜下出血即指这一类出血。另一类为有并发症的复杂性结膜下出血，此时的结膜下出血往往是眼外伤或全身性疾病临床表现的一部分，如由药物、眼眶病、眼外伤、血液病或其他全身性疾病所引起的结膜下出血，临床表现及预后和原发病有直接关系。

结膜是一层薄而透明的黏膜，覆盖在眼睑后表面及眼球前表面，按结膜所覆盖的解剖部位不同，可将其分为睑结膜、穹隆结膜和球结膜。通常所说的结膜下出血多指球结膜下出血。结膜是眼附属器的一部分，具有保护眼球的生理功能，结膜的杯状细胞所分泌的黏液参与泪膜形成，具有湿润及营养作用，维系角膜的透明。结膜的血液供应来源主要是颈内动脉分支，结膜的静脉伴随相应的动脉走行。结膜血管的一个显著特点是结膜的小动脉与小静脉间有很多网状分支的毛细血管，毛细血管分布广泛并交织成网状，构成毛细血管网。这一结构是结膜下出血的病理生理学基础，也与结膜下出血的临床特点有关。结膜下出血一般是结膜的微血管或细小血管出血，多为局限性、量小、色鲜红，通过自身凝血机制自行停止，且渐渐吸收。严重的结膜下出血可扩散到整个球结膜下，色暗红，甚为醒目，吸收过程较慢。

第 2 节　病因

结膜下出血的原因既简单又复杂，要明确每一例结膜下出血的病因往往并非易事。单纯性结膜下出血多缺乏明显诱因，可能的诱因包括打喷嚏、咳嗽、揉眼睛及可能存在的高血压、糖尿病等。但要探讨结膜下出血与高血压、糖尿病的真正联系，又缺乏循证医学大数据统计资料的支持。理论上的解释是球结膜组织疏松而菲薄，细小血管密布，血管外压力较低，因此在局部血管内压力升高、血管壁渗透性增加或其他血液因素异常时易发生结膜下出血。有学者认为，高血压病可引起小动脉硬化，使其血管壁的通透性增加；糖尿病可以引起球结膜微血管壁受损，若血液黏稠度较高，而导致红细胞渗透至血管外，形成结膜下出血。但是令人费解的是在临床实践中，观察到的结膜下出血与患者同时存在的高血压、糖尿病严重程度并不成正相关且缺乏必然的联系，也不是高血压、糖尿病患者的常见临床表现。继续进行这方面的观察研究很有必要，以期得出明确结论。

有眼部或全身疾病并发症的复杂性结膜下出血临床较为少见，如血液病、全身用药导致凝血机制障碍等，还有严重的眼部感染、重度眼外伤、颅脑损伤、眼睑手术等。偶见眼部肿瘤导致的结膜下出血，以及自缢者因颈静脉压力骤然升高所致的广泛性结膜下出血。百日咳病例因剧烈咳嗽所致结膜下出血累及双眼，出血面积大，色泽浓，多为暗红色。

第 3 节　临床表现

单纯性结膜下出血，结膜出血处组织完整无破损，结膜血管未见明显异常。值得注意的是白色巩膜背景下的局限性出血，近内眦处较多见，界限清楚，呈鲜红色。患者视力一般不受影响，自觉多无不适，偶有轻微胀痛。需要关注的是患者就诊时往往精神紧张，对视力的担忧或误认为眼内出血是其颇为关注的问题。结膜下出血在 24 小时后开始吸收，1～3 周后出血可完全消退，鲜有超过 4 周者。结膜下出血和皮下出血相似，但因结膜是透明的，所以不会看到类似皮下出血吸收过程中皮肤表面的色泽变化，即绿色、黑色、青色等。

有并发症的复杂性结膜下出血，表现较为多样而且以原发病症状表现为主，如卡波西肉瘤（Kaposi's sarcoma）、艾滋病（acquired immune deficiency syndrome，AIDS）患者可见伴有出血的结膜下微隆起的红色或紫红色小肿块。眼外伤时的结膜下出血常伴有眼外伤的表现，如眼穿孔伤时的前房深陷、前房积血、葡萄膜塌陷等。当球后出血伴有结膜下出血时可见眼球突出，眼压升高，偶有球结膜堆积。眼眶骨折时的结膜下出血往往范围较大，且有眼球运动受限、眼球突出或凹陷等。血液病凝血机制异常时结膜下出血常伴有皮下出血、鼻衄、牙龈出血等。

在病史询问中要注意了解患者是否有血液病史，是否服用阿司匹林或华法林等抗凝血药，是否有揉眼睛、提举重物或屏气用力等行为，是否有结膜下出血反复多次发生。

第 4 节　临床检查

对于单纯性结膜下出血，需要进行视力检查、裂隙灯显微镜眼前节检查、眼底检查。血压及血糖检测也应纳入病历记载的内容。

对于有并发症的复杂性结膜下出血，要结合具体情况，对并发症进行深入检查。如进行眼压、眼球突出度、眼球活动及眼底、眼眶检查，排除眼部肿瘤、眼外伤及眼眶病变，必要时配合眼部 CT 检查及磁共振检查。若反复发生结膜下出血且伴有鼻衄及牙龈出血，应请血液病专科会诊，做相关检查，如检测出凝血时间、凝血酶原时间以及全血细胞计数（complete blood count）。

在临床检查中需要注意如下几类情况。

（1）结膜下出血 4 周尚未消退者。
（2）双眼同时发生结膜下出血且程度较重者。
（3）身体其他部位同时发生出血征象者，如牙龈出血、鼻衄、皮下出血。
（4）伴有眼痛、复视、视力明显下降或有眼外伤表现者。

第 5 节　治疗

单纯性结膜下出血者，可临床观察待出血自然吸收，对症药物治疗很大程度上产生是安慰剂效应。一般情况下，出血多在 1~3 周内吸收，鲜有超过 4 周者。应向患者解释其良好预后、自愈倾向及自限病程。由于结膜下出血极其醒目地发生在眼前部，且中老年患者往往精神紧张，因此在排除有并发症的复杂性结膜下出血诊断后，对单纯性结膜下出血的患者予以解释并消除疑虑十分必要，也就是进行必要的心理疏导。

对于有并发症的复杂性结膜下出血，结膜下出血只是全身症状表现的一部分，治疗当针对具体情况给予针对性治疗。

第 6 节　结语

结膜下出血在临床较为常见，尤多见于中老年人，由于致病原因不同，作者认为有必要将其分为两类，即单纯性结膜下出血与有并发症的复杂性结膜下出血。两者的临床鉴别并不复杂，虽然都有结膜下出血表现，但二者病因、症状、临床检查及预后有所不同，故有加以分类及认识的必要。

全科医师有可能经常接触到结膜下出血患者，应注意相关病史采集及临床检查，认识及掌握基本知识，了解两类结膜下出血的临床特点，心中有数，就可减少误诊，做出正确的诊断，采取合适的治疗措施。

参考文献

[1] 叶秀荣, 等. 249例高血压患者球结膜微循环变化的观察 [J]. 中国实用眼科杂志, 1992,10: 366-367.
[2] 王宇宏, 等. 单纯球结膜下出血原因分析 [J]. 眼科, 2000, 3:157.

（王印其）

第 35 章
飞蚊症

飞蚊症（floaters）正式名称为玻璃体混浊或玻璃体浮游物，是一种因射入眼睛的光线将浮游在玻璃体中的混浊物投影在视网膜上，而在视野中看到物体漂浮的现象。这些浮游物在玻璃体中具有不同的大小、形状、浓稠度、折射率和能动性，通常都以透明的形态呈现。玻璃体最初是透明的，随着衰老玻璃体会逐渐混浊，而一般存在于人眼中的浮游物就是因为玻璃体的退化变性产生的。当光线将这些玻璃体浮游物投影在视网膜上，人眼就会看见它们。浮游物会在视野中单独出现或是与其他浮游物一同出现，这些物体可以呈点状、条状、网状，一个或数个一起出现，并在患者的眼中漂浮，所以飞蚊症不属于视觉假象而是属于内视现象。因为这些物体是漂浮在玻璃体当中，随着眼球的转动而飘动，如同蚊子在眼前飞舞，故称为"飞蚊症"。

第 1 节　症状描述

玻璃体是填充整个眼球的胶状物质，而浮游物悬浮于玻璃体中，跟随着眼球的移动而移动。当人们第一次注意到这些物体的时候，自然的反应是试图直接注视它们，然而要跟踪它们很难，因为浮游物会随着眼球的移动而移动，所以它们反而会移动到注视方向的旁边。这些浮游物会被看见是因为它们并不是固定在眼中的某一位置。虽然眼内的血管也会阻碍光线，但因为它们相对于视网膜是处于固定位置上，所以在正常的情况下血管是不会被看见的。

当注视空白的表面或者是开放的单色空间（如蓝天）时，浮游物就会特别明显,很多浮游物都有往眼球底部下沉的趋势,并且会向眼球移动的方向移动。向上看或者是仰卧姿势容易将它们聚集到视网膜中央,也就是注视的中心点。但在结构不明显或者是均匀昏暗的天空下,浮游物比较少被看到。白天天空的亮度会使眼睛的瞳孔缩小,使浮游物更显而易见(图35-1)。

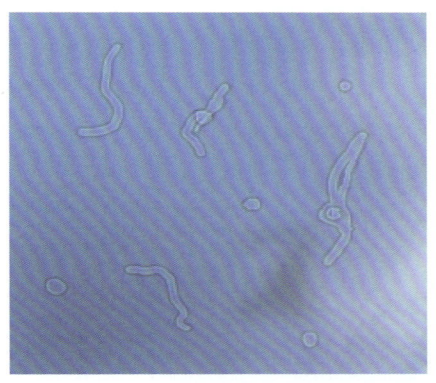

图 35-1 飞蚊症模拟图像,像在蓝色天空中的漂浮物

浮游物悬浮于玻璃体中而无法通过非侵入式治疗的方式被消除。因此,在人的一生当中,这些物体会在视野中持续被看到。飞蚊症很常见,其实它对大多数人而言并不会产生严重的问题,但人们经常会向眼科医师咨询这个疾病。英国的一位眼科医师在 2002 年的一项调查中指出,平均每个月每位眼科医师要接诊 14 名有飞蚊症的患者。然而在一些比较严重的案例中,飞蚊症使人分心,尤其是那些经常游经视野的黑点。这些黑点是蛋白质的微结构或者是其他遗留在玻璃体中多年的细胞残渣被投影到视网膜上而出现的阴影。有些浮游物甚至在闭眼时也能被看见,尤其是在明亮的白天,足够的光会穿过眼睑形成投影。不是只有老人会被飞蚊症困扰,年轻人也同样,特别是那些有近视的人,而且飞蚊症同样也可能会出现在白内障手术之后或者是一些眼部创伤之后。

浮游物会捕捉或折射光线,所以视野中有些地方看起来会有一点模糊,直到浮游物移动到其他地方才能看清。有时患者会以为他们在眼角看到了一些东西，其实那仅仅是浮游物在作祟，有些交通事故也是起因于此。有些人可以渐渐接受这个疾病，然后学着去忽视它们，但是对于那些患有严重飞蚊症的人而言，一大块浮游物持续存在并几乎占据整个视野是根本不可能完全忽视的。

飞蚊症患者大多为老年人。年轻人通常更难以接受飞蚊症，对于这个年龄群体来说，浮游物看起来像是一种半透明的虫、蜘蛛网、细胞，这些特定的浮游物在玻璃体中并没有被发现，而是被发现于视网膜前方的黄斑前囊形区（图 35-2）。目前人们对于这个区域的了解很有限，因为它体积微小，无法被眼科医师察觉，但这些浮游物在患者看来却很巨大，因为它们的位置接近视网膜。

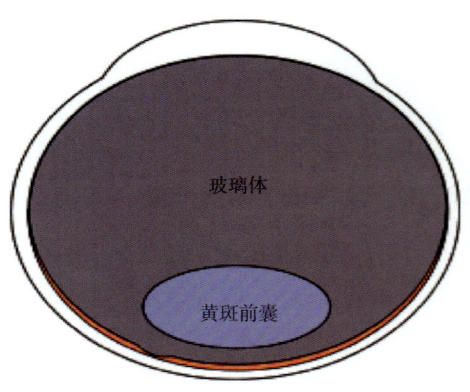

图 35-2　黄斑前囊形区

第 2 节　飞蚊症的病因

飞蚊症分为生理性飞蚊症和病理性飞蚊症，大约有 80% 的飞蚊症属生理性飞蚊症。

1. 玻璃体萎缩

最常见的病因是玻璃体萎缩，玻璃体是由 99% 的水和 1% 的固态物质所组成。固态物质是由胶原蛋白和透明质酸所组成的网络，后者可以携带水分子。网络的解聚合作用会使透明质酸释放它所包含的水分子，因而液化胶状物质，也就是一般所称的玻璃体液化。而后胶原蛋白会崩解成纤维状，成为浮游物来折磨患者，即发生玻璃体混浊。通常这种情况形成的浮游物数量较少或呈直线状。

2. 玻璃体后脱离（posterior detachment of vitreous）与视网膜脱离（retinal detachment）

当玻璃体液化到某种程度，液化的玻璃体就会失去支撑并且发生结构萎缩，终致后部玻璃体脱离，也就是后部的玻璃体膜会从视网膜脱离。在脱离的过程中，萎缩的玻璃体会机械式地刺激视网膜，导致患者在视野中看见随机的闪光，也就是所谓的光视症。已经脱离的玻璃体后膜，以原先围绕在视神经盘的部分最厚，这部分释放的玻璃体会产生巨大的浮游物，通常是以环的形式出现，又称魏氏环（图 35-3）。而部分视网膜有可能会被脱离的玻璃体拉扯下来，导致视网膜脱离，造成血液流入玻璃体，使患者看到无数小黑点在视野中移动（图 35-4）。视网膜脱离需要立即治疗，因为它很容易致盲。总之，不管是出现闪光还是突然出现小浮游物，都应该立即就医。

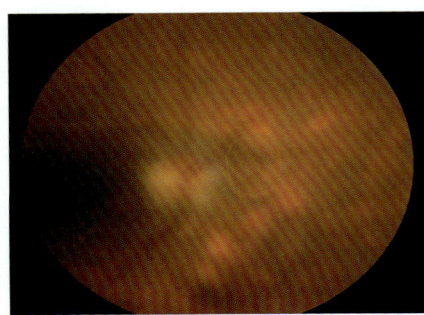

图 35-3　魏氏环：如果玻璃体从后部脱离，有时患者会看到一个巨大的环形浮游物

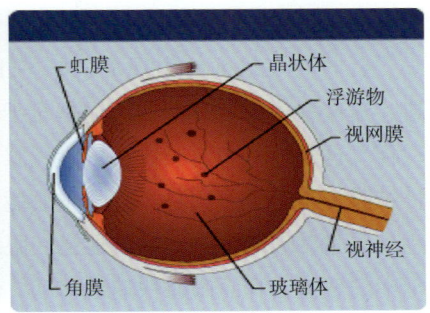

图 35-4　玻璃体后脱离后散落其中的浮游物示意图

3. 永存玻璃体动脉（persistent hyaloid artery）

玻璃体动脉是一条在胚胎发育期流经玻璃体的动脉，会在妊娠末 3 个月时退化，而玻璃体动脉在退化崩解的过程中有时会释放出细胞物质。

4. 药物的不良反应

根据英国的黄卡计划（即一个供人们去提交处方药说明书所没有提及的不良反应的报告系统）提示：一种叫 Ocular Zovirax 的药物有可能会引起飞蚊症。

5. 其他常见的原因

视网膜裂孔的患者如果有红细胞由血管释出，则有可能产生飞蚊症。而那些伴有后部葡萄膜炎或者是后部玻璃体炎的疾病，如弓形虫病，可能会因为白细胞在玻璃体中的堆积而产生较多的浮游物，进而导致视力衰退。其他的原因还有黄斑水肿和星状玻璃体变性，后者是因为钙大量附着在胶原蛋白的网络上，由此形成的物质会因为眼球的移动而随之稍微移动，但随即又会回到它们原来的位置。

6. 眼泪残渣

有时候飞蚊症的出现可以归咎于眼泪中的黑色微粒残渣，客观上来讲，这些并不属于浮游物，但是对于患者来说，这些微粒看起来跟浮游物一样。这是那些患有睑缘炎或睑板腺功能障碍者产生飞蚊症的原因。变应性结膜炎也会导致这种类型的飞蚊症。一种快速的辨别方法可以区别浮游物到底是在玻璃体中的物质还是在眼泪中的残渣，那就是迅速地眨眼，眼泪中的残渣会在眨眼时快速地移动，但是浮游物却不会有太大的反应。

第 3 节 诊断

飞蚊症可以轻易地被眼科医师或者是验光师借由检眼镜或裂隙灯显微镜观察到，但是若浮游物过于接近视网膜，纵使这些浮游物对于患者而言是很巨大的，它们也可能不会被观察者所见。增加背景光源可以有效地减小瞳孔直径，使浮游物更清晰地呈现出来。此外，也可以借由将头部倾斜的方式使浮游物游向视野的中心点。纤维状的物体将会看起来更加显著，因视网膜裂孔而并发飞蚊症的概率很高。患者若有新发生的飞蚊症或眼前闪光，特别是有视觉丧失或者是视野缩小，都必须立刻找眼科医师进行进一步的评估。

第4节 治疗

目前比较有效的治疗方式为玻璃体切割术。利用机械器具深入玻璃体内将原玻璃体液吸除，之后再灌入用来维持玻璃体空腔体积的等张溶液。此法具有风险及一些已知的副作用，只适合视觉受到严重干扰的患者。另外的方法则是利用钕雅各激光将玻璃体混浊的部分气化，利用电磁波使浮游物气化挥发产生的气体被眼球吸收，该治疗方法仅有少数人使用。

参考文献

[1] Johnson MW. Posterior vitreous detachment: evolution and complications of its early stages[J]. Am J Ophthalmol, 2010, 149(3):371-382.e1.
[2] Roth M, Trittibach P, Koerner F, et al. Pars plana vitrectomy for idiopathic vitreous floaters[J]. Klin Monatsbl Augenheilkd, 2005, 222(9):728-732.

（牛蔚然　朱志忠）

第 36 章
年龄相关性黄斑变性

"变性"对应的英文单词为 degeneration,这个词的含义很广,也可以理解为退化、变质。归类于黄斑变性的疾病很多,本章只讨论狭义的黄斑变性,即老年性黄斑变性(AMD)。

老年性黄斑变性也称为年龄相关性黄斑变性(age-related macular degeneration),顾名思义,发病与患者的年龄有很大关联,一般在 65 岁以上患者发病。

第 1 节　AMD 的分型

1. 干性 AMD

该型黄斑变性的病理改变是进行性视网膜色素上皮萎缩,自然病程非常缓慢。患者早期视力正常,眼底检查可以发现玻璃膜疣,这里需要提醒的是,正常老年人的眼底也可以发现玻璃膜疣,二者之间外观形态有区别。正常的玻璃膜疣呈散发状态,大小均匀,疣之间的眼底结构正常。而 AMD 患者的玻璃膜疣很密集,而且大小不一,疣之间还有脱色素等色素紊乱改变,可相互融合。干性 AMD 进展到晚期时后极部视网膜色素上皮萎缩,眼底检查可见大面积的灰白色萎缩区域,导致视力永久下降(图 36-1)。二者之间还可以通过视野、敏感度的差异和电生理等检查来鉴别。

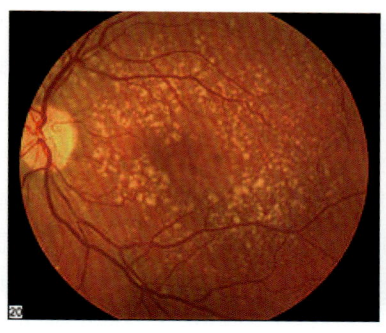 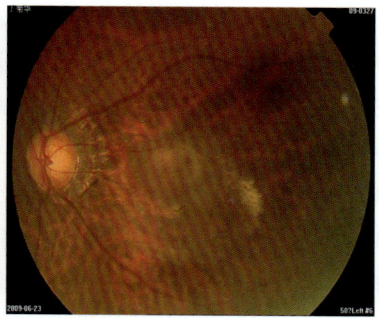

玻璃膜疣　　　　　　　　　视网膜色素上皮萎缩

图 36-1　干性 AMD 的玻璃膜疣和视网膜色素上皮萎缩

2. 湿性 AMD

湿性 AMD 的特征是视网膜色素上皮下新生血管。由于新生血管的管壁结构异常，会出现局部的出血、水肿、渗漏，外观上呈现一种黄斑部"污秽"样病变，后期局部瘢痕形成明显（图 36-2）。当病变未累及黄斑中心凹时，患者一般没有主诉，一旦累及中心凹，患者视力急剧下降，同时伴有视物变形。绝大部分湿性 AMD 会反复出现出血、渗出、瘢痕化的过程，每个过程中视网膜感光细胞都会受到不可逆的损伤，因此视力难以恢复。湿性 AMD 现在已经成为发达国家 60 岁以上人群主要的致盲性眼病，随着中国社会老龄化进程，这一疾病将成为未来的社会性问题。

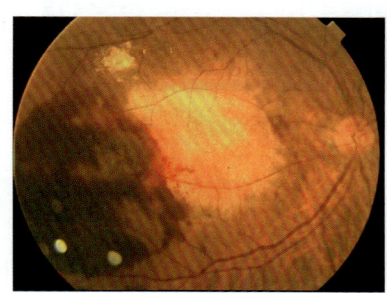 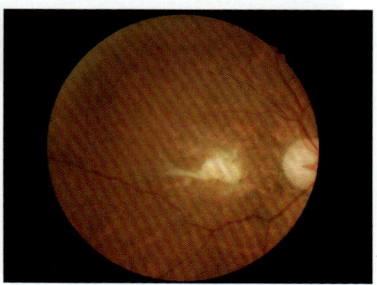

图 36-2　湿性 AMD 眼底

老年性黄斑变性的诊断并不困难,老年人一旦出现眼前黑影遮挡、视力下降或视物变形,都应该到医院做相关检查。常规的眼底检查、视力检查、OCT、眼底荧光血管造影可以明确诊断,其中眼底荧光血管造影对于确诊和治疗有决定性意义(图36-3)。有些复杂的病例,如临床表现类似湿性AMD的疾病——息肉状脉络膜血管病变(PCV),其主诉与湿性AMD相近,当眼底伴有出血、渗漏和水肿时,常规检查也很难将其与湿性AMD鉴别,需要通过吲哚菁绿血管造影来确诊,因此鉴别诊断不可或缺。

老年性黄斑变性的具体发病原因至今没有明确结论,多种研究的结果能确认的危险因素是年龄、吸烟、特殊基因以及家族史,对一侧眼已发生过黄斑病变者来说,其对侧眼发生黄斑变性的可能性更大。

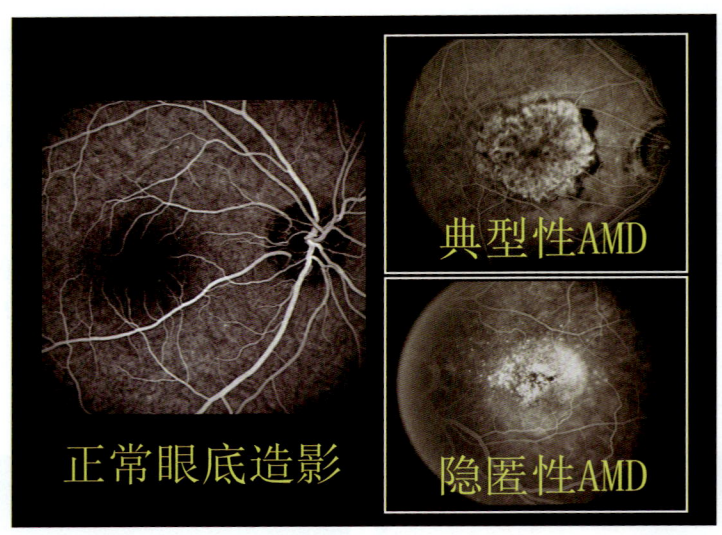

图 36-3　正常眼底与 AMD 患者眼底的区别

3. 治疗

干性 AMD 没有有效治疗手段,长期口服抗氧化剂如维生素 E、叶黄素、B 族维生素、改善微循环的药物等,或许可以延缓其发展,但此类支持疗法缺乏临床证据。

湿性 AMD 的治疗原则是快速消灭新生血管。基本方法有经瞳孔温热疗法（transpupillary thermotherapy，TTT）、光动力疗法（photodynamic therapy，PDT）、抗 VEGF（新生血管生长因子）治疗。在上述方法均无效的情况下可以考虑手术治疗，如视网膜下新生血管切除、黄斑转位等。TTT 损伤比较大，尤其对位于黄斑中心凹的病变不适用，已被淘汰。PDT 曾经是湿性 AMD 的首选治疗方案，其原理是静脉注射特异性的光敏剂（维替泊芬），这种光敏剂可以选择性地聚集在新生血管内皮上，然后用 689nm 激光照射病灶，激发光敏剂转化为细胞毒性物质、释放氧自由基，从而达到破坏新生血管内皮使其封闭、瘢痕化的作用。由于光敏剂在正常组织和血管中吸附很少，因此损伤很小。近年来抗 VEGF 治疗逐渐成为湿性 AMD 的主流治疗方法。抗 VEGF 治疗最早应用于肿瘤治疗，后来被眼科医师尝试用来封闭视网膜下新生血管，疗效很好。与 PDT 相比，抗 VEGF 治疗在视力方面预后较好，现已成为全世界治疗湿性 AMD 的一线用药。最初抗 VEGF 治疗使用的药物是贝伐单抗，在美国属于超适应证用药（off label），签署相关知情同意书即可合法使用。在中国大陆地区将贝伐单抗应用于 AMD 的治疗严格意义上说是非法的。目前常用的药物是雷珠单抗。PCV 的治疗首选 PDT，抗 VEGF 治疗不作为首选。

由于抗 VEGF 治疗在视力预后及复发率方面有优越性，且单次治疗费用相对要低，因此目前首选抗 VEGF 治疗。需要说明的是，PDT 和抗 VEGF 治疗都比较昂贵。湿性 AMD 是一种需要反复治疗的疾病，给患者带来的经济压力比较大。按照早期的抗 VEGF 治疗指南，患者需要每个月注射一次雷珠单抗，连续 12 个月，这个方案对患者和医疗保障体系都是沉重的负担，目前国内外都在研究更为简便、经济的治疗方案。值得关注的是，国产新型抗 VEGF 药物康柏西普的上市给医师和患者提供了另外一种选择。康柏西普的优越性在于其作用于多靶点（VEGF-A、VEGF-B 和胎盘生长因子），相比之下雷珠单抗仅作用于 VEGF-A 单靶点。从目前公布的临床试验来看，康柏西普在给药频率方面有更大的优越性，即前 3 个月每月 1 次，以后每 3 个月 1 次，即可获得不亚于其他抗 VEGF 药物的疗效。由于用药次数明显减少了，患者的依从性明显改善，经济压力明显减轻。

对国内的临床医师来说,管理湿性 AMD 患者很困难。原因在于目前没有有效手段杜绝视网膜下新生血管的复发和再生,目前的治疗手段仅限于对抗已经形成的新生血管。对患者而言,视功能低下的痛苦加上反复的治疗和随访都是很大的压力。因此,医师和患者之间的沟通显得尤为重要。作者认为,医师必须要让患者充分了解疾病的复杂性,尤其要理解湿性 AMD 是一种需要持续治疗和观察的疾病,由此带来的经济和生活上的负担需要患者考虑是否能够承受,最终由患者自行决定是否接受规范化的治疗。对于仅存单眼视功能的患者,作者的建议是应该积极治疗,否则单眼视功能的丧失将给患者带来极大的心理创伤,与此同时,其生活质量低下甚至完全丧失生活自理能力所引发的负面效应也是患者及其家庭难以承受的。

对于已经接受规范化抗 VEGF 治疗的患者,自我管理同样十分重要。除了视功能下降以外,湿性 AMD 一般没有疼痛或其他明显的不适症状。如果患者单眼发病,对侧眼视功能正常,患者就很容易忽视患眼病情的变化;对于仅存单眼视功能的患者,作者的经验是这类患者对于残存的视功能的变化非常敏感,就医一般很及时。对于 AMD 患者的自我管理,作者建议患者自备 Amsler 表(Amsler table),养成自我检测黄斑功能的习惯(图 36-4)。

将 Amsler 表置于距离患者 30cm 处,近视或老视者应该佩戴原

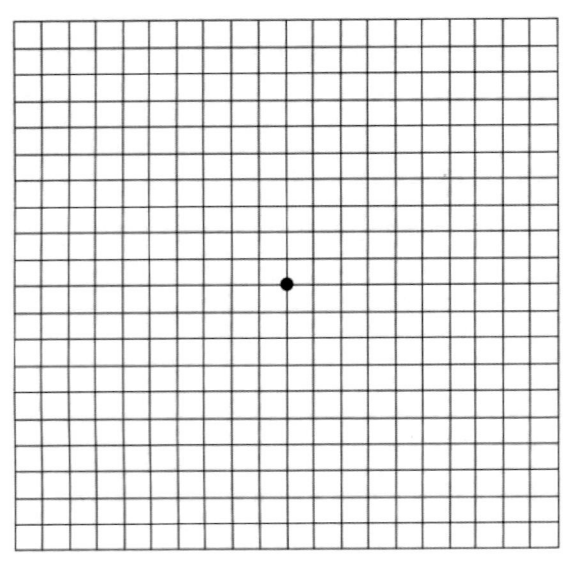

图 36-4　Amsler 表

有的眼镜，患者遮住一只眼，用另外一只眼注视表格的中央点，然后用此方法测试对侧眼。如果发现表格的经纬线出现弯曲、变形、缺损等异常表现，提示黄斑出现异常情况，应该及时就医。

同样，对于 65 岁以上的老年人，作者也建议其自备 Amsler 表，以便及时、早期发现黄斑病变。

参考文献

[1] Holz FG, Schmitz-Valckenberg S, Fleckenstein M. Recent developments in the treatment of age-related macular degeneration[J]. J Clin Invest, 2014, 124(4):1430-1438.

（王历阳　姚　宜）

第 37 章
年龄相关性黄斑变性患者睁一眼闭一眼的自我检测

1. 病例故事

方老师喜欢喝茶,而且喜欢把茶叶直接泡在茶壶里,喝的时候再倒入杯中,这个习惯从他年轻的时候就养成了。方老师有两把茶壶,一把放在学校办公室里,一把放在家里,每天泡两壶茶是例行公事。

最近一段时间,方老师慢慢地注意到一个现象,说"慢慢地",是因为这个现象方老师回想起来已经出现一年多了,开始不明显也就没有引起重视,而最近似乎经常出现这个现象,即倒茶时会把茶倒在茶杯外面,需要再凝神才能准确倒入杯中,有一次方老师还因此烫了手。

方老师师范大学毕业之后在一所中学教数学,并有相当长时间专教几何。

方老师尤擅长教立体几何,故凡有立体几何的示范课,数学教学组都推荐他示教。立体几何研究的是立体的图形,测算起来都需要有丰富的想象力、理解力,方老师本长于此道,但是何以在生活中却立体感欠缺了呢?

方老师某一天顿悟:人视觉的立体感来自两眼的聚焦,莫非自己有一眼视力出了问题?他马上通过睁一眼、闭一眼检测自己的视觉,果然发现右眼的视野中心有一黑影挥之不去。方老师自己发现了眼睛有问题,但是却不知这到底是什么问题。他想:大概是白内障吧,障者、遮挡之意也,眼前的黑影不就是障吗？不过奇怪，明明是黑影，怎么会叫白内障，应该叫黑内障啊。

第二天下午方老师无课，便去了市立医院眼科检查。

医师查得很认真，最后告诉方老师，他患的不是白内障、是叫"年龄相关性黄斑变性"的疾病。方老师没听说过这个病，便请教如何治疗。医师说："此病发现已晚，属干性黄斑变性，已无治疗之法，唯需防范另一眼亦发此病。"方老师又请教如何防范，医师说："勿吸烟、勿过多暴露于紫外线下，别无其他。"方老师本想再问此病病因之类，见医师太忙，不好意思多占时间，只好称谢而去。

方老师本不吸烟，为了不多暴露于紫外线，只好少外出，必须在阳光下活动时佩戴墨镜。但总觉对此病仍甚茫然，尤其是"已无法治疗"与"另一眼也会发病"令其心理压力甚大。方老师上网搜索，仍不得要领，忽而想起曾有一学生毕业后考进医科大学，现于该校附属医院眼科工作，并已晋升主治医师，于是便选了一个没课的日子，前去寻访。

该医师见自己的中学老师来访，甚是恭敬，在办公室内仔细地向老师介绍了"年龄相关性黄斑变性（age-related macular degeneration）"。"年龄相关性黄斑变性"因多见于老年人，故又名"老年性黄斑变性"。不过近年发现中年人中亦有患此病者，故称"年龄相关性黄斑变性"，表示此病与年龄的增长有关，并不仅见于老年人，但确实年老者患此病较多。

眼科医师打开电脑，展示了眼球的解剖图给方老师看，并介绍道：视网膜是眼球后部的视觉细胞所在之处，光线进入眼睛，由视觉细胞接受，经视神经传入大脑，形成形象，人便感知世界之五彩缤纷。黄斑是视网膜中视觉细胞最为集中之处，若此处受损，则不能感光，因而在视野中心便会出现一个盲区，若有黑影遮挡，其实是此处视网膜上的视觉细胞衰亡以致不能感光之故。

"怎么会发生这种情况呢？"方老师问。

眼科医师说："年龄大的人视网膜下往往有些新生的血管，本是为保障视网膜能有较为充分的血液供应。但此种血管多不健全，易渗血或破裂出血，一旦渗血或出血便会使这部分视网膜上的视觉细胞受损乃至衰亡。

若发生在黄斑部便使视力受损，称为黄斑变性。此种在血液渗出期的黄斑变性称为湿性黄斑变性，日久血液吸收后留下的纤维素等使这一区域瘢痕化，便称为干性黄斑变性。"

"这病无法治疗吗？"方老师问。

医师说："若为湿性黄斑变性，可注射抑制新生血管的药物，有一定疗效，也可采用激光封闭出血的新生血管。但如果已属干性黄斑变性，则目前尚无良策。不过，已有研究采用干细胞治疗或视网膜移植等方法治疗，相信是有前景的。"

方老师对"干细胞治疗或视网膜移植"之说不甚了解，但知道是医学方面新的探索，便不多问，只问预防之事。方老师认为，预防，不生病就好，何况市立医院的眼科医师说过，要预防另一眼睛亦发此病。

眼科医师道："此病的发生与年龄相关，随着年龄增长，发病率会增高，若有糖尿病应控制好血糖，若吸烟应戒烟，避免阳光暴晒，多吃些深色蔬菜、玉米、猕猴桃等富含叶黄素的蔬菜、水果。关键是一旦发病要早期发现。"

"早期发现"一词引起方老师的注意，他在市立医院就诊时，医师曾说"发现已晚""已无治疗之法"，便问如何才能做到早期发现呢？

医师从办公桌抽屉里取出一张印有许多细密小方格的纸交给方老师。方老师是教几何的，一拿到这张纸便本能地看出上面印的是每格约为 3mm×3mm 的细密方格。

医师说："这表名为 Amsler 表，可用于早期自我检测。检查时睁一眼闭一眼，即用单眼观察表格的中心部位，如见这方格扭曲变形或是中心部位有一黑影遮挡，便有可能是患了这病，应立即到医院查治。"

方老师本以为要早期发现此病，或需验血、X 线检查之类，不想却有如此简单之法。随即一试，果然用右眼观察时可见表格中心部位有一黑影而且黑影周围方格扭曲变形，而用左眼观察则无，便道："这方法简单易行，应该推广才好。"

医师赞同地说："老师说得极是，随着我国老龄化社会程度加深重，该病发生率明显升高，在美国此病已成老年人主要的致盲原因……过去此病缺少治疗的方法,即使早期发现亦无可奈何,如今对早期病例有了治疗的方法,如老师所说确应对早期自我检测多加提倡。"

师生之间,也是患者与医师之间的一次交流,使方老师对自己所患之病有了许多了解,心中踏实许多。告辞之时,该医师取出一叠 Amsler 表交予方老师,说是请老师多宣传。

方老师回到学校办公室向各位同事说起此事,众老师皆取了这方格表自行检查起来。消息传开,其他办公室的老师亦复印了表格,各自进行检查。结果教物理的周老师、教语文的吴老师皆自己查出疑有此病。方老师遂推荐自己的学生给两位老师,他们去医院检查后都确诊为黄斑变性,幸得及时发现,经过治疗,二位老师的视力恢复,周老师原本吸烟,还因此下决心戒了烟。

2. 小结

一旦生病,患者必定渴求关于此病的知识,以求明白来龙去脉,知道如何预防、如何治疗。可惜门诊医师太忙,无暇多加解释,网上信息又多芜杂,令人莫衷一是,患者既不明白所以,也就难于配合治疗。所以,医师应多做科普宣传,医疗行政部门亦应设法让医师们在诊疗疾病时能有充分的时间与患者交谈。

我国人口寿命延长,年龄相关性黄斑变性的发病率亦在不断上升。如今科技进步,此病早期可治,早期发现之法仅是"睁一眼闭一眼"地看一看方格纸,所谓"举手之劳"也。黄斑变性实在是应该引起中老年人充分关注之事。

(杨秉辉)

第 38 章
眼底出血

眼底出血（ocular fundus hemorrhage）不是一种独立的疾病，而是许多眼底病的一个共同表现。眼球是一个特殊的光学系统，通过检眼镜我们可以观察到眼球的底部——我们称之为眼底的部位。我们观察到的眼底由玻璃体、视神经、视网膜、脉络膜组成。视网膜是眼球壁的最内层，由神经上皮层和色素上皮层组成，这两者之间有潜在的腔隙。我们观察到的视网膜血管位于神经上皮层，为视网膜内 2/3 层提供营养支持，视网膜外 1/3 层（包括色素上皮层）的血供由脉络膜的毛细血管层提供。位于视网膜前的玻璃体占据了眼球内最大的容积，为整个眼球提供了支撑。玻璃体在光学上是透明的无血管组织。玻璃体的前界是晶状体和睫状体，后约 2/3 与视网膜内界膜贴附，在视盘、黄斑、扁平部及视网膜血管处玻璃体与视网膜之间的粘连较紧密。眼底出血最常见的原因是视网膜血管病变，出血多位于视网膜。玻璃体本身不含血管组织，故玻璃体积血大多来自相邻组织。脉络膜出血相对较少见。

第 1 节 眼底出血的症状

眼底出血因其出血部位和原发疾病的不同，临床表现差异巨大。非黄斑区的视网膜出血可以毫无症状，多因为体检或其他原因的眼部检查而被发现。如出血在黄斑区可表现为中央固定暗点。少量出血进入玻璃体腔可表现为飞蚊症，量再增加可导致眼前出现飘动的烟雾状暗影，大量的发展迅速的玻璃体积血可致视力急剧下降。位于玻璃体后间隙的出血，往往表现为晨起视物模糊明显，起床活动后，因积血下沉，视物逐渐清晰。玻璃体积血可部分或完全自行吸收,患者可体会到眼前的黑影逐渐变淡,但如果原发疾病未治疗,往往可再次出血,临床上表现为反复多次的视力下降。对于玻璃体后脱离牵拉视网膜血管导致的玻璃体积血,可同时伴有视网膜裂孔,如裂孔未能及时处理,发展为视网膜脱离,患者可表现为眼前飘动的黑影变为某个方位固定的黑影。除了一些炎症性疾病伴发的眼底出血或伴有眼压升高等情况,一般的眼底出血不伴疼痛。

第 2 节　眼底出血的分类与病因

对于原发病尚未明确的眼底出血,我们可根据其出血的部位将其分为玻璃体积血、视网膜出血、脉络膜出血。而这些出血既可以单独存在,也常常同时出现。

出血的基本原因是血管屏障功能受损,血细胞溢出血管。而导致血管屏障功能受损的原因,有血管自身的病变(如血管发育异常、各种血管性疾病),有各种病理因素(如炎症、缺氧等)导致的血管功能障碍,还有外力作用下的血管破裂(如外伤、急性玻璃体后脱离等)。

视网膜血管病变是最常见的眼底出血原因。一种情况是先天的视网膜血管异常,即在视网膜血管的发育过程中内皮细胞功能不全,致视网膜毛细血管扩张、囊样改变,继而导致视网膜出血,往往伴有血浆成分渗出。典型病变为外层渗出性视网膜病变(coat's disease)。另一种是后天形成的血管异常,即视网膜大动脉瘤,可能与动脉硬化、高血压有关,一般是单处的视网膜动脉瘤样扩张,早期可有少量渗出,最终破裂出血。

视网膜血管病变,有高血压、糖尿病、胶原组织病变等全身性疾病导致的血管病变,视网膜血管作为全身血管系统的一部分同时受累;也有视网膜静脉阻塞这一单独眼部表现的疾病。这些病变可直接导致血管的通透性改变而致出血。另外,它们常常导致视网膜血管阻塞,视网膜在缺血缺氧的刺激下产生新生血管生长因子(VEGF)及其他趋化因子,诱导视网膜新生血管形成。这些新生血管缺少内皮细胞之间的紧密连接,故容易自发出血。而视网膜新生血管形成往往会伴随纤维膜生长,纤维膜容易收缩,使本身就脆弱的新生血管更容易出血。视网膜新生血管在视网膜表面匍行生长,并沿玻璃体支架伸入玻璃体腔,故它们引起的出血往往位于视网膜前或玻璃体腔内。另外,患有血液性疾病(如贫血、白血病等)时也可因缺氧、异常代谢产物等致视网膜血管病变而出血。除了全身系统性疾病导致的视网膜血管病变,眼部的炎症也可导致视网膜血管屏障功能受损而出血,如细菌、病毒、螺旋体、寄生虫等感染导致的视网膜血管炎,还有非感染性的视网膜血管炎。

除了视网膜血管的病变,脉络膜异常血管也是眼底出血原因之一(图38-1)。脉络膜异常血管包括息肉样脉络膜血管病变和脉络膜新生血管膜。脉络膜新生血管膜可突破 Bruch 膜、色素上皮,脉络膜新生血管出血可从脉络膜流入色素上皮下和神经上皮下,进而流到视网膜前,直至进入玻璃体腔。

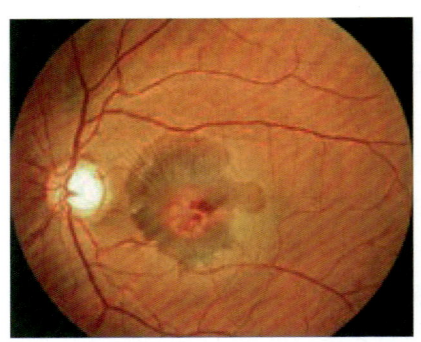

图38-1 老年性黄斑变性导致的脉络膜新生血管出血

外伤可以直接伤及眼球血管而导致视网膜玻璃体积血。还有间接性损伤,如虐婴综合征(shaken baby syndrome),视网膜出血是其表现之一;胸腔压力过高、胸腔挤压综合征、蛛网膜下腔出血等,可能因为一过性的视网膜血管内压力过高,导致急性出血,继而导致玻璃体积血(少量积血位于视网膜前,大量积血充满整个玻璃体腔)。在玻璃体后脱离过程中,因为玻璃体与视网膜血管处的粘连较其他部位相对要紧密，容易将视网膜血管拉断并导致玻璃体积血，但在视网膜上看不到任何痕迹。

第 3 节　眼底出血的诊断

眼底出血可以通过裂隙灯下配合检眼镜检查来观察并诊断。除了对出血部位的诊断，我们的最终目标是病因诊断。

玻璃体积血可位于整个玻璃体组织内，也可位于玻璃体后间隙。对于玻璃体积血的患者，我们需要从视网膜上寻找出血的蛛丝马迹。而玻璃体积血的多少决定了视网膜的可见程度。位于玻璃体后间隙的积血容易沉积下来，这对于进一步观察眼底、寻找病因很重要。对于刚出现玻璃体积血的患者，可以通过让患者取坐位及眼部制动来观察眼底。

视网膜出血通过眼底检查很容易发现，对其形态及分布的观察有利于查找出血原因。视网膜分为多层，各层出血的表现不同。视网膜浅层是视网膜神经纤维层，由于神经纤维层走向是与视网膜界面平行的，浅层的视网膜出血呈火焰状。浅层视网膜出血由视网膜毛细血管前小动脉和小静脉的破裂引起，多见于高血压视网膜病变、严重的贫血、视网膜静脉阻塞等（图 38-2）。视网膜深层为垂直走向的细胞，故出血不易散开而呈圆点状，这是深部毛细血管破裂所致，多见于糖尿病（图 38-3）。较大视网膜血管出血但未突破内界膜时表现为舟状视网膜前出血，见于急性颅内压升高、贫血、胸腔压力过高等。视网膜出血的分布也与病因有关，全身性系统性病变引起的出血往往见于整个后极部和中周边部，并且双眼基本对称。视网膜静脉阻塞导致的出血因阻塞部位不同而分布不同，视网膜中央静脉阻塞（central retinal vein occlusion，CRVO）所致出血见于全视网膜，半侧静脉阻塞出血分布于相应半侧，而分支静脉阻塞出血则遵循阻塞静脉的回流范围分布。位于黄斑区局限性的出血往往是脉络膜新生血管引起，见于特发性脉络膜炎、高度近视脉络膜视网膜病变、老年性黄斑变性。

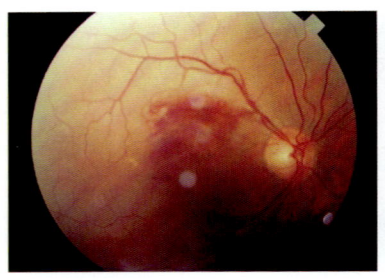
图 38-2 视网膜分支静脉阻塞出血

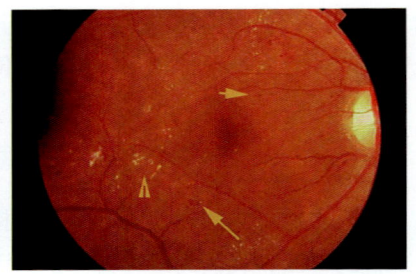
图 38-3 糖尿病视网膜病变所致的视网膜出血

视网膜下（神经上皮下、色素上皮下）出血多见于脉络膜新生血管和息肉样脉络膜血管病变，后者的出血量往往很多，范围大，发展快时可很快进入玻璃体腔。

对于玻璃体积血量多而影响眼底观察的患者，B超检查有助于了解其有无视网膜裂孔、视网膜脱离、玻璃体视网膜粘连、视网膜下出血等，帮助筛选病因。眼底血管造影（荧光素眼底造影和吲哚菁绿眼底造影）是非常有用的检查，既有助于病因的鉴别诊断，又能帮助评估某些疾病的分型、严重程度，以及用于疾病的随访。

第4节 治疗

治疗眼底出血首要的是对因治疗。对于玻璃体积血未能及时吸收的患者，玻璃体手术的目的是尽早处理潜在的疾病。进行玻璃体切割术的指征如下：伴有视网膜脱离，观察2~3个月未吸收的玻璃体积血［但在以下情况时观察应少于2~3个月，即年轻糖尿病患者的糖尿病视网膜病变（diabetic retinopathy）、双眼玻璃体积血、尚处在容易发生弱视年龄的儿童、存在玻璃体视网膜牵拉］，伴虹膜红变的玻璃体积血，患有溶血性或血影细胞性青光眼。

参考文献

［1］Rosenbaum DM, Rosenbaum PS, Gupta A,et al. Retinal ischemia leads to apoptosis which is ameliorated by aurintricarboxylic acid[J]. Vision Research, 1997,37(24):3445-3451.

［2］Honda S, Matsumiya W, Negi A. Polypoidal choroidal vasculopathy: clinical features and genetic predisposition[J]. Ophthalmologica, 2014,231(2):59-74.

（闵云花）

第39章
糖尿病视网膜病变

糖尿病是一种累及多器官系统的慢性代谢性疾病。糖尿病在眼部也会有各种表现和并发症，如糖尿病性白内障、糖尿病相关性眼外肌运动障碍、糖尿病视神经病变、糖尿病视网膜病变以及眼部感染或非感染性炎症等。这其中，糖尿病视网膜病变（diabetic retinopathy，DR）发生率高，可导致不可逆的盲，是一种在世界范围内严重危害视力的常见疾病。在发达国家，糖尿病视网膜病变是25～74岁的患者视力损害的主要原因。随着中国社会经济的迅速发展和变化，糖尿病发病率和患病率逐年增高，在可以预见的未来数十年，如果没有适时合理的预防与干预措施，糖尿病视网膜病变在国内的发生率和致盲率也必将显著升高。为减少因糖尿病视网膜病变所致之盲，国内外相关学术组织也提出了多个糖尿病视网膜病变指南，用以指导全科医师、内科医师和内分泌专科医师，以及眼科和眼底病专科医师规范开展糖尿病视网膜病变的筛查、诊治和预防等工作。

本章将结合一些研究证据和重要的指南意见，分几个部分分别介绍糖尿病视网膜病变的临床特点、病理和临床病理联系、防治以及筛查与随访。

第1节 临床特点

1. 糖尿病视网膜病变的眼底改变和分级

糖尿病视网膜病变是一种致盲性眼病。随着糖尿病病程的进展，糖尿病视网膜病变发生的概率逐渐升高，其病变程度也逐渐加重，最终损害视力，导致失明。血糖控制不佳，会显著升高糖尿病视网膜病变发生和发展的风险。

糖尿病视网膜病变常见的眼底表现包括：微血管瘤、视网膜出血、渗出、视网膜水肿、棉绒斑（cotton-wool spot，即局灶神经纤维层梗死，旧称"软性渗出"）、视网膜静脉串珠样改变、视网膜内毛细血管异常（intraretinal microvascular abnormalities，IRMA）、视网膜新生血管等。视网膜新生血管可进一步引起明显的视网膜前出血和（或）玻璃体出血；新生血管往往伴随纤维化，纤维血管膜的收缩牵引进一步造成伴或不伴视网膜裂孔的牵引性视网膜脱离。糖尿病视网膜病变后期，可由广泛视网膜缺血引起虹膜、房角新生血管，从而导致新生血管性青光眼（neovascular glaucoma，NVG）。

眼是人体的光学成像系统，其中视网膜是眼的感光细胞所在组织，而黄斑区又是视网膜成像的中心区域。因此，视网膜病变，特别是累及黄斑的水肿、渗出、出血等病变都将严重影响视力。在疾病的早期，黄斑水肿是引起患者视力下降的主要原因；而到了疾病后期，除了黄斑水肿之外，反复玻璃体积血、累及黄斑的视网膜脱离和新生血管性青光眼也是糖尿病视网膜病变致盲的主要原因。

根据眼底表现，糖尿病视网膜病变可以分为两种类型：非增殖性糖尿病视网膜病变和增殖性糖尿病视网膜病变。表 39-1 和表 39-2 介绍了 2003 年发表的国际糖尿病视网膜病变及黄斑水肿严重程度分级诊断标准。

表 39-1　国际糖尿病视网膜病变分级 *

级别	扩瞳后眼底所见
无明显糖尿病视网膜病变	无异常
轻度非增殖性糖尿病视网膜病变	仅有微血管瘤
中度非增殖性糖尿病视网膜病变	眼底有除微血管瘤之外的其他病变，但程度轻于重度
重度非增殖性糖尿病视网膜病变	任何一项以下表现，并且没有增殖性视网膜病变症状：①每个象限都有超过 20 个视网膜内出血点；②不少于 2 个象限有明确的静脉串珠样表现；③至少 1 个象限有明显的视网膜内毛细血管异常

续表

级别	扩瞳后眼底所见
增殖性糖尿病视网膜病变	至少有以下表现之一：①新生血管；②玻璃体或视网膜前出血

注：*该分级基于扩瞳后眼底表现。

表 39-2　国际糖尿病黄斑水肿分级 *

级别	扩瞳后眼底所见
无明显糖尿病性黄斑水肿	后极部视网膜无明显增厚或者出现硬性渗出
明显糖尿病性黄斑水肿：①轻度糖尿病性黄斑水肿；②中度糖尿病性黄斑水肿；③重度糖尿病性黄斑水肿	后极部视网膜明显增厚或者出现硬性渗出：①后极部视网膜增厚或者出现硬性渗出，但远离黄斑中央；②后极部视网膜增厚或者硬性渗出接近黄斑区域，但尚未到达黄斑中央；③后极部视网膜增厚或者硬性渗出累及黄斑中央

注：*该分级基于扩瞳后眼底表现。

糖尿病视网膜病变和黄斑水肿国际分级方法的优点有几个方面。①该分类基于循证医学证据。通过疾病分级，帮助医师和患者了解疾病进展的风险，如轻度和中度非增殖性糖尿病视网膜病变在1年内进展为增殖性视网膜病变的风险分别为5%和15%，重度非增殖性糖尿病视网膜病变在1年内进展为增殖性视网膜病变的风险可达52%~75%。②该分类基于扩瞳后的常规眼底检查表现，不需特殊辅助设备，容易在各级医疗机构开展。③在该分级系统中，疾病级别不多，方便记忆，相对容易被各级眼科、内科及全科等相关科室的医师掌握，易于推广。例如糖尿病视网膜病变中，比较关键的一个分级是重度非增殖性糖尿病视网膜病变，记忆时可以简单记作4-2-1，即4个象限每个象限都有超过20个视网膜内出血点，或不少于2个象限有明确的静脉串珠样表现，或至少1个象限有明显的视网膜内毛细血管异常。

2. 临床表现和诊断方法

绝大多数糖尿病性视网膜病变患者直到晚期（已丧失有效治疗机会

时）才会出现症状。糖尿病视网膜病变的进展速度快，而适时治疗可以有效地改善症状、减缓或控制疾病的发展速度，所以糖尿病患者定期检查眼底非常重要（详见糖尿病视网膜病变的筛查与随访）。

患者在疾病的各阶段可能有不同的症状。在疾病早期阶段，当仅有微血管瘤，或者有些未累及黄斑区的视网膜出血、渗出或水肿时，患者可能完全没有症状。当有黄斑水肿时，患者可有无法矫正的视力下降。增殖期的大片视网膜和（或）玻璃体积血可引起眼前窗纱样遮挡，或者视力突然丧失。当出现新生血管性青光眼时，患者不仅视力显著下降或丧失，还有明显的眼痛。

糖尿病视网膜病变的诊断除了病史询问、视力检查、常规的眼科裂隙灯检查、扩瞳眼底检查之外，根据情况还可选用荧光素眼底血管造影（FFA）、光学相干断层扫描（OCT）、眼部超声、眼压检查及房角检查等。

FFA 是在静脉中注射荧光素钠后，通过特殊的眼底摄片系统了解患者的眼底血管形态、通透性等情况的一种检查手段。对一些患者来讲，FFA 有助于明确疾病的严重程度，帮助确定治疗方案（图 39-1）。

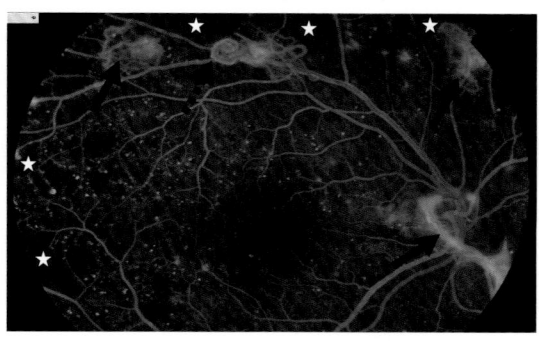

图 39-1　增殖性糖尿病视网膜病变的荧光素眼底血管造影（FFA）表现。图中微血管瘤更为显著，表现为大量点状强荧光病灶。同时可见静脉迂曲成袢（虚线箭头所示），新生血管（实线箭头所示），以及无灌注区（星号处所示）

OCT 则是通过激光干涉光在眼底反射的情况，了解视网膜的层次结构和厚度情况的一种检查。OCT 相当于在视网膜上做了一个活体的纵向切片，对黄斑水肿等疾病的诊断和监测非常敏感和有效（图 39-2），可用于检查和评价患者糖尿病性黄斑水肿，了解玻璃体视网膜界面及其牵拉情况等。

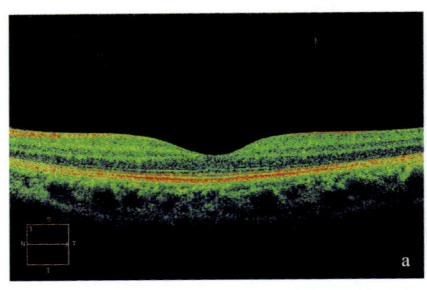
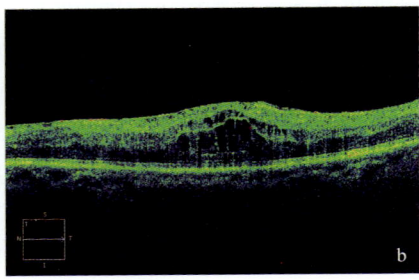
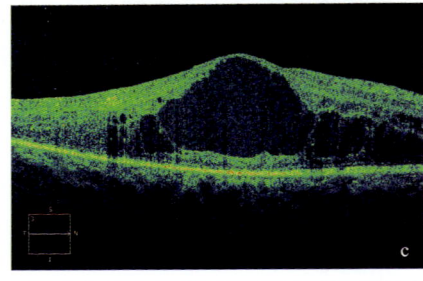

图 39-2　黄斑光学相干断层扫描（OCT）图像。图 a 为正常黄斑的 OCT 图像；图 b 和 c 分别为对应不同程度的黄斑水肿的 OCT 图像

3. 自然病程

根据 20 世纪 80 年代美国威斯康星州的糖尿病视网膜病变流行病学研究，糖尿病视网膜病变的自然病程具有如下特征。

（1）随着 1 型糖尿病和 2 型糖尿病患者病程的进展，视网膜病变的患病率也明显升高。

（2）糖尿病视网膜病变在 1 型糖尿病患者诊断后的 3～5 年后发生，在病程为 15～20 年时几乎所有糖尿病患者都会受到影响。

（3）2 型糖尿病患者在确诊 20 年后 DR 的发生率为 50%～80%。一些患者初诊时即患有视网膜病变，可以推断，他们的视网膜病变在糖尿病的临床诊断前 4～5 年便开始出现了。

虽然胰岛素强化治疗常伴随暂时性糖尿病视网膜病变程度的恶化，但随着 1 型糖尿病管理中胰岛素强化治疗的推广，DR 的患病率已明显下降。来自芬兰、瑞典的随访队列研究报告表明，1 型糖尿病病程 8～10 年时视网膜病变的患病率分别为 32% 和 59%。与较早进行的 Wisconsin 研究中随访 20 年内有 43% 的患者视网膜病变危及视力相比，DR 的严重程度有所下降，20 年的随访中有 18% 的患者视网膜病变危及视力。同样地，来自英国和美国的研究表明，病程超过 6 年的 2 型糖尿病患者的 DR 患病率和需要激光治疗的患者所占比例也已经降低。另一方面，近年来随着眼内抗血管内皮生长因子治疗（anti-VEGF therapy）的发展，人群中 DR 的发展演变可能会进一步发生改变。

我国幅员辽阔，各地经济社会发展水平差异大，医疗资源和支付能力差别也很大。因此，各地糖尿病视网膜病变的患病率、发生率以及 DR 致盲率的情况可能差别甚大。医师应该根据当地具体情况，对社区人群糖尿病视网膜病变防治的任务、目标有清醒认识，做出清晰的筛查、诊疗和随访计划。

4. 病理和临床病理联系

糖尿病视网膜病变中，最主要的是视网膜的血管病变，包括两种基本病变，即血管通透性异常增高，以及血管闭塞、缺血与继发的新生血管。

视网膜是身体中代谢最活跃的器官之一，代谢异常和缺血缺氧均容易对其造成影响。视网膜周细胞和微血管内皮细胞在糖尿病的早期便会丢失；DR 早期的另一改变为视网膜毛细血管基底膜增厚，这与肾小球病变相似。视网膜周细胞的坏死和基底膜功能损害与视网膜微血管瘤的形成和血管通透性增高有关。微循环功能障碍和血管通透性增加造成组织水肿。黄斑水肿可见于疾病任何时期，是危害视力的主要元凶之一。

静脉血管内皮细胞增生、血小板功能改变、红细胞聚集和血浆纤维蛋白原浓度高会导致血管阻塞破裂，从而引起阻塞部位周围出现小的火焰状和点状出血，以及阻塞部位远端出现视网膜内梗死灶（"棉绒斑"或"软性渗出"）。视网膜静脉血管内皮增生导致静脉直径改变，从而导致血管迂曲形成。微血管的病变导致其渐进性闭塞，视网膜组织出现无灌注区域。组织缺血引起血管生长因子（如血管内皮生长因子、促红细胞生成素等）释放，从而刺激新生血管形成。新生血管最初沿着视网膜平面在后段玻璃体下或玻璃体的最外层生长，随着玻璃体逐渐牵拉脱离，新生血管的生长离开了视网膜平面进入玻璃体腔。

新生血管非常脆弱，容易破裂而导致眼内（玻璃体或视网膜前）出血。新生血管还可引起视网膜纤维血管增生从而牵引视网膜，引起视网膜脱离。新生血管也可以在虹膜表面和前房角出现，最终引起新生血管性青光眼。

第 2 节　糖尿病视网膜病变的防与治

糖尿病视网膜病变是严重危害视力的疾病，但又是可防可治的疾病。早期发现，并适时干预和治疗，能最大限度地保存患者的视功能，预防疾病致盲，改善患者生活质量。

1. 预防

糖尿病视网膜病变的初级预防是指通过相应措施来防止该疾病发生。现有的证据表明，糖尿病视网膜病变发生的危险因素包括：糖尿病病程、血糖/糖化血红蛋白水平、高血压、高血脂、妊娠和肾脏病变。部分研究提示，肥胖、吸烟、中等量饮酒和活动度减少可能与糖尿病视网膜病变发生有关。

因此，对糖尿病患者来讲，预防糖尿病视网膜病变首要的是控制血糖、血压和血脂。有证据表明，严格的血糖和血压的控制有利于预防糖尿病视网膜病变的进展。对大部分患者来说，合理的血糖控制目标为糖化血红蛋白（HbAlc）小于等于 7%，血压控制目标为低于 140/90 mmHg。对于患有糖尿病的老年患者以及具有一些并发症或者是寿命期望不高的人，血糖等控制指标可以根据具体情况适当放宽。

相比较而言，其他一些干预措施，如使用阿司匹林和羟苯磺酸钙等药物是否能预防糖尿病视网膜病变及糖尿病性黄斑水肿,则缺乏较好的临床证据。根据当前的研究证据,阿司匹林既不能预防或阻止糖尿病视网膜病变的发生、发展,也不会加重增殖性糖尿病视网膜病变的出血。

2. 治疗

(1)非增殖性糖尿病视网膜病变:当前尚无可靠的预防和治疗药物,因此,轻到中度非增殖性糖尿病视网膜病变通常只要定期随访即可。

非增殖性糖尿病视网膜病变患者视力的丧失多由黄斑水肿或黄斑缺血导致。如果出现有临床意义的黄斑水肿时,可予激光治疗(局灶光凝或黄斑格栅样光凝)。目前,越来越多的证据提示玻璃体腔注射抗血管内皮生长因子可有效治疗糖尿病性黄斑水肿,但因为药物价格相对较贵,且当前阶段此类药物的相关适应证尚未获中国 SFDA 批准,医师使用该类药物需要谨慎,并与患者充分沟通,共同进行循证决策。

激光治疗(广泛视网膜光凝术)还用于一些重度非增殖性糖尿病视网膜病变的患者,以降低其进展为增殖性糖尿病视网膜病变的风险。

(2)增殖性糖尿病视网膜病变:治疗的目的在于保存现有视力,减缓病程发展,必要时修复组织损伤。增殖性糖尿病视网膜病变首选广泛视网膜光凝术治疗。

当玻璃体积血浓密而无法吸收、反复出现玻璃体积血或出现较大范围累及黄斑的牵拉性视网膜脱离时,可行玻璃体切割术,可选择抗血管内皮生长因子治疗作为增殖性糖尿病视网膜病变的辅助疗法。此外,最新的一些研究也提示,抗血管内皮生长因子治疗在增殖性糖尿病视网膜病变中扮演着重要的角色。

第3节 糖尿病视网膜病变的筛查与随访

如上所述,糖尿病视网膜病变是严重的致盲疾病。任其自然发展的话,等到患者出现视力下降时,往往有明显的黄斑水肿或增殖性病变,疾病已经进展到后期,治疗效果很差。但同时该病又是可防可治之病,有证据表明，适时地进行干预能阻止疾病发展，最大限度保存患者的视功能。因此，早期筛查与诊断很重要。

通过筛查，我们希望明确哪些患者需要转诊或治疗，哪些患者需要更为密切地观察和随访，而哪些患者仅需常规定期筛查即可。因此，对糖尿病患者进行规范的筛查和随访非常重要。筛查、随访和相关健康宣教不仅仅是眼科医师的事情，很大程度上也需要全科医师、内科医师等共同参与。

1. 筛查的方法

对于有条件的医院和（或）社区服务中心，糖尿病患者的首次眼部检查和定期筛查应由经过培训、有经验的全科医师或相关人员完成。检查项目包括常规眼底检查、视力检查和其他眼科检查，其中眼底检查是最核心的项目。然而，我国各地医疗资源水平相差很大，不同的地区、医疗单位应该根据实际情况制定合理的筛查、转诊方案。

常规眼底检查，临床上最普遍使用的是散瞳检眼镜检查。该方法前期投入最低，但需要有一定经验的眼科医师来完成。常规直接检眼镜检查缺乏立体感，对黄斑水肿的检查欠敏感，散瞳双目间接检眼镜检查或裂隙灯前置镜下眼底检查更为合适。

眼底摄影是现在使用越来越普遍的一种技术，可以由经过一定训练的技术员或其他医务人员完成摄片，然后由有经验的医师读片。眼底照片作为患者当时的检查结果资料，可继续用于后续的随访及开展远程会诊。

眼底摄影有不同的方案。最经典和全面的方案是早期治疗糖尿病视网膜病变（ETDRS）的30度7方位眼底摄影，以及更为方便的45度3方位和后极部单方位的眼底摄影。非散瞳的3方位和单方位眼底摄影相对容易掌握，检查时间短，也易于被患者接受。无论采用几方位的摄片方案，如有条件均可采用立体眼底摄影，便于早期发现黄斑水肿和视网膜新生血管。近年来，广角眼底摄影、手持移动式眼底照相机等新技术、新设备被一些单位用于糖尿病视网膜病变的筛查，糖尿病视网膜病变远程网络筛查也在一些地区逐步开展。具体采用哪种方法，应根据医疗机构或服务社区实际情况全面考虑和衡量后决定。

高质量的眼底照片能记录大部分有临床意义的糖尿病视网膜病变，摄片者需要遵循操作规范流程并进行岗前培训和及时反馈，读片者必须经过专业的训练才不至于漏诊，发现可疑病灶时应有良好的转诊机制。因此，需要搭建高效可靠的筛查、转诊网络平台。眼底摄影应作为筛查手段之一，但不能作为唯一的方法替代其他眼科检查。还有一些可用于糖尿病视网膜病变检查的方法，如OCT用于黄斑水肿的检测非常敏感，患者接受程度也高，然而价格较贵。同时，根据糖尿病视网膜病变发生发展的病程特点，OCT并不适合用于常规糖尿病视网膜病变筛查。FFA能早期发现一些细微的血管形态和功能问题，也能指导激光治疗，但作为有创检查，同样不适合作为常规筛查项目。

（1）筛查的时机和随访时间。我国2014年发布的糖尿病视网膜病变临床诊疗指南建议对糖尿病患者进行眼科筛查和定期随访（表39-3）。表39-3还列出美国眼科学会关于糖尿病视网膜病变筛查和随访时间的建议。临床医师一定要根据本地区、本单位和接诊患者的具体情况制订随访计划，患者依从性、全身并发症、随访的条件等都应考虑在内，在此基础上结合指南建议才能做好患者的筛查和随访工作。

表39-3 无视网膜病变的糖尿病患者筛查及随访时机

糖尿病类型	我国糖尿病视网膜病变诊疗指南		美国眼科学会糖尿病诊疗规范	
	首次检查时机	随访间隔	首次检查时机	随访间隔*
1型	青春期前或青春期发病患者，可12岁起筛查，青春期后发病患者一旦确诊即开始筛查	每年检查1次	发病后5年	每年检查1次
2型	确诊时需要检查	每年检查1次	确诊时需要检查	每年检查1次

续表

糖尿病类型	我国糖尿病视网膜病变诊疗指南		美国眼科学会糖尿病诊疗规范	
	首次检查时机	随访间隔	首次检查时机	随访间隔*
妊娠糖尿病**	妊娠前或妊娠初3个月	①无或轻到中度NPDR者，每3~12个月1次 ②重度NPDR以上者，每1~3个月1次	妊娠前或妊娠初3个月	①无或轻到中度NPDR者，每3~12个月1次 ②重度NPDR以上者，每1~3个月1次

注：* 如发现异常，随访间隔应缩短。

** 美国眼科学会糖尿病诊疗规范指出：妊娠期发生的糖尿病无须在妊娠期进行眼科检查，期间发生糖尿病视网膜病变的风险无明显升高。

NPDR，非增殖性糖尿病视网膜病变。

（2）转诊条件。如表39-3所示，如果接诊的糖尿病患者未经任何眼科检查，应根据情况转诊至有条件的机构进行首次眼科检查及后续定期检查。如果接诊的患者缺乏定期眼科检查，应按随访要求建议其定期检查。如果糖尿病患者出现视物模糊、变形，视力下降，眼前飘动或固定黑影，或者出现其他眼部症状，应建议其转诊至有条件的眼科医院进行全面检查。如果已知患者有中度以上的非增殖性糖尿病视网膜病变、增殖性糖尿病视网膜病变或糖尿病性黄斑水肿，应将其转诊至有条件、有经验的眼科医师处就诊和随访。

（3）健康教育。糖尿病视网膜病变的健康教育对糖尿病患者非常重要。健康教育应着重向患者传递如下几点信息。

1）糖尿病视网膜病变是非常严重的致盲性疾病，但也是可防可治的。

2）即使没有任何眼部症状，定期眼科检查和筛查也非常必要。通过筛查和必要的治疗能大大降低因糖尿病视网膜病变致盲的风险。如果等到有症状才就诊，可能延误治疗。

3）为了减少糖尿病视网膜病变，患者应该积极控制血糖、血压水平，保持健康的生活方式。

参考文献

［1］国家"九五"攻关计划糖尿病研究协作组. 中国 12 个地区中老年人糖尿病患病率调查［J］. 中华内分泌代谢杂志，2002，18（4）：280-284.

［2］王克安，李天麟，向红丁. 中国糖尿病流行特点研究——糖尿病和糖耐量低减患病率调查［J］. 中华流行病学杂志，1998，19（5）.

［3］赵世华，王颜刚，王萍，等. 山东沿海居民糖尿病及糖尿病前期患病率 5 年变迁研究［J］. 中华内分泌代谢杂志，2013，29（1）：9-13.

［4］中华医学会眼科学会眼底病学组. 我国糖尿病视网膜病变临床诊疗指南（2014 年）［J］. 中华眼科杂志，2014，50（11）.

［5］American Diabetes Association. Standards of medical care in diabetes—2014[J]. Diabetes care, 2014,37 Suppl 1:S14-80.

［6］American Academy of Ophthalmology Retina/Vitreous Panel. Preferred Practice Pattern®Guidelines[J]. Diabetic Retinopathy, 2016, Available at: www.aao.org/ppp. Accessed 2016-10-23, 2014.

［7］Mohamed Q, Gillies MC, Wong TY. Management of diabetic retinopathy: a systematic review[J]. JAMA, 2007,298(8):902-916.

［8］Wilkinson CP, Ferris FL, Klein RE, et al. Proposed international clinical diabetic retinopathy and diabetic macular edema disease severity scales[J]. Ophthalmology, 2003,110(9):1677-1682.

［9］Klein R, Klein BE, Moss SE, et al. The Wisconsin epidemiologic study of diabetic retinopathy. Ⅲ. Prevalence and risk of diabetic retinopathy when age at diagnosis is 30 or more years[J]. Arch ophthalmol, 1984,102(4):527-532.

［10］Klein R, Klein BE, Moss SE, et al. The Wisconsin epidemiologic study of diabetic retinopathy. II. Prevalence and risk of diabetic retinopathy when age at diagnosis is less than 30 years[J]. Arch Ophthalmol,1984, 102(4):520-526.

［11］Lecaire T, Palta M, Zhang H, et al. Lower-than-expected prevalence and severity of retinopathy in an incident cohort followed during the first 4-14 years of type 1 diabetes: the Wisconsin Diabetes Registry Study[J]. Am J Epidemiology, 2006,164(2):143-150.

［12］LeCaire TJ, Palta M, Klein R, et al. Assessing progress in retinopathy outcomes in type 1 diabetes: comparing findings from the Wisconsin Diabetes Registry Study and the Wisconsin Epidemiologic Study of Diabetic Retinopathy[J]. Diabetes care, 2013,36(3):631-637.

［13］Vallance JH, Wilson PJ, Leese GP, et al. Diabetic retinopathy: more patients, less laser: a longitudinal population-based study in Tayside, Scotland[J]. Diabetes care,2008,31(6):1126-1131.

［14］Sloan FA, Belsky D, Ruiz D, et al. Changes in incidence of diabetes mellitus-related eye disease among US elderly persons, 1994-2005[J]. Arch Ophthalmol, 2008, 126(11): 1548-1553.

［15］Bergerhoff K, Clar C, Richter B. Aspirin in diabetic retinopathy. A systematic review[J]. Endocrinology and metabolism clinics of North America, 2002,31(3):779-793.

［16］Haritoglou C, Gerss J, Sauerland C, et al. Effect of calcium dobesilate on occurrence of diabetic macular oedema (CALDIRET study): randomised, double-blind, placebo-controlled, multicentre trial[J]. Lancet, 2009,373(9672):1364-1371.

［17］Early Treatment Diabetic Retinopathy Study research group. Photocoagulation for diabetic macular edema. Early Treatment Diabetic Retinopathy Study report number 1. Arch Ophthalmol, 1985,103(12): 1796-1806.

［18］Chun DW, Heier JS, Topping TM, et al. A pilot study of multiple intravitreal injections of ranibizumab in patients with center-involving clinically significant diabetic macular edema[J]. Ophthalmology, 2006,113(10):1706-1712.

［19］Jampol LM, Bressler NM, Glassman AR. Revolution to a new standard

treatment of diabetic macular edema[J]. JAMA, 2014,311(22):2269-2270.
［20］Diabetic Retinopathy Clinical Research Network, Wells JA, Glassman AR, et al. Aflibercept, bevacizumab, or ranibizumab for diabetic macular edema[J]. The New England journal of medicine, 2015,372(13):1193-1203.
［21］Smith JM, Steel DH. Anti-vascular endothelial growth factor for prevention of postoperative vitreous cavity haemorrhage after vitrectomy for proliferative diabetic retinopathy[J]. The Cochrane database of systematic reviews, 2011,(5):CD008214.
［22］Zhang ZH, Liu HY, Hernandez-Da Mota SE, et al. Vitrectomy with or without preoperative intravitreal bevacizumab for proliferative diabetic retinopathy: a meta-analysis of randomized controlled trials[J]. American journal of ophthalmology, 2013,156(1):106-115.
［23］Writing Committee for the Diabetic Retinopathy Clinical Research Network, Gross JG, Glassman AR, et al. Panretinal Photocoagulation vs Intravitreous Ranibizumab for Proliferative Diabetic Retinopathy: A Randomized Clinical Trial[J]. JAMA, 2015,314(20):2137-2146.
［24］Olsen TW. Anti-VEGF Pharmacotherapy as an Alternative to Panretinal Laser Photocoagulation for Proliferative Diabetic Retinopathy[J]. JAMA, 2015,314(20):2135-2136.
［25］O'Hare JP, Hopper A, Madhaven C, et al. Adding retinal photography to screening for diabetic retinopathy: a prospective study in primary care[J]. Br Med J, 1996,312(7032):679-682.
［26］Williams GA, Scott IU, Haller JA, et al. Single-field fundus photography for diabetic retinopathy screening: a report by the American Academy of Ophthalmology[J]. Ophthalmology, 2004,111(5):1055-1062.
［27］Ahmed J, Ward TP, Bursell SE, et al. The sensitivity and specificity of nonmydriatic digital stereoscopic retinal imaging in detecting diabetic retinopathy[J]. Diabetes care, 2006,29(10):2205-2209.

[28] Raman R, Rani PK, Sharma T. The sensitivity and specificity of nonmydriatic digital stereoscopic retinal imaging in detecting diabetic retinopathy: response to Ahmed et al[J]. Diabetes care, 2007,30(5):e47.

(袁源智)

第 40 章 视网膜脱离

视网膜脱离（retinal detachment）是最常见的眼底病之一，也是严重威胁患眼视功能的眼病，按照发病机制可分为孔源性视网膜脱离、渗出性视网膜脱离、牵拉性视网膜脱离 3 种类型，均表现为视网膜隆起。

第 1 节 孔源性视网膜脱离

（1）病因。液化的玻璃体自视网膜裂孔进入视网膜下，使视网膜的神经上皮层和色素上皮层分离。

（2）流行病学。孔源性视网膜脱离最多见，全年龄段均可发病，但多见于 30 岁以上男性，尤其是高度近视者。20 岁以下患者多有眼球挫伤病史。

（3）临床表现。

1）急性发病时患眼出现闪光感（玻璃体牵拉激惹视网膜时产生）、漂浮物（又称飞蚊症，是玻璃体后脱离的体征）、视野中有活动性幕帘遮挡感（颞侧视网膜脱离最常见）、周边或中心视力丧失（周边视网膜脱离常无症状，累及视网膜后极部时才出现视力障碍）。检眼镜检查可见脱离的视网膜呈青灰色波浪样隆起，呈半透明状，可有一个或数个视网膜全层裂孔（多为马蹄形裂孔）。通常患眼眼压较健眼低，裂隙灯检查可见前段玻璃体色素漂浮，如视网膜裂孔处正好有血管经过，也可发生玻璃体积血影响对眼底的观察。

2）慢性视网膜脱离患者常无症状，或视力缓慢下降。多见于下方视网膜小圆形裂孔且玻璃体液化程度较轻的患者。检眼镜检查可见脱离的视网膜后界有色素性分界区、视网膜囊肿、固定皱褶等表现（图40-1、图40-2）。

（4）检查方法。如屈光介质透明，常规裂隙灯显微镜+90D前置镜就可以胜任。如果裂孔较小，则推荐间接检眼镜＋巩膜顶压，或者裂隙灯显微镜＋三面镜检查。如果屈光介质混浊，眼部B超可以协助诊断，常表现为与视盘相连的白色线状光带，悬浮于玻璃体内，与球后壁距离不一。

（5）治疗。孔源性视网膜脱离自行复位者很少，绝大多数需通过手术治疗。急性孔源性视网膜脱离患者应卧床休息，并尽快治疗。黄斑受累的视网膜脱离患者（图40-3）如果在起病的10天内接受手术，视力有希望恢复至原有水平。治疗方法包括广泛视网膜光凝术、冷凝术、充气性视网膜固定术、巩膜扣带术以及玻璃体切割术。

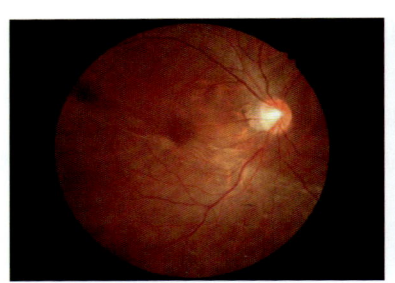 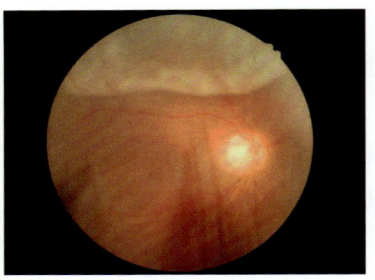

图40-1　下方陈旧性视网膜脱离　　　　图40-2　上方视网膜球形脱离

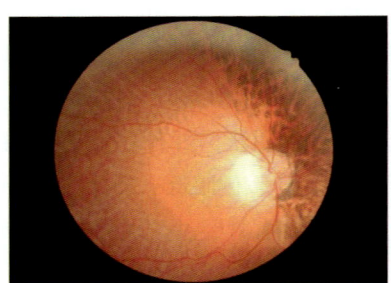

图40-3　黄斑裂孔性视网膜脱离

巩膜扣带术（外路）与玻璃体切割术（内路）作为目前最常用的视网

膜脱离复位手术，各有优缺点。巩膜扣带术的优点在于基本操作不侵入玻璃体内，对玻璃体扰动少，术后并发白内障发生率低。缺点也很明显，如果对后极部视网膜裂孔无能为力，术后患者可能有屈光状态改变（近视度数加深 1~2D 或出现散光）等表现，最大的问题是不能从根本上解除玻璃体对视网膜的牵拉。目前随着玻璃体切除机和玻切技术的普及，玻璃体切割术的应用日益广泛，其优越性在于可以彻底解除玻璃体牵引，不会导致术后屈光状态的改变。对于术式的选择，需要经验丰富的医师根据具体病情来做出判断。

（6）预后。视网膜脱离是致盲性的眼病，病程超过 6 个月的陈旧性视网膜脱离，因视细胞已发生不可逆的损害，即使手术使视网膜复位也不能改善视功能，视野的绝对性缺损永久性存在。如仍然不进行治疗，转归可能为：①慢性葡萄膜炎症，导致脉络膜睫状体脱离、并发性白内障、瞳孔后粘连，最后发生低眼压甚至眼球萎缩；②视网膜长期缺血，产生 VEGF 并弥散至眼前节，发生虹膜新生血管，最后发展为新生血管性青光眼以致剧烈的头痛眼胀。

（7）注意事项。孔源性视网膜脱离双眼发病率为 10%~20%，当一眼发生孔源性视网膜脱离时，另一眼必须进行详细的眼底检查并长期随访。如果已经发生视网膜裂孔或者格子样变性则需及时行激光视网膜修补术。

第 2 节　渗出性视网膜脱离

（1）概念。渗出性视网膜脱离并不单指一种疾病，而是某些疾病导致的渗出液通过损伤的脉络膜玻璃膜及视网膜色素上皮层进入神经上皮层下，引起视网膜脱离的共同表现。

（2）病因。

1）肿瘤：脉络膜黑色素瘤、转移癌、脉络膜血管瘤、视网膜毛细血管瘤等。

2）炎症：福格特－小柳－原田综合征、后巩膜炎、交感性眼炎等。

3）先天异常：牵牛花综合征、先天性脉络膜缺损、视盘小凹等。

4）血管疾病：外层渗出性视网膜病变、恶性高血压等。

5）特发性中心性浆液性脉络膜视网膜病变：严重者可引起泡性视网膜脱离。

6）葡萄膜渗漏综合征：双眼周边睫状体、脉络膜、视网膜可同时脱离。

（3）临床表现。患眼视力可能轻微下降，也可能丧失视功能，视力随头位的变化而改变。因为渗出性视网膜脱离的发病机制为内／外层血－视网膜屏障破坏导致浆液性视网膜下液聚集，液体可移动。坐位时视网膜下液积聚于下方，平卧时则积聚在后极部，使黄斑区脱离。眼底检查无视网膜裂孔。

（4）检查方法。除了详细的眼底检查外，需重视眼前节的检查。另外，FFA对发现视网膜下液的来源很有帮助。B超检查也有助于发现眼后极部的一些原发病。

（5）治疗。对于渗出性视网膜脱离，单纯的视网膜脱离复位手术治疗往往无效，找到原发病并针对原发病进行治疗后，视网膜脱离常可自行复位。

（6）预后。依据原发病的不同，预后差别极大。

第3节　牵拉性视网膜脱离

（1）概念。和渗出性视网膜脱离一样，牵拉性视网膜脱离同样不是一种眼病的名称，而是指玻璃体内宽大的机化膜或机化条索与视网膜广泛的粘连，机化膜或条索收缩引起的视网膜脱离。

（2）病因。玻璃体中的纤维细胞性条索牵拉视网膜使其脱离。常常发生于增殖性糖尿病视网膜病变、早产儿视网膜病变、家族性渗出性玻璃体视网膜病变、弓蛔虫病、外伤等情况。

（3）临床表现。脱离的视网膜呈凹陷状，表面光滑，玻璃体中可见膜状或条索状机化物对视网膜牵拉。如果牵拉引起视网膜皱褶或脱离累及黄斑则视力下降，如果仅对周边视网膜造成牵拉则可能并无症状。如果牵拉进一步发展造成视网膜裂孔形成，则表现为孔源性视网膜脱离改变。

（4）检查方法。同样依靠裂隙灯+前置镜、三面镜或间接检眼镜+巩膜顶压来完成眼底检查，需要注意不要遗漏可能存在的微小牵拉性视网膜裂孔。牵拉性视网膜脱离常伴有玻璃体积血，会影响对眼底的观察，故对于屈光间质混浊的情况还需辅助进行眼部 B 超的检查。

（5）治疗。所有累及黄斑的牵拉性视网膜脱离均应及早修复，最好在发病几天内治疗。对于周边及范围比较局限的牵拉性视网膜脱离，可行巩膜扣带术以松解玻璃体机化条索对视网膜的牵引；对于玻璃体视网膜广泛粘连者，行玻璃体切割术。

参考文献

［1］Ryan.S.J. 视网膜［M］. 天津：天津科技翻译出版公司，2011.

［2］Daniel A.Briton,C.P.Wilkinson. 视网膜脱离原理与实践（第 3 版）［M］. 北京：人民卫生出版社，2011.

（陈志义）

第41章 早产儿视网膜病变

早产儿视网膜病变（retinopathy of prematurity，ROP）俗称晶状体后纤维增生症，1942年由Terry首先报道，因发现早产患儿晶状体后有白色纤维组织而命名。研究表明，本病与早产儿低出生体重以及吸入高浓度氧气有密切关系，是由于早产儿视网膜血管尚未发育完全，产生视网膜新生血管及纤维组织增生所致。晶状体后纤维增生症是严重ROP的晚期瘢痕改变，1984年世界眼科学会正式将该疾病定名为早产儿视网膜病变。

第1节 病理

本病真正的发病机制尚未阐明，新生儿视网膜血管化始于胚胎16周，出生后1个月内仍继续发育直至完全血管化。如果胎儿早产，因有呼吸窘迫的表现，需人工给氧治疗，正在发育的血管对高浓度氧极为敏感，高浓度氧使视网膜血管收缩或阻塞，引起视网膜缺氧。由于缺氧而产生的血管内皮生长因子，刺激视网膜产生新生血管。ROP多发生在视网膜周边部，尤以颞侧周边部为著。先是视网膜内层产生新生血管，血管逐渐从视网膜内长到视网膜表面，进而延伸入玻璃体内。新生血管都伴有纤维组织增生，纤维血管膜沿玻璃体前面生长，在晶状体后方形成晶状体后纤维膜，膜的收缩将周边部视网膜拉向眼球中心，引起牵拉性视网膜脱离，最后导致眼球萎缩、失明。

第2节 发病

ROP主要发生在胎龄比较小的早产儿，出生体重越低、胎龄越小，

ROP 发生率越高、病情越严重。1991 年美国多中心 ROP 研究小组调查 4099 例出生体重小于 1251 克的早产儿，其中有 65.8% 的早产儿发生 ROP，2237 例出生体重小于 1000 克的早产儿中 ROP 发生率为 81.6%，3821 例胎龄小于 32 周的早产儿中有 68.5% 的早产儿发生 ROP。国内有报道称，149 例极低出生体重儿中发生 ROP 的概率为 40%，体重 500~750 克的早产儿中有 86% 发生 ROP。总之，胎龄小于 32 周或出生体重小于 1500 克的早产儿，ROP 发生率比较高。总的来看，出生体重越低，胎龄越小，ROP 的发病率越高。

早产儿视网膜病变依病变严重程度分为 5 期。早期病变位置越靠后，进展的危险性越大。3 期以前的病变，如果及时进行激光治疗或冷凝治疗可终止病变的进展，使患儿的视力正常发育；但如果患儿的病变进展到 4 期，视力就会受到一定的影响；进入 5 期后，手术的成功率低，只能保留光感。特别值得一提的是，从 3 期进展到 4 期，可能仅仅需要几周的时间。更让家长们容易麻痹大意的是，从 1 期到 4 期，患儿的外观基本正常，不易被家长察觉，以致延误"时机"。

第 3 节 病变的部位与分期

（1）ROP 的发生部位分为 3 个区：Ⅰ区是以视盘为中心，视盘到黄斑为半径画圆；Ⅱ区以视盘为中心，视盘到鼻侧锯齿缘为半径画圆；Ⅱ区以外剩余的部位为Ⅲ区。早期病变位置越靠后，进展的危险性越大。

（2）病变按严重程度分为 5 期：1 期约发生在纠正胎龄 34 周，在眼底视网膜颞侧周边有血管区与无血管区之间出现分界线；2 期发生在平均 35 周（32~40 周），眼底分界线隆起呈嵴样改变；3 期发生在平均 36 周（32~43 周），眼底分界线的嵴上发生视网膜血管扩张增殖，伴随纤维组织增殖，阈值前病变发生在平均 36 周，阈值病变发生在平均 37 周（图 41-1）；4 期由于纤维血管增殖发生牵拉性视网膜脱离，先起于周边，逐渐向后极部发展，尚未累及黄斑者为 4a 期，已累及黄斑者则为 4b 期（图 41-2）；5 期视网膜发生全脱离（大约在出生后 10 周）。Plus 病指后极部视网膜血管扩张、变形或虹膜血管高度扩张,存在时病变分期的期数旁写"+",如 3 期 +。还有一个特殊病变称为"Rush 病变",称为 ROP 局限于 Ⅰ 区,新生血管行径平直。阈值前病变表示病变将迅速进展,要缩短复查间隔,密切观察病情,包括 Ⅱ 区的 2 期 +、Ⅱ 区的 3 期、Ⅱ 区的 3 期 +。阈值病变是必须治疗的病变,包括 Ⅰ 区和 Ⅱ 区的 3 期 + 病变连续达 5 个钟点,或累积达 8 个钟点。

(3)病变晚期前房变浅,可继发青光眼、角膜变性。

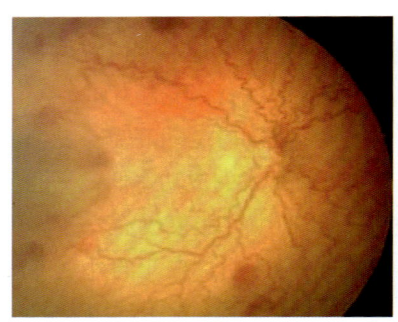 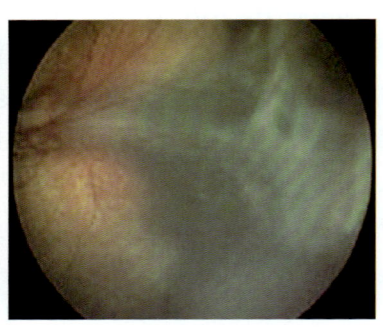

图 41-1 ROP 3 期眼底改变　　　图 41-2 ROP 4b 期 + 眼底改变

第 4 节　筛查方法

由于早产儿吸氧存在发生 ROP 的风险,因此早期诊断显得非常重要。根据临床经验,早期诊断 ROP 最好的办法就是开展筛查。由于早期得到治疗的患儿预后能大为改善,因此建立筛查制度、尽早进行眼底检查,成为 ROP 早期诊断及治疗的关键。

1. 筛查指征

以投入最少的人力财力且最大限度地避免漏诊为原则进行筛查,有效的筛查既要及时检测出阈值病变,又要减少不必要的检查次数,避免检查对眼睛造成损伤。由于 ROP 主要发生于胎龄较小的早产儿,因此一般将较小的早产儿列为筛查对象,但每个国家的筛查指征各不相同。1996 年美国儿科学会和眼科学会联合制定的方案将出生体重小于 1500 克或胎龄小于 28 周，或伴有不稳定因素的早产儿均纳入筛查。但是将胎龄定为 28 周，会有不少 2 期 ROP 患者被漏诊。如果将筛查标准提高到 32 周，一般不会漏诊。如果将筛查标准提高到 35 周，虽然不会漏诊，但筛查工作量将增加 30%。目前国际上多数国家将出生体重小于 1500 克或胎龄小于 32 周的所有早产儿，不管是否吸过氧，都列为筛查对象；出生体重为 1500～2000 克或胎龄为 32～34 周的早产儿，如果吸过氧或有严重并发症者，也列为筛查对象。

近年来，我国有部分发生 ROP 失明的病例出生体重为 1700～2000 克。因此，我国卫健委将 ROP 筛查指征定为：胎龄小于 34 周或出生体重小于 2000 克的早产儿和低出生体重儿。就是说出生体重小于 2000 克的所有早产儿和低出生体重儿都被列为筛查对象。这个筛查标准虽然比国际上多数国家都要高，增加了筛查工作量，但是由于我国刚刚开始筛查 ROP，筛查制度还没有普遍建立，将筛查标准定得高一些，主要是为了增强大家的筛查意识。

2. 首次筛查时间

急性 ROP 绝大部分出现于纠正胎龄（PA）35～41 周（高峰期为 38.6 周），90% 患者均在 PA 44 周以前出现。BW（出生体重）小于 1251 克的极低出生体重儿（VLBW，出生体重低于 1500 克）中，PA 小于 43 周者中有 60% 发展为 1 期 ROP，18% 发展为 3 期 ROP；1 期 ROP 平均出现于 PA 34.3 周，阈值前病变出现于 PA 35.7～36.6 周，阈值病变出现于 PA 36.7～37.3 周（平均 36.9 周），95% 阈值病变出现于 PA 42 周以前，但最早可在 31 周出现。

目前，国内外大部分学者均主张对 PA 小于 32 周或 BW 小于 1500 克的所有早产儿，以及 BW 大于 1500 克但临床症状不稳定或吸过氧的早产儿，在出生后 3～4 周或 PA 32 周时开始进行眼底检查。

3. 检查方法

一般用间接检眼镜和屈光度 20～30D 的透镜进行眼底检查。检查前半小时用 0.2% 环戊通和 1% 去氧肾上腺素充分扩大瞳孔，检查时用 1 滴 0.5% 丙氧苯卡因眼球麻醉，然后用开睑器将眼睑分开，结合使用巩膜压迫器观察周边视网膜的情况。整个检查过程最好在护理人员、新生儿科医师、眼科医师的共同协作下完成，尤其是 VLBW 以及做过气管插管、病情尚不稳定者，应同时监测生命体征，以防止眼心反射所致心动过缓发生。为减少乳汁吸入性肺炎的发生，检查后 30 分钟到 2 小时后方可进食，应监测血糖以防发生低血糖。

间接检眼镜检查有一定的主观性，可能存在漏诊，需要检查者有较高的技术水平。可采用先进的数码眼底相机（RetCam）检查，既方便又准确，加之又可以通过照片的形式记录，方便调取随访。

4. 随访方法

应根据第一次检查结果而定。如果双眼无病变或仅有 1 期病变，可隔周复查一次，直到 ROP 退行消失，视网膜血管长到锯齿缘为止。如果有 2 期病变、阈值前病变或 Rush 病变，应每周复查一次，随访过程中若 ROP 程度减轻，可每 2 周检查一次，直至病变完全退行消失。若出现 3 期病变，应每周复查 2～3 次。如达到阈值病变水平，应在诊断后 72 小时内进行冷凝或激光治疗（表 41-1）。

表 41-1　ROP 眼底筛查及处理措施

眼底筛查发现	应采取的处理措施
无 ROP 病变	隔周随访 1 次，直至矫正胎龄 42 周
1 期病变	隔周随访 1 次，直至病变退行消失
2 期病变	每周随访 1 次，直至病变退行消失
3 期阈值前病变	考虑激光或冷凝治疗
3 期阈值病变	应在 72 小时内行激光或冷凝治疗
4 期病变	玻璃体切割术，巩膜环扎术
5 期病变	玻璃体切割术

第 5 节　筛查制度

建立 ROP 筛查制度是一项系统工程，需要多方面合作。尽管 2004 年 4

月原卫生部和中华医学会颁发了《早产儿医疗用氧和早产儿视网膜病变防治指南》，规定要建立早产儿视网膜病变筛查制度，但就目前来看，全国仅少数地区和医院开展了筛查，还需要做更大的努力，推动筛查工作的开展。

（1）筛查需要政府立法。ROP 的早期诊断是事关儿童健康的重要工作，避免 ROP 致盲可使政府、社会、家庭负担减轻。许多发达国家早在 10 多年前就建立了 ROP 的筛查制度，这些国家的实践证明，这是一项行之有效的降低致盲率的重要医疗制度。目前我国仅有行业学会颁布的 ROP 相关诊疗指南。

（2）筛查需要成为医院的一项医疗制度。ROP 筛查应该成为医院的一项医疗制度，医院必须予以重视，购买筛查仪器，培训医务人员。ROP 的筛查涉及多个科室，医院应合理进行协调安排。

（3）筛查需要成为新生儿科的一项医疗常规。由于早产儿在新生儿科接受治疗与护理，ROP 的筛查应该是新生儿科的一项医疗常规，所有的新生儿科医师都必须予以重视。目前许多医院把 ROP 筛查当成科研任务，有 1~2 个人负责，这是不够的。每个新生儿医师都有责任对自己所管理的早产儿进行筛查。

（4）筛查需要成为眼科医师的一项基本技术。ROP 发病率明显上升是近 5~6 年的事情，许多眼科医师对 ROP 的认知不足。我国许多妇幼保健院连眼科医师都没有！这是目前我国开展 ROP 筛查遇到的最大困难。因此，建立 ROP 筛查制度的前提是必须对眼科医师进行培训，保证每个医院至少有 1~2 名眼科医师具备这项技能。

（5）筛查需要家长的责任心。有些家长对筛查不重视，延误筛查。因此，必须与家长进行沟通，让其知道筛查的重要性。

（6）筛查管理。包括制度的管理、新生儿医师的管理、眼科医师的培训、随访制度等。此外，还有患者管理，即对纳入筛查对象的早产儿，出生后即进行登记，建立登记表，记录出生后医疗及用氧情况，在出生后第 4 周开始第 1 次筛查，记录筛查结果。根据第 1 次筛查结果决定下次筛查时间，如果患儿住院，住院医师必须将筛查结果写在病程记录上。如果患儿已出院，医师必须在出院医嘱上写清楚注意事项，并与家长沟通说明。

第 6 节 预防

在子宫中,胎儿会经历美妙无比的塑造,依照大自然调校准确的时钟,全身各个部分会同时生长,深具程序之美。在此过程中,眼球会逐渐发育,那些细小的血管从视神经乳头出发,像触须一样向边缘慢慢延伸,直到婴儿出生前一刻才抵达目的地。当过程被意外终止时,必须及时进行治疗。婴儿出生后 4~6 周,是治疗此病的最佳时机,治疗后,孩子的眼睛可与常人无异。但可供治疗的时间只有 2 周,所以此时间段又被称为时间窗,如果错过了时间窗,那么只有 10% 的治疗可能。时间窗一关上,孩子就可能坠入黑暗。因此,家长的依从性和眼科、新生儿科、预防保健科及产科对于高危早产儿父母的眼科知识宣教是促进早产儿视网膜病变筛查顺利进行的两大关键因素。

参考文献

[1] 黎晓新. 我国早产儿视网膜病变特点和筛查指南[J]. 中华眼底病杂志, 2004, 20(6): 384-386.

[2] 底煜, 陆岩, 王爱媛, 等. 早产儿视网膜病变研究进展[J]. 国际眼科杂志, 2011, 11(7): 1174-1175.

[3] 刘子源, 童笑梅. 2013 年美国儿科学会早产儿视网膜病变诊治指南介绍[J]. 中国新生儿科杂志, 2013, 28(5): 359-360.

[4] Smith LE. Through the eyes of a child:understanding retinopathy through ROP the Friedenwald lectue[J]. Invest Ophthalmol Vis Sci, 2008, 49(12):5177-5182.

[5] Micieli JA, Surkont M, Smith AF. A systematic analysis of the off label use of bevacizumab for Severe retinopathy of prematurity[J]. Am J Ophthalmol, 2009, 148(4):536-543.

(刘欣怡)

第42章
无痛性视力骤降

无痛性视力骤降（painless sudden vision loss）是一种常见的眼病主诉，病因多样。根据病因不同，患者可能永久性丧失视力，也可能短暂丧失视力数秒到数小时。

第1节 病史

无痛性视力骤降的原因很多，诊断困难。因此，在确定根本原因之前，必须详细了解病史。明确发病时间、伴随症状、偏侧，对确定疾病的性质特别重要。在某些情况下，视力骤降不一定是最近发生的，而是患者在偶然的机会发觉视力丧失。在这些情况下，详细的病史、屈光度和健眼的检查有助于确定患眼视力下降的原因。

第2节 检查和测试

诊断评估可以帮助医师确定患者视力丧失的根本原因。检查技术对确诊至关重要。

（1）确定最佳矫正视力。

（2）瞳孔检测。瞳孔检测对于检测相对性瞳孔传入障碍的存在非常重要。一个固定的、中间位的瞳孔常提示闭角型青光眼。

（3）视觉领域。以视野测试来确定视力丧失的范围和模式。单眼视野缺损提示病变位于视交叉前。视交叉后病变会引起同向偏盲。用Amsler表测试时发现患者视物变形，提示黄斑病变。

（4）裂隙灯生物显微镜检查。检查要点包括荧光素染色、检测角膜有无水肿或溃疡,有无前房炎症或出血。眼前部正常的无痛性视力丧失首先要怀疑急性视神经炎。

(5)眼底检查。仔细观察视盘寻找有无视神经水肿。如果检查遇到困难,但可以看到正常的瞳孔反射,尽管角膜和晶状体是透明的,也要怀疑玻璃体积血。

(6)实验室检查。如果年龄在 55 岁以上的患者视力突然丧失,应进行巨细胞动脉炎检测,项目包括全血细胞计数、血小板计数、红细胞沉降率(ESR)、C 反应蛋白。高脂血症和糖尿病筛查有助于发现心血管疾病的危险因素,如果有这些危险因素的患者突然出现视力丧失要立即测量血压。

第 3 节　几种常见的无痛性视力骤降的眼病

以下是几种常见的造成无痛性视力骤降的眼病:视网膜脱离、玻璃体积血、视网膜中央静脉阻塞、视网膜中央动脉阻塞、湿性年龄相关性黄斑变性、前部缺血性视神经病变、视神经炎、脑血管意外。

1. 视网膜脱离(retinal detachment)

(1)临床表现:突发无痛性视力丧失;眼前漂浮物,视野缺损;黄斑受累中心视力丧失;如黄斑未涉及,则周边视野损失而中心视力可能正常;相对性瞳孔传入障碍(患眼瞳孔扩大,对光反应迟钝)。

(2)检眼镜可见:异常红光反射,视网膜脱离(灰色、起皱),检查正常不能排除诊断(图42-1)。

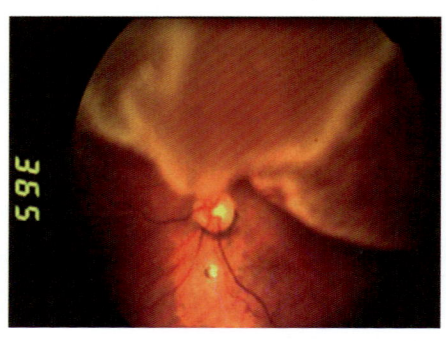

图 42-1　视网膜脱离眼底图像

(3)处理原则:激光封闭视

网膜裂孔、视网膜手术（±玻璃体切割术）。

2. 玻璃体积血

（1）临床表现：突发无痛性视力丧失（视力损失的程度取决于出血的程度）；大出血时视力丧失，小出血时则表现为飞蚊症和正常或轻度视力下降；突然出现黑色视觉网或混浊斑。

（2）检眼镜可见：红光反射减弱，红细胞在前玻璃体漂浮（图42-2）。

（3）原因：增殖性糖尿病视网膜病变、视网膜脱离、创伤、年龄相关性黄斑变性。

（4）处理原则：先确定原因，然后处理并发症。

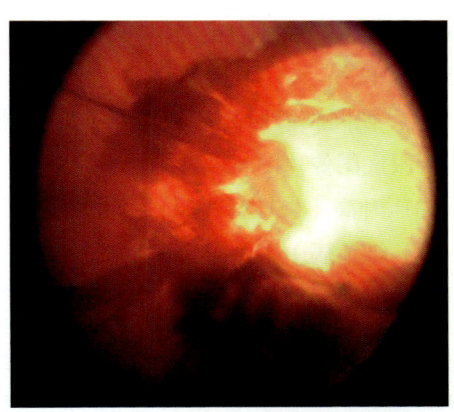

图 42-2 玻璃体积血

3. 视网膜中央动脉阻塞（central retinal artery occlusion）

（1）临床表现：突发无痛性视力丧失，大多为单侧。

（2）检眼镜可见：苍白视网膜的樱桃红斑点（图42-3）。

（3）原因：从病变颈动脉脱落的动脉栓子、心脏瓣膜病、房颤；颞动脉炎、高ESR；血管炎（结节性多动脉炎）、动脉粥样硬化过程、糖尿病。

（4）处理原则：紧急扩张血管，同时根据病因做对应处理。

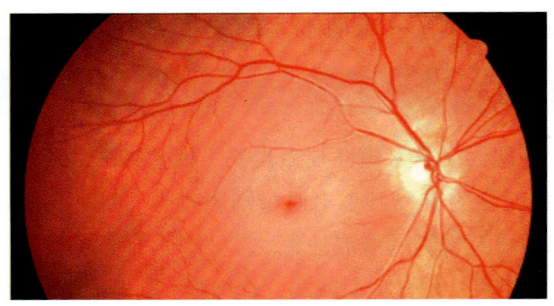

图 42-3 视网膜中央动脉阻塞

4. 视网膜中央静脉阻塞（central retinal vein occlusion，CRVO）

（1）临床表现：突发无痛性视力丧失；如果严重，视力可从正常水平骤然降低到眼前指数水平。

（2）检眼镜可见：视网膜静脉充盈如腊肠或藤蔓伴大量出血；棉绒斑，严重时无法看到眼底图像（图 42-4）。

（3）原因：眼内压升高（慢性青光眼、高血压）、高黏滞综合征、血管壁疾病（如糖尿病、结节病）。

（4）处理原则：CRVO 与动脉硬化相关，须抗凝治疗，必要时行激光光凝术。

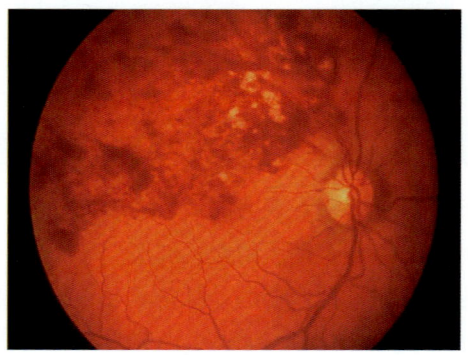

图 42-4 视网膜中央静脉阻塞

5. 湿性年龄相关性黄斑变性（wet age-related macular degeneration）

（1）临床表现老年人多见；视物突然畸变，如直线弯曲；视觉中心似乎出现空白补丁；突然视力模糊；视力降低，有中心暗点。

（2）检眼镜可见：玻璃膜疣、视网膜下出血、硬性渗出、黄斑水肿、发生在黄斑下新的异常血管渗漏和出血（图42-5）。

（3）处理原则：目前最佳处理措施包括玻璃体腔注射兰尼单抗，每月一次，同时定期随访视力水平与OCT，了解黄斑出血和水肿动态变化情况，决定后续治疗。

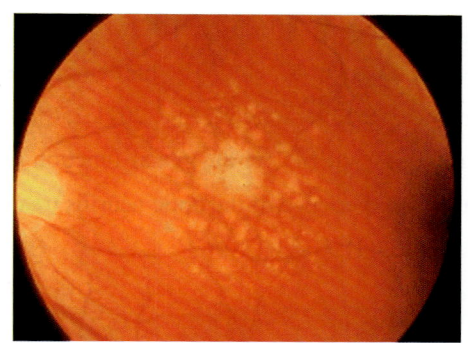

图42-5 年龄相关性黄斑变性

6. 急性视神经炎（acute optic neuritis）

（1）临床表现：快速进行性视力丧失，也许伴有颜色视觉减退、中心视力下降、潜在疾病的症状（如神经缺血、动脉粥样硬化）。

（2）检眼镜可见：视盘充血，边界模糊，经常有后极部血管旁出血。如果为球后视神经炎，则眼底视盘可正常（图42-6）。

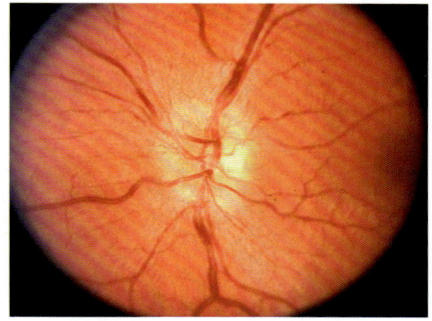

图42-6 急性视神经炎

参考文献

[1] Banker AS, Freeman WR. Retinal detachment[J]. Ophthalmol Clin North Am, 2001,14(4):695-704.

[2] Ozgur S, Esgin H. Macular function of successfully repaired macula-off retinal detachments[J]. Retina, 2007,27(3):358-364.

[3] Chen CS, Lee AW. Management of acute central retinal artery occlusion[J]. Nature Clinical Practice Neurology, 2008,4(7):376-383.

[4] Ayati M, Gori T, Munzel T. Lesions of the mitral valve as a cause of central retinal artery occlusion: Presentation and discussion of two cases[J]. Echocardiography, 2010,27(1):E1-3.

[5] Laouri M, Chen E, Looman M, et al. The burden of disease of retinal vein occlusion: Review of the literature[J]. Eye, 2011,25(8):981-988.

[6] Beck RW, Gal RL, Bhatti MT, et al. Visual function more than 10 years after optic neuritis: Experience of the optic neuritis treatment trial[J]. Am J Ophthalmol,2004,137(1):77-83.

（陈夫胜　朱志忠）

第 43 章 近视

近视（myopia）是指光线经过眼球屈光系统后不能直接聚焦在视网膜上，而是聚焦在视网膜前，造成看远距离目标时物像聚焦在焦点之外，而在看近距离目标时，物像落在焦点上。

第 1 节 近视的分类

1. 按原因分类

（1）轴性近视（axial myopia）。由于眼轴长度增加造成的近视。

（2）屈光性近视（refractive myopia）。由于眼屈光系统异常造成的近视，又可细分为曲率性近视和指数性近视。曲率性近视是指屈光面曲率增加（尤其是角膜），如 Cohen 综合征中近视缘于角膜和晶状体屈光率太高。指数性近视是指因眼屈光介质变化引起的近视，如高血糖时山梨醇在晶状体中的积累造成水肿，导致暂时性近视。

2. 按近视程度分类

（1）–3D 以下为低度近视。

（2）–3D 到 –6D 之间为中度近视。

（3）–6D 以上为高度近视或病理性近视，易发生视网膜脱离和原发性开角型青光眼，玻璃体常出现漂浮物。

3. 按发病年龄分类

（1）先天性近视。又称小儿近视，与生俱来。

（2）青年性近视。发生在儿童或青少年，在 21 岁以前眼屈光度均可发生变化。因此，在这之前通常不主张做任何近视矫正手术。

（3）学校性近视。出现在儿童，尤其是学龄儿童。归因于学校里的近距离读写。

（4）成年发病的近视。又分早期成人性近视和晚发病的成年近视，前者发生于 20~40 岁之间，后者发生在 40 岁以后。

第 2 节　临床表现

1. 各种形式近视的临床表现

（1）单纯性近视。最为常见，特征是眼的屈光介质（角膜、晶状体）曲率增加和眼轴长度增大，受遗传因素和环境因素影响，近距离工作过多会加快单纯性近视的发展。

（2）退行性近视。也被称为病理性或变性近视。其特征是明显的眼底改变，如后巩膜葡萄肿，校正后视力仍然很差。有逐渐恶化趋势，也是视力障碍的主要原因之一。

（3）夜间近视。也被称为夜间或黄昏性近视。即白天视力正常，但在低光照情况下视力很差。从本质上讲，夜间近视被认为是由瞳孔扩张引起的近视，患者夜间驾驶时需要戴镜矫正视力。年轻人比老年人更容易罹患夜间近视。

（4）假性近视。睫状肌痉挛引起的远视力模糊。

（5）诱导性近视。接触各种药品导致血糖升高，晶状体核硬化，氧气中毒（潜水或高压氧治疗）等所致近视。修复视网膜脱离的巩膜环扎术可能通过增加眼轴长度诱发近视。

（6）指数性近视。由一种或多种眼介质屈光指数的变化引起的近视，如白内障可导致指数性近视。

（7）形觉剥夺性近视。近视缘于有限的照明及视觉范围，或人工晶状体剥夺了清晰的视觉。在低等脊椎动物中，这种近视似乎在很短的时间内是可逆的。

（8）近距离工作诱导的暂时性近视。这种是近视被定义为短期近视，存在远点移位，一些学者认为它与永久性近视的发展有关。

2. 体征和症状

（1）远视力模糊，但近视力良好。

（2）高度近视者要将目标放得很近才能看清，患者须臾不能离开近视眼镜。

（3）低中度近视者眼底正常，高度近视者视神经旁可见近视弧形斑。黄斑区有视网膜色素上皮层变化，有时可见视网膜下出血。视网膜较薄，周边视网膜可能出现裂孔和格子样变性。此外，患者可能有黄斑区脉络膜新生血管。

3. 原因

（1）教育和智商。大量研究显示，近视发生率随教育水平升高而升高。许多研究证实了近视和较高的智商（IQ）之间的相关性。造成近视的一个常见病因是近距离工作。关于其与智商的关系，已经有人提出了几种解释。一种说法是近视的孩子更适应阅读和研究，从而智商较高。相反的解释是，聪明和勤奋好学的孩子读书更多，导致近视。还有另一种解释是多效性基因影响大脑和眼睛。

（2）近距离工作、更高的学业成绩和体育活动时间少也会加剧近视。

（3）营养因素。眼球壁为胶原组织，受营养因素影响。强化胶原蛋白有助于避免眼球扩张。钙、镁、硼、硅、硒、锰、维生素 D、维生素 C 和生物类黄酮有助于防止近视。低水平的钙、氟和硒被认为有可能增加近视风险。维生素 E，可以减缓儿童近视进展。维生素 B2、维生素 C、磷、铁和胆固醇摄入不足，以及减少在阳光下活动的时间，都会增加近视风险。母亲的饮食在怀孕前和怀孕期间也可能影响胎儿眼部的最终结构。在怀孕前几个月,母亲选择丰富的维生素或矿物质饮食,有助于降低孩子近视风险。

(4)其他危险因素。遗传表现是青少年近视相关的重要因素。

4. 诊断

通常经自动验光仪或视网膜检影镜确定每只眼睛的屈光状态,然后综合验光仪主观验光结果确定患者的眼镜度数。

5. 预防

没有任何已知的方法能够预防近视,眼镜或角膜接触镜的使用不影响近视的发展。至今没有被普遍接受的预防近视的方法。

通常采取的预防方法包括戴眼镜、使用扩瞳眼药水和参加更多的户外活动。一些临床医师和研究人员建议患者加凸透镜阅读或工作。因为聚光凸透镜的折射特性能帮助眼睛减少在阅读和近距离工作时的调节。马来西亚的一项研究发现,近视欠矫会使其更快速发展。然而,这些数据因为样本太小,或缺乏足够的对照组,使其可靠性存疑。

第 3 节 近视的处理

眼镜(glasses)、角膜接触镜(contact lens)和屈光手术(refractive surgery)是治疗近视的主要方法。镜片植入现在是替代眼镜或角膜接触镜的一种选择。角膜塑形术是使用特殊的硬性角膜接触镜使角膜扁平化以降低近视程度的一种临床探索。

当眼需要调节聚焦时,眼镜会对眼有潜在性损害作用。这方面的证据是,当人们阅读困难的时候会不断调节焦距使眼更易受累。高度数眼镜的处方要求较高程度的眼调节,随着时间的推移,这会导致视力恶化,这样又导致需要新的眼镜处方,如此恶性循环。相比之下,等效处方的接触镜就不存在此弊病,因为镜片紧贴角膜而不需要调节。长时间戴眼镜近距离工作对眼睛非常不利，可能是加快近视恶化的一个原因。然而，不戴眼镜引起的眼睛疲劳，同样是一个危险因素。为了避免不断更换新的眼镜，最好的方式是通过减少近距离工作，而减少眼睛处在连续近距离聚焦位置的时间，以免加重近视；在近距离工作时戴上眼镜是必要的，但不宜为时过久，以减轻对眼睛的压力。如此则有可能延缓近视进展。

关于近视的处理，最普遍和最受重视的方法不外乎佩戴眼镜、角膜接触镜和手术三大选择。近视患者如何选择，可谓仁者见仁、智者见智，但抉择应当慎重。

1. 眼镜

使用高度近视镜离轴观看物像时由于棱镜畸变作用会产生色差。而角膜接触镜佩戴者由于镜片贴近角膜，使眼睛视线始终处在聚焦中心，因此不会有色差现象。

2. 近视控制

多种方法都曾被用来减缓近视的进展。新加坡国家眼科中心已进行了有关阿托品作用的大型研究，发现在某些情况下阿托品能减轻近视。戴镜阅读或做近距离工作时可以减少或杜绝调节聚焦。戴镜的时长改为长时、部分时间而非全天，或能改变近视进展。美国眼科协会的临床研究表明，双光镜片能控制近视进展。在一些研究中，双焦镜片和渐进多焦镜片没有表现出改变近视发展的显著差异。最近的研究表明，角膜塑形术和中心距离隐形镜片可能会阻止近视的发展。后巩膜加固术的目的是对高度近视患者变薄的眼后极加固，使其能承受正常眼压，防止后巩膜葡萄肿的进一步进展。尽管近视的病理过程无法逆转，但采取积极措施或能延缓疾病进展。

3. 替代疗法

包括眼保健操和眼部放松技巧在内的一些替代疗法，因没有明确的科学证据，无法验证其对治疗近视是否有效。其他各种仪器，也不能证实对近视有治疗作用。

4. LASIK 手术

LASIK 手术矫正近视的临床疗效已经获得公认。关于本手术，我们认为有必要提出以下几点：① 21 岁眼发育完善以前不宜实施手术；②手术是一个不可逆的过程，即使手术成功，等到患者进入 40 岁阶段，也必须佩戴老视眼镜，这可以看作是本手术的美中不足；③手术可能出现这样或那样的并发症。

第 4 节　近视的流行病学调查

全球的屈光不正者人数估计达 2.3 亿~8 亿。近视发病率常受年龄、性别、种族、国家、职业、环境和其他因素影响。近视患病率在一些亚洲国家报告为 70%~90%，欧洲国家和美国为 30%~40%，非洲国家为 10%~20%。美国的近视患者发病年龄在 12~54 岁之间，非洲裔美国人近视发生率低于白人。

（1）亚洲。新加坡是世界上近视患病率最高的国家，高达 80%。中国的近视率为 31%，有 1.3 亿~4 亿人口患近视。中国的高中生近视患病率为 77.3%，大学生超过 80%。一些研究表明，印度总人口的近视患病率仅为 6.9%。

（2）欧洲。在英国，50% 的白人本科一年级学生患有近视，而亚裔学生近视率为 53.4%。在希腊，15~18 岁的学生近视的患病率为 36.8%。年龄在 40 岁或以上的西欧人中有 26.6% 至少有 –1D 近视，4.6% 至少有 –5D 近视。

（3）美国。近视在美国是非常普遍的。1971—1972 年，"美国健康和营养调查"提供了在美国近视患病最早的全国代表性的统计数据，其中 12~54 岁人群患病率为 25%。使用相同的方法统计，1999—2004 年近视患病率已攀升至 41.6%。调查 1~8 年级的 2523 名儿童（年龄 5~17 岁）

发现，9.2% 的儿童至少有 −0.75D 的近视，12.8% 的儿童至少有 +1.25D 远视。其中亚裔儿童的近视患病率最高（18.5%），其次是西班牙裔（13.2%）。白人儿童的近视率最低（4.4%），和非裔美国儿童（6.6%）的差异不显著。

（4）澳大利亚。近视的总患病率（屈光误差大于 −0.50D）估计为 17%。

（5）巴西。2005 年的一项研究发现，6.4% 的 12~59 岁的巴西人有 −1D 或以上近视，而巴西西北部原住民近视率为 2.7%；另一个发现是纳塔尔市有近 1/8（13.3%）的学生患近视。

第 5 节　社会与文化

术语"近视"和"近视眼"也被用来比喻人的认知思维和决策，意味着缺乏远见或眼光短浅，它经常被用来描述一种可能对目前有利，但不利于未来的观点。与此相反，远视则可以形容一个价值体系或动机表现出"深谋远虑"或可能有远见的思维和行为，强调长远利益，但可能在短期内耗费明显。

第 6 节　关于近视的研究

眼的发育与发展很大程度上是由基因控制的，但已有证据表明，视觉环境是决定眼发展的一个重要因素。一些研究表明，近视可能是由父母遗传给子女的。

1. 遗传基础

基因连锁研究已经确定了在 15 个不同的染色体上的 18 个可能的位点与近视遗传相关，但这些位点没有任何一个候选基因可以单独造成近视的遗传。因此，近视不是一种简单的单一基因位点表达的结果，而是复杂的多蛋白表达所导致的。近视的遗传并非由某一种结构蛋白的缺陷引起，多种结构蛋白的控制缺陷可能是近视的真正原因。通过近视研究的全球合作，研究者在欧洲人群的屈光不正个体中确定了 16 个新位点，其中 8 个是与亚洲人群共有的。新的基因位点（包括候选基因）涉及神经传递功能、离子运输、视黄酸代谢、细胞外基质重塑和眼睛的发育。高风险基因携带者患近视的风险比非携带者升高了 10 倍。

2. 视觉环境

在诱发近视成功率较高的脊椎动物中，实验人员将半透明的护目镜缝合在动物的眼上可以诱导形觉剥夺性近视（FDM），表现为显著的近视漂移。解剖学改变、眼轴长度的变化似乎是助长这种类型近视的主要因素。眼的昼夜生长节律也证明了光线对形觉剥夺性近视有着很大的影响。生化研究显示，白天视网膜多巴胺水平较夜间下降了约 30%。

正常眼球在白天伸长，在夜间收缩，但被遮蔽的眼球则表现出白天和夜晚都在伸长。因此，FDM 是在晚上而不是在白天导致眼球的过度伸长，推测这是对生长抑制的缺陷造成的。在视网膜色素上皮细胞上的多巴胺转运蛋白（直接参与控制视网膜多巴胺水平）水平升高，已被证明是与 FDM 相关的因素之一。

3. 多巴胺（dopamine）

多巴胺参与视觉系统的信号传输，是一种主要的神经递质。在视网膜内核层，多巴胺能神经元网络已经在轴突细胞内可视化。同时，视网膜多巴胺参与水平细胞和感光细胞的视网膜传动运动之间的电耦合规律。虽然存在与 FDM 相关的轴长度伸长和多巴胺水平显著下降，在扩压器解除后 4 天内，一些实验小鼠的屈光仍能获得完整恢复。但更有趣的是，在扩压器去除仅仅 2 天时，小鼠的早期视网膜多巴胺水平上升，最终正常化。这表明，多巴胺参与视觉引导的眼球伸长调控，这些波动不只是针对 FDM。左旋多巴能使昼夜节律已废除的动物重建昼夜节律。多巴胺，即左旋多巴的主要代谢产物，在光反应中释放，并有助于建立生物钟，驾驭感光细胞中蛋白质磷酸化的每日节律。在失去了多巴胺和昼夜节律的动物玻璃体腔内注射左旋多巴，能够纠正节律模式，特别是在心率、温度和运动系统的活性方面。被封堵器完全阻断光的动物，无法建立正确的昼夜节律，导致多巴胺耗竭。这种损耗可以通过注射左旋多巴获得纠正，希望这也有助于 FDM 恢复。

左旋多巴可以在左多巴脱羧酶（L-AAAD）存在时转变为多巴胺。L-AAAD 的活性在大鼠视网膜上受环境光调制，这种光调制与多巴胺 D1 受体和 α2 肾上腺素能受体有关。同时，多巴胺的合成和释放依赖于光，光促进外源性左旋多巴形成多巴胺。

过去的临床实践已将多巴胺低剂量给药治疗作为帕金森病治疗的金标准，包括防止视力降低。多巴胺用于治疗的有效性已被证明。左旋多巴用于治疗儿童弱视可以改善视力。对家兔注射多巴胺，能防止近视漂移和与 FDM 有关的玻璃体腔轴向伸长。左旋多巴及其代谢物（如多巴胺和多巴醌）也被证明有黑质神经元的毒性作用。这些破坏性影响在使用左旋多巴治疗近视前必须予以分析和预防。

未来的研究领域包括腹腔注射左旋多巴，目前来看，10 mg/kg 的注射剂量不能完全抑制 FDM 的发展。一种可能是剂量太低，未完全抑制近视；另一种可能是因为这是一个复杂的过程，视网膜多巴胺含量仅仅是影响因素之一。目前还不清楚左旋多巴全身应用能否抑制 FDM 的发展。

4. 进化论解释

目前有两种主要观点来阐释近视的进化理论。两种观点都回归到失配理论，认为环境对人体的影响已长达数百万年，人体与当前的环境不匹配。人类从狩猎采集的生活方式到现代生活方式的转变，推动了近视这种慢性非传染性疾病的发展。对生活在现代非洲和北极圈的狩猎人群的环境因素的研究表明，近视的基因会因为其对生存带来不利影响而被选择性淘汰。

5. "近工作"假说

这一假说，也被称为"滥用"理论。现代环境中的许多因素，包括近距离工作、阅读和长时间注视电脑和手机屏幕，都会影响视力。这些每天的"工作"任务，都会对眼部施以压力，迫使睫状肌工作，加剧了眼被永久性拉长和患上近视的危险。这个假说有助于阐明为什么近视与智力和教育相关：受教育程度和智力水平越高者越容易近视。非洲人和非洲裔具有较低的近视发病率，而亚洲人和犹太人近视率较高，这可能缘于不同的受教育机会。

6. "视觉刺激"假说

有证据表明，缺乏正常的视觉刺激会导致眼球的发育异常。在这种情况下，"正常的视觉刺激"是指眼球在数百万年的进化过程中接触的环境刺激。这些刺激来自多样的自然环境，如海洋、森林、草原和平原。现代人大部分时间在室内度过，在光照朦胧或采用荧光照明的建筑物里眼不能得到适当刺激，从而可能导致近视的发展。实验动物（如猫、猴子）的眼睛如果被缝上很长一段时间就会出现眼球伸长，表明完全缺乏刺激会造成眼球不当的伸长。进一步的研究表明，人们，尤其是孩子们，谁花更多的时间做体育运动和户外活动，谁的近视的发生率就会越低。这些活动都关系到视觉刺激的幅度和复杂性。

参考文献

[1] American Optometric Association. Optometric Clinical Practice Guideline: Care of the patient with myopia. 1997.

[2] Shen W, Vijayan M, Sivak JG. Inducing form-deprivation myopia in fish[J]. Invest Ophthalmol. Vis Sci, 2005, 46 (5): 1797-1803.

[3] Ciuffreda KJ, Vasudevan B. Nearwork-induced transient myopia (NITM) and permanent myopia—is there a link[J]. Ophthalmic Physiol Opt, 2008,28 (2): 103-114.

[4] Sperduto RD, Seigel D, Roberts J,et al. Prevalence of myopia in the United States[J]. Arch Ophthalmol, 1983,101 (3): 405-407.

[5] Mutti DO, Mitchell GL, Moeschberger ML, et al. Parental myopia, near work, school achievement, and children's refractive error[J]. Invest Ophthalmol& Vis Sci, 2002,43 (12): 3633-3640.

[6] Saw SM, Gazzard G, Au Eong KG,et al. Myopia: attempts to arrest

progression[J]. Br J Ophthalmol, 2002,86 (11): 1306-1311.

[7] Cho P, Cheung SW, Edwards M. The longitudinal orthokeratology research in children (LORIC) in Hong Kong: A pilot study on refractive changes and myopic control[J]. Current eye research, 2005,30 (1): 71-80.

[8] Ward B, Tarutta E, Mayer M. The efficacy and safety of posterior pole buckles in the control of progressive high myopia[J]. Eye, 2009, 23(12):2169-2174.

[9] Rawstron JA, Burley CD, Elder MJ. A systematic review of the applicability and efficacy of eye exercises[J]. J Pediatr Ophthalmol Strabismus, 2005,42 (2): 82-88.

[10] Rupolo G, Angi M, Sabbadin E, et al. Treating myopia with acoustic biofeedback: A prospective study on the evolution of visual acuity and psychological distress[J]. Psychosomatic medicine, 1997,59 (3): 313-317.

[11] Fredrick DR. Myopia[J]. BMJ, 2002,324: 1195-1199.

[12] Mohan M, Pakrasi S, Zutshi R. Myopia in India[J]. Acta Ophthalmol Suppl, 1988,185: 19-23.

[13] Kempen JH, Mitchell P, Lee KE, et al. The prevalence of refractive errors among adults in the United States, Western Europe, and Australia[J]. Arch Ophthalmol, 2004, 122 (4): 495-505.

[14] Vitale S, Sperduto RD, Ferris FL III. Increased Prevalence of Myopia in the United States Between 1971–1972 and 1999–2004[J]. Arch Ophthalmol, 2009,127 (12): 1632-1639.

[15] Kleinstein RN, Jones LA, Hullett S, et al. Refractive error and ethnicity in children[J]. Arch. Ophthalmol, 2003,121 (8): 1141-1147.

[16] Wensor M, McCarty CA, Taylor HR. Prevalence and risk factors of myopia in Victoria, Australia[J]. Arch Ophthalmol, 1999,117 (5): 658-663.

[17] Garcia CA, Oréfice F, Nobre GF, et al. Prevalence of refractive errors in students in Northeastern Brazil[J]. Arq Bras Oftalmol (in Portuguese),

2005,68 (3): 321-325.

[18] Verhoeven VJM, Hysi PG, Wojciechowski R,et al.Genome-wide meta-analyses of multiancestry cohorts identify multiple new susceptibility loci for refractive error and myopia[J]. Nature Genetics, 2013, 45 (3): 314-318.

[19] Boulamery A, Simon N, Vidal J, et al. Effects of L-Dopa on Circadian Rhythms of 6-Ohda Striatal Lesioned Rats: A Radiotelemetric Study[J]. Chronobiology International, 2010,27 (2): 251-264.

[20] Xi X, Chu R, Zhou X, et al. Retinal dopamine transporter in experimental myopia[J]. Chinese medical journal, 2002,115 (7): 1027-1030.

[21] Leguire LE, Komaromy KL, Nairus TM, et al. Long-term follow-up of L-dopa treatment in children with amblyopia[J]. J pediatric ophthalmoland strabismus, 2002,39 (6): 326-330.

[22] Angle J, and Wissman DA. Epidemiology of Myopia[J]. American Journal of Epidemiology, 1980, 111: 220-228.

[23] Rose KA, Morgan IG, Smith W, et al. Outdoor activity reduces the prevalence of myopia in children[J]. Ophthalmology, 2008,115: 1279-1285.

（陈夫胜　朱志忠）

第44章 老视

老视（presbyopia）是一种多见于中老年人群的以近视力下降为主要表现的生理现象。随着年龄增长，人的眼调节力逐渐下降，从事近距离工作日渐困难，必须在静态屈光矫正之外另加凸透镜才能有清晰的近视力，这种现象称为老视，俗称"老花眼"。老视的发生和发展与年龄密切相关，大多出现在45岁以后，发生的迟早和严重程度还与原先的屈光状况、身高、阅读习惯、环境照明以及全身健康状况等因素有关。"老花眼"属人体功能老化现象，包括晶状体硬化（pharosderosis）、弹性减弱，睫状肌收缩能力下降而致调节能力减退，近点远移，近距离视物困难。

第1节 年龄与调节

老视的实质是眼调节（accommodation）能力的减退，年龄则是影响调节力的最主要因素之一。调节是指眼的屈光力的增加是通过晶状体的塑形、变凸来实现的。当晶状体随年龄增长不断增大，赤道区上皮细胞不断形成新纤维，不断向晶状体两侧添加新的皮质，迫使老纤维被挤向核区，于是晶状体密度日增，弹性逐渐下降。晶状体的塑形、变凸是通过晶状体囊（主要是前囊）来介导的，晶状体囊的弹性也随年龄增长而逐渐下降。与此同时，睫状突由于纤维组织积蓄而肥大，晶状体亦逐渐加大，虽然尚不知晶状体悬韧带有无年龄性改变，但睫状肌和晶状体的互相接近必然影响晶状体悬韧带的张力。在青壮年阶段，人眼的调节力很强，为 $15.00 \sim 25.00D$。随着年龄的增长，每年调节力下降 $0.25 \sim 0.40D$，到了40岁左右，眼的调节力已不足以舒适地完成近距离工作，"老花眼"在这些人中开始出现。到了 50 岁左右，调节力更低，无人幸免。Hofstetter 早在 20 世纪 50 年代就提出了年龄与老视相关的经验公式：

最小调节幅度 =15 – 0.25×年龄（临床上最常引用）

平均调节幅度 =18.5 – 0.30×年龄

最大调节幅度 =25 – 0.40×年龄

第 2 节　眼的聚焦机制

1. 老视的产生

眼的调节是有限度的，晶状体变得最凸时能够看清的最近点，称为眼的近点。通常光学仪器的近点距离设计为 25cm。正常人的近点随年龄变化逐渐拉长，各个年龄区段对应的近点距离和调节力分别是：10 岁 7cm，14D；40 岁 16cm，5D；60 岁达到 1m，调节力接近 0；65 岁近点为 2m，70 岁近点为 4m，65 岁以上者调节力均基本为 0。因此，到 45 岁时，要想在一个舒适的距离阅读书报，很多人必须佩戴老花眼镜。

晶状体位于玻璃体前面的膝状窝内，受玻璃体限制。调节时，其后表面变化极微，主要是前表面的中央区向前突出。晶状体纤维终生不断地生长，新的纤维从赤道区发生，向前后表面伸展，位于最外层；较老的纤维被包裹于内，越靠近中央的纤维越老越硬。晶状体的体积大约每年增加 1.5mm^3。与调节功能关系最为密切的是睫状肌的环行纤维。调节时，环行纤维收缩，致环形缩小，使睫状突与晶状体赤道部接近，晶状体悬韧带松弛，对晶状体的牵拉力减弱，借助晶状体囊和晶状体本身的弹性，晶状体囊变松弛，晶状体变厚（由 3.6mm 增至 4mm），其前表面中央区向前房突出变为双曲线样，中央区的曲率半径缩短，调节力增强，使眼能看清近距离的物体。

许多近视者可能在 40 岁以后不戴眼镜或接触镜仍能舒适地阅读。然而，他们的近视情况依旧。鉴此，要考虑到接受近视屈光矫正术的患者会在 40 岁时失去适应或改变焦点的能力这一问题，他们也将像正视眼人群一样,需要佩戴老花镜阅读。有近视散光者近视力较好,虽然不完美,但可以不戴眼镜或角膜接触镜阅读,但如果散光度数太大,则其裸眼近视力会很差,不戴眼镜或角膜接触镜无法完成阅读。

2. 老视和远视的区别

远视(hypermetropia)和老视是两种不同的屈光状态,但由于都可通过凸透镜矫正,远视力(distant vision)又都较好,两者往往被混淆。远视是一种屈光不正,患者佩戴凸透镜后既可看清远方,也能看清近处;而老视只是由于调节力的减弱,对近处目标看不清,是一种生理性障碍,戴上凸透镜后虽能看清近处目标(如书、报),但不能同时用此镜看清远方物体,这和远视者戴镜的情况不同。

3. 正常眼与老视眼成像示意

如图44-1~图44-3所示。

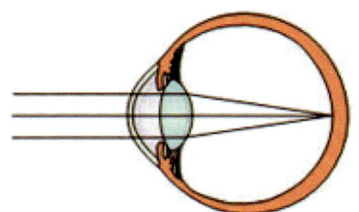

图44-1 正常眼。看远时放松调节,外界景物成像在视网膜上;看近时通过晶状体变凸,增强调节力,使近处景物也成像在视网膜上

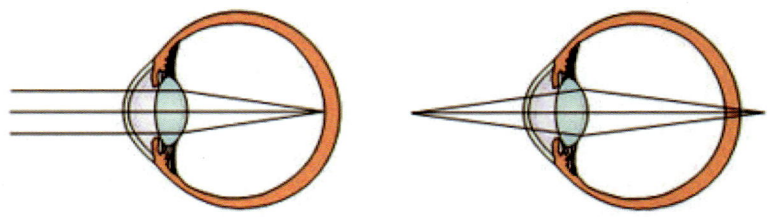

图44-2 老视眼。看远时不需要调节,外界景物成像在视网膜上;看近时,因调节减弱,近处景物成像在视网膜后

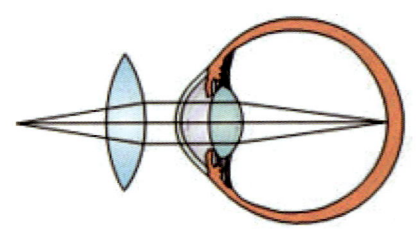

图 44-3 老视眼矫正。通过佩戴凸透镜"补偿"调节，可使近处景物成像在视网膜上

第 3 节 老视症状

大多数人最早注意到的症状是阅读困难，特别是在低光照条件下，眼睛长时间阅读，看近或转换距离阅读时视力模糊。许多极端老视者抱怨自己的手臂太短，不足以将阅读材料维持在一个舒适的距离以看得更清。在明亮的阳光下由于瞳孔直径缩小，老视症状变得不那么明显。瞳孔缩小可以增加焦距比，景深增加会降低注视目标模糊的水平，所以缩瞳能够缓解老视。一般情况下，人们都会通过增加光线、收缩瞳孔以改善近距离工作的能力。潜水员在水下作业会觉得视物模糊，这是因为在水下角膜和水具有大致相同的折射率（约 1.33），造成角膜的聚焦特性消失。

老视有如下症状。

（1）视近困难。患者会逐渐发现在往常习惯的工作距离阅读时，看不清楚小字体，与近视患者相反，患者会不自觉地将头后仰或者把书报拿到更远的地方才能把字看清，而且所需的阅读距离随着年龄的增加而增加。

（2）阅读需要更强的照明。因为足够的光线既增加了书本与文字之间的对比度，又使患者瞳孔缩小，景深加大，视力提高。

（3）视近不能持久。因为调节力减退，患者要在接近双眼调节极限的状态下近距离工作，所以不能持久；同时由于调节集合的联动效应，过度调节会引起过度集合，故看报易串行、字迹成双，最后无法阅读。某些患者甚至会出现眼胀、流泪、头痛等视疲劳症状。

老视是一种生理现象，不论屈光状态如何，每个人均会发生老视。除年龄外，老视的发生和发展还与以下因素有关。

1）屈光不正。远视者比近视者出现老视的时间早。近视者佩戴框架眼镜后，由于矫正负镜片与角膜顶点存在 12~15mm 的距离，减少了同样阅读距离的调节需求；而戴角膜接触镜的近视者，由于角膜接触镜佩戴在角膜表面，其矫正后的光学系统接近正视眼，因此戴角膜接触镜者比戴普通框架眼镜者出现老视要早。

2）用眼方法。调节需求直接与工作距离有关，因此从事近距离精细工作者容易出现老视的症状，从事精细的近距离工作的人比从事远距离工作的人出现老视要早。

3）身体素质。长手臂的高个子与手臂较短的矮个子相比有较远的工作距离，需要比较少的调节，因此后者较早出现老视症状。

4）地理位置。因为温度对晶状体的影响，生活在赤道附近的人们较早出现老视症状。

5）药物的影响。使用胰岛素、抗焦虑药、抗忧郁药、抗精神病药、抗组胺药、抗痉挛药和利尿药等的患者，由于药物对睫状肌的作用，会比较早出现老视。

第 4 节　老视的处理

1. 镜片光学矫正

凸透镜矫正老视的原理：补偿晶状体调节力的不足从而达到矫正老视的目的，这其中包括传统的单光（单焦）镜、双光（双焦）镜和最近几年出现的渐变多焦镜。

（1）单焦镜（single-focus lens）。这是最简单的选择，比较适合作为原来不戴眼镜的老视者初始的选择，让其能有更好的阅读体验。但存在的问题是：眼镜只适用于阅读，不能远看；不能看中等距离的物体；日常生活和工作中需要不停地戴上和取下眼镜；近视或远视者必须有两幅眼镜更替使用；明显的中老年的行为标志。

（2）双焦镜（bifocal lens）。将两种不同屈光度集合在同一镜片上，制成有两个视觉区域的镜片,这种镜片称为双光镜或双焦眼镜。其中远视矫正部分称为远视区,该区域通常比较大,在镜片中央区;近视矫正部分称为阅读区或近视区,通常在镜片的下部,并偏颞侧。双光镜的使用,避免了镜片戴上取下的麻烦。双光镜所存在的问题:从外观上可被人感知到"年龄的秘密";中距离视物不清;在视远区域或视近区域交接处,由于棱镜效应而出现"跳跃现象"。

(3)渐变多焦镜(progressive multi-focal lens)。渐变多焦镜片的主要特征是:在镜片上方固定的远视区和镜片下方固定的近视区之间有一段屈光连续变化的过渡区域,该镜片区域即称渐变区。

渐变多焦镜镜片从外形上与一般的单光镜片相同,不仅有远视区和近视区,同时有清晰的中距离视物区,因此,克服了单焦镜阅读时戴上取下的麻烦,也克服了双焦镜外形上的尴尬,还克服了佩戴过程中的中距离模糊问题,避免了双焦镜的"跳跃现象"。渐变多焦镜的出现和发展是老视验配的一个飞跃。

但是渐变多焦镜有其特殊性和问题,主要有:验配相对复杂,需要更精湛的验光和测量技术;需要佩戴者的理解和对验配指导的依从性;视野相对减小,有一定的变形区域,需要一段时间的适应;费用相对较高。

2. 手术

新的外科手术可以为那些不想戴眼镜的人提供解决方案,包括可调节人工晶状体植入、准分子激光重塑角膜的 Intracor 手术(图 44-4,图 44-5),让双眼角膜变成多焦点镜片。其他手术还有 presbylasik 手术和传导性角膜成形术。由 Scharcker 提出的巩膜带扩展(SBE)术,试图通过巩膜扩张带,增加睫状体和晶状体之间的空间,但实际上对治疗老视没有达到预期结果。对其他正视、近视、远视和散光的老视眼采用的激光混合视觉手术,主要是为主视眼矫正远视力,为非主视眼矫正近视力,使每一只眼的景深增加,大脑将两个图像创建出一个混合区,即一区,位于两个眼睛的焦点。它能让被手术者不戴眼镜看清近、中和远距离图像。

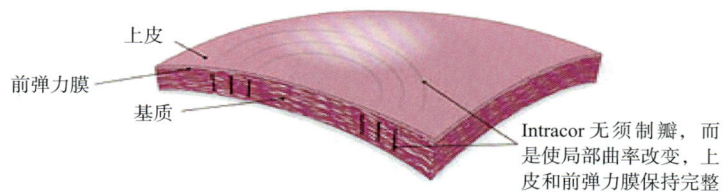

图 44-4　Intracor 手术原理。上皮无伤口,飞秒激光在角膜基质层以不同大小的圆环模式改变角膜的中心弧度,提高对焦近距离景物的能力,从而改善老视

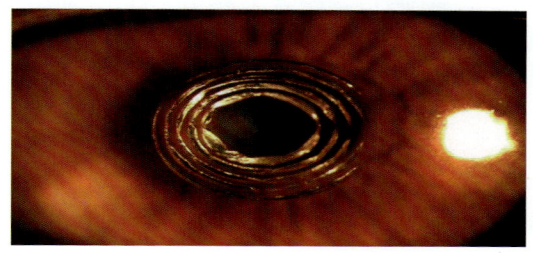

图 44-5　Intracor 手术眼示意图

另一种新手术是在角膜中植入透镜,角膜嵌体通常植入在非主视眼,以减少双目未矫正远视力的差别影响。Flexivue Microlens (Presbia)是一片嵌入角膜的微透镜,直径 3.2mm,厚 15μm(图 44-6)。用飞秒激光在深度 280~300μm 的角膜基质中制作一个口袋,将微透镜植入非主视眼。手术过程只需要 10 分钟,镜片插入后口袋自动密封(图 44-7)。这个微创手术程序是可逆的,如有必要能随时取出透镜。Flexivue Microlens (Presbia)微透镜由 Presbia 公司制造。目前的资料显示大多数的患者对该手术疗效满意,他们无须再戴眼镜看书。

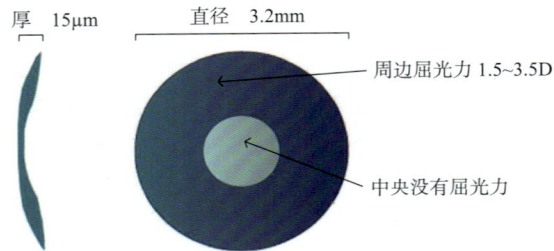

图 44-6　Flexivue Microlens（Presbia）微透镜设计示意图

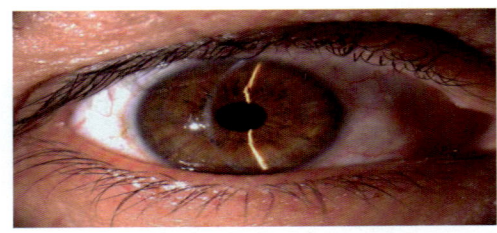

图 44-7　首例 Flexivue Microlens（Presbia）微透镜植入术眼术后外观

3. 脑图像增强处理

科学界对成人大脑可塑性的理解，在过去的 20 年中已取得很大进展，包括通过提高大脑中的图像处理质量来改善视觉的技术。这一领域的成就包括 FDA 批准用该技术解决严重的视力问题，如弱视、脑卒中引起的视力丧失等。因此，随着年龄增长而出现的眼睛不可避免的退化，可以通过快速提高大脑视觉皮质的图像质量而获得补偿。

参考文献

[1] 李凤鸣. 中华眼科学. 第 2 版 [M]. 北京：人民卫生出版社，2005：286.

[2] García Serrano JL, López Raya R. Mylonopoulos Caripidis, T Variables related to the first presbyopia correction [J]. Archivos de la Sociedad Espanola de Oftalmologia, 2002, 77 (11): 597-604.

[3] Bennett QM. New thoughts on the correction of presbyopia for divers[J]. Diving Hyperb Med, 2008,38 (2): 163-164.
[4] Holzer MP, Mannsfeld A, Ehmer A, et al. Early Outcomes of INTRACOR Femtosecond Laser Treatment for Presbyopia (CE study results) [J]. J Refract Surg, 2009，25：855-861.
[5] Sagi, D. Perceptual learning in Vision Research[J]. Vision Res, 2011, 51(13):1552-1566.

（陈夫胜　朱志忠）

第45章
色盲

色盲（color blindness），或颜色视觉不足，是指正常照明条件下无法看到颜色或感知颜色存在差异。色盲实际上是一种有缺陷的颜色视觉，最常见的原因是一组或多组视锥细胞，在感知色彩和信息传递方面出现故障。这种类型的色盲通常为性连锁遗传。X染色体上携带产生光合色素的基因，如果这些基因丢失或损坏，男性将会有更高的患病概率，因为与女性相比，男性只有一条X染色体（在女性两条X染色体中，只要有一条X染色体的功能基因正常就足以产生所需要的光合色素）。对视神经或部分大脑的物理或化学损伤，也可以造成色盲。

色盲通常被归为轻度残疾，但是偶然的情况下，也有一个优势——一些研究认为，色盲的人能够更好地穿透一定的色彩伪装，另一项研究表明，某些类型的色盲人群可以分辨出正常色觉的人无法区分的颜色。

第1节 背景

色盲对话多人造成了影响，红绿色盲是最常见的类型。在北欧，男性有8%为红绿色盲，女性有0.5%。典型的人类视网膜中含有两种感光细胞，即视杆细胞（暗光下活跃）和视锥细胞（正常白天光线下活跃）。通常，有三种视锥细胞，各自含有不同的色素，当色素吸收光时被激活。视锥细胞的光谱灵敏度不同，对短波长最敏感，其次为中等波长，再次是可见光谱中的中等波和长波，其峰值灵敏度分别在蓝色、绿色、黄绿色的光谱区域。

第 2 节　色盲的分类

色盲为遗传性疾病，有 3 种类型的遗传性色觉缺陷：单色视、双色视和异常三色视。单色视也被称为"全色盲"，是对颜色的分辨能力不足（患者看一切就像一部黑白电视），由视锥细胞的缺陷或缺失引起。当 2 个或所有 3 个视锥色素缺失时，即为单色视，颜色和亮度视觉简化为一维。

1. 单色视：分为杆单色视和锥单色视

（1）杆单色视（rod monochromacy）是一种非常罕见的非进行性色盲，患者无力识别任何颜色，原因是视锥细胞缺失或视锥细胞功能丧失；同时合并畏光，眼球震颤及低视力。

（2）锥单色视（cone monochromacy）是一种罕见的全色盲，伴有相对正常的视力，视网膜电图和眼电图检查也无异常。锥单色视也可因具有一种类型以上的双色视色盲，被认为是锥单色视。锥单色视患者由于其视网膜环境有一个以上的视锥细胞缺失或锥系统损伤，相当于患有两种类型的双色盲。

2. 二色性色盲（dichromacy）

二色性色盲是一种中度的色觉缺陷，患者 3 种基本颜色机制中有 1 种缺失或功能丧失。其为红绿色盲、性连锁遗传，主要影响男性。二色性色盲患者的锥色素缺失和颜色减少到 2 个维度。二色性色盲包括红绿色盲、绿色盲、蓝色盲。

（1）红色盲（protanopia）。这是一种严重的色觉缺陷，由红色的视网膜感光细胞完全缺失引起。患者只能感知波长 400～650nm 的光，而不是通常 700nm 的范围。患者无法识别纯红色（看起来是黑色），也无法区别紫色和蓝色；所有橙色、黄色、绿色色调由于波长过长，刺激蓝色受体，在患者看来类似黄色。红色盲属于性连锁遗传，男性患病率约为 1%。

（2）绿色盲（deuteranopia）。这是一种色觉不足，由绿色的视网膜光感受器缺失导致，中度影响红色－绿色色彩辨别。它是一种二色性色盲，只有 2 个锥色素，也是性连锁遗传。

（3）蓝色盲（tritanopsia）。是一种非常罕见的色觉障碍，患者只有 2 种锥色素，蓝色的视网膜受体总体缺失。因此，蓝色看起来为绿色，黄色和橙色看起来是粉红色，紫色看起来为深红色。

3. 异常三色色觉缺陷（anomalous trichromacy）

是一种常见色盲，患者 3 种锥色素之一的光谱敏感性改变，导致其色觉减弱而不是缺失，因此，患者具有正常的三维彩色视觉。

（1）红色弱（protanomaly）。这是一种温和的颜色视觉缺陷，患者红色视网膜受体光谱灵敏度的改变（接近绿色受体反应），造成红色－绿色色彩辨别能力减退。红色弱属于性连锁遗传，男性患病率为 1%。

（2）绿色弱（deuteranomaly）。这缘于绿色的视网膜受体位移，是迄今为止最常见类型的颜色视觉不足，略微影响红色－绿色色彩辨别，5% 的欧洲男性患病，由性连锁遗传。

（3）黄蓝色弱（tritanomaly）。这是一种罕见的遗传性色觉缺陷，影响绿色－黄色及红色－粉红色的色彩辨别。与大多数其他类型色盲不同的是，它不由性连锁遗传，而与 7 号染色体有关。

第 3 节　色盲病因学

1. 遗传学

色盲具有遗传性，是最常见的 X 染色体突变疾病。人类基因组的映射表明，很多致病的基因突变可导致色盲，至少有 19 个不同的染色体和 56 种不同的基因。两种最常见的色盲是红绿色盲和绿色盲；一种常见的色觉缺陷是红色和绿色的不足。

一些遗传性疾病可导致色盲：锥体营养不良（cone dystrophy）；锥杆营养不良（cone-rod dystrophy）；全色盲［（achromatopsia；杆全色盲，固定锥体营养不良，锥体功能障碍综合征）]；蓝色锥体单色盲（blue cone monochromatism）；Leber 先天性黑矇（Leber's congenital amaurosis）；视网膜色素变性（最初影响视杆细胞，但后来进展累及视锥细胞导致色盲）。

遗传性色盲可以与生俱来，或者在儿童或成年期发病。根据不同的基因突变，病情可以固定保持一生不变，或者逐渐加重。渐进的表型涉及视网膜和眼的其他部分，某些色盲可进展为法定盲（即 6/60 或更差的视力），也可致完全失明。色盲通常涉及视网膜视锥细胞，视锥细胞能够检测光的颜色频率。约 8% 的男性和 0.5% 的女性是色盲。原因是男性只有一条 X 染色体（XY），如果一名女性有一个正常的 X 染色体和携带一个突变染色体，那么她不显示突变。男性没有第二条 X 染色体来覆盖携带突变基因的染色体。如果某个给定的基因有 5% 的概率存在缺陷，那么一个单拷贝存在缺陷的概率是 5%，但这两个副本都有缺陷的概率是 $5\% \times 5\% = （0.0025，或是）0.25\%$。

2. 其他原因

导致色盲的其他原因包括摇晃婴儿综合征引起的脑或视网膜损伤，事故及其他创伤引起的枕叶脑肿胀，暴露于紫外线（10~300nm）引起的视网膜损伤，糖尿病引起的视网膜损伤。损伤通常发生于后天生活中。色盲可能伴发于眼部退行性疾病，如年龄相关性黄斑变性。色盲也可能是维生素 A 缺乏所导致。

第 4 节 色盲的类型

根据一个或多个不同锥体系统功能丧失，遗传性色盲分为部分色盲和全色盲。一个锥系受到损害可造成双色盲（dichromacy）。中、长波长敏感的锥体系统缺陷是人类色盲最常见的类型，患者识别红色、黄色和绿色困难，统称为"红-绿色盲"。其他形式的色盲罕见，包括难以鉴别红色和粉红色，蓝绿色和黄色。全色盲或单色盲，患者表现为不能区分灰色及任何颜色,世界如一部黑白电影或照片。

1. 先天性色觉缺陷

(1) 单色盲:单色盲只有一个颜色信息传送通道,完全不能区分任何颜色而只能感知亮度的变化。

1) 视杆单色盲:通常简称为"色盲",患者视网膜中没有视锥细胞,因此无法区分颜色,在正常光线强度下视觉困难,通常少见。

2) 视锥单色盲:只有一种单一的锥细胞。视锥全色盲患者可以有正常日光水平良好的视觉模式,但不能分辨色彩。蓝色视锥单色盲(X染色体异常)完全没有 L 视锥细胞(可感知红色)和 M 视锥细胞(可感知绿色)。峰值光谱灵敏度在可见光谱的蓝色区域(440nm 附近)。患者通常表现为眼球震颤、畏光、视力下降(通常下降到 20/50~20/400 的范围内)和近视。

(2) 二色性色盲(dichromacy):表现为红色盲、绿色盲和蓝色盲3种。患者无法分辨两个原色,而正常情况下,人类是三色视(trichromats),即三原色均可识别,这些人群通常知道自己存在色觉方面的问题,因为这会影响他们的日常生活。2% 的男性对区分红色、橙色、黄色和绿色存在严重困难。与正常人不同的是,某两个不同的原色对他们来说似乎是相同的颜色(或者仅仅是深浅不同而已)。

1) 红色盲:这是一种罕见的色盲,1% 的男性患病,由于缺乏长波长敏感视锥细胞,他们无法区分光谱中的绿色、黄色和红色。患者在波长 492nm 处有一个中性点,因而不能与白色光波区别。一名红色盲患者,对红色、橙色和黄色的亮度不如正常人敏感。这种调光明显,红色可能与黑色或暗灰色混淆。患者主要通过明亮度来区分红色与黄色,两者没有任何明显的色调差异。红色盲患者也无法将各种深浅不同的蓝色与红色进行区分,因为颜色太暗,他们看不见。例如,粉红色的花朵或反射的红光和蓝光,红色盲患者只看到蓝色。

2) 绿色盲:男性患病率为 1%,由于缺乏中等波长的视锥细胞,患者无法辨别绿色、黄色和红色。中性点在波长稍长的 498nm 的青色。绿色盲患者可遭受红色盲患者同样的色彩辨别问题，但没有异常的调光，对紫色也不敏感。这种形式的色盲在 John Dalton 之后也被称为"色盲"（1995 年 Dalton 被确认为绿色盲，在他死后 150 年，通过对他保存的眼球 DNA 分析确认）。

3）蓝色盲：男性和女性的患病率均小于 1%。蓝色盲患者缺乏短波长视锥细胞，因而影响到辨别短波长的颜色（蓝、靛蓝和紫色）和绿色，在他们眼中色彩急剧变暗甚至更黑。黄色与粉红色没有办法区别，紫色被视为各种深浅不同的红色。这种色盲不属于性连锁遗传。

（3）异常三色色觉缺陷（anomalous trichromacy）：包括红色弱、绿色弱和蓝色弱，其颜色匹配异于常人，被称为异常三色视（trichromats）。为了匹配一个给定光谱的黄光，红色弱患者在红/绿混合时比正常人需要更多的红色，而绿色弱患者需要更多的绿色。虽然从实用的角度来看，许多红绿色弱患者对辨别正常颜色有困难，但有些人可能没有注意到他们的颜色知觉与正常人有所区别。红色弱（protanomaly）和绿色弱（deuteranomaly）可使用色盲检查镜（anomaloscope）予以确诊，混合不同比例光谱的红色和绿色的光，和一个固定光谱的黄色光比较。如果将其置于一大批男性受试者面前，当红色的比例是从一个较低值开始增加时，一小部分的受试者会认为混合光谱的光与固定光谱的黄色光匹配（正常人会看到混合光为绿色），可诊断这些人患有绿色弱。其次，随着越来越多的红色加入，正常人会描述两者相匹配。最后，更多红光加入，所有人都将看到混合光是红色的。

1）红色弱（protanomaly）：男性患病率为 1%，女性患病率为 0.01%。由于长波长（红色）色素突变，与正常相比，患者视网膜峰值灵敏度在较短的波长，故红色弱患者对红色光不敏感。这意味着他们不能区分颜色，不能像正常人那样在同一种颜色中看到混合光。光谱的红色端在他们眼中变暗淡，这使得红色强度减弱到可以被误认为是黑色。红色弱是相当罕见的色盲，约占 1% 的男性人口。红色弱和绿色弱均由 X 染色体遗传。

2）绿色弱（deuteranomaly）：是一种最常见的异常三色视，6%的男性和0.4%的女性患此病。患者的中波长（绿色）色素突变，中波长的色素向光谱红色一端移位导致其对绿色区域光谱灵敏度降低。绿色弱患者在黄昏时刻会把暗绿色的汽车看成是黑色的。类似于红色弱患者的是，绿色弱患者缺乏鉴别红色、橙色、黄色和绿色区域频谱的细微差异的能力。他们在这个区域做出的错误判断，会偏向于绿色。绿色弱和红色弱之间一个很重要的区别是，绿色弱患者没有"亮度"丢失问题。

3）蓝色弱（tritanomaly）：男性和女性患者均较罕见（0.01%）。患者短波长（蓝色）色素突变，短波长色素向光谱的绿区移位，这是异常三色色盲中最罕见的异常。不像其他的异常三色视缺陷，这种色盲突变基因由7号染色体携带。因此在男性和女性群体中发病率相同。这种突变的 *OMIM* 基因编码为304000"色盲，部分蓝色弱"。

第5节　色盲的遗传方式

1. 性连锁遗传

红色盲（protanopia）、绿色盲（deuteranopia）、红色弱（protanomaly）和绿色弱（deuteranomaly）是常见的遗传性色盲，对许多人造成影响。由于红色或绿色的视网膜感光细胞缺失，患者难以区分红色和绿色。因为红色和绿色的颜色受体基因位于X染色体，男性只有1条，而女性有2条X染色体。因此，女性（46，XX）只有2条X染色体都有缺陷才会患红绿色盲，而男性（46，XY）只要X染色体有缺陷就会患色盲（图45-1）。

红绿色盲基因首先从一名患有色盲的男性遗传给他所有的女儿，使她们成为杂合子携带者，通常不会发病。反之，女性携带者将有50%的机会将突变的X染色体遗传给她的每一个儿子。男性色盲患者不会将色盲基因遗传给他的男性后代，因为其男性后代仅接受了他的Y染色体而不是有缺陷的X染色体。而一名男性色盲患者与色盲女性患者生育的女性后代，从父母双方那里继承到的都是有缺陷的X染色体，从而成为色盲患者。

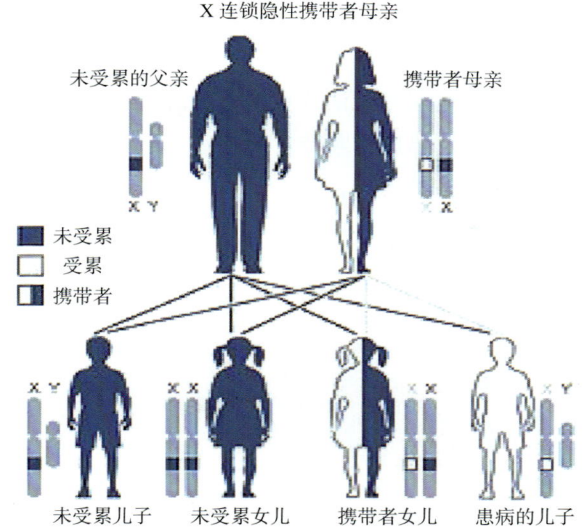

图 45-1　X 染色体连锁隐性遗传

2. 7 号常染色体遗传

蓝色盲和蓝色弱患者鉴别蓝色和绿色、黄色和红色之间的色调有困难。色盲患者的短波敏感锥系统的失活（其吸收光谱峰值在蓝紫色之间），故这种色盲被称为蓝色盲或蓝黄色盲。蓝色盲中性点发生在 570nm 波长的黄色光附近；绿色一般被认为属于较短波长的颜色，而红色属于波长较长的颜色。短波长敏感视锥细胞的基因突变造成的色觉缺陷称为蓝色弱。蓝色盲患者的男女比例相等。蓝色受体编码基因位于 7 号常染色体上，因此它不与性连锁遗传相关。其他任何位点均未发现与之 DNA 序列相似的基因，因此蓝色盲由基因简单突变引起。

第 6 节　诊断试验

石原颜色测试，包括一系列彩色斑点的照片，是最常用的诊断红绿颜色缺陷的工具（图 45-2）。该测试图包括一系列彩色圆盘（称为"石原盘"），每个圆盘内布满多种颜色、大小不一的圆点。其中一部分圆点以色盲患者不易区分的颜色组成一个或几个数字。正常颜色视觉者可以分辨出这些数字，而颜色缺陷者则无法或很难分辨（图 45-3）。全套测试由多种图形和背景颜色组合，借以诊断特定的色盲和色弱。石原颜色测试图只包含数字，不能用于儿童的诊断，因为他们还没有学会认识数字。因此儿童替代色觉测试只使用符号（方形、圆形、汽车等）。

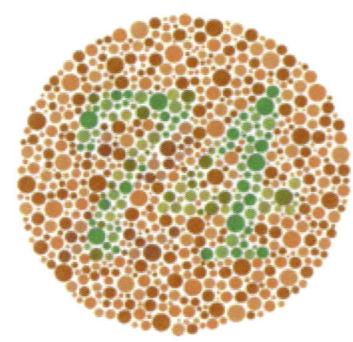

图 45-2　石原颜色测试图：数字"74"具有正常色觉者可见，而色盲或色弱者可能读作"21"，全色盲者则可能看不到数字

综上所述，没有治疗色盲的处方。验光师可以为患者提供戴在非主视眼上的彩色眼镜或单个红色角膜接触镜，这可能会提高颜色分辨力。1981年 x-chrom 接触镜已使佩戴者达到一定的色觉测试水平，但在自然环境中不能矫正色觉缺陷。iPhone 和 ipad 已经开发了许多应用程序来帮助色盲患者以一个更好的方式查看颜色。许多应用程序也推出了色盲视觉模拟，使正常人了解色盲患者看到的世界。

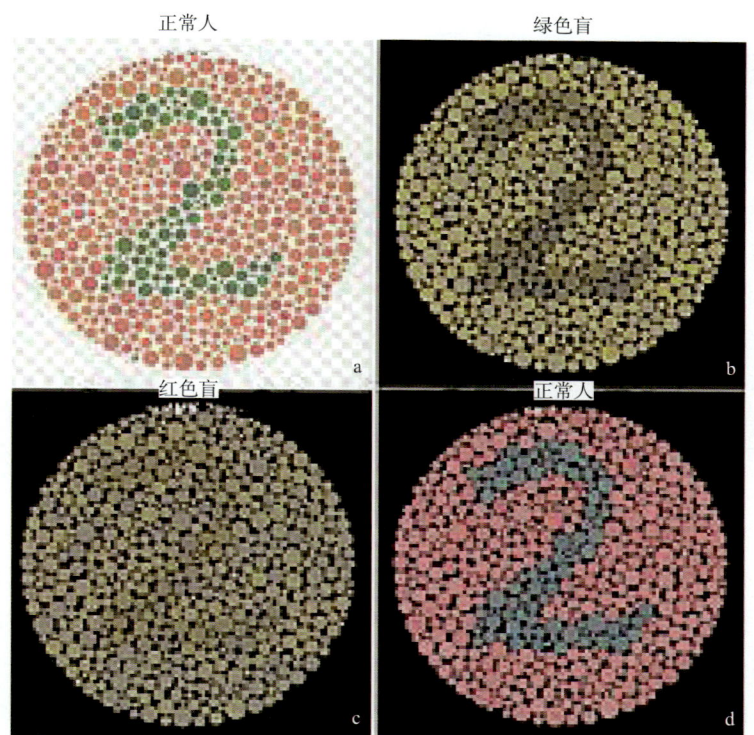

图 45-3　正常色觉者和有各种色觉缺陷者眼中的石原测试图：a 为正常人，b 为绿色盲，c 为红色盲，d 为正常人

第 7 节　流行病学

澳大利亚的男性色盲患病率为 8%，而女性的患病率只有 0.4% 左右。个别的基因孤立社区有时会产生高比例的色盲，包括一些不太常见的类型，如芬兰、匈牙利和某些苏格兰群岛的农村。在美国，7% 的男性人口（约 1050 万人）以及 0.4% 的女性人口不能辨别红色和绿色。95% 的男性涉及红色和绿色的受体。男性或女性的全色盲非常罕见（表 45-1）。

表 45-1　色盲患病率

色盲类型	男性患病率（%）	女性患病率（%）
色盲	2.4	0.03
红色盲（L 视锥缺乏）	1.3	0.02
绿色盲（M 视锥缺乏）	1.2	0.01
蓝色盲（S 视锥缺乏）	0.001	0.03
异常三色视	6.3	0.37
红色弱（L 视锥缺乏）	1.3	0.02
绿色弱（M 视锥缺乏）	5.0	0.35
蓝色弱（S 视锥缺乏）	0.0001	0.0001

第 8 节　社会与文化

色盲检测图表必须涵盖所有颜色，以确保不遗漏任何类型的色觉缺陷。颜色代码影响那些颜色缺陷者的认知，好的图形设计应避免使用颜色编码或使用颜色对比单独表达的信息。相比于天然材料（如纸张或木材）的颜色，有些色盲患者很容易区分人工材料的色彩（如塑料或丙烯颜料），设计师应该注意到，红与蓝、黄与蓝颜色的组合通常是安全的，而不是像曾经流行的"红色意味着坏，绿色意味着好"系统所认为的那样安全性不足，因此使用红与蓝、黄与蓝组合可以提高颜色编码系统的有效性，同时保证其安全性。尽管这仍将对那些单色色盲造成问题，但应值得考虑。

1. 职业

色盲可能限制一个人从事某种职业，因为在某些领域正确地辨别颜色涉及重要的安全性问题（如机动车驾驶员能正确辨识红绿灯）。色觉对于使用电话或电脑网络布线的职业很重要，因为电缆电线使用绿色、橙色、棕色、蓝色和白色的编码；电子线路、变压器、电容器和电阻器，使用黑色、棕色、红色、橙色、绿色、黄色、蓝色、紫色、灰色、白色、银色以及金色标志。

2. 驾驶机动车

一些国家（如罗马尼亚）拒绝授予色盲患者驾驶证。通常这种限制的理由是，机动车辆驾驶员必须能够识别颜色的编码信号，如交通信号灯、警示灯。

3. 艺术

无法准确地辨别颜色并不妨碍色觉异常者成为著名的艺术家，如表现主义画家 Clifton Pugh，曾三次获澳大利亚阿奇博尔德奖冠军，而他却是一个红色盲患者。十九世纪法国画家 Charles Méryon，也是一位患红绿色弱的成功人士。

4. 问题与补偿

色盲很少意味着完整的单色性。绝大多数情况下，患者仍然保持着对黄蓝色的某种鉴别能力，只是保持沿红绿轴的颜色空间的区分能力有限。

二色视患者常混淆红色和绿色的物体。例如，他们很难区分红色与绿色苹果的真实色彩，看到的是较为灰暗的色彩（图 45-4），对红色和绿色的交通灯只能通过其形状或位置来判断。

交通灯的颜色可能使一些红绿色盲患者困惑。英国铁路色灯信号使用更容易辨认的颜色：红色是血红色，琥珀黄色和绿色改为蓝色。加拿大 Halifax 省的水平交通灯形状也有助于色盲患者识别（图 45-5）。

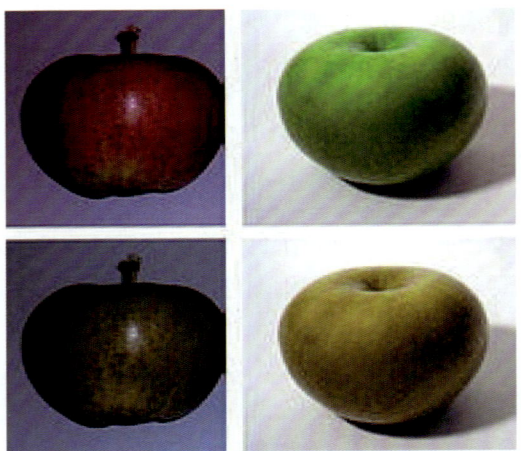

图 45-4　模拟正常人（上图所示）和红绿色盲患者（下图所示）对红色和绿色苹果的色觉感知

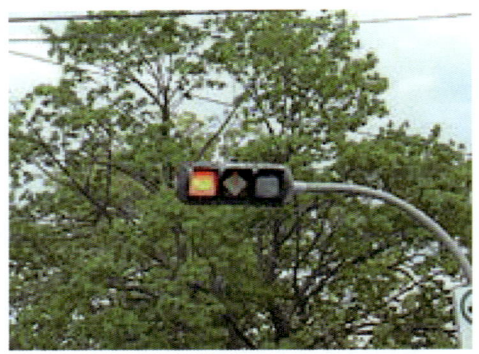

图 45-5　加拿大 Halifax 省的水平交通灯形状有助于色盲患者识别

参考文献

［1］Wong B. Color blindness [J]. Nat. Methods, 2011,8 (6): 441.

［2］Dalton J . Extraordinary facts relating to the vision of colours: with observations [J]. Memoirs of the Literary and Philosophical Society of Manchester, 1798,5: 28-45.

［3］Morgan MJ, Adam A, Mollon JD . Dichromats detect colour-camouflaged objects that are not detected by trichromats [J]. Proc. Biol. Sci, 1992,248 (1323): 291–295.

[4] Mollon JD, Bosten JM, Robinson JD, et al. Multidimensional scaling reveals a color dimension unique to 'color deficient' observers [J]. Current Biology, 2005, (15): R950-R952.

[5] Albrecht, Mario. Color blindness [J]. Nature Methods, 2010,7 (10): 775.

[6] Neitz J, Neitz M .The genetics of normal and defective color vision [J]. Vision Research, 2011,51 (5): 633-651.

[7] Cole BL, Lian KY,Lakkis C. The new Richmond HRR pseudoisochromatic test for colour vision is better than the Ishihara test [J]. Clinical and Experimental Optometry, 2006,89: 73-80.

[8] Toufeeq A.Specifying colours for colour vision testing using computer graphics [J]. Eye, 2004, 18 (10): 1001-1005.

[9] Siegel IM. The X-Chrom lens. On seeing red [J]. Surv Ophthalmo 1981,25 (5): 312-324.

[10] Mollon, J. D, Cavonius, L. R. The Lagerlunda collision and the introduction of color vision testing [J]. Surv Ophthalmol, 2012,57 (2): 178-194.

（朱志忠　陈夫胜）

第 46 章
视网膜色素变性

第 1 节 概述

视网膜色素变性（retinitis pigmentosa，RP），是一种隐性或显性遗传性眼病。表现为自幼暗适应能力低下，夜间视物不清（夜盲），随着年龄增长，夜盲症状加重，视野（视物的范围）逐渐缩小，直至发展到管状视野。绝大多数患者在 50 岁前后双眼全盲。

目前已知 RP 是由超过 40 个不同孤立基因和 50 多个不同的基因分子缺损造成的视网膜营养不良和视网膜色素上皮细胞（RPE）营养不良所导致。大约 20% 的 RP 由常染色体显性遗传此时称之为 ADRP，20% 的 RP 由常染色体隐性遗传此时称之为 ARRP，10% 的 RP 由 X 连锁遗传此时称之为 XLRP，而其余的 50% 的 RP 没有发现任何已知的亲属影响。此外，RP 是最常见的孤立的病例，但它可以与全身性疾病关联。最常见的为 Usher 综合征（听力损失合并视网膜色素变性），30% 的患者患此综合征。

RP 是一个误称，因为实际上并不存在视网膜炎症反应，其特征在于特定的蛋白质或基因缺陷。这一特性对预后判断的重要性日益增加，可能会指导临床医师使用基因靶向治疗。

视网膜起到类似于相机里胶卷的作用。光经透镜聚焦投射到感光胶片上面，构成一幅图像。以类似的方式，光线进入眼聚焦于后面的感光组织，该感光组织就是视网膜。视网膜主要由两层组成，薄的一层称为色素上皮层，较厚的一层，由多层细胞构成，称为神经视网膜层。这一特定的神经视网膜层包含数以百万计的感光细胞，这些细胞能够感知光线。几百万视锥细胞集中在视网膜的中央部分,让我们能看到精致的细节和色彩。视网膜的中央部分大约有 1.2 亿个细胞,其中大部分是视杆细胞。视杆细胞使我们能够感受暗光,提供视线以外的周边视觉。

第 2 节　病理生理学

RP 通常被认为是遗传缺陷造成的视杆细胞和视锥细胞营养不良引起的细胞死亡(凋亡),主要位于视杆细胞的光感受器;这是一种不常见的遗传缺陷,影响 RPE 及感光细胞。RP 有显著的表型变异,这导致 RP 在诊断时可在具有相同基因突变的患者中发现不同的视网膜病变。

视锥细胞营养不良的典型临床表现是黄斑中心凹萎缩。

RP 病理组织学变化已经有据可查。最近,已有特定的组织学变化与某些基因突变的相关性的报道。其最终的病理改变是感光细胞凋亡。光感受器中发现的第一个组织学变化是杆外段缩短,随后杆光感受器丧失,这种改变在视网膜中周部最为明显。各类型 RP 的最终共同结果是典型的光感受器凋亡,导致视力丧失。从杆光感受器最密集的中周部视网膜开始,该区细胞凋亡往往导致周边视力丧失和夜间视力丧失。基因突变导致的缓慢渐进的杆光感受器死亡可以通过许多途径发生。

视锥细胞以类似的方式凋亡,在提示视杆细胞凋亡的杆外段缩短后开始发生,也可以在各种形式的 RP 的早期或晚期发生。

第 3 节　流行病学

RP 全球患病率约为 1/5000,其中最高的 RP 患病率为 1/1878,发生于纳瓦霍印第安人。瑞士的 RP 患病率低至 1/7000。美国典型的 RP 患病率约为 1/4000,遗传基因携带者约为 1/100。

第 4 节　临床表现

1. 性别与年龄

ADRP 和 ARRP 通常无性别差异。XLRP 只在男性表达，受此影响，男性略多于女性。RP 通常在年轻时被发现，但从婴儿到成人（30~50 岁）均有报道。

2. 病史与症状

RP 病史如下。

（1）用药史：长期使用吩噻嗪类药物会导致夜盲和视野缩窄，典型药物为氯丙嗪。

（2）发病时间：基本无规律，但绝大多数患者于 10~30 岁出现症状。

RP 典型的症状如下。

（1）夜盲症：患者可能会在夜间或黑暗的地方视物并行走困难，在昏暗灯光的房间（如电影院）、黄昏时、低光照或在有雾的条件下较难适应。由亮到暗的环境适应也比正常人需要耗费更长时间。

（2）视野缩小：患者视野变窄，可以看到正前方景物，但看不到略偏左或偏右的物体。由于患者看不清侧面或上下方的物体，这种视野通常被称为隧道视野（图 46-1），这提示视杆细胞和一些外部的视锥细胞已经受损。外周视力丧失通常无症状。然而，患者可能会撞到家具、门框或运动（如网球、篮球）困难。外周视力丧失的进展无痛且缓慢。

（3）闪光幻觉：许多 RP 患者可看到闪光（闪光幻觉），类似于偏头痛视觉先兆。

综上所述，有一些 RP 患者最先丧失中心视力，最早的表现是难以阅读印刷品或进行细致的工作。所有的 RP 患者症状都是渐进的，但它恶化的速度因人而异。在许多类型的 RP 中，强光眩光是一个日益严重的问题，虽然其中有些人在发展到严重阶段以前不会感受到强光眩光。

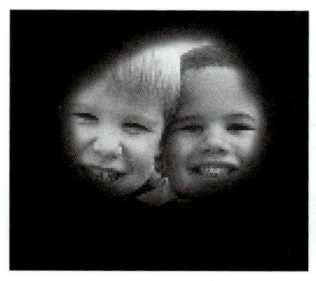 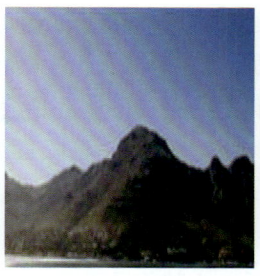 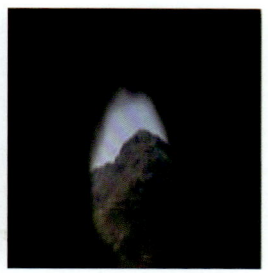

图 46-1　患者的隧道视野，左侧图示患者只看到视野中央两个人物的头部，周围一片黑暗；中间图为正常人视野，右侧图为患者看到的风景范围

第 5 节　主客观检查

（1）视力：斯内伦视力可从 20/20 至光感，通常疾病晚期视力很差。

（2）瞳孔：瞳孔反应不正常或瞳孔传入缺陷。

（3）高达 50% 的成年患者 RP 伴后囊下白内障。

（4）眼底：在疾病早期视网膜可以不受影响。进展期眼底典型的主要表现为中周边有骨针样视网膜色素沉着，视神经蜡黄或苍白，视网膜中周部的 RPE 萎缩，视网膜小动脉窄细（图 46-2）。玻璃体细胞的存在常见。可能有中心凹光反射消失或异常的玻璃体视网膜界面。

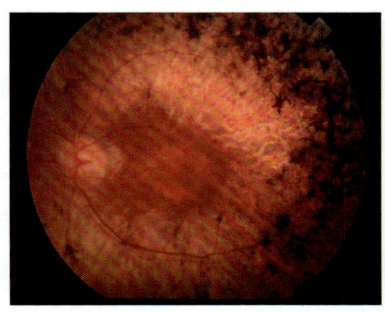 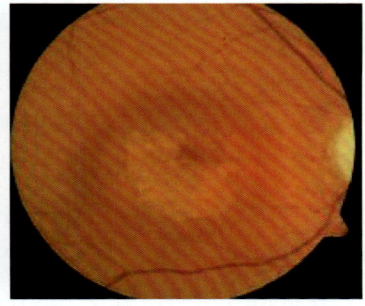

图 46-2　中期视网膜色素变性患者眼底，骨针状色素沉积伴周边视网膜萎缩，黄斑区色素存积，视网膜血管窄细

（5）患者可能出现快速和可逆的视力丧失，或黄斑囊样水肿（cystoid macular edema）。

（6）白点状视网膜变性（retinitis punctata albescens）：RP 的一个变种，周边视网膜色素增加。

（7）锥杆视网膜退化与中央黄斑色素变化。

（8）系统评价：体格检查有助于排除许多综合征的 RP 症状。Usher 综合征有 RP 合并听力损失（图 46-3）。Waardenburg 综合征、Alport 综合征和 Refsum 病，它们都有自己的全身表现。卡恩斯—塞尔综合征包括外眼外肌麻痹、上睑下垂、心脏传导阻滞和色素性视网膜病。

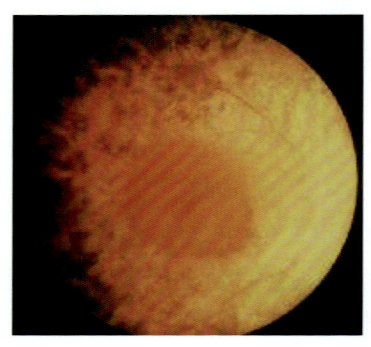

图 46-3　Usher 综合征：听力障碍，同时具有典型的视网膜色素变性的眼底改变

第 6 节　有助于诊断的其他检查

（1）影像学研究：荧光素眼底血管造影和 OCT 虽然无助于 RP 的诊断，但能证实是否存在黄斑囊样水肿。

（2）视网膜电图（ERG）是最关键的 RP 诊断测试，因为它是一个客观测量视杆细胞和视锥细胞功能的方法，在视网膜光感受器功能障碍早期即可检出视网膜电图的异常。RP 的全视野视网膜电图通常表现为视杆信号和视锥信号均明显减少，即使视杆损失通常占主导地位。A 波和 B 波异常取决于原发部位，A 波异常提示光感受器受损，而 B 波异常提示 RPE 减少。在白点状视网膜变性病例中，ERG 检查可发现 A、B 波均消失；3～4 小时暗适应以后，此时的 ERG 检查结果可能正常。先天性静止性夜盲的视网膜电图显示负波形。

（3）视野：Goldmann 视野检查更容易检测到渐进的视野变化。RP 早期出现中周部暗点。这些视野缺损可以连接在一起形成一个环形暗点。患者视野继续缩小，少数患者甚至中心视力完好，但周边视野小于 20°。

（4）颜色测试：常见温和的蓝黄色轴的颜色缺陷，虽然大多数 RP 患者没有临床抱怨颜色感知的主要困难。

（5）暗适应（dark adaptation）：RP 患者的对比敏感度往往降低。白点状视网膜变性患者暗适应较差，但经过 3~4 小时的适应可能有正常的结果。

（6）基因分型：由于所谓的 RP 或相关色素视网膜病变亚型的类型繁多，明确的诊断测试主要用来确定特定的基因缺陷。基因分型更有助于治疗特定目标基因亚型。此外，识别基因可能影响其预后，但有助于提供遗传咨询。

（7）组织学发现：由于 RP 患者一般健康状态良好以及疾病的慢性性质，随着 RPE 增生性改变，可以观察到视网膜感觉层的非特异性萎缩。RP 实验模型动物的研究显示，该疾病存在某些类型的细胞凋亡；在某些情况下，可观察到视杆细胞的外段异常。

第 7 节　遗传方式

RP 有 3 种遗传方式：常染色体显性遗传（autosomal dominant inheritance）、常染色体隐性遗传（autosomal recessive inheritance）和 X 连锁隐性遗传（X-linked inheritance）。

常染色体显性遗传模式，RP 遗传给同一个家庭中的男性和女性，发生 RP 的遗传概率是 50%（图 46-4）。常染色体隐性遗传，通常上一代没有患 RP 的病史，但是有遗传基因携带者，如果男女双方都是遗传基因携带者，则子女中有 25% 的概率罹患 RP（图 46-5）。X 连锁隐性遗传的家庭中，第二代只有男性患该病，而女性成员一般不发病，但有些遗传基因携带者会患上轻症 RP（图 46-6）。例如，一位男性是 X 连锁隐性 RP 患者，他的儿子不会患上 RP，但他所有的女儿都会成为 RP 遗传基因携带者，外孙有

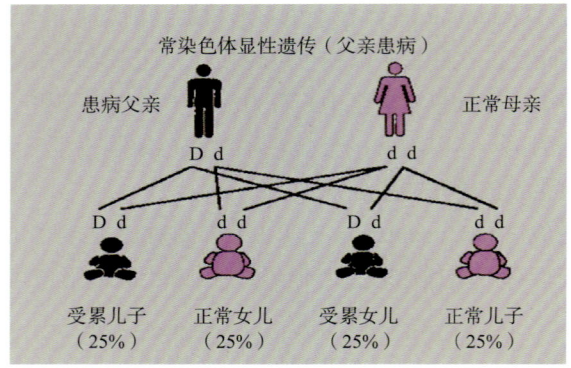

图 46-4 视网膜色素变性常染色体显性遗传（单亲患病）

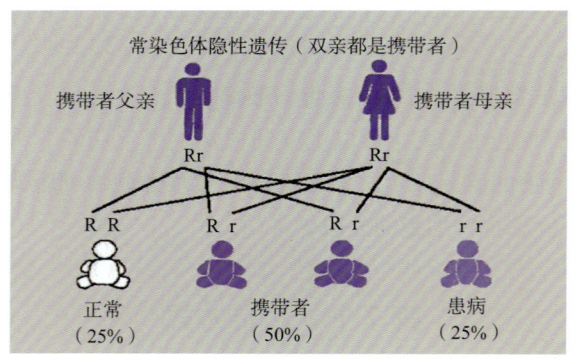

图 46-5 视网膜色素变性常染色体隐性遗传（双亲都是携带者）

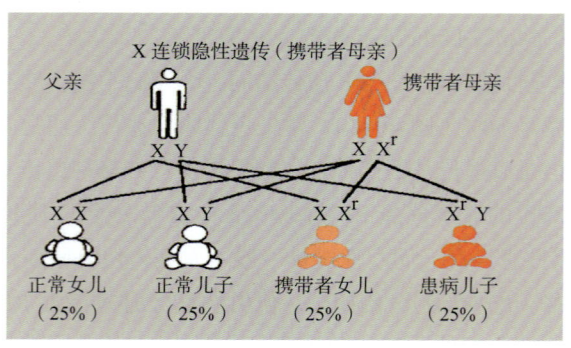

图 46-6 视网膜色素变性 X 连锁隐性遗传（母亲为携带者）

50% 的概率患上 RP，而外孙女有 50% 的概率成为 RP 遗传基因携带者。这种遗传模式，在一个家庭中有时很难确定，因为这个家庭可能有几代人没有儿子，作为有缺陷的基因可以通过下一代的女性携带者，影响男性后代。

在美国，约 30% 的 ADRP 患者是由视紫红质基因突变引起的，约 15% 的病例由一个单一的点突变引起，这种单一的氨基酸改变的蛋白视紫红质导致感光细胞死亡。

ADRP 的常染色体显性遗传者通常发病年龄较晚，进展缓慢且程度较轻。ADRP 基因突变涉及至少 12 种不同的基因，而 ADRP 可由超过 22 个不同的基因变化引发。XLRP 往往发病年龄较早，目前仅发现 2 个明确的 XLRP 基因突变，其中由 RPGR 基因突变引起的占 75%。

第 8 节 治疗

尽管 RP 的治疗效果有限，但最重要的是帮助患者最大限度地发挥他们的视觉与屈光功能和低视力的作用。很多设备都可以帮助患者克服夜间视力困难。患者应该每年检查，包括每年视力和视野测试以及每 5 年做一次 ERG 评估。检查结果的变化可以帮助医师指导他们的活动和预后。

1. 维生素 A、β 胡萝卜素

理论上，抗氧化剂对 RP 患者的治疗有效，但实际上没有找到确切的证据。前瞻性研究表明补充维生素是有益的。最近的流行病学研究表明，每日补充大剂量维生素 A 棕榈酸酯（15000 U/D）能够以每年大约 2% 的速度延缓 RP 的进展。虽然影响有限，但治疗中必须对大剂量维生素 A 的慢性长期副作用的不确定性风险保持警惕，患者有必要每年检查肝功能和维生素 A 水平。建议 β 胡萝卜素剂量为 25000 U/D。

2. 二十二碳六烯酸（DHA）

DHA 是一种 ω-3 多不饱和脂肪酸，具有抗氧化性。研究表明，ERG 振幅与患者红细胞的 DHA 浓度相关。另一研究报道称，患者较高水平的

DHA，使 ERG 改变的趋势变缓。ω–3 脂肪酸的摄入会影响视力下降率，但 DHA 效益进一步的临床验证仍属必要。

3. 乙酰唑胺

黄斑水肿导致晚期 RP 患者视力减退。口服乙酰唑胺对视觉功能的改善最显著。研究表明，口服乙酰唑胺能改善 RP 合并黄斑水肿患者的视力。局部应用乙酰唑胺是否有效尚无临床证据。乙酰唑胺的不良反应包括疲劳、肾结石、食欲不振、手发麻、贫血，所以这可能会限制它的使用。使用糖皮质激素治疗黄斑水肿可能有效，但一直没有得到很好的研究。钙通道阻滞剂，如常用于心脏病的地尔硫䓬，已在一些动物模型中显示出疗效，但临床上还没有对 RP 患者使用钙通道阻滞剂。

4. 叶黄素/玉米黄质

叶黄素（phylloxanthine）和玉米黄质（cryptoxanthin）是黄斑色素，人体内不能制造，全靠摄入饮食提供。叶黄素能保护黄斑免受氧化损伤，口服补充叶黄素已被证明可以增加黄斑色素。美国国立卫生研究院（NIH）的临床试验中，年龄相关性眼病研究（AREDS Ⅱ）已经证实叶黄素和玉米黄质能有效减缓年龄相关性黄斑变性，但并未证明其具有防止锥感光细胞死亡的功效，推荐剂量为 20mg/d。

5. 丙戊酸（valproic acid）

口服丙戊酸的好处已在临床试验中得到验证，大规模的临床验证尚在进行中。英国眼科杂志报道称，丙戊酸对 RP 患者有良好的治疗作用。丙戊酸是一种强有力的组织蛋白脱乙醯基酶的抑制剂，其炎症应答反应系通过小神经胶质细胞的凋亡完成。此外，它还有下调补体蛋白和增加各种神经因子水平的功能。回顾性研究包括对 13 只 RP 患眼治疗前后进行平均 4 个月的对照检查。患者平均年龄 36 岁（16～56 岁）。其中 9 只眼视野扩大，具有统计学意义（$P<0.02$）；2 只眼缩小，2 只眼无改变。停药后患者视野无改变。13 只患眼治疗前后平均视力从 20/47 进步到 20/32，治疗

上具有统计学意义（ $P<0.02$ ）。停药后患者视力未减退。作者认为，为确认丙戊酸的治疗效果，有必要扩大临床验证案例的样本，并进一步研究药物的安全性及其不良反应。

6. 一些药物对 RP 的潜在不良影响

异维 A 酸：已有报道称，用于治疗痤疮的异维 A 酸，会加重夜盲、使 ERG 反应异常降低暗适应的能力。鉴于药物对 RP 患者的安全性尚不清楚，许多医师不主张使用异维 A 酸治疗 RP。治疗勃起功能障碍的药物西地那非（伟哥），已经引起可逆性 ERG 和视觉的变化。西地那非是一种 PDE5 和 PDE6 抑制剂，所以，不适合用于治疗 *PDE6* 基因突变引起的常染色体隐性遗传 RP，包括 *PDE6B* 突变基因携带者。某些用西地那非治疗 RP 的患者，会感受蓝色闪光，表明药物是活跃在视网膜的生理水平。

维生素 E：有报道显示，高剂量的维生素 E（400I U/D）可能对 RP 患者有害，但目前推荐的更高剂量为 800 IU/D。

其他药物：虽然目前推荐使用抗坏血酸 1000mg/d 来治疗 RP，但没有证据表明抗坏血酸对 RP 治疗有帮助。虽然一些医师推荐用越橘（bilberry）80mg/d 作为替代药品，但没有对照研究证明它对 RP 患者有确切疗效。

7. 手术

（1）白内障手术。白内障手术对后期 RP 患者往往有益。Bastek 等人研究了 30 例 RP 病例，其中 83% 白内障术后视力提高 2 行。围手术期使用糖皮质激素治疗能预防术后黄斑囊样水肿。因此向患者宣教白内障手术的合理期望必不可少。

（2）移植视网膜假体。FDA 批准用于治疗成年人 RP 的第一个视网膜植入物，包括一个小摄像机，安装在眼镜上的发射机，视频处理单元（VPU）和一个可置于视网膜表面的视网膜假体（人工视网膜或光转芯片）。VPU 将摄像机捕捉到的图像变换成可无线传输至视网膜假体的电子数据。约 2/3 的患者没有产生相关的不良事件；然而，超过 1/3 的患者共有 23 起严重不良事件，包括结膜糜烂、裂开、视网膜脱离、炎症和低眼压。虽然这种装置不能够恢复成年患者的视力，但它取代了退化的视网膜细胞的功能，可以通过提高患者感知图像和运动的能力来提高其的基本活动表现。植入物在动物模型中具有长期的稳定性。

（3）基因治疗。基因治疗正在研究中，以期利用 DNA 载体（如腺病毒、慢病毒）更换有缺陷的蛋白质。使用腺相关病毒（AAV）进行基因治疗，为狗先天性黑矇（LCA）提供缺少的蛋白质获得成功。治疗后，*RPE65* 突变的狗有 20% 的 RPE 细胞表达功能性蛋白，从而使狗复明。对 Leber 先天性黑矇的小鼠模型治疗也有效。基因治疗目前在 LCA 的人体临床试验已获可喜成果。事实上，8 个试验和 *RPE65* 突变基因治疗是开放的，相关细节可在 ClinicalTrials.gov 网站查找。现在还不清楚能否通过适当的基因位点调节逆转 RP。

8. 咨询

RP 与几种全身性疾病相关。大多数患者的早期症状的严重程度，建议向内科医师咨询；低视力专家可为低视力和视野很小的患者提供放大器；耳科医师可为 Usher 综合征患者提供听力治疗意见；遗传学家可为患者提供几种 RP 的基因型和遗传方式，帮助患者做妊娠选择、职业选择和药物治疗选择。此外，医师在适当的时候应向患者提供心理咨询。

9. 饮食起居

许多医师推荐均衡的饮食，食用充足的绿色叶状蔬菜。接受维生素 A 棕榈酸酯的患者，配合富含 ω–3 脂肪酸饮食可以降低视力下降率。

应激曝光，可产生自由基并降低眼睛的再生能力，对营养不良性视网膜有害，然而没有找到流行病学的证据。一种特定形式的 RP 由视紫红质 *pro23his* 突变引起，有学者已证明增加曝光会损伤其患者的视网膜。推荐使用吸收紫外线的镜片，尤其对视紫红质基因突变引起的 RP 和视锥细胞变性的患者有益。

10. 药物治疗

药物治疗的目标是降低发病率和预防并发症。除了下面列出的药物，叶黄素对人类疾病的疗效是不确定的，尽管叶黄素可能延缓视网膜变性，推荐剂量为 20mg/d。虽然一些医师推荐越橘 80mg/d 作为替代药物，但并没有对照的研究证实其对 RP 治疗有效。

脂溶性维生素：可能会延迟视网膜色素变性。

维生素 A：理论上应用抗氧化剂治疗 RP 可能有益，但实际应用时没有证据支持补充维生素 A 能阻止疾病变化。每日服用维生素 A 棕榈酸酯（15000 U/D）的患者，其病情仍以每年大约 2% 的速度缓慢变化。使用这种治疗方法，必须权衡风险，年度检查肝功能和维生素水平很有必要。维生素 A 存在于动物中（如鱼油、动物肝脏），β 胡萝卜素主要存在绿色蔬菜中。β 胡萝卜素在体内转化为维生素 A 时，其生物利用度及大约 1/6 的维生素 A 是通过肠黏膜双氧化酶裂解，将 2NADPH 还原为视黄醇或维生素 A，因为身体产生 β 胡萝卜素和维生素的能力有限。

维生素 E：建议使用高剂量维生素 E，推荐剂量为 800 IU/D。

维生素 C（抗坏血酸）：虽然推荐 1000mg/d 的剂量，但没有证据表明抗坏血酸对 RP 有效。

硫氮䓬酮：硫氮䓬酮为钙通道阻滞剂，实验治疗表明，它能使 RD 突变小鼠视网膜变性的发生率下降。人 RP 同源基因突变率约为 4%。当前尚无 RP 患者使用地尔硫䓬的报道。

第 9 节 预后

一个对 45 岁以上 RP 患者的多中心人口研究发现，52% 的患者至少一眼有 20／40 或更好的视力，25% 的患者有 20／200 或更糟糕的视力，0.5% 的患者无光感。

第 10 节　患者教育

患者教育包括：协助他们做出职业康复的决定；对视野缺损的患者进行教育；进行家系和基因分型从而有助于遗传咨询；让患者了解视觉退化进程通常发生在 30～40 岁，进展缓慢，不同类型的 RP 表现各异。同时患者应了解 Usher 综合征听力损失的过程，因为 3 种类型的 Usher 综合征听力有不同的预后。

参考文献

[1] Baumgartner WA. Etiology, pathogenesis, and experimental treatment of retinitis pigmentosa [J]. Med Hypotheses, 2000,54(5):814-824.

[2] Saihan Z, Webster AR, Luxon L, et al. Update on Usher syndrome [J]. Curr Opin Neurol, 2009,22(1):19-27.

[3] Cottet S, Schorderet DF. Mechanisms of apoptosis in retinitis pigmentosa [J]. Curr Mol Med, 2009,9(3):375-383.

[4] Fahim AT, Bowne SJ, Sullivan LS, et al. Allelic Heterogeneity and Genetic Modifier Loci Contribute to Clinical Variation in Males with X-Linked Retinitis Pigmentosa Due to RPGR Mutations [J]. PLoS One, 2011,6(8):e23021.

[5] Aleman TS, Duncan JL, Bieber ML, et al. Macular pigment and lutein supplementation in retinitis pigmentosa and Usher syndrome [J]. Invest Ophthalmol Vis Sci, 2001,42(8):1873-1881.

[6] Clemson CM,Tzekov R,Krebs M,et al. Therapeutic potential of valproic acid for retinitis pigmentosa [J]. Br J Ophthalmol, 2011,95:89-93.

[7] Bastek JV, Heckenlively JR, Straatsma BR. Cataract surgery in retinitis pigmentosa patients [J]. Ophthalmology, 1982,89(8):880-884.

[8] Weiland JD, Liu W, Humayun MS. Retinal prosthesis [J]. Annu Rev Biomed Eng, 2005,7:361-401.

[9] Berson EL, Rosner B, Sandberg MA, et al. A randomized trial of vitamin

A and vitamin E supplementation for retinitis pigmentosa [J]. Arch Ophthalmol, 1993,111(6):761-772.

[10] Berson EL, Rosner B, Sandberg MA, et al. Vitamin A supplementation for retinitis pigmentosa [J]. Arch Ophthalmol, 1993,111(11):1456-1459.

[11] Dagnelie G, Zorge IS, McDonald TM. Lutein improves visual function in some patients with retinal degeneration: a pilot study via the Internet [J]. Optometry, 2000,71(3):147-164..

[12] Takano Y, Ohguro H, Dezawa M, et al. Study of drug effects of calcium channel blockers on retinal degeneration of rd mouse [J]. Biochem Biophys Res Commun, 2004,313(4):1015-1022.

[13] Grover S, Fishman GA, Anderson RJ, et al. Visual acuity impairment in patients with retinitis pigmentosa at age 45 years or older [J]. Ophthalmology, 1999,106(9):1780-1785.

（朱志忠　陈夫胜）

第 47 章
遗传性眼病

第 1 节　概述

人类的基因和蛋白质在 DNA 上编码，它们可以决定一个人的形体美和精神才智，让机体成为独一无二的个体，但也会给眼和全身健康带来负面影响（图 47-1）。遗传性眼病（genetic eye disorders）由基因突变引起，突变可能在个体中自发出现，或由继承父母异常的染色体（chromosome）而引起。它们可能表现为杂合子（heterozygote）状态（受累基因来自父亲或母亲一方的异常染色体），或表现为纯合子（homozygote）状态（两个等位基因受累）。当基因突变表现出相关症状或体征时，杂合子状态表现导致一个占主导地位的障碍突变，是常染色体显性遗传（autosomal dominant inheritance）；在纯合子状态，表现为常染色体隐性遗传（autosomal recessive inheritance）。性连锁隐性遗传（sex-linked inheritance）不同于常染色体遗传，女性不受影响或只有轻微的影响而成为携带者，受影响的通常是男性。其他疾病可能需要几个突变基因的加成效应或需要环境因素才会显现，称为多基因或多因子遗传。已知的人类遗传性疾病约有 6000 个，其中约 1/3 单纯在眼部患病或合并有眼部表现。

自人类基因组的 DNA 序列完成以来，我们知道人约有 20000 个基因（gene），但描述疾病的基因数量很小。这种差异可能因为部分基因突变是致命的，我们永远看不到它们的作用，或因为多余的基因突变不会引起临床表现。疾病可能由多个基因的突变（gene mutation）共同引起，因此，这也削弱了每个突变基因的意义。

第47章 遗传性眼病

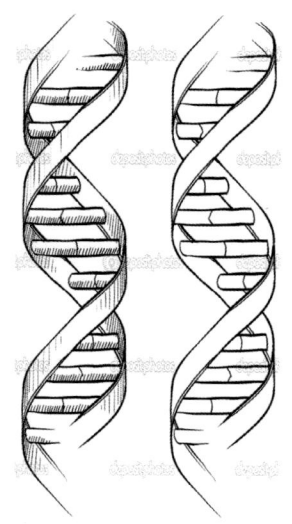

图47-1 DNA的双螺旋结构示意图：人类的基因组由一条来自母亲和一条来自父亲的DNA组成染色体，每条染色体包含约30亿个碱基对

人类的基因蕴含大量信息，其复杂的信息和基因突变可能导致多种疾病。反之，一个以上的基因突变可导致类似的疾病（表型）。例如，有超过200个基因突变已被证实可引起RP；多个基因突变导致黄斑变性、夜盲或最严重的遗传性视网膜疾病，即Leber先天性黑矇。

对于任何确定或怀疑的遗传性眼病患者都应做彻底的眼科检查以明确诊断。遗传检查应包括梳理出一个有关家庭遗传疾病的家族史。这个谱系可能显现家族性疾病的传播模式。反之，又可以进一步完善一种遗传性疾病的诊断及家庭成员风险评估。基因突变搜索染色体分析或分子分析可以确定疾病的亚型。

大量的遗传性眼部疾病已被发现，其中包括眼病和有眼部表现的综合征，如先天性白内障和RP等遗传性眼病。先天性白内障发生率大约为1/250，往往与其他潜在的遗传障碍相关。遗传性视网膜变性中有一组眼部疾病称为视网膜色素变性（RP），在美国发病率约为1/5000。症状通常发生在20岁以前，逐步恶化，40～50岁可严重到视力丧失。疾病的严重程度取决于亚型的变化，可由两个常染色体显性遗传或性连锁隐性遗传。患者的视网膜和自然历史的临床表现可能通过基因和突变型变化，但许多眼疾复发的家庭遗传模式还不明确。最常见的原发性开角型青光眼，累及全世界6800万40岁以上的人。一级亲属患病的风险从5%到16%不等。斜视是另一种常见的遗传性疾病。预计在子代中高达15%。父母有斜视，孩子也会受到影响，后代子女患病风险为40%。

咨询是预防遗传性疾病的重要手段之一。对于希望拥有更多孩子的夫妇，告知其复发风险至关重要。个体基因组的测序成本正在迅速下降，使复发危险概率估计的"是"或"不是"成为可能而列入成本。医师可提醒携带者在不影响胎儿的前提下通过产前诊断来评估风险。因为遗传疾病给家庭造成情绪压力，遗传咨询能够减轻家长的精神负担。

对个人进行周期性筛选可以通过早期诊断和治疗来预防失明。遗传疾病的阴性结果可避免：我们可以预测发展为视网膜脱离的风险，提高警惕，尽早发现和治疗。医学研究是抗击遗传疾病最有效的途径。眼结构分子和细胞生物学的研究，为遗传性眼部疾病的处理带来了治疗和治愈的希望。由于技术的突破，全世界对遗传性眼病的理解和治疗方法正在得到持续发展。

第 2 节　哪些眼部疾病是遗传的

遗传因素在多种眼部疾病中导致婴儿、儿童和成年人失明。婴儿失明病例的 60% 以上是由遗传性眼病引起的，如白内障、先天性青光眼、视网膜变性、视神经萎缩和眼畸形。高达 40% 的斜视患者有家族史，研究人员正在确定相关的基因。在成年人中，青光眼、年龄相关性黄斑变性是两个主要的致盲原因，其中很大一部分病例是遗传性的。研究人员已经注意到几个基因型参与黄斑变性，他们还确定导致视网膜色素变性的基因可致夜盲及视力逐渐丧失。

1. 常见的视力问题会遗传吗

遗传眼科研究人员现在有证据证明，儿童和成年人最常见的视力问题是由基因引起的。包括斜视（对眼）、弱视、屈光不正（近视、远视和散光）。

（1）眼部异常是由其他疾病引起的吗？

眼部异常有 1/3 是遗传的。一个与全身性疾病关联的特殊眼部体征往往能够确定疾病的诊断。例如，一个晶状体脱位的眼睛可以确诊与心脏问题有关的结缔组织病（马方综合征）；特征性樱桃红斑的眼睛通常提示 Tay-Sachs 病。

（2）遗传性眼病能否早期诊断予以矫正？

眼科医师、儿科医师、基因学家，可以为家长和患儿进行咨询，测试和诊断可疑的遗传性眼病。

2. 患儿家长能从眼科评估中得到什么

当家长和患儿向眼遗传病专家咨询时，眼遗传病专家第一步是完整地审查医疗记录或测试结果，下一步是询问个人和家族病史，还会特别注意遗传性疾病的体征和症状。完成后，眼遗传病专家将要求家长协助画出家庭树，以便识别其他家庭成员可能出现的类似问题。对患儿的视力、眼球运动进行综合评估，对眼进行微观检查，包括裂隙灯检查、眼压测量以及扩瞳检查眼底视网膜及视神经。根据一般病史和体检信息，眼科医师和全科医师共同确定诊断和治疗计划，提供遗传性眼病的治疗建议。如果发现特定的眼部问题，他们会提出建议，可咨询相关专家的意见。

在过去的15年中，遗传学专家发现大约500个基因有助于诊断遗传性眼病。测试技术的日益成熟，使临床医师懂得如何运用基因测试来阐释遗传性眼病。

3. 为什么要做基因测试

遗传测试目前有以下几个优点。

（1）让患者安心。基因检测可提高诊断的准确性和特异性，可让患者安心。同时，基因检测是准父母与家庭或某些遗传性眼部疾病的个人历史的一个重大资产。

（2）指导治疗。一些治疗方法已经存在或正在开发中，如先天性黑矇，测试也是新疗法的临床试验的参与方式。一些现在暂时无法治疗的疾病患者可能会成为未来的基因置换和干细胞疗法的受益者。

（3）发现更多信息。测试可能带来意想不到的进展。去年，斯通博士及其同事在艾奥瓦大学测试到一隐性遗传视网膜色素变性（RP）。然后，进一步筛选出其他近1800名RP患者，发现超过20个家庭存在相同的突变，其中有许多犹太人后代。"原来一个犹太人的最初突变，至少可以追溯到15世纪，多达1/3的RP病例在犹太人中。"这种极重要的线索帮助研究人员发现 RP 在一些特定人群中遗传的原因。

4. 眼科医师如何协调患者的基因测试

（1）患者的临床研究结果提示，若某种单基因病已经确定诊，为患者进行基因检测很有必要。

（2）在可能的情况下，利用实验室检测来观察基因变异的致病性。

（3）为患者提供一份遗传测试的报告。

（4）训练有素的医师要鼓励患者参与基因测试。

（5）给患者提供最具体的测试，同时应避免不必要的并行测试。

（6）对基因复杂的疾病，应避免常规基因检测，除非证明该检测具有特异性。

（7）避免检测无症状的未成年人。

5. 如何测试和解释

基因测试是一种容易产生错误的医学测试，并可能产生临床上不相关的信息。基因测试不是医师的替代品，它只是一个工具。许多医师因为对遗传模式理解不透而不敢对风险进行解释，在这种情况下，应该虚心求教遗传学专家，对患者进行家族史和遗传模式的解释。

基因测序需要耗费人力物力，即使在美国一些研究机构，也要几个月才能得到答案。如果试验发现突变，还需要确认是否为试验假象。了解临床分级非常重要。对于遗传测试，不能期望全部是有或没有的结果，而应按致病的概率估计（EPP）。0 个 EPP 的分数表明疾病极不可能发生，而 3 则表明疾病极有可能发生。

如果患者父母的临床资料支持，医师可以肯定该患者患有一个特定的常染色体隐性遗传病，那么基因测试会发现患者父母双方均存在已知的基因异常，此时的 EPP 评分为 3，即意味着患者极有可能发病。不要采取"猎枪"式试验，而是要求临床医师对某种遗传病基本上有印象，诊断时才建议做相关测试。

可给予下列患者基因检测：新生儿先天性青光眼（*CYP1B1* 基因和

LTBP2 基因）患者；儿童和青少年型青光眼（*PITX2* 基因，*FOXC1* 基因，*Pax6* 基因和 *LMX1B* 基因；如果存在青光眼家族史，则查 *myocilin* 基因）患者；有阳性家族史的 50 岁以下青光眼（*myocilin* 基因）患者；有视神经病变和正常眼压性青光眼家族史，但没有个人眼压升高史（*optineurin* 基因）的患者。

大多数情况下，这些测试的结果并不能改变治疗，但有助于遗传咨询，以及识别其他家庭成员是否有患病或携带的风险。例如，在某些情况下，测试可以发现那些轻微的良性高眼压患者，以便于尽早给予治疗；突变可以确定的只有 10%～20% 的患者，对于视网膜变性，可以识别的突变患者达到 50%。

其他可能会从基因测试中受益的患者，包括眼球运动障碍患者、视神经病变患者和角膜营养不良患者。避免对无症状未成年人进行测试。而对于成年人，可以由他们自己的家庭做决定和选择。在一些案例中，患儿症状出现前的测试可能有益，但父母双方都必须同意。

第 3 节　单基因病遗传模式的解释

单基因病（single gene inheritance disease）是指一个单一基因有缺陷的疾病。根据孟德尔定律，这种疾病会遗传。因此，这些疾病通常被称为"孟德尔疾病"。然而，许多其他类型的疾病不以这个模式遗传，包括多基因病、由非核线粒体基因突变引起的疾病（如 Leber 先天性黑矇）和核苷酸重复疾病（如强直性肌营养不良）。

1. 常染色体显性遗传（autosomal dominant inheritance）

单基因常染色体显性遗传病，是指某种遗传病的致病基因位于带染色体上，以显性遗传的方式向后代遗传（单一缺陷基因足以压倒正常复制基因，导致蛋白功能异常或表达异常）。

图 47-2 为该模式的示意图，导致疾病的遗传基因副本以"D"标志，正常的遗传基因副本以"n"标志。可以观察到的是，父亲携带的"D"

基因导致他本人患病，他的子代中有 50% 的概率患病（因为母亲不携带 D 基因）；值得注意的是，子代是否患病与性别无关。

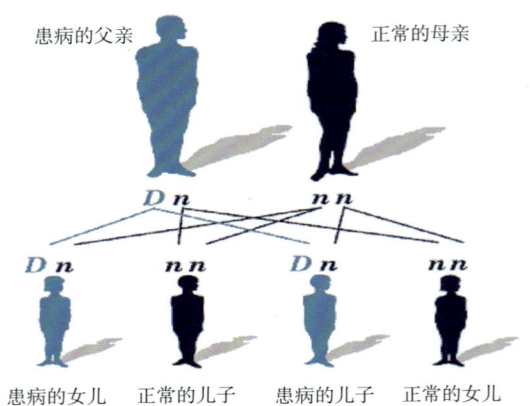

图 47-2　常染色体显性遗传模式

2. 常染色体隐性遗传（autosomal recessive inheritance）

单一基因异常也会导致单基因常染色体隐性遗传病，前提条件是该基因位点上的两个副本都是缺陷基因才会发病。如果只有一个副本有缺陷，那么处于等位点上的正常副本足以压倒有缺陷副本，导致个体不发病从而表现为携带者，仅从表观上我们无法判断该个体到底属于携带者还是完全正常者；例如镰状细胞贫血就属于这种情况，这是一种广泛存在于人群中的隐性遗传疾病，通常由于难以完整采集家族史，导致很难区分携带者和正常者。图 47-3 为该模式的示意图，以"d"表示缺陷基因，"N"表示正常的遗传基因。如果父母都是携带者，则子代们有 3/4 的概率继承缺陷副本。值得注意的是，子代是否患病与性别无关。

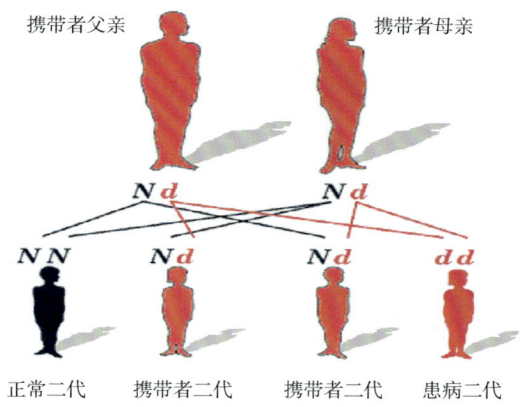

图 47-3　常染色体隐性遗传模式

3. X 连锁遗传（X linked inheritance）

　　X 连锁遗传病的缺陷基因位于 X 染色体。我们继承来自父母的性染色体连同其他 44 条（22 对）非性染色体。如果我们继承两条 X 染色体，则为女性；继承一条 X 染色体和一条 Y 染色体，则为男性。X 连锁的疾病是最常见的，男性没有第二个 X 染色体携带正常复制补偿。因此，对男性来说，隐性基因可以导致一种遗传性疾病，对女性来说则不太可能影响到那条未受影响的 X 染色体。然而，女性的两条 X 染色体中，在任意体细胞内只有一条 X 染色体具有生理功能（另一条关闭，这一过程称为 X 染色体失活），若某组织或器官中激活的 X 染色体有基因缺陷，则该组织或器官会显示出 X 连锁遗传病。典型的 X 隐性连锁遗传病包括血友病 A 和 Duchenne 型肌营养不良症。这种情况下，非携带者父亲和携带者母亲生出的儿子有 50% 的概率患病，女儿们则有 50% 的机会成为携带者（图 47-4，图 47-5）。

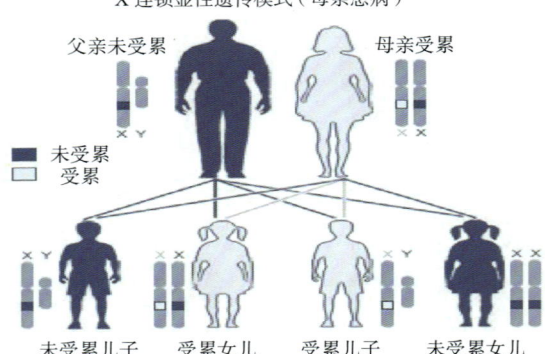

图 47-4　X 连锁显性遗传模式

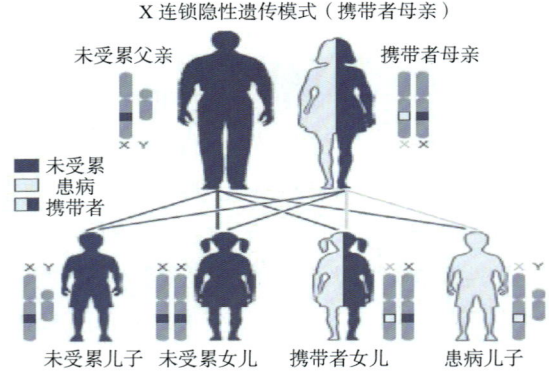

图 47-5　X 连锁隐性遗传模式（携带者母亲）

参考文献

［1］Stone EM, Wiggs J. Genetic Testing for Inherited Eye Disease: Why, How, and Who [J]. Invest Ophthalmol Vis Sci,2011,52(13):9665-9673.

［2］Tucker BA, Scheetz TE, Mullins RF, et al. Exome sequencing and analysis of induced pluripotent stem cells identify the cilia-related gene male germ cell-associated kinase (MAK) as a cause of retinitis pigmentosa [J]. Proc Natl Acad Sci USA,2011,108(34):E569-E576.

[3] Sullivan LS, Bowne SJ, Birch DG, et al. Prevalence of Disease-Causing Mutations in Families with Autosomal Dominant Retinitis Pigmentosa. A Screen of Known Genes in 200 Families [J]. Invest Ophthalmol Vis Sci, 2006,47(7): 3052-3064.

（朱志忠　陈夫胜）

第48章
低视力

世界卫生组织（WHO）于 1972 年制定了《盲和低视力标准》，并于 1975 年正式将其列入《国际疾病分类修订本 –10》（ICD–10）。1992 年 WHO 曼谷会议与 2003 年日内瓦会议制定了新的视力损害分类标准。其中 1、2 级视力损伤为低视力，3、4、5 级视力损伤为盲。即较好眼最佳矫正视力大于等于 0.05（或指数 /3m），小于 0.3 者为低视力（low vision）。实际工作中，又将其分为双眼低视力和单眼低视力，以全面反映视力损伤情况。2009 年 4 月 WHO 通过的"预防可避免盲及视力损伤行动计划"将"日常生活视力（presenting vision）"作为视力损伤判定依据，有利于发现未矫正的屈光不正造成的视力损伤。2010 年 WHO 公布的最新数据显示，中国视力损伤者人数为 7551 万，其中低视力人数为 6726 万。

第1节 概念

某种眼病经过药物或手术治疗以及常规佩戴矫正眼镜后视力仍不能达到 0.3，但在 0.05 以上者称为低视力，低视力又称为残余视力。矫正视力在 0.05 以下至无光感者，或视野小于 10°者为盲。低视力与盲统称为视力残疾（表 48–1）。视力残疾是指由于各种原因导致的双眼视力低下并且不能矫正，或双眼视野缩小以致影响患者日常生活和社会参与。单眼盲和单眼低视力不称为盲或低视力，也不属于视力残疾。

表 48-1　视力损伤的分类（国际疾病分类标准，世界卫生组织，1973）

视力损伤		最好矫正视力	
类别	级别	较好眼	较差眼
低视力	1 级	<0.3	≥0.1
	2 级	<0.1	≥0.05（指数/3m）
盲	3 级	<0.05	≥0.02（指数/1m）
	4 级	<0.02	光感
	5 级	无光感	

第 2 节　主要致盲眼病的防治

1. 白内障（cataract）

我国白内障致盲占盲比为 46.1%，估计目前全世界有 2500 万人因此而致盲。我国积存的急需手术治疗的白内障盲人估计有 300 多万人。我国每年新增白内障盲人约 40 万人，随着人口增加和社会老龄化，这一数字还会增加。因此，白内障盲是防盲治盲时最先考虑的眼病。一般认为白内障不能预防，但通过手术可将大多数盲人的视力恢复到接近正常。每年每百万人群中所做的白内障手术数称为白内障手术率（Cataract Surgical Rate，CSR），是表示不同地区眼保健水平的测量指标。目前各国之间 CSR 差别很大，美国为 5300 以上，非洲为 200，我国约为 2205（2011 年），距离 2000 年 WHO 预期中国 CSR 应该达到 3500 尚有一段距离。在发展中国家，白内障手术率很低。即使有白内障手术的医疗条件，但经济和文化方面的某些因素导致部分白内障盲人不能或者不愿接受手术。

我国对于白内障盲的防治，应做到"大量、高质、低价"，即每年完成的白内障手术例数要多，只有这样才能尽快解决白内障盲积存的问题；白内障手术的质量要高，使白内障盲人恢复视力；白内障手术的费用应适当降低，使大多数白内障盲患者能够负担得起治疗费用。在社区，每个中老年患者应得到普查，需要手术的患者应及时转入医院就诊。

2. 青光眼（glaucoma）

青光眼是我国主要致盲原因之一，也是全世界第二致盲原因，而且青光眼引起的视功能损伤不可逆，后果极为严重，因此预防青光眼盲十分重要。一般来说，青光眼的发生不能预防，但只要早期发现，合理治疗，绝大多数患者可终生保持有用的视功能。在人群中筛查是早期发现青光眼切实可行的重要手段。有头疼眼红、视力下降伴有恶心呕吐症状的患者需到眼科就诊，以减少漏诊和误诊。确诊的青光眼患者应当合理治疗，定期随诊。积极开展青光眼的致病原因、早期诊断和治疗方面的研究，尤其是视神经保护的研究，可有效控制青光眼致盲。

3. 角膜病（corneal disease）

各种角膜疾病引起的角膜混浊也是我国致盲的主要原因。积极预防和治疗细菌性、病毒性、真菌性等角膜炎症是减少角膜病致盲的重要手段。角膜移植术是治疗角膜病致盲的有效方法，但角膜供体来源仍有很大限制。因此当务之急是加强宣传，争取社会各界支持，鼓励更多的人去世后捐献眼角膜，使更多的角膜病盲人得到复明机会。

加强角膜病的防治研究也是减少角膜病致盲的重要措施。特别要对单纯疱疹病毒性角膜炎的免疫研究、角膜移植术后免疫排斥反应的控制、角膜移植术供体角膜材料的保存、角膜内皮细胞保护、人工角膜的研制以及角膜干细胞等方面进行深入研究。

4. 儿童盲（children blindness）："视觉2020"行动提出的防治重点

儿童盲主要由维生素A缺乏（vitamin A deficiency）、麻疹（measles）、新生儿结膜炎（neonatal conjunctivitis）、先天性或遗传性眼病和早产儿视网膜病变（retinopathy of prematurity，ROP）引起。不同国家儿童盲的原因有所不同。考虑到儿童致盲后持续的年数长，而且致盲对发育有所影响，因此儿童盲被认为是医疗卫生优先考虑的领域。估计全世界有儿童盲患者150万人，其中100万生活在亚洲，30万在非洲。每年约有50万名儿童成为盲人，其中60%的患儿在儿童期就已死亡。

"视觉2020"行动对防治儿童盲采取以下策略。

（1）在初级卫生保健项目中加强初级眼病保健措施，以便消灭可预防的致病原因。

（2）进行手术等治疗服务，有效地处理"可治疗的"眼病。

（3）建立光学和低视力服务设施。

在我国，儿童盲主要由先天性或遗传性眼病所致。应当加强宣教，注意孕期保健，避免近亲结婚，开展遗传咨询，提倡优生优育，以有效减少此类眼病发生。同时在某些地区也应注意维生素A缺乏和早产儿视网膜病变的防治。此外，儿童眼外伤时有发生，应做好宣传，教育儿童不随意燃放鞭炮、乱投石块，以及玩耍锐利器具。

5. 屈光不正和低视力

向屈光不正（refractive error）者提供矫正眼镜和解决低视力问题也已包括在"视觉2020"行动中。WHO估计目前有3500万人需要低视力保健服务。当人口老龄化时，日常生活视力降低，这一数字将会迅速增加。"视觉2020"行动将通过初级保健服务、在学校中视力进行普查和提供低价格的眼镜、对幼儿园的儿童视力屈光状态进行筛查，以及尽早发现并治疗弱视以免失去治疗时机等一系列措施，来向大多数人提供能负担得起的屈光服务和矫正眼镜以及提供低视力治疗服务。

我国是近视的高发地区。根据各地的流行病学调查，近视发病年龄前移并有随年龄增加而增加的趋势。由于配镜设施、经济条件和对近视的认知不足等因素，相当一部分儿童未能及时佩戴眼镜或没有佩戴合适的眼镜。对此应当进一步加大防治屈光不正的研究力度，培训足够的验光人员，普及验光配镜知识和设施，使屈光不正的患者得到及时恰当的矫正。同时尽量减少病理性近视的发生，以及屈光不正致盲。

6. 糖尿病性视网膜病变（diabetic retinopathy）

糖尿病是全球性的严重的公共卫生问题。糖尿病会并发糖尿病性视网膜病变、新生血管性青光眼，导致严重的视觉损伤，甚至完全丧失视力。糖尿病性视网膜病变是慢性的，对个人、家庭和社会造成相当大的影响。糖尿病并发眼部疾病的病例数量已经急剧增加，其发生与生活方式有关。改变生活方式，合理控制和早期治疗糖尿病，进行恰当的干预可能会改善糖尿病性视网膜病变的预后。但是，目前患者对这种治疗方法的接受情况并不乐观，所以防治糖尿病并发症需全民宣教、及早认识和干预治疗。

7. 沙眼（trachoma）

沙眼曾是我国致盲的最主要病因。经过半个世纪的努力，我国沙眼的患病率和严重程度明显下降。但在农村和边远地区，沙眼仍是严重的致盲眼病。1987年全国视力残疾调查表明，沙眼致盲患者占盲人总数的10.87%。在世界上缺少住房、水和卫生设施的经济不发达地区，沙眼仍是致盲的主要疾病，目前在非洲、东地中海、东南亚和西太平洋地区49个国家流行，是世界上最常见的可预防的致盲原因。

对于沙眼防治，"视觉 2020"行动已制订"SAFE"（Surgery, Antibiotic, Facial Cleanliness and Environmental Improvement，即手术、抗生素、清洁脸部和改善环境）的防治策略，我们应当积极参与，通过实施 SAFE 防治策略，使 2020 年根治致盲性沙眼成为可能。

第 3 节　防盲治盲现状

根据 WHO 2010 年最新数据，我国各地视力损伤人数 7551 万，其中低视力者 6726 万，盲人 825 万。患病率随年龄增加而明显增加，女性患病率比男性高，农村患病率比城市高。随着人口老龄化，我国的盲人数量急剧增加。在各地的调查中发现，半数以上视力损伤是可以避免的。

我国防盲治盲越来越得到社会各界的广泛关注和积极参与。在农村建立县、乡、村三级初级眼病防治网络，积极培训基层眼病防治人员，大力宣传眼病防治知识，筛选白内障盲人，组成眼病转诊系统，积极组织手术治疗，使患病率有所下降。将防盲治盲纳入了我国初级卫生保健工作，可以发挥各级眼病防治人员的作用。

第4节　低视力康复

眼病患者经积极治疗，患者仍处于盲和低视力状态，这并不意味着已经毫无希望，除了无光感的完全盲，通过低视力康复仍有很大一部分患者病情可以得到一定的改善。利用残余视功能教会患者一些康复措施后，将参与视功能充分发挥到最理想的状态，尽可能使这些患者像正常人一样生活。眼科医师和全科医师的责任不仅在于诊断、治疗和预防眼病，还应当关注处于盲和低视力状态的患者的康复。

盲人适应生活的能力可因盲发生的年龄、患者的性格、受教育程度、经济状况及其他因素而有很大差别，应当尽快帮助盲人适应日常生活和社会参与。不同类型的盲人会有不同的需要，不同疾病的低视力康复要采用不同的训练方法，因此，盲人的康复应根据具体情况采取个体化实施。如青光眼患者视野缺损边缘的地方可能存在优先选择的低视力康复的注视点。患者视力低下会出现眼球颤动，可以通过适当的刺激训练，使眼球相对固定，提高患者分辨率以及视觉质量。老年盲人可能最需要家庭生活方面的适应训练，而年轻的盲人则需要社会生活、教育、工作等比较全面的适应训练，包括盲文方面的训练。对仍有部分视力的低视力患者来说，应当采用光学助视器和非光学助视器来提高他们的视觉活动能力，使他们利用残余视力来工作和学习，以便获得较高的生活质量。对于视力非常低下的盲患者，可以采用一些生活辅具来解决生活困难。

目前使用的助视器有远用助视器和近用助视器两种。常用的远用助视器为放大2.5倍的Galileo式望远镜，以看清远方景物。这种助视器不适合行走时佩戴。近用的助视器如下。

（1）手持放大镜：是一种凸透镜，可使视网膜成像增大。

（2）眼镜式助视器，主要用于阅读，其优点是视野大，携带方便，使用时不需手来扶持，价格较低。

（3）立式放大镜：将凸透镜固定于支架上，透镜与阅读物之间的距离保持固定，可以减少透镜周边部的畸变。

（4）双合透镜放大镜：由一组消球面差正透镜组成，固定于眼镜架上，有多种放大倍数，可根据需要选用。其优点是近距离工作时不需用手扶持助视器。其缺点是焦距短，对照明的要求较高。

（5）近用望远镜：在望远镜上加阅读帽而制成。其优点是阅读距离较一般眼镜式助视器远，便于写字或操作。缺点是视野小。

（6）电子助视器，即闭路电视，包括摄像机、电视接收器、光源和监视器等，对阅读物有放大作用。其优点是放大倍数高、视野大，可以调节对比度和亮度，体位不受限制，无须外部照明，更适用于视力损伤严重、视野严重缩小和旁中心注视者。其缺点是价格较贵，携带不便（图48-1）。

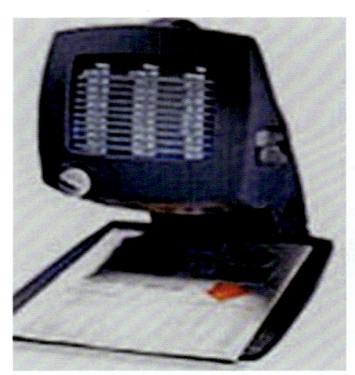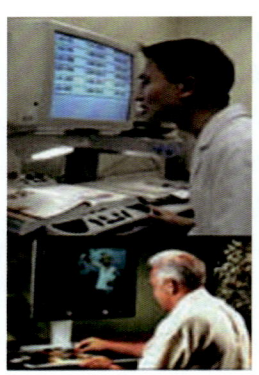

图 48-1　电子助视器

非光学助视器包括大号字的印刷品，改善照明的阅读用支架等，也有助于患者改善视觉活动能力。许多低视力患者常感到对比度差和眩光，戴浅灰色的滤光镜可减少光的强度，戴琥珀色或黄色的滤光镜片有助于改善对比敏感度。现代科学技术的进步会给盲人带来方便，如声呐眼镜、障碍感应发生器、激光手杖、字声机、触觉助视器等，虽然它们不能使盲人获得正常人那样的视觉，但明显提高了他们的生活质量。人工视觉研究的进展有可能使盲人重建视觉。

我国低视力康复工作滞后发达国家30年之久，直至1983年孙葆忱教授在北京同仁医院组建了我国第一个低视力门诊，开展低视力培训班，研制国产助视器，撰写《临床低视力学》，才逐步在全国范围开展起来。

近年来，低视力康复工作日益受到政府、眼科专业领域及企业的重视。然而，公众的低视力康复健康教育普及不广泛，残疾预防意识薄弱，低视力专业康复机构少，专业人员匮乏，病员筛查困难，助视器验配手段单一，以及缺少视功能训练康复的有效模式和技术体系的现象仍存在。因此，全社会尚需投入更多的精力和爱心，坚持不懈地致力于残疾人事业，以实现"视觉2020人人享有看得见的权利"的目标。

参考文献

[1] 赵堪兴，杨培增. 眼科学第8版［M］. 北京：人民卫生出版社，2013.

[2] 沈葆忱，胡爱莲. 临床低视力学［M］. 北京：人民卫生出版社，2013.

[3] 2014年安徽省低视力康复技术培训班讲义汇编［a］. 安徽，2014.

（程婷玉）

第49章
医源性眼病

医学和药学的发展，给人类带来福音，与此同时，也带来了危害和灾难。医源性眼病（iatrogenic eye disorders），是指因为医师的不当治疗和全身或眼局部用药最终引发的眼部疾病。人们只把注意力集中在抗生素、皮质激素、维生素等药物给治疗上带来的好处，却遗忘或忽略了它们不可预知的危险，假以时日，就会给患者眼部造成严重损伤，因此，我们称之为医源性眼病。

第1节 各种眼组织受累的具体情况

1. 眼睑和结膜

接触过敏的眼睑和结膜是过敏反应实践中遇到的最常见的形式。临床表现为皮肤湿疹和结膜炎，具体表现为严重的瘙痒、乳头性结膜炎（papillary conjunctivitis）、眼睑湿疹（palpebral eczema）和结膜嗜酸性粒细胞增多。过敏性软膏往往先沿着眼睑边缘引起组织肿胀和发炎。这些反应多见于应用局部麻醉剂、抗生素、磺胺类、汞剂和眼科生物碱之后。大凡有过敏史的患者，双眼不应同时使用同一种未经试验的药物。

青光眼（glaucoma）患者长期应用肾上腺素滴眼液（epinephrine eyedrops）会造成结膜色素沉着、眼部流泪并有烧灼感、下睑结膜滤泡性结膜炎和耳前腺肿大，以及结膜褐色素沉积。疫苗接种有可能引发眼睑水肿、颈部淋巴结肿大，有时甚至会发热。

2. 角膜

当角膜真菌和单纯疱疹病毒感染时,要特别注意禁止使用皮质激素(cortical hormone),否则角膜溃疡(corneal ulcer)可能加重甚至穿孔。此乃皮质激素干扰了组织的正常修复过程而诱发的恶果。

抗疟疾药米帕林(acriquine)可能引发角膜水肿(corneal edema)、视力模糊和虹视(iridization)。卡莫奎(camoquin)可使角膜产生上皮层和前弹力膜混浊。长期应用氯喹,则会在角膜上皮细胞产生沉积,造成前弹力膜黄色素沉积。有患者应用硫酸羟基氯喹(plaquenil)治疗类风湿关节炎,服药8个月后,发现角膜出现病理变化并伴有视力减退。停药两周后,角膜恢复透明,双眼视力恢复正常。再次用药,丝状角膜炎重现。因此,凡患者服用氯喹者应该定期眼部检查,以便及时发现药物的不良作用并及时停药。

在复发性翼状胬肉应用锶 90 照射(Strontium ^{90} irradiation)过程中,患者眼部有可能产生局部瘙痒、烧灼感和表层点状角膜病变。这种情况属于一种辐射性治疗创伤,表面剂量不得超过 2500 雷普并做随访观察。

佩戴角膜接触镜(contact lens)有可能引发角膜上皮和基质水肿、血管新生、感染和无菌性溃疡等多种并发症。角膜水肿由佩戴角膜接触镜导致角膜供氧减少导致,其实质是角膜接触镜造成的角膜窒息。佩戴角膜接触镜睡觉会使角膜水肿的风险大大增加。角膜水肿的症状包括视力模糊或朦胧、虹视、眼发红、刺激或疼痛。并发症包括角膜擦伤、镜片过紧综合征和角膜溃疡或感染。一般来说,一旦产生角膜肿胀,就应该停戴角膜接触镜。

3. 晶状体

减肥药二硝基酚(dinitrophenol)可能会导致白内障(cataract),用药者须长期观察。类风湿关节炎长期口服皮质激素会引起晶状体后囊下混浊(posterior subcapsular opacity)。长时间皮质激素滴眼,不但会引起晶状体后囊下混浊,还会有眼压升高的风险,特别是含有 0.1% 地塞米松的妥布霉素地塞米松眼水或眼膏，连续滴眼两周，即有眼压升高（increased intraocular pressure）风险，必须引起高度警惕。由于患者无症状，因而危险性极大。临床强调连续用药不得超过两周时间。

4. 视网膜

氯噻嗪（chlorathiazide）在少数情况下可产生眼底出血（ocular fundus hemorrhage）。长期应用维生素 A（vitamin A）治疗痤疮，有可能引起眼球突出、视盘水肿颅内压增高（increased intracranial pressure and optic disc edema）、脱发和肝脾肿大。三氧化二砷对毛细血管有毒性，现已停用。长期应用氯丙嗪，会损坏视网膜。用氯喹治疗类风湿关节炎会导致视网膜并发症。

5. 视神经

洋地黄产生各种形式的视觉障碍，中心暗点和黄视症是最常见的并发症。应对措施是降低药物剂量。三甲双酮（tridione）可导致白色耀眼和在明亮的光线下视力低下。在易感个体，甚至使用相对小的剂量时，奎宁可能造成永久性弱视、视盘边缘模糊、视网膜动脉明显狭窄和视神经萎缩，用药时需慎之又慎。

用砷注射剂治疗支气管哮喘和嗜酸性粒细胞增多可能导致突然失明，眼底检查显示视盘苍白。幸运的是，现在已不再应用砷治疗上述疾病。

有报道称，三价锑盐治疗时，有患者出现视神经炎和视力丧失。

氯霉素可引起双侧视神经炎、重型再生障碍性贫血、皮疹、黏膜刺激和精神障碍。带有氨基或硝基的苯环有机化合物，容易氧化并抑制骨髓功能。氯霉素包含此类成分，停药以后皮肤损害和贫血改善，但视觉恢复很差。链霉素可引起神经性耳聋，也可能损害视神经。

氯喹除了用于治疗疟疾以外，还可用来治疗急性播散性红斑狼疮、类风湿关节炎、皮炎、麻风等。医师要注意可能引起的视网膜并发症，如视力丧失、视盘苍白、视网膜血管变细、周围色素沉着、黄斑细小色素沉积等。

普鲁卡因和利多卡因球后注射可能会产生暂时性部分或完全视力丧失，这是由于传导阻滞涉及所有的感觉神经，包括视神经和运动神经。

曾有报道称某些食物（如鱼、火鸡或猪肉）、破伤风抗毒素注射、皮内结核菌素和抗狂犬病疫苗注射等过敏反应引起视神经炎。脊髓麻醉也曾引起几例第六神经麻痹和球后视神经炎。

现代医师脑内往往"装载"着一个新的药库，很多医师信心满满，有恃无恐，并没有完全意识到这些新药物可能带来风险。因此，我们必须认识到药物是一把双刃剑，在治疗疾病的同时，有可能引发毒性作用。列出可能的医源性疾病和相关药物，对所有医师都有益。

第 2 节　防腐剂（preservatives）对眼表的损伤

眼表毒性是由医源性和人为疾病引起的化学损伤，往往被忽视。医源性眼表疾病的临床症状与其他原因造成的眼表疾病并无特异性。这些人为疾病绝大多数是机械损伤或有毒性的眼药水滥用造成的结果。一项流行病学调查确认，13% 的角膜结膜炎（keratoconjunctivitis）是医源性眼病，需要 7~93 天才能痊愈（中位数为 28.5 天）。致病机制因药物的不同存在很大的差异。损伤包括亚临床的瘢痕、药物引起的瘢痕性类天疱疮和毒性滤泡反应。

1. 滴眼液中常用那些防腐剂?

20 世纪 40 年代以来，FDA 要求多剂量眼局部用药必须含有防腐剂，以确保药物不受污染，但防腐剂本身对活体眼表细胞有毒。眼用制剂中使用的防腐剂包括 BAK、氯、硫柳汞、三氯叔丁醇、尼泊金、对羟基苯甲酸丙酯和乙二胺四乙酸（EDTA）。新型防腐剂包括稳定的氧氯络合物（purite，allergan）、过硼酸钠（genaqua，视康）、硼酸、丙二醇、山梨糖醇与氯化锌（sofzia）。这些新型防腐剂暴露于光照或眼泪，会被转换成无毒的化合物而消失毒性。

2. BAK 的眼表毒性

BAK 是一种季铵化合物，被认为是一种清洁剂防腐剂。它能改变细胞膜透性，造成细胞破坏，从而具杀菌效果。到目前为止，它是最常用的防腐剂，大约 72%~78% 的滴眼液中含有 BAK（图 49-1），常用浓度为 0.004%~0.02%。相比其他防腐剂，BAK 杀灭细菌细胞所需时间明显较少。Kusano 和他的同事发现，0.02%BAK 能在几秒钟内，破坏角膜上皮细胞。这种现象在低浓度 BAK 和其他防腐剂如硼酸、氯、三氯叔丁醇、EDTA 和苯甲酸酯不会发生，基本上不影响细胞活力。

由于青光眼患者需要长期用药，因此青光眼患者对滴眼液中防腐剂的浓度需要格外关注。有人分别用曲伏前列素、sofzia、拉坦前列素和 0.02% BAK 对家兔角膜渗透性进行对比研究，每 60 秒分别滴 1 滴上述滴眼液，等待 3 分钟。结果发现角膜上皮细胞毒性有显著差异，其中以拉坦前列素最为明显，曲伏前列素和平衡盐溶液作用相似。

短期暴露于 BAK 会改变角膜表面泪膜的黏蛋白层，这种效应既可诱发干眼症，也减少其他有毒物质的去除率，降低泪膜对角膜的保护作用，特别是长期慢性用药时。BAK 可破坏上皮屏障，同时不利于角膜和结膜愈合。

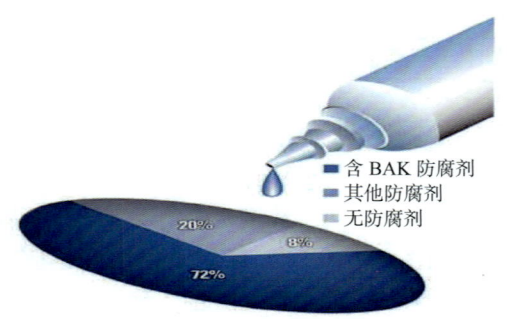

图 49-1　市售滴眼液：含 BAK 的占 72%，含其他防腐剂的占 20%，无防腐剂的占 8%

第 3 节　流行病学

医源性疾病是导致或加重眼表疾病的常见因素。20多年来，虽然药物的应用有了很多改变，但医源性局部滴眼剂仍然是流行病学中一个很重要的因素。134/1024（13.09%）的药物反应中，角膜受累发生率为119/134（88%），其中28%为角膜上皮缺损或惰性溃疡。最常见的结膜反应是毒性乳头、毒性滤泡和迟发性高敏反应。与其关联的常见药物有碘苷（IDU）、阿糖胞苷、氨基糖苷、毛果芸香碱、氯霉素和防腐剂（BAK、硫柳汞和EDTA），其中超过半数是由眼表药物毒性引起，相关用途包括干眼、单纯疱疹病毒角膜炎或青光眼的治疗。这些由长期局部药物毒性引发的医源性眼病即使得到了明确诊断并停止用药，恢复期也相当漫长，通常需要7~93天（平均28.5天）才能痊愈。这些资料反映，局部滴眼剂中众多的抗青光眼药物和各种眼药水中的防腐剂BAK仍然是医源性局部用药的主要危险因素。

第4节　青光眼患者长期滴眼造成的眼表损伤

角膜和结膜丽丝胺绿染色证实治疗青光眼药物对眼表细胞的毒副作用与其所含的BAK有关，但无法证实BAK与泪膜破裂时间和泪液分泌试验这两个指标的恶化有关，而眼表疾病指数问卷和眼表疾病的临床指标之间的相关性较差。因此，BAK对眼表的确切影响仍然没有定论。一组158名青光眼患者因不能耐受拉坦前列素而改换使用taflotan（tafluprost，参天制药，是唯一不含防腐剂的前列腺素制剂）的研究表明，患者眼压控制良好且耐受性增强，证明药物中除去了BAK以后，症状和体征均明显改善。

第5节　眼表疾病在青光眼患者中的患病率

防腐剂和健康眼表上皮细胞有一个明确的浓度依赖关系。有时，患者的主诉症状和客观体征之间会有矛盾，这种差异源于眼表发生的主观症状已经感受明显，而客观体征出现滞后，也就是说，体征还不够典型和明确。必须记住，许多患者常年应用多种含防腐剂药物，随着时间的推移，具有更高的眼表损伤风险。

Pisella 等人观察眼表疾病在青光眼患者中的患病率，目的是确定含防腐剂青光眼药物眼毒性的发生率。前瞻性流行病学调查，249 位眼科医师对 4107 例青光眼患者的眼部症状、结膜、角膜和眼睑进行评估。χ^2 用于检验使用不含防腐剂滴眼液和使用含防腐剂滴眼液两者之间的差异。结果为 84% 的患者使用含防腐剂滴眼液，13% 的患者使用不含防腐剂滴眼液，3% 的患者同时使用两种滴眼液。结果发现，用不含防腐剂滴眼液者所有的症状都减轻（$P<0.001$），患者使用含防腐剂滴眼液比使用不含防腐剂滴眼液阳性体征发生率高 2 倍。体征和症状的发生率呈剂量依赖性（$P<0.001$）。由此得出的结论是，不含防腐剂滴眼液所引起的眼表副作用发生率较低。此外，大多数应用含防腐剂滴眼液的患者改用不含防腐剂滴眼液后，药物引起的不良反应可逆。

第 6 节　如何规避防腐剂对眼表的损害

年龄和性别都是眼表疾病重要的危险因素，老年妇女是高风险的患者。多系统的药物使用可能影响泪膜功能的风险在增加。以前的 LASIK 手术一度使角膜神经供应减弱或中断，影响泪膜的反射弧，使患者泪液分泌减少，干眼加剧。青光眼患者滤过手术、视网膜手术和斜视手术时，有潜在的广泛的瘢痕，这改变了结膜穹隆和杯状细胞的功能，也增加了眼表疾病的风险。

健康的年轻人眼表面有大量的代偿机制，所以能够减轻低浓度防腐剂药物的损害程度，在大多数情况下，短期内不会有眼表疾病的加重或进一步恶化。随着年龄的增长，这种微妙的眼表功能失去平衡，药物对自然的代偿机制的影响更为显著。研究表明，手术失败率较高的患者术前常常使用多种局部抗青光眼药物，这是由于眼表上皮与防腐剂接触过多，造成比较严重的结膜炎症、纤维化和瘢痕形成，其结果是导致滤过手术失败。规避的方法是停止局部用药和使用短期醋甲唑胺治疗，添加皮质激素治疗 3~4 周后手术，以减少结膜的炎症，提高手术成功率。

用药宣教可以提高临床实践中患者用药的依从性，例如告诉患者每天一次或两次使用眼药水，并预约几周后眼压评估；向患者解释某些眼药水会引起眼睛发红、不适或有异物感，让患者知道治疗可能产生的副作用；与医师讨论如何用药更舒适。患者可以从这些与医师的互动中获益。

第 7 节　治疗和预防

由于临床体征常常为非特异性，在无法确诊的情况下，有时不得不采取停药观察的方法来确定副作用是否由特定药物所引起；此外，局部给予不加防腐剂的人工泪液，能在 2~4 周内改善病情。预防药物毒性角膜结膜炎需要对潜在风险具有高水平的洞察力，避免应用含有防腐剂或对角膜结膜有毒性的滴眼液（如氨基糖苷类抗生素、某些抗青光眼药物和抗病毒滴眼液）。对高风险病例（慢性眼表疾病、干眼和同时应用多种滴眼液的患者）要设法减少发生问题的频率。诊断含糊和没有明确目标的治疗往往因长期用药导致眼表组织中毒。专业医师务必熟悉各种滴眼液和常用防腐剂的不良作用，同时，药物毒性、过敏反应都应包含在局部滴眼液的风险和优点评估之内。

参考文献

[1] Kumaraswami TM. Iatrogenic disorders in ophthalmology [J]. Indian J Ophthalmol, 1965,13(3):109-113.

[2] J Dart.Corneal toxicity:the epithelium and stroma in iatrogenic and factitious disease [J]. Eye, 2003,17:886–892.

[3] Kusano M, Uematsu M, Kumagami T, et al. Evaluation of acute corneal barrier change induced by topically applied preservatives using corneal transepithelial electric resistance in vivo [J]. Cornea, 2010,29(1):80-85.

[4] McCarey B, Edelhauser H. In vivo corneal epithelial permeability following treatment with or without benzalkonium chloride [J]. J Ocul Pharmacol Ther, 2007,23(5):445-451.

［5］Noecker RJ, Herrygers LA, Anwaruddin R. Corneal and conjunctival changes caused by commonly used glaucoma medications [J]. Cornea, 2004,23:490-496.

［6］Baudouin C, Labbé A, Liang H, et al. Preservatives in eyedrops: The good, the bad and the ugly [J]. Progress in Retinal and Eye Research, 2010,29(4): 312-334.

［7］Uusitalo H, Chen E, Pfeiffer N, et al. Switching from a preserved to a preservative-free prostaglandin preparation in topical glaucoma medication [J]. Acta Ophthalmol, 2010,88(3):329-336.

［8］Liang H, Pauly A, Riancho L, et al.Toxicological evaluation of preservative-containing and preservative-free topical prostaglandin analogues on a three-dimensional-reconstituted corneal epithelium system [J]. Br J Ophthalmol, 2011,95(6):869-875.

［9］Pisella PJ , Pouliquen P, Baudouin C.Prevalence of ocular symptoms and signs with preserved and preservative free glaucoma medication [J]. Br J Ophthalmol, 2002,86:418-423.

（朱志忠）

第50章 垂体瘤患者视野浅析

垂体瘤（hypophysoma）是一种生长缓慢的颅内肿瘤，占颅内肿瘤的10%~15%。垂体激素分泌紊乱和视野缺损是垂体瘤疾病的特征性临床表现。许多垂体瘤患者因视力和视野障碍首诊于眼科。视野检查有助于反映眼内、视路或神经系统病变的位置、大小及功能状态，在垂体瘤的诊断和治疗中起着重要的作用。

第1节 垂体与视交叉的解剖基础

脑垂体位于颅底的蝶鞍内，垂体瘤是蝶鞍部的常见肿瘤。蝶鞍的上方即视交叉（chiasma opticum）。视交叉的神经纤维包括交叉和不交叉的两组，来自视网膜的鼻侧纤维交叉至对侧，来自视网膜的颞侧纤维不交叉。来自视网膜上半部的交叉纤维居于视交叉上层，在同侧形成视交叉的后膝进入对侧视束，下半部的交叉纤维居于视交叉下层，在对侧形成前膝进入对侧视束。来自视网膜上半部的不交叉纤维居于视交叉同侧的内上方，下半部的不交叉纤维居于同侧外下方，进入同侧视束（图50-1）。黄斑部纤维也分为交叉和不交叉两组，分别进入对侧或同侧视束。

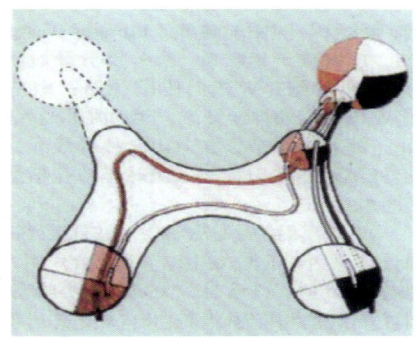

图50-1 视交叉神经纤维走行示意

第 2 节　垂体瘤视野缺损的机制

垂体瘤视野的缺损与垂体瘤的大小和鞍上侵犯的程度有密切的关系。垂体瘤直径越大，越向鞍上延伸，视野缺损越大。目前认为垂体瘤视野缺损的机制主要有以下 2 项。其一，视交叉血管直接受压使视交叉血供受阻，视神经传导功能发生障碍。其二，视交叉中部的"窃血机制"，即视交叉与垂体的血液供应均来自脑底部的 Willis 动脉血管环，当垂体发生肿瘤时，它的血流量超出正常，借助共用血管窃走了大量血液，引起供应视交叉的血管分支的血流量减少，使视交叉中部微循环的薄弱环节首先受累而缺血，导致视交叉中部的交叉纤维供血障碍，表现出特征性的双颞侧视野缺损。

第 3 节　垂体瘤视野缺损的形态

垂体瘤的视野缺损以双眼或单眼颞侧视野缺损（temporal hemianopsia）为特征性表现，以"中线为界"。视野缺损的顺序通常是颞上、颞下、鼻下至鼻上。这是由垂体与视交叉的位置所决定的，垂体瘤最先压迫视交叉的下层。病变开始时首先是位于视交叉下层的来自视网膜鼻侧及下半部的交叉纤维受累，因此首先出现双眼颞侧上方的视野缺损。随着病情的进展，视交叉上层的视网膜上半部的交叉纤维也受累，形成了典型的双颞侧视野缺损。当病变进一步发展，视交叉内侧的来自视网膜不交叉的颞侧及上半部纤维受累，继而会出现双眼鼻侧下象限的视野缺损，最终视交叉的全部神经纤维受累，导致双眼全盲。

第 4 节　视野检查（perimetry）

中心静态视野检查可采用 Humphery 视野计或 Octopus 视野计，周边视野检查可采用传统的 Goldmann 视野计。研究显示，中心静态视野较周边视野检查敏感，可发现疾病早期的视野改变（图 50-2 ~ 50-4）。

第 50 章 垂体瘤患者视野浅析

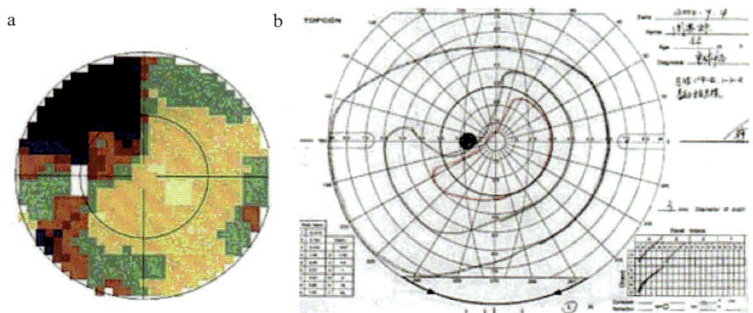

图 50-2 颞上方缺损（a. 中心静态视野；b. Goldmann 周边视野）

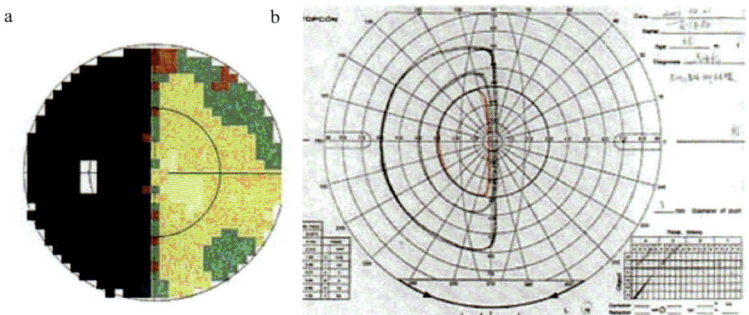

图 50-3 鼻上方视岛（一）（a. 中心静态视野；b. Goldmann 周边视野）

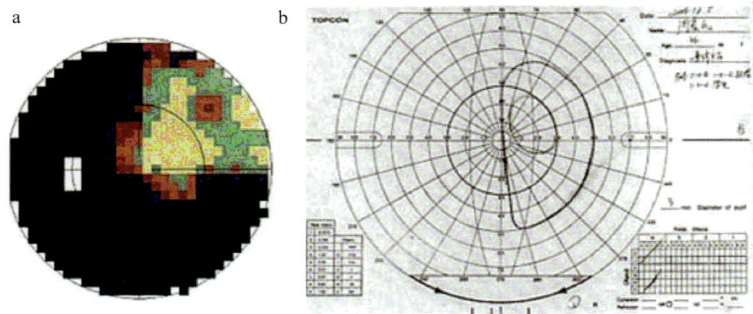

图 50-4 鼻上方视岛（二）（a. 中心静态视野；b. Goldmann 周边视野）

第 5 节 垂体瘤术后的视野改善

研究表明,垂体瘤患者在手术切除肿瘤后,视力和视野或多或少可得到提高,这可能因为手术治疗解除了肿瘤对视交叉和视神经的压迫,同时改善了视交叉的血供和视神经的轴浆运输。垂体瘤术后 1~6 月,视野改善最明显。术后视野改善的影响因素包括起病年龄、病程、垂体瘤的大小及术前视野缺损的程度等。所以垂体瘤早诊断、早治疗,有利于视功能的恢复。

综上所述,视野检查对垂体瘤的诊断和预后具有重要意义。作为眼科医师,需要提高对垂体瘤诊断的意识,减少误诊漏诊,尽可能地挽救垂体瘤患者的视功能。

参考文献

[1] 沈旻倩,叶纹,张宇燕,等. 垂体瘤 169 例患者视野分析 [J]. 中华眼科杂志,2009,45(12):1074-1079.
[2] 沈旻倩,张宇燕,叶纹. 垂体瘤患者视野缺损与视野检查浅析 [J]. 国际眼科纵览,2006,30(4):245-247.

(沈旻倩)

第51章
中医眼科临证经验

中医眼科在诊断眼科疾病时，通过局部结合全身，依靠望、闻、问、切，做出诊断，才能合理用药。其中眼科望诊为主要内容，外眼病用聚光电筒，内眼病用裂隙灯、检眼镜。

陆南山教授对眼病中的外障的治疗，除内服药以外，同时结合外用药有粉剂"干眼药"和蜂蜜调剂的"水眼药"治疗。后来，他还用近代眼科的裂隙灯、检眼镜观察眼病的演变过程，通过分析和实践，达到中西医结合的治疗效果。在临床中，陆教授针灸与中药并用，如细菌性角膜溃疡患者常有畏光流泪、眼睑痉挛等症状，针刺太阳穴或风池穴，起针后患者大都顿觉眼睛轻快，疼痛、畏光和流泪症状好转。

第1节 睑腺炎

俗称"针眼"，此为热毒上攻所致，多见眼部红、肿、热、痛。患处皮肤已见脓头者，用清热解毒法，可服溃疡汤：穿山甲2.4克，皂角刺2.4克，银花9克，连翘9克，黑山栀9克，当归9克，赤芍9克，天花粉9克，黄芩3克。此方适用于睑腺炎初期或已有脓头而尚未溃破者。穿山甲、皂角刺善于走窜，贯穿经络，具有散血消肿、攻坚排脓的功效，二药配合，对于睑腺炎将溃破者可以托毒排脓，对未溃破者有消散之功。银花、连翘、当归、赤芍、黑山栀、天花粉配合使用有清热解毒、活血散瘀的作用。

第 2 节　眼肌麻痹

本病西医称麻痹性斜视，即动眼神经或外展神经麻痹，中医称为"视一为二""口眼㖞斜""视歧"或"风牵偏视"等。患者自觉双眼看物有复视，眼球向一方或多方转动受阻，有时伴有上眼睑上举困难、头痛、头晕、恶心等症状，有些口眼同时歪斜的患者常伴有全身症状，如半身不遂等。此病的病因多数为邪入经络多由脾虚或外伤所致。

邪入经络，则血行受阻而引起本病。《内经》有云："风者，善行而数变。"又云："故邪中于项，因逢其身虚，其入深，则随眼系以入于脑，则脑转，脑转则引目系，目系急，急则目眩以转矣。"治宜祛风、活血、通络，可服陆氏通滞汤。此方是陆南山教授的常用方：当归 9 克、橘络 3 克、丝瓜络 6 克、防风 3 克、荆芥 3 克、羌活 3 克。本方以羌活、荆芥、防风这类祛风药为君药，配合当归以活血，橘络、丝瓜络以舒经通络；若由外伤引起，可加川芎 3 克、赤芍 9 克以活血通瘀，加骨碎补 9 克治骨折损伤。若有动眼神经麻痹者及后天重症肌无力者，因五轮中眼睑属脾，脾气不足则眼睑无力张开，治以健脾益气的党参、黄芪为主的补中益气汤加陆氏通滞汤，在陆教授数十年的临床中取得良好疗效。其他如口眼歪斜者，治宜祛风化痰、舒筋活络。上述处方对发病时间较短、在一个半月以内者，效果较好。

第 3 节　急性结膜炎

本病中医称"天行赤眼"，俗称"红眼病"，是一种极易传染的急性眼病。患者患眼辣痛而热、有异物感、分泌物甚多，往往有黄色脓状分泌物，畏光羞明，诸多不适以夜间较重、白天稍轻。此病传染性甚强，往往一眼先患，再波及另一眼。常因接触患者使用的物品如毛巾等不洁物而传染到家人。

本病由：天时流行，热邪感染，正不胜邪所致。症见白睛红赤、水肿。治疗可用中药与西药相结合，西药用抗生素眼药水，中医汤剂用祛风散热饮，即炒牛蒡子 9 克、黑山栀 9 克、连翘 9 克、薄荷 3 克（后入）、赤芍9克、防风3克、羌活3克、大黄3克、川芎3克、当归9克、生甘草3克。约7日后痊愈。充血消退后，若患眼视物模糊，则需检查角膜是否受损。

第4节 树枝状角膜炎以及其他早期病毒性角膜炎

化脓性角膜炎，中医称为"凝脂翳"。眼部见黑睛溃疡伴有条索（树枝状角膜炎）或黑睛上如云似月或数点如星（点状角膜炎）。陆南山教授经验方介绍如下。

退翳散：钩藤9克、蝉蜕3克、制香附12克、全当归9克、川芎3克、白芍9克。本方散风清热，调和气血，退翳明目，适用于气血不调引起的顽固性凝脂翳（树枝状角膜炎）。方中香附、当归、川芎、白芍为血分要药，能引血、活血、生血，佐以钩藤、蝉蜕以散风退翳。钩藤有平肝泄热、熄风镇痉作用，对畏光流泪、有刺激症状者，用之颇为相宜。本方临床应用30年，疗效尚属满意。该方在临床上应用必须随症加减，如热重者，可加黑山栀9克、连翘9克；大便秘结者加大黄3克（后下）；风重者，可加荆芥3克、防风3克等。

桑菊退翳散：桑叶9克、杭菊9克、谷精草9克、白蒺藜9克、木贼草6克、蝉蜕3克、钩藤9克。适用于聚星障（由肝经风热上攻，黑睛星翳加重而成）。本方能疏风热、清头目，可用于风轮星翳，即点状角膜炎较轻者。

和养汤：大熟地15克、当归9克、白芍9克、炙甘草4.5克、川芎3克、白术6克、煅石决明24克（先煎）、陈皮3克。本方健脾养血，适用于角膜溃疡疼痛剧烈营血不足者。体质虚弱、贫血、眼部疼痛者亦可服本方。此方临床应用30年之久，效果尚佳。

第5节 虹膜睫状体炎和（或）匐行性角膜溃疡

本病的中医病名是"黄液上冲"，来势凶猛，属于险症，易致盲。此为热邪盛实所致，拟采取急则治其标的办法。

病例：王××，男，13岁。右眼疼痛4天，西医诊断为急性虹膜睫状体炎，曾局部滴阿托品及可的松，内服地塞米松，用药后因疗效不明显，反见右眼前房积脓，故转中西医结合治疗。检查与诊断：右眼视力0.3，白睛混合性充血及水肿，角膜后壁有羊脂状沉着物；瞳孔药物性散大，前房积脓，房水混浊。辨证：患者见头痛、便秘、脉洪数，此系热邪盛实之证。治疗：《内经》云"阳明为目下网"，宜清阳明之热，方用通脾泻胃汤加减，生石膏18克、知母6克、茺蔚子9克、生甘草3克、黄芩3克、生大黄4.5克。服3天后，大便通畅，前房积脓已全部退清，充血未退，角膜后壁有沉着物，前房轻度混浊。前方除生大黄，加玄参12克、半夏6克、麦冬6克。停服激素。服药7天后，右眼视力1.2，其余检查均阴性，又外用退云散4个月痊愈。

此病例是在中西医结合治疗下，根据"阳明为目下网"，即足阳明胃经循行于眼眶下方而制订的治法。方中用药以石膏、知母清泻足阳明胃经之热，生大黄泻下清热，使大便通畅，黄芩清热、生甘草清热解毒、茺蔚子活血，又能消退目赤肿痛。全方用药虽简，却有较好的疗效。

第6节　老年性白内障

《原机启微》一书对本病的致病原因进行了阐述详细，认为是"阴弱不能配阳"，继之则"相火上升，百脉沸腾"，或是"肝木不平，内挟心火"。据此，早期老年性白内障患者，若体质虚弱，除外点冰香散外，均配合内服补肝肾的基本处方，即熟地首乌汤。处方：熟地黄15克、何首乌9克、黄精9克、枸杞子9克、玄参9克、磁石24克（包，先煎）。陆南山教授于1972年观察老年性白内障53例（106只眼），治以内服药和外点冰香散，效果值得肯定。

第7节　玻璃体混浊

本病中医称为"飞蚊症"或"云雾移睛"，亦有称为"坐起生花"。患者自觉眼前有黑影如蚊蝇飞舞，随着眼球的转动而移动，挥之不去，多见于老年人。证属肝肾不足，拟滋补肝肾，用加味驻景丸治之。处方：熟地黄 30 克、枸杞子 9 克、车前子 9 克、楮实子 9 克、菟丝子 9 克、决明子 9 克、制首乌 9 克、桑椹子 9 克。

第 8 节　中心性浆液性视网膜脉络膜病变

本病是以黄斑区渗出及水肿为主要特征的眼底病。患者自觉视物弯曲变形，眼前大片黑影。

病例：刘 ××，男，42 岁。主诉：右眼自觉视物模糊，视物变小、弯曲已 3 周，曾用西药地巴唑、ATP，视力仍下降。检查：右眼视力 0.2，左眼视力 1.2。右眼黄斑区水肿。治疗：用目宁方，即苍术 6 克、白术 6 克、桂枝 3 克、茯苓 12 克、猪苓 9 克、泽泻 12 克。治疗 1 个月后，右眼视力 1.0，左眼视力 1.2，自觉症状消失。91 天后，西医检查黄斑区中心凹反光恢复。按中医理论，足太阴脾经喜燥恶湿，脾属中土，中土受虚则失砥柱之权而不能制水，故水湿上泛，从而引发眼底黄斑区水肿。据此，治以健脾利水渗湿，使湿邪下达则清阳可升。

第 9 节　视网膜静脉周围炎

本病常见于男性青年，症见反复性视网膜出血，有可能造成永久性致盲。此为阴虚内热迫血妄行所造成的眼底出血症。治疗用减味阿胶汤：炒阿胶 6 克、炒牛蒡子 9 克、炙甘草 4.5 克、杏仁 9 克、糯米 9 克（包）。本方由宋代钱仲阳的补肺阿胶汤去马兜铃而成，因本病系阴虚火盛、迫血妄行而致，故用本方滋阴清热、润燥止血，恢复视力。

病例：范 ××，男，41 岁。1971 年 12 月 17 日初诊。双眼原有陈旧性视网膜静脉周围炎。左眼于 4 年前因眼底出血致盲，经西药治疗后出血吸收，但后又反复出血，至今视力很差。右眼 5 年来曾数次眼底出血，均治愈。最近 20 天前右眼又突然出血。检查：右眼视力 0.04，左眼视力 0.2。右眼底无法窥见，左眼视网膜颞侧静脉多有白色鞘膜包绕，拟诊为视网膜静脉周围炎。曾用卡巴克洛肌内注射，维生素 C 静脉注射，口服复方芦丁等。服减味阿胶汤 20 剂后，眼底出血逐渐减少，右眼底勉强能见视神经乳头，玻璃体尚存在大块絮状混浊。视力从 0.04 进步至 0.3，矫正视力 0.7，再续服 20 余剂后停止服药治疗。随访 4 年 4 个月，右眼玻璃体轻度混浊，视神经乳头色泽正常，颞上方血管有白色鞘膜，整个视网膜未见出血，右眼视力 0.4，矫正视力 1.0。

第 10 节　视神经萎缩

此病患眼外观俨若正常人，眼睛外表无红肿，但视力逐渐下降，以致行动不便。《内经》云"气脱者，目不明"，故气虚则视物昏糊。视神经为目系，深连于脑，脑为髓之海，应属于肾，肾水不足则精血枯竭，故憔悴衰弱、目无所见。治宜"壮水之主，以制阳光"。方用明目地黄汤：熟地黄 15 克、淮山药 9 克、陈萸肉 3 克、茯神 12 克、丹皮 6 克、泽泻 9 克、柴胡 6 克、当归 9 克、五味子 4.5 克、车前子 9 克、枸杞子 9 克。临床经常采用本方来治疗虚弱的后期眼底病。

第 11 节　高血压眼底视力下降

病例：林××，女，54 岁。1976 年 7 月 15 日初诊。双眼视物模糊已 20 余天，最近头晕胀痛，手足麻木。检查与诊断：右眼视力 0.5，左眼视力 0.6，两眼视神经乳头色泽正常，黄斑区中心凹反光明显。视网膜动脉反光增强，动脉血管变细，动、静脉粗细比例为 1∶2，动、静脉交叉，静脉有压迹。血压 180/120mmHg。辨证与治疗：《内经》云"诸风掉眩，皆属于肝"，故肝阳上亢则头痛而眩晕。今两眼视物昏糊，视力下降，皆与肝风有关。风者，善行而数变，因肝为风木之脏，肝阳化风，横窜经腧，可见手足麻木不仁。患者为体丰之质，痰湿又多，痰为热之标，热为痰之本，痰热上行则舌微强而言语轻度謇涩，风痰上阻清窍则两眼视物昏糊。治法：宜平肝熄风为主，佐以清热明目安神。处方：羚羊角 0.9 克（锉末另吞）、钩藤 9 克、天麻 6 克、制半夏 6 克、生石决明 30 克（先煎）、牡蛎 15 克、青葙子 9 克、枸杞子 9 克、决明子 9 克、黄芩 3 克、党参 9 克、朱茯神 12 克、炒远志 4.5 克。7 月 22 日，已服 7 剂，视力已见进步，右眼 0.7、左眼 0.9。7 月 30 日，以上中药又服 7 剂，视力进步，右眼 0.9、左眼 1.0。以后原方继续服 7 剂。

讨论：原因不明的视力下降，病程达 20 余天，西医认为高血压动脉硬化，使视网膜供血不足而导致视力下降。中医认为视力下降是突发的，根据"风者，善行而数变"的理论，从一系列的症状看出其病因病机不外乎肝风内动，痰蒙清窍，故治宜清热平肝，化痰开窍。处方以平肝熄风清热的羚羊角、钩藤、天麻三药为君，配以石决明、牡蛎平肝潜阳，半夏化痰，远志安神祛痰，茯神安神，黄芩清热，党参、枸杞子、决明子、青葙子明目。患者服后视力明显进步，手足麻木、舌强直等症也明显好转。

第 12 节　青光眼

本病在《证治准绳·杂病》中被称为"绿风内障"或"乌风内障"，是一种易致盲的眼病，情感的忧郁和发怒等常能诱发本病。早期开角型青光眼及各种类型青光眼激光或手术治疗后少数眼压仍较高的患者宜服中药，因肝开窍于目，肝病犯脾，脾虚水湿上泛，拟平肝健脾利湿方治之：苍术 6 克、白术 6 克、茯苓 12 克、猪苓 6 克、桂枝 3 克、楮实子 9 克、生石决明 15 克（先煎）、杭菊 9 克、泽泻 9 克。

陆南山教授遵循"古为今用、洋为中用"的原则，以及"一方治多病、一病用多方"的方法，再加以临床上辨证论治，随证加减，取得了一定疗效。本方对于开角型青光眼早期患者疗效显著，对晚期患者疗效较差，甚至无效。治疗开角型青光眼原则上以健脾利湿为主，同时结合西药治疗。陆南山教授共治疗 15 例（26 只眼），经过 3 个月到 4 年的疗效观察，平均随访 23 个月，得到结果：从服中药到开始见效为 10～60 天，平均 29 天；疗效满意者 10 只眼，显效者 10 只眼，有效者 2 只眼，无效者 4 只眼，均为开角型青光眼。

参考文献

[1](明)傅仁宇. 审视瑶函[M]. 上海：上海人民出版社，1977.
[2]陆南山. 眼科临证录[M]. 上海：上海科学技术出版社，1979.
[3]陆道平. 眼科名家陆南山[M]. 上海：上海中医大学出版社.

（袁慧丽　陆道平）

第4篇
眼科治疗与防护新技术

第52章
眼部美容性装饰与手术

随着美容业的蓬勃发展以及人们对于美的追求，大众不再认为整形美容仅仅为"纠正畸形"的手术，2009年国际美容整形外科学会（ISAPS）的一项调查显示，中国的整容手术数量共达219万例，继美国（303万例）和巴西（247万例）后，居世界第3位。其中，中国人最喜欢做的三种整容手术依次为双眼皮、隆鼻和下颌修整。眼睛被誉为心灵之窗，"画龙点睛"这句成语也体现了眼睛生理功能中的美学意义及重要性。关于美眼的标准，中国自古以来都以大眼睛双眼皮为美。在医学美学中，美丽的眼睛又应该是什么样呢？

第1节 眼睛的美学

眼睛的美学不单纯以睑裂大小和有无重睑作为衡量标准，而需要有一定的美的基准，即眼球和睑裂的比例、内外眦角的形态、睑裂的长度和高度、上睑缘与眉毛间的距离等。

第2节 眼睛的美容与整形及其潜在风险

1. 非手术美容（non surgical cosmetology）

化妆等技巧可以使眼睛更加美丽有神，如日常的彩妆，到文眉、文眼线、种植睫毛、粘贴假睫毛、使用双眼皮贴以及佩戴美瞳角膜接触镜等。因其不需手术，容易操作，化妆成了爱美人士最常使用的方法。然而这些看似简单的操作，背后却隐藏着可能损害眼部健康的严重风险。

（1）文眼线。文眼线实际上是一种眼部刺青术，借助针头或锐器将黑色染液沿睫毛根部刺入皮肤，其深度至少达到眼睑的真皮层（图52-1）。为使轮廓明显而富有朝气，有些年轻女孩喜欢把眼线文得色深而粗，如果操作者没有扎实的医学基础和实践经验，术中针头刺入的深度势必透过皮肤，超越真皮层深度，注入组织的染料不仅侵及皮肤全层，而且会波及相邻的睑板腺体，造成睑板腺功能受损难以痊愈。在资质差的美容院实施文眼线手术，有可能遭遇下述风险。

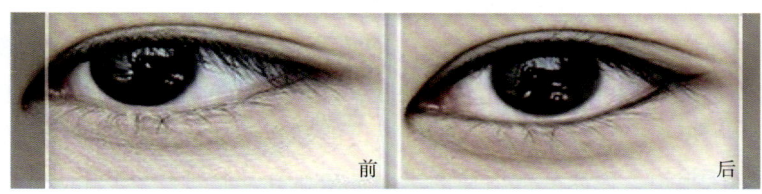

图 52-1　文眼线前后对比

1）传染病：如乙型或丙型肝炎与艾滋病。

2）睑板腺功能障碍：文眼线过程中注入眼表组织的染料，存积在睑板腺或其周围，造成终身难以痊愈的睑板腺功能障碍，影响睑板腺分泌。有相当一部分人在术后10年左右因睑板腺分泌障碍，其泪水的质和量下降而造成干眼症。

（2）美瞳角膜接触镜。美瞳和普通无色角膜接触镜，都属于接触镜，即直接和眼角膜、结膜接触的镜片，任何接触镜都会对角膜和结膜产生物理摩擦的机械损害。不过，普通角膜接触镜相对损害较小，但美瞳由于添加了色素有更明显的纹理，磨损相对明显。而且一些商家在制作美瞳时，直接把颜料涂在镜片表面，加重了镜片对眼表的物理和化学损伤。此外，美容性接触镜消费者多为年轻人，他们佩戴美瞳角膜接触镜的目的也并非改善视力。而这些产品多购自商店，经常没有使用说明书，一经细菌、真菌或棘阿米巴原虫污染，后果非常严重，有时不得不实施穿透性角膜移植术。

（3）微注射。眼周的注射物包括肉毒杆菌毒素及玻尿酸类产品。

1）肉毒杆菌毒素（botulinum toxin）。肉毒杆菌毒素能阻断肌肉与神经接头处的传导，避免因肌肉过度收缩而产生的动态纹路的生成，适用于减少鱼尾纹、抬头纹、皱眉时的纹路等动态类型皱纹的形成。肉毒杆菌毒素常见的暂时性并发症为局部瘀肿、短期头痛、上睑下垂（因扩散至上睑提肌）、复视（因扩散至眼外肌）、麻痹性睑外翻或眼轮匝肌下垂导致眼睑闭合不全等。

2）玻尿酸（hyaluronic acid）。玻尿酸可以被人体所代谢，通过以凝胶态注射到皮下凹陷处以增加体积的方式，抚平静态纹路如鼻唇沟、泪沟等凹陷部位。玻尿酸注射后可能引起的并发症根据发生时间可分为即刻、延迟和远期并发症，包括疼痛、肿胀、红斑、瘀斑、肿块和结节、肉芽肿、过敏反应、坏死、激活病毒等，可能导致的最严重并发症是血管栓塞。临床报道，玻尿酸注射眉间术后，缺血性动眼神经麻痹和皮肤坏死（图 52-2）的病例并不少见。

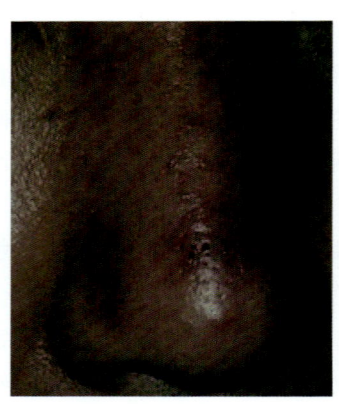

图 52-2　眉间注射玻尿酸后出现鼻背部皮肤坏死

2. 手术美容

此类手术包括各种重睑整形术、眼袋整形术（内路 / 外路）、内外眦成形术、上睑下垂矫正术等。

（1）上眼睑手术 [（upper blepharoplasty，如重睑成形术（图 52-3）、上睑

下垂矫正术等]。患者术后可有眼部肿胀、皮下瘀血等症状,属手术正常反应,一周后逐渐减轻消退。而双眼反应程度不同、麻药剂量不同以及瘀血等原因,可能导致双眼不对称,但随着消肿多能达到满意效果。偶尔出现的轻度眼睑下垂,是由于麻药作用于眼部肌肉出现暂时性轻微麻痹,多在几天内自然恢复。临床上,比较常见的重睑成形术并发症主要有以下几种。

1)眼部长期肿胀:术后眼部肿胀是正常现象。但术后 1 周肿胀仍不消退甚至持续数月者,其原因可能是术者的经验不足,操作粗暴,损伤较多或存在感染等。

2)血肿:重睑成形术并发血肿的主要原因是手术时没有仔细地进行止血。另外,距睑缘约 2mm 处有睑缘动脉弓,手术时剪除眼轮匝肌的部位过于接近睑缘时,往往会损伤此动脉弓,由此产生明显的术中或术后出血。严重的术后出血,须打开伤口止血。

3)感染:重睑成形术伤口发生感染,是由不严格遵守无菌操作所致。另外,手术时手法粗暴,不使用无创技术,降低了组织的活力,也是发生感染的原因。一旦发生感染,须用有效的抗生素进行处理。

4)眼睑下垂:多由手术者对眼睑解剖不甚了解,术中损伤提上睑肌或提上睑肌腱膜所致。

5)双眼重睑沟不对称:尽管术前有严格的设计,但是再娴熟的手术医师也不能保证双眼的缝线形态完全一致。这种情况就会造成双眼外观的不完全对称,轻者不易察觉,严重者需要再次手术修补。

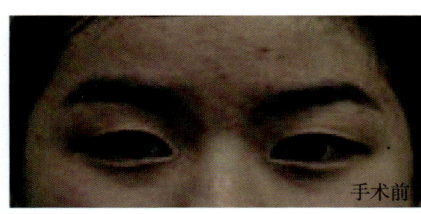 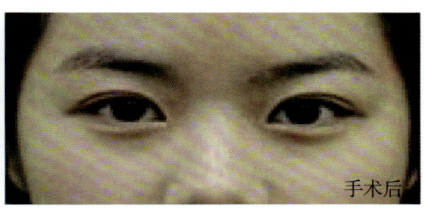

图 52-3　重睑术术前术后对比

(2)下眼睑(眼袋)手术(lower blepharoplasty)。除了同重睑成形术后可能发生的感染、出血等情况,还可能出现如下情况。

1)术后双眼不对称。术中双眼去除眶脂肪组织量不一样,或者不能将3个脂肪囊同一深度地去除脂肪,都可能导致双眼下睑眼袋残留或不对称。去除过多的眶脂肪可导致下睑凹陷。术后皮肤、肌肉、眶隔膜与深部组织粘连向内牵引还可能导致眼球内陷。

2)眼睑闭合不全(图52-4)。多由睑球分离、下睑外翻导致。其原因可能为:①眼轮匝肌切除量过多;②切口感染,瘢痕形成,牵拉下睑;③术后组织肿胀,不适当的加压包扎后会出现轻度外翻和睑球分离;④少数老年人由于眼轮匝肌过于松弛、睑板弹性减弱,术后也有轻度外翻的可能。术后一般不宜急于处理,轻者予以局部热敷、按摩等,待肿胀消退。一般多能逐渐自行恢复。对不可逆者,依情况采取适当手术矫正。

3)切口瘢痕暴露。由切口位置偏低或者缝合伤口时牵连到眼轮匝肌或睑板上组织导致。

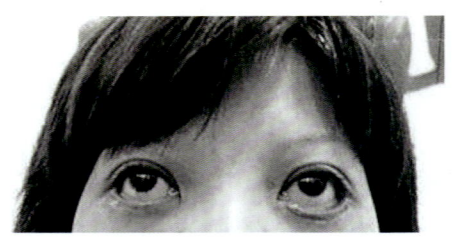

图52-4 下睑皮肤切除过多,出现下睑外翻

第3节 整形美容误区

眼睛是一个重要的表情器官,它在社交中有传递感情信息的作用。眼部美容手术既要外形美观,也要符合生理要求,成功的眼部美容手术能带来精神上和生活上对美的满足和享受。反之,轻率的、粗糙的以及适应证选择不当造成失误的眼部美容手术,伴随种种并发症,会给求美者带来终身遗憾及心理上的压抑和痛苦。从1996年起,我国的整形美容业进入了蓬勃发展期。尽管已过去20多年,很多人在对美容手术的认识上仍有不少缺失,临床调查显示,整形美容误区主要有以下几个方面。

第一,有的人认为一次美容手术做不好没关系,以后可以再修补,直到满意为止。这种想法过于天真,也导致一些人在选择美容机构和医师时随随便便,甚至到没有资质的机构做手术。做整形美容手术不能像买衣服一样随意,即便是衣服,改来改去也会有痕迹,何况是人的身体。实际上,美容手术失败后由于受很多因素的限制,修补起来相当困难,有的修补后仍然存在一定的缺陷,有的甚至无法修补。譬如重睑成形术失败后虽然也能修整,但通常不能达到最佳效果。再譬如微注射,看似操作简单起效快,但并发症与材料本身、患者体质和注射者的经验和技术密切相关。因此,做整形美容手术一定要慎重,要多了解、多咨询,充分考虑自身的情况,千万不能盲目和冲动。

第二,需要引起警惕的是,有的人坚持按自己找的"样板"整形,在正规医院未得到满意结果,就转而寻求其他途径,由此酿成不少毁容悲剧。由于审美差异,整形后可能出现社会评价褒贬不一的情况,医师与整形者沟通时,应注意以下3种不宜做整容手术之人的心态。

(1)对美的期望值过高的人。有的人认为美容手术能随心所欲地改变自己的容貌,在这些人中,有一部分存在形体缺陷或不足,经过治疗也能得到很好的改进,但这些人会对改进的程度不满意,会去追求想象中的十全十美。还有一部分人并无明显的缺陷或不足,但经济条件很优越,希望花钱使自己变得更美丽些,这些人对美容效果要求很高,稍不理想,就会意见横生。

(2)审美观异于常人的人。有的人对人体某一部位或某一器官提出一些超常要求,譬如有位年轻女性,喜欢一位明星的丰厚嘴唇,不顾及自己的面部结构要求医师为她打造出相同的嘴唇。

(3)对美有悲观意识的人。有的人并无明显缺陷,但自我悲观意识很强,总是自觉某一部位不佳,而且越看心病越重。这类人如果不调整心态,手术后也不会对自己满意。

参考文献

[1]关文祥,钱云良.基础整形外科学[M].上海:上海科学技术文献

出版社，1992:18.

［2］王殷春，韩义克. 肉毒素在医学美容学上的应用［J］. 中国美容医学，2002，2：88-89.

［3］杨红华，高景恒. A型肉毒素在面部除皱方面的应用［J］. 实用美容整形外科杂志，2000，11：89.

［4］董帆，王冀耕. 中日美容外科学术交流的发展及东方美容外科大会的由来——中、日、韩美容外科学术交流纪实［J］. 中国美容整形外科杂志，2007,18:2-4.

［5］Viana GA, Osaki MH, Cariello AJ, et al.Treatment of the tear trough deformity with hyaluronic acid [J]. Aesthet Surg J, 2011,31(2):225-231.

［6］Kassir R, Kolluru A, Kassir M. Extensive necrosis after injection of hyaluronic acid filler: case report and review of the literature [J]. J Cosmet Dermatol, 2011,10(3):224-231.

［7］Park Sang Soon, Park Dae Hwan. Secondary Blepharoplasty and Management of Complication Following Cosmetic Upper Lid Surgery [J]. Plastic and Reconstructive Surgery, 2009,124:55-71.

［8］Lelli GJ, Lisman RD. Blepharoplasty Complications [J]. Plastic and Reconstructive Surgery, 2010,125:1007-1017.

（闫曼妮　朱　莉）

第 53 章 内镜下经鼻泪囊鼻腔黏膜吻合术

慢性泪囊炎（chronic dacryocystitis）是临床常见的一种眼病，由于溢泪、溢脓等给患者造成很大的痛苦，带来生活、工作上的不便。治疗原则是解除堵塞、消除炎症、建立新的引流通道。泪囊鼻腔吻合术被认为是治疗慢性泪囊炎最理想的方法。传统方法为鼻外路经鼻腔泪囊吻合术，因其面部皮肤切口创伤大且留下瘢痕，常不被年轻患者接受。随着鼻内镜外科技术的发展，经鼻径路行泪囊鼻腔吻合术获得了良好的临床疗效。本院 2015 年 4 月至 2016 年 1 月行内镜下经鼻泪囊鼻腔黏膜吻合术（endoscopic transnasal dacryocystorhinostomy）71 例，取得满意的疗效，现报告如下。

第 1 节 资料与方法

1. 临床资料

71 名患者，男性 26 名，女性 45 名，年龄为 33～75 岁。病程 3 个月至 10 年。71 例均为单眼，原发性慢性泪囊炎 67 例，复发性慢性泪囊炎 2 例（外院行皮肤径路鼻腔泪囊吻合术后），慢性泪囊炎急性发作 2 例；其中，合并鼻息肉 2 例，重度鼻中隔偏曲 1 例（耳鼻咽喉科先行鼻中隔矫正术后转入我科）。患者均有长期溢泪、溢脓病史。冲洗泪道不通畅且伴脓性分泌物溢出。

2. 术前准备

（1）泪道冲洗：术前经上、下泪小点冲洗，观察冲洗液反流情况及有无脓性分泌物溢出。

（2）泪囊泛影葡胺 CT 造影：判断泪道阻塞部位，对泪囊大小、骨壁增生程度、泪囊位置、泪囊各占位性病变及相关鼻腔鼻窦解剖结构进行大致了解。

（3）术前药物：术前 2 天开始滴左氧氟沙星滴眼液，每天 4 次。

（4）耳鼻喉科会诊行鼻腔鼻内镜检查：观察鼻中隔偏曲情况、有无鼻窦炎、鼻息肉等影响手术操作或疗效的疾病。对相关鼻窦疾病患者先行相关专科治疗后再转我科。

3. 手术方法

（1）麻醉手术在全身麻醉下进行，行术侧鼻腔鼻黏膜麻醉。1% 肾上腺素 3ml 加 0.9% 氯化钠 30ml 浸润棉片填塞收缩鼻腔黏膜。

（2）暴露泪囊区骨质：用 2% 利多卡因 2ml 平中鼻甲前端附着处，钩突为后界的鼻黏骨膜下浸润麻醉后，以剥离子做一直径约为 1.5cm 的弧形切口至骨膜面，钝性分离局部黏膜，暴露上颌骨额突、泪骨及泪颌缝。

（3）去除部分泪骨并充分暴露泪囊：动力系统金钢磨钻打磨泪骨，待泪骨打磨适当厚度后再用咬骨钳逐步咬除泪骨，形成一直径约为 1cm 的骨窗，暴露泪囊内后壁。泪道探针导入泪囊以准确定位泪囊及鼻泪管。

（4）泪囊鼻黏膜吻合：用巩膜穿刺刀做弧形切口、全层切开泪囊，形成一翻转向后的泪囊黏膜瓣，吸除泪囊内脓液后将钩突前缘鼻黏膜与之相贴，或去除部分鼻黏膜，用医用生物胶（美乐胶）将两层黏合同时将暴露的部分骨质及鼻黏膜和泪囊囊壁贴覆。

（5）冲洗泪道：术中行泪道冲洗以确定泪囊造口的准确位置，若存在泪总管狭窄等，则同期行人工泪管植入。

4. 术后康复

（1）术后抗感染治疗：1周后冲洗泪道，2周后鼻内镜下取出生物胶、鼻腔血痂和分泌物后冲洗泪道。

（2）随访：随访期间每月冲洗泪道一次，至少3~6个月。

5. 疗效判定

（1）治愈：造瘘口成形，无溢泪、溢脓，冲洗泪道通畅。

（2）好转：造瘘口成形，溢泪减轻，无溢脓，冲洗泪道通畅但有阻力。

（3）无效：造瘘口封闭，溢泪、溢脓无缓解，冲洗泪道不通畅。

（4）治愈与好转均为有效。

第2节 手术结果

本组71例（71眼）随访3~6个月。治愈59例（83.1%），好转11例（15.5%），无效1例（1.4%）。总有效率达98.6%。仅1例术后1月出现流泪，冲洗泪道通而不畅且见脓性分泌物溢出，鼻内镜检查造瘘口极小，接近封闭状态。

第3节 讨论

慢性泪囊炎镜下组织病理变化为长期慢性黏膜增生性炎症。泪道各层组织增生、肥厚，慢性炎症细胞明显增生，毛细血管增生，造成鼻泪管狭窄阻塞，进而出现慢性泪囊炎。1904年Tori首创经颜面径路鼻腔泪囊吻合术，在泪囊与鼻腔之间建立通道，后成为眼科治疗慢性泪囊炎的传统方法，但此术式操作复杂且患者颜面部皮肤遗留瘢痕。造瘘口的阻塞封闭是手术失败的主要原因，采用进口生物胶（美乐胶）吻合泪囊及鼻黏膜，可有效促进创面愈合、减少创面肉芽组织增生，放置2周后取出，确有良好的疗效。内镜下经鼻泪囊鼻腔黏膜吻合术与传统手术方式比较有较多优势：无面部皮肤切口所致瘢痕性改变；手术为内镜下直视操作，视野清晰、解剖部位更加明确；微创，疗效比较确切；手术适应证较广（如慢性泪囊炎、泪囊囊肿、复发性泪囊炎、急性泪囊炎、鼻泪管阻塞）；内镜下手术创伤小、恢复快，住院周期缩短，术后第一天便可出院。内镜手术需要有一定的鼻内镜操作基础，早期开展此类手术时以全麻为宜。术中止血要仔细、彻底，否则会影响手术野清晰度，增加操作难度。术后出血尽量不采取填塞止血的方法。术中若发现泪囊位置改变，必要时可结合外路手术联合操作。病例的选择，初学者尽量选择泪囊较大、鼻腔无明显解剖变异的患者进行操作，对小泪囊、外伤性及复发性泪囊炎等患者要慎重选择。

参考文献

[1] 李凤鸣. 眼科全书 [M]. 北京：人民卫生出版社，1996:1084-1085.
[2] 张晓亮. 泪囊鼻腔吻合术的解剖学研究及应用进展 [J]. 解剖学研究，2011，33（2）：150-152.
[3] 卜国铉. 鼻炎相关外科学 [M]. 北京：人民卫生出版社，1995：45-46.

（杜　诚　张永杰）

第 54 章
激光角膜屈光手术

第 1 节 引言

激光角膜屈光手术（corneal refractive laser surgery），即通过激光手术的方式重塑角膜形态，从而达到矫正眼睛屈光不正的目的。常规激光角膜屈光手术可以矫正 −14.00D 以内近视、+6.00D 以内远视和 ±6.00D 以内散光，更为先进的激光角膜屈光手术设备，还可以矫正复杂的不规则散光，进一步提高患者的矫正视力和视觉质量。

自 1989 年准分子激光成功应用于人眼以来，超过 1000 万病例的临床验证，激光角膜屈光手术已经相当成熟，并成为矫正屈光不正的主要方法之一。值得指出的是，在手术过程中，医师应当遵循的重要原则，并非仅仅将全部屈光不正去除，而是需要对患者的现有视觉质量、视觉习惯和视觉需求进行全面评估，同时，对手术的安全性、有效性和风险性进行全面衡量，最终制定最适合患者的个性化手术方案，使患者获得更完美的视觉。

第 2 节 手术发展史

由于激光角膜屈光手术具有安全性高、效果显著等特点，这一手术方式自诞生起，就吸引着人们不断地进行探索，从而成为迄今为止发展最快、接受度最高以及治疗人数最多的屈光矫正手术之一。回顾现代屈光手术的整个发展历程，激光角膜屈光手术是较早提出并获得快速发展的手术方式之一。

早在 1896 年，荷兰物理学家 Leendert Jan Lans 首次提出通过改变角膜形态矫正眼睛屈光不正的原理并进行了较为深入的分析。虽然受限于当时的技术水平，他的原理还是基于角膜基质层切开的物理方法，但其思想为后来的激光角膜屈光手术的出现奠定了理论基础。由于物理方法精确度不足、远期稳定性较差及并发症多等原因，当时角膜屈光手术未能得到广泛开展。

直到 20 世纪 60 年代，激光技术出现并应用于眼科，角膜屈光手术才获得了实质性的发展。1989 年，德国医师 Theo Seiler 和美国医师 Marguerite McDonald 首先将准分子激光成功应用于人眼，即通过角膜去上皮后激光切削的光性屈光性角膜切削术（photorefractive keratectomy，PRK）矫正屈光不正。此后，准分子激光矫正屈光不正的手术方式在世界各地迅速开展。激光角膜屈光手术正式拉开帷幕。

人们发现，PRK 手术由于破坏了角膜上皮和角膜前弹力层，会造成术后疼痛和角膜上皮下混浊（Haze）等并发症。为了解决这一难题，医学工作者们不断地进行技术研究。1990 年，Pallikaris、Buratto、Galvis 和 Ruiz 借鉴板层角膜瓣膜技术，研究出准分子激光角膜原位磨镶术（LASIK），即制瓣 - 激光 - 复瓣的技术，这一手术方式通过对角膜上皮和角膜前弹力层结构的有效保护，大幅降低了术后疼痛及 Haze 等并发症的出现。1995 年 10 月，PRK 手术正式通过美国 FDA 的批准。

计算机技术的迅速发展，实现了影响人眼视觉质量的不规则散光（高阶像差）的精确测量。配合准分子激光切削，1999 年，德国医师 Theo Seiler 首次完成了波前像差引导的角膜屈光手术，随后又相继完成了地形图引导和角膜 Q 值引导的角膜屈光手术，患者术后视觉质量得到明显改善。激光角膜屈光手术进入个性化时代。

然而，角膜板层刀在制瓣过程中，可能会发生一些影响视觉质量的较为严重的并发症。直到飞秒激光的出现，激光角膜屈光手术迎来了新飞跃。2000 年，飞秒激光用于角膜板层手术通过美国 FDA 的批准。

通过梳理激光角膜屈光手术的发展历史，我们可以看出，激光角膜屈光手术伴随着最新科技的不断引入，正持续发展并日渐趋于完善。

第3节 手术的原理和分类

激光角膜屈光手术按切削部位可以分为表层手术和基质层手术。现将目前应用较为广泛且具有代表性的手术初步归类如下。

1. 表层手术

(1)准分子激光屈光性角膜切削术(photorefractive keratectomy,PRK;图54-1)。

原理:刮刀去除角膜上皮后,应用准分子激光切削角膜中央前弹力层和浅基质层,重塑角膜形态矫正屈光不正。

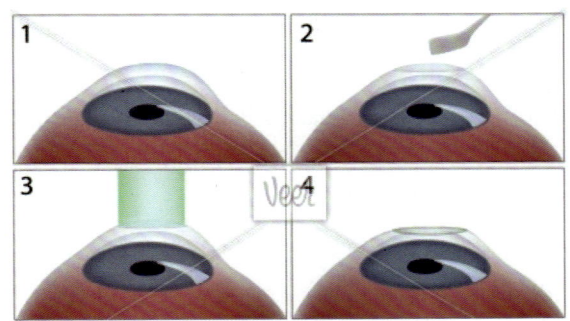

图54-1 准分子激光屈光性角膜切削术

(2)准分子激光上皮下角膜磨镶术(laser epithelial keratomileusis,LASEK;图54-2)。

起源:1999年,意大利医师Massimo Camellin,结合PRK手术与LASIK手术的各自优势,首先提出利用乙醇松解角膜上皮制作角膜上皮瓣的方法,并命名为LASEK。

原理:先使用乙醇软化角膜上皮,使角膜上皮的基底细胞与角膜前弹力层分离,掀开角膜上皮行PRK治疗,再将上皮复位并佩戴绷带镜。

优势:与PRK相比,保留了部分有活性的角膜上皮,术后疼痛减轻,视力恢复快,Haze发生率降低。

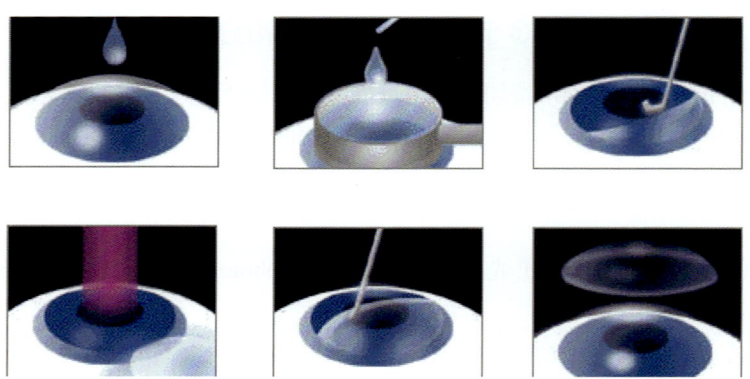

图 54-2　准分子激光上皮下角膜磨镶术

（3）机械法准分子激光上皮下角膜磨镶术（epipolis laser in situ keratomileusis，Epi-LASIK）。

起源：2003 年，希腊医师 Loannis Pallikaris，以 LASEK 为基础，为避免乙醇对角膜组织的毒性作用，改用钝性角膜刀制作上皮瓣，并将其命名 Epi-LASIK。

原理：先使用钝性角膜板层刀使角膜上皮与角膜前弹力层分离，PRK 治疗后再将上皮复位。

优势：研究显示，与 LASEK 相比，Epi-LASIK 可使角膜细胞活性更高，且前基质细胞完整性更强，术后 Haze 发生率更低。

（4）激光去上皮的角膜切削术（trans epithelial PRK，Trans-PRK）。

起源：Trans-PRK 原本是 PRK 的早期术式，由于当时激光发射频率低，治疗时间往往以分钟为单位，容易造成角膜累积热量而受损，未曾得到重视。但随着现代科技的发展，激光发射频率已经提高到了之前的数十倍，Trans-PRK 凭借全激光，无器械接触等优势再次得到广泛应用。

原理：准分子激光去除角膜上皮后直接进行 PRK 治疗。

优势：与 PRK 相比，整个手术一步完成，具有流程简单、无器械直接接触、角膜基质脱水少等优点。

2. 基质层手术

（1）准分子激光原位角膜磨镶术（laser in situ keratomileusis，LASIK；图 54-3）。

原理：使用显微角膜板层刀于角膜中央区制作一包含角膜上皮、前弹力层和部分浅基质层的带蒂角膜瓣，应用准分子激光切削角膜基质床后，将角膜瓣复位。

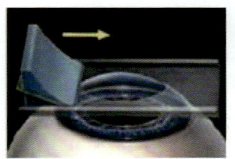
第一步：制作角膜瓣

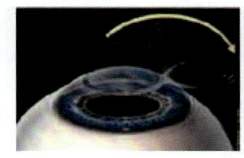
第二步：角膜瓣形成并翻转

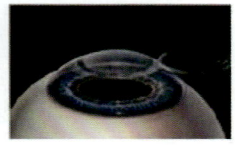
第三步：角膜中间基质切割区准备

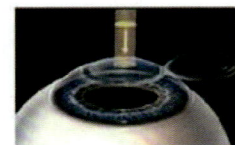
第四步：准分子激光切削角膜基质

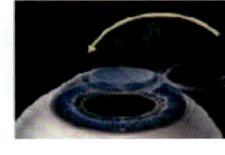
第五步：角膜瓣复位

第六步：LASIK 手术完成

图 54-3　准分子激光原位角膜磨镶术

（2）飞秒激光辅助角膜原位磨镶术（femtosecond laser in situ keratomileusis，FS-LASIK；图 54-4）。

原理：使用飞秒激光替代显微角膜板层刀，进行 LASIK 手术。

优势：与 LASIK 相比，手术精度提高百倍，可以制作厚度更精确、更薄、更为个性化的角膜瓣（角膜瓣形态、直径、厚度、边切角度、蒂的大小等可根据患者的特殊情况进行个性化设置）。

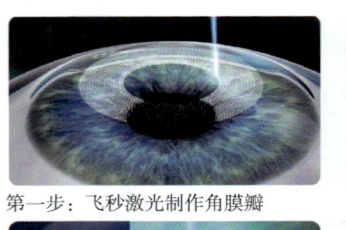 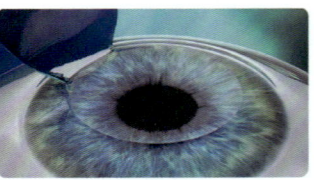
第一步:飞秒激光制作角膜瓣　　第二步:掀开角膜瓣

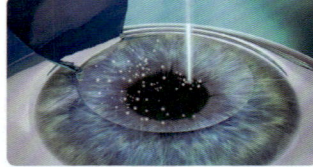 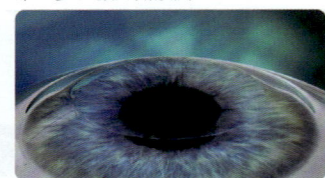
第三步:准分子激光扫描切削　　第四步:贴合角膜瓣

图 54-4　飞秒激光辅助角膜原位磨镶术

(3) 飞秒激光基质透镜取出术 (femtosecond lenticule extraction, FLEx; 图 54-5)。

原理:飞秒激光制作角膜瓣,同时使用飞秒激光在基质床制作出透镜,掀开角膜瓣,取出透镜后复位角膜瓣。手术形式类似于 FS-LASIK。

特点:激光制瓣和激光制透镜由一台设备同时完成,但目前的技术,中心定位、切削模式尚不完善,仅适用于常规的近视和近视散光,无法解决远视及不规则散光,适用范围窄。

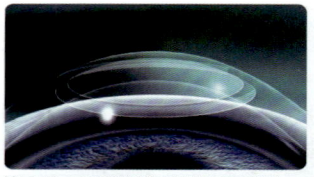 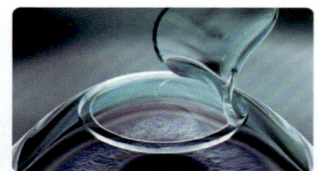
第一步:飞秒制作透镜和角膜瓣　　第二步:掀开角膜瓣

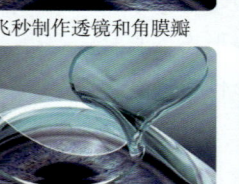 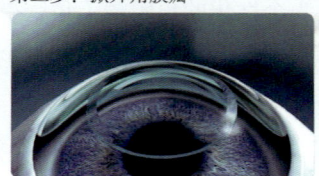
第三步:取出微透镜　　第四步:贴合角膜瓣

图 54-5　飞秒激光基质透镜取出术

（4）飞秒激光小切口基质透镜取出术（small incision lenticule extraction，SMILE）。

原理：飞秒激光在基质层中制作屈光透镜，在透镜周边通过角膜上微小切口直接取出，相当于FLEx的改良术式。

优势：与其他基质层手术相比，SMILE更微创，避免了角膜瓣相关的所有并发症，是激光角膜屈光手术的发展方向。

综上所述，表层手术与基质层手术相比，能够预留更多的基质层厚度、无角膜瓣相关并发症，但术后异物感严重、视力恢复慢、用药时间长、适用范围窄，容易出现角膜雾状混浊、屈光回退等并发症。基质层手术与表层手术相比，虽然存在角膜瓣相关风险，但克服了表层手术的其他问题，因其显著优势，成为目前激光角膜屈光手术中的主流术式。

另外，按准分子激光扫描模式，上述所有表层手术和基质层手术（除FLEx和SMILE外），又可以分为常规准分子激光术、波前像差引导准分子激光术、地形图引导准分子激光术和Q值引导准分子激光术。与常规准分子激光术相比，现将各自优势简单归纳如下。

1）波前像差引导准分子激光术。在屈光间质透明、视网膜功能正常的情况下，波前像差是影响视网膜成像的最主要因素，分为单色像差和色像差。其中色像差为白光通过屈光介质后，因波长不同而出现色彩分离的现象。目前的技术还未能对其进行改善，故本文不予展开。

单色像差，为单一波长的光通过屈光介质后，实际波阵面与理想波阵面间的差，其大小用差值间距离表示。将单色像差值按Zernike多项式分解，又可分为低阶像差和高阶像差（不规则散光）。低阶像差，即近视、远视和散光，是单色像差中影响最大的部分，约占80%，常规准分子激光术即可矫正低阶像差。当低阶像差矫正后或低阶像差不高且同时伴瞳孔扩大时，高阶像差的影响会显得十分重要。因此，常规准分子激光术后，抱怨视觉质量不佳或夜间视力不佳的人，病情多由高阶像差所致。

原理：波前像差引导准分子激光术，是通过波前像差仪测量来引导准分子激光切削模型，同时降低人眼低阶像差和高阶像差。

优势：与常规准分子激光术相比，患者术后视觉质量更高，夜间视力更佳。还可以用于修正部分常规准分子激光术后对视觉质量不满意的患者。

2）地形图引导准分子激光术。角膜形态是影响波前像差大小的最主要因素。当角膜形态严重不规则时（如角膜外伤、角膜术后缝线牵引、角膜移植术后等），波前像差值往往超出波前像差仪的测量范围，导致无法准确测量。此时，可先修正角膜表面平滑度降低波前像差，再考虑波前像差引导。

原理：地形图引导准分子激光术，常用于波前像差测量重复性不好的患者，通过角膜地形图仪测量来引导准分子激光切削模型，主要降低角膜低阶像差和高阶像差。

优势：角膜形态严重不规则是以往常规准分子激光的相对禁忌证，然而地形图引导可以修正角膜形态，提高矫正视力。

3）Q 值引导准分子激光。人眼角膜在自然状态下不是一个理想的球面，而是中央陡峭、周边平坦的非球面。Q 值，即用来描述角膜中央向周边曲率变化速度快慢的形态因子，与高阶相差中的球差密切相关。

准分子激光手术，会改变角膜原有形态，其中近视和近视散光会引入高阶像差中的正向球差，增加术后高阶像差值。Q 值引导可以通过测量术前角膜形态，降低高阶像差的引入，获得更高的视觉质量，还可以通过引入负向球差，增加人眼的假性调节，缓解部分老视症状。

原理：Q 值引导准分子激光，是通过调整 Q 值改变量，降低引入高阶像差中的正向球差或引入负向球差增加假性调节。

优势：可使角膜尽量维持术前的原有形态，提高视觉质量；增加人眼假性调节，缓解老视症状。

第 4 节　激光角膜屈光手术的适应证和禁忌证

1. 手术适应证

近视、远视、散光或老视等患者，有通过角膜屈光手术改善屈光状态的愿望，心理健康，对手术疗效有合理期望，经术前检查排除手术禁忌证。

2. 手术绝对禁忌证

（1）眼部活动性炎症。

（2）眼周化脓性病灶。

（3）严重的眼附属器病变。

（4）已确诊的圆锥角膜。

（5）严重眼干燥症。

（6）对于LASIK，中央角膜厚度<450μm，或预计剩余基质床厚度<250μm。

（7）未受控制的青光眼。

（8）未受控制的全身结缔组织病及严重自身免疫性疾病。

（9）未受控制的糖尿病。

（10）全身性感染性疾病。

3. 手术相对禁忌证

（1）年龄不满18周岁。

（2）眼近两年屈光度变化超过1.00D。

（3）近视超过−14.00D；远视超过+6.00D；散光超过±6.00D。

（4）对侧眼为盲或低视力。

（5）眼干燥症。

（6）轻度睑裂闭合不全。

（7）初次手术前角膜中央平均屈光度低于38.00D或高于48.00D。

（8）单纯疱疹性或带状疱疹性角膜炎病史。

（9）角膜基质或内皮营养不良。

（10）明显角膜不规则散光。

（11）穿透性角膜移植术后2年内。

（12）影响矫正视力的白内障。

(13）视网膜脱离、黄斑出血等眼底病史。

(14）青光眼；糖尿病；妊娠；哺乳期；癫痫。

(15）焦虑症、抑郁症等精神疾病。

第5节　激光角膜屈光手术的前景

现代激光角膜屈光手术从安全性、有效性以及精确性等方面已经获得了极大肯定，但手术并非至臻完美，毕竟手术本身都会降低角膜生物力学稳定性。尤其是当患者高度屈光不正时，角膜形态会发生显著改变，造成角膜生物力学稳定性下降。

基于这一现实，医学工作者们研发出了SMILE，将角膜缘约12mm的切口缩小至2mm，保留基质层手术优点的同时，避免了所有角膜瓣相关并发症，尤其适用于眼睛容易受到外伤的患者。但由于受到目前技术的限制，扫描模式简单，仅能矫正规则的近视及近视散光，暂无法进行远视及不规则散光的矫正，难以广泛开展。因此，只有优化激光定位与扫描模式，才能在安全的基础上使患者获得更好高质量术后视觉质量，真正进入激光角膜屈光手术的微创时代。

目前，角膜交联术作为能够提高角膜基质层生物力学稳定性的手术，已成为国际会议中讨论的热点。随着角膜交联术的日趋成熟，激光角膜屈光手术联合角膜交联术，有望维持术后角膜生物力学稳定性甚至高于术前。国外已有报道，为顿挫型甚至临床初期圆锥角膜患者施行地形图引导联合角膜交联术，获得了较为理想的效果，可见其前景广阔。

总之，随着新技术的不断出现和应用，激光角膜屈光手术还会为我们带来更多惊喜。

参考文献

[1] Seiler T, Kahle G, Kriegerowski M, et al. Laser keratomileusis for correction of myopia [J]. Fortschr Ophthalmol,1990, 87: 479-483.

[2] Gartry DS, Kerr Muir MG, Marshall J. Photorefractive keratectomy with

an argon fluoride excimer laser: a clinical study [J]. Refract Corneal Surg,1991, 7: 420-435.

[3] O'Brart DP, Gartry DS, Lohmann CP, et al. Excimer laser photorefractive keratectomy for myopia: comparison of 4.00- and 5.00- millimeter ablation zones [J]. J Refract Corneal Surg,1994, 10: 87-94.

[4] Pallikaris IG, Papatzanaki ME, Siganos DS, et al. A corneal flap technique for laser in situ keratomileusis. Human studies [J]. Arch Ophthalmol, 1991, 109: 1699-1702.

[5] Yuen LH, Chan WK, Koh J, et al. SingLasik Research Group. A 10-year prospective audit of LASIK outcomes for myopia in 37,932 eyes at a single institution in Asia [J]. Ophthalmology, 2010, 117: 1236-1244.

[6] Schallhorn SC, Venter JA. One-month outcomes of wavefront-guided LASIK for low to moderate myopia with the VISX STAR S4 laser in 32,569 eyes [J]. J Refract Surg, 2009, 25: S634-S641.

[7] Kato N, Toda I, Hori-Komai Y, et al. Five-year outcome of LASIK for myopia [J]. Ophthalmology, 2008, 115: 839-844.

[8] Alió JL, Muftuoglu O, Ortiz D, et al. Ten-year follow-up of laser in situ keratomileusis for high myopia [J]. Am J Ophthalmol, 2008, 145: 55-64.

[9] Bailey MD, Zadnik K. Outcomes of LASIK for myopia with FDA-approved lasers [J]. Cornea, 2007, 26: 246-254.

[10] Randleman JB, Shah RD. LASIK interface complications: etiology, management, and outcomes [J]. J Refract Surg, 2012, 28: 575-586.

[11] Kornilovsky IM. Clinical results after subepithelial photorefractive keratectomy (LASEK) [J]. J Refract Surg, 2001,17(2 Suppl):S222-223.

[12] Lohmann CP1, Winkler Von Mohrenfels C, Gabler B, et al. Excimer laser subepithelial ablation (ELSA) or laser epithelial keratomileusis (LASEK)-a new kerato-refractive procedure for myopia. Surgical technique and first clinical results on 24 eyes and 3 months follow-up [J]. Klin Monbl Augenheilkd, 2002, 219(1-2):26-32.

[13] Pallikaris IG, Naoumidi II, Kalyvianaki MI, et al. Epi-LASIK: comparative histological evaluation of mechanical and alcohol-assisted epithelial separation [J]. J Cataract Refract Surg, 2003, 29(8):1496-1501.

[14] Zhou XT, Chu RY, Wang XY, et al. The clinical study of the epithelial flap of painless LASEK and Epi-LASIK [J]. Zhonghua Yan Ke Za Zhi, 2005, 41(11):977-980.

[15] Long Q, Chu R, Zhou X, et al. Correlation between TGF-beta1 in tears and corneal haze following LASEK and epi-LASIK [J]. J Refract Surg, 2006, 22(7):708-712.

[16] O'Doherty M, Kirwan C, O'Keeffe M, et al. Postoperative pain following epi-LASIK, LASEK, and PRK for myopia [J]. J Refract Surg, 2007, 23(2):133-138.

[17] Talamo JH, Meltzer J, Gardner J. Reproducibility of flap thicknesswith IntraLase FS and Moria LSK-1 and M2 microkeratomes [J]. J Refract Surg, 2006,22(6):556-561.

[18] Slade SG. The use of the femtosecond laser in the customization of corneal flaps in laser in situ keratomileusis [J]. Curr Opin Ophthalmol, 2007,18(4):314-317.

[19] Rocha KM, Randleman JB, Stulting RD. Analysis of microkeratome thin fl ap architecture using Fourier-domain optical coherence tomography [J]. J Refract Surg, 2011,27(10):759-763.

[20] Sutton G, Hodge C. Accuracy and precision of LASIK flap thickness using the IntraLase femtosecond laser in 1000 consecutive cases [J]. J Refract Surg, 2008,24(8):802-806.

[21] Stahl JE, Durrie DS, Schwendeman FJ, et al. Anterior segment OCT analysis of thin IntraLase femtosecond flaps [J]. J Refract Surg, 2007,23(6):555-558.

[22] Randleman JB, Dawson DG, Grossniklaus HE, et al. Depth-dependent cohesive tensile strength in human donor corneas: implications for

refractive surgery [J]. J Refract Surg, 2008,24(1):S85-S89.

[23] Sekundo W, Kunert KS, Blum M. Small incision corneal refractive surgery using the small incision lenticule extraction (SMILE) procedure for the correction of myopia and myopic astigmatism: results of a 6 month prospective study [J]. Br J Ophthalmol, 2011,95(3):335-339.

[24] Shah R, Shah S, Sengupta S. Results of small incision lenticule extraction: all-in-one femtosecond laser refractive surgery [J]. J Cataract Refract Surg, 2011,37(1):127-137.

(张 君 郑 历)

第55章
角膜塑形镜

第1节 概述

角膜塑形镜（orthokeratology），简称OK镜，是一种可逆性非手术矫治近视的物理性方法。区别于传统框架眼镜的光学聚焦矫正近视的原理，使用与患者角膜形态相匹配的特殊硬性高透氧性接触镜戴在眼角膜表面，通过机械压迫、镜片移动的按摩作用及泪液的负压作用达到压平角膜中央曲率，从而暂时减低近视度数。角膜塑形镜使物像不仅在眼底黄斑部形成清晰聚焦，而且在更大范围的眼底形成清晰聚焦，从而避免了离焦性远视造成的眼轴加长，使近视的进展得到控制。由于角膜形态的改变存在一定的局限性，因此该方法只能暂时纠正–6.00D以内的近视，–2.00D以下的角膜散光。也有特殊的周边双轴角膜塑形镜可以矫正更高度数的角膜散光。针对低中度远视（小于等于+3.00D）和老视的矫正治疗，以及部分患者暂时摘掉眼镜的需求，也有特殊设计的远视角膜塑形镜片可供选择。

第2节 角膜塑形镜的设计与作用原理

角膜塑形镜是戴在眼球表面的"小眼镜"，它利用的是一种特殊反几何设计，其内表面由4个弧段组成（图55-1），镜片与泪液层分布不均，由此产生的流体力学效应，改变角膜几何形态，在睡觉时戴在角膜前表面，逐步使角膜弯曲度变平。白天则取下镜片，达到逐步恢复正常裸视力的目的（图55-2）。

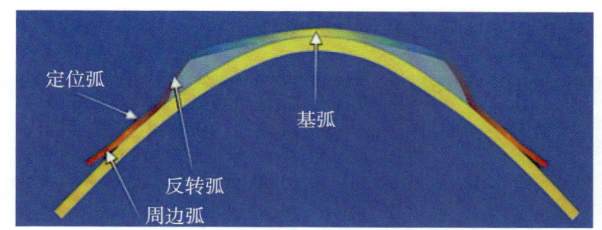

图 55-1　角膜塑形镜设计剖面图

基弧区（BC）：基弧区又称为中央光学区或治疗区，通常基弧区的宽度为 6.00～6.50mm。一般基弧区的曲率较角膜中央区曲率平坦，差值一般为希望降低的度数与过矫度数之和。

反转弧区（RC）：弧度比基弧陡，称为倒几何设计，因为角膜的形态是中央陡峭，越往周边越平坦，角膜塑形镜反转弧的设计刚好相反。反转弧可产生一空隙，其内填充的泪液使之产生负压作用，从而使得塑形作用更有效。

定位弧区（AC）：定位弧的设计主要是为了改善镜片的稳定性，使镜片在该区域与角膜呈平行状态。有利于中心定位。

周边弧区（PC）：该区域在镜片的外沿生成一翘边，且明显比周边角膜平坦，有利于镜下泪液循环。

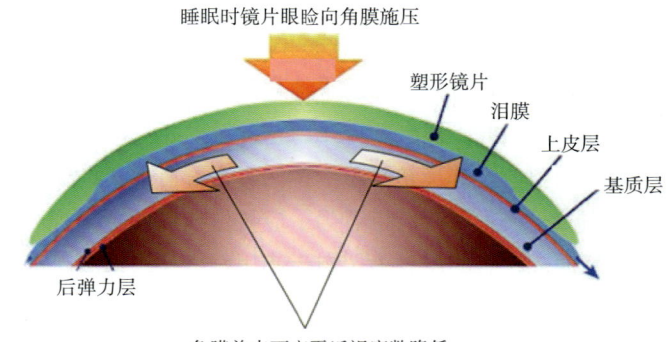

图 55-2　角膜塑形镜矫正近视原理示意图

角膜塑形镜通过力学作用使得角膜上皮细胞重新分布，角膜中央部变薄变平，中周部变厚变陡（图 55-3）。

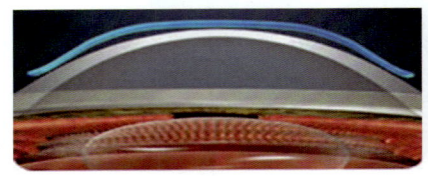
塑形前角膜形态

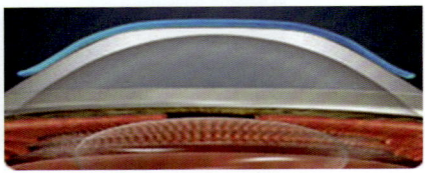
塑形后角膜形态

图 55-3　角膜塑形镜治疗前后角膜上皮重新分布示意图

第 3 节　角膜塑形镜的适应证和禁忌证

角膜塑形镜由于在镜片设计和验配上对镜片配适的要求较高，因此要特别注意对适应证的严格控制。

1. 针对适应证的考虑因素

（1）安全性。接触镜在我国属于三类医疗器械的范围，与人工关节、心脏瓣膜属于同一类，因此佩戴接触镜的安全性和有效性至关重要。

（2）个人卫生状态。最常见的污染源是脏手和被污染的储存盒，这些还会使铜绿假单胞菌生长。

（3）个人的健康状态。有很多疾病会影响镜片的佩戴，如脂溢性皮炎、慢性睑缘炎等，可能使眼睑肿胀感染，增加不适感。妊娠期、绝经期、服用避孕药会引起正常内分泌的平衡紊乱，泪膜的性能及角膜的完整性也由此发生改变，因此不适合佩戴角膜塑形镜。

（4）个人的期望值。选择角膜塑形镜的患者都有一定的期望目标，有的患者为了提高裸眼视力，有的患者为了应付体检中的裸眼视力检查，有的患者为了治疗近视，有的患者为了白天不用戴框架眼镜或接触镜等。所以在验配前仔细询问患者选择的目的和希望达到效果非常必要。

2. 佩戴者选择

（1）适应证。

1）7岁以上，有一定的自理能力，有家长监护。

2）顺规散光（astigmatism with the rule，即近视度数在 –0.75 ~ –6.00D，散光低于 –1.75D）。特别推荐 –4.00D 以下，逆规散光则效果差。

3）角膜曲率（corneal curvature）的范围以 41.0D ~ 45.5D 为佳，过大或过小都矫正困难。

4）近视持续进展的少年儿童。

5）对裸眼视力要求较高的低度近视患者。

6）无角膜异常，如炎症、变形等，无眼睛其他疾病。

7）理解角膜塑形镜的作用机制以及存在的潜在问题及其局限性。

8）患者目的明确并有良好的依从性。

（2）禁忌证。

1）对角膜塑形治疗的认识存在一定的误区，如认为该方法能治疗近视。

2）期望值过高，与角膜塑形镜的实际作用不符。

3）有眼部疾患，如眼表面有疾病、圆锥角膜（keratoconus）、干眼（dry eye）等。

4）屈光不正大于 –6.00D，逆规散光，散光度数大于 –2.00D。

5）有明显眼内散光的患者，需要谨慎考虑。

6）瞳孔大的患者，特别是夜间瞳孔较大者。

7）眼压超出正常范围。

第4节　角膜塑形镜验配流程

1. 验配前检查

（1）眼部健康检查。排除角膜塑形的验配禁忌证。

（2）验光。近视度数越高，塑形越困难，验光能让我们快速了解患者的屈光状态，了解塑形的难度，与患者和家长做好沟通。

（3）眼轴测量（oculi axis measurement）。眼轴长度不是验配角膜塑形镜的指标，而是判断近视是否进展的重要参数。由于角膜塑形镜佩戴的过程中，近视屈光度被"塑形"消失，无法在不停戴塑形镜的情况下了解近视的进展情况。但我们可以通过观察眼轴的变化，来参考判断近视进展的程度。

（4）角膜地形图（corneal topography）。角膜地形图是角膜塑形验配时最重要的检查。在角膜地形图的辅助下，试戴法的成功率可以达到 90%~95%，角膜地形图测量的是 9~12mm 直径范围内的曲率，佩戴后角膜形态的变化可以通过地形图来监控。

（5）角膜直径和暗室瞳孔直径。过大或过小的角膜直径都不容易验配，现在的试戴片有 10.2mm 直径、10.6mm 直径等，欧普康视公司试戴片更多，验配师可根据不同情况选择，也可以自己设计镜片直径及各个弧区。暗室瞳孔直径大，超过塑形治疗区的，塑形后容易出现眩光，故有夜间驾驶需求的患者需要注意。

2. 镜片选择

镜片的选择包括种类选择、试戴镜选择、镜片参数选择。不同品牌的角膜塑形镜因材料、设计不同，有其特定的试戴镜系统，镜片选择的关键参数为镜片直径、镜片基弧（包括平行弧和反转弧等中周边弧度）及预期降低度数，根据患者的配适状况，调整、选择不同的试戴片。

3. 试戴评估

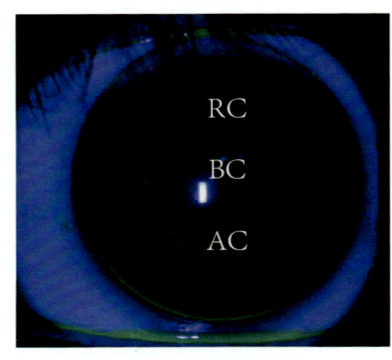

图 55-4　理想角膜塑形镜适配荧光图

试戴镜片后，通过荧光染色评估，初步判断镜片和角膜的适配关系。理想的适配图都应该符合下列要求（图 55-4）。

（1）镜片要居中定位。

（2）瞳孔区即 BC 要有镜片"接触"，表现为黑色的无荧光区。

（3）AC 区必须是宽的、与角膜接触的环形。

（4）RC 窄而深。

4. 镜片适配效果评估

戴镜 2 小时度数下降 –1.00D 可判断为有效，结合角膜地形图的改变、闭眼试戴后的镜片位置决定镜片参数，定制镜片。

5. 起效时间

这取决于许多因素，尤其是对于轻度近视（可能散光）者。有些人可以在一天或两天一夜获得显著效果，但验光度数较深者需要两周或更长的时间获得最佳矫正视力。一般来说，佩戴 2 小时可以矫正 1.00D，戴镜一夜后可矫正 3.00D，佩戴 1~2 周可达最低降幅，–6.00D 度以内的近视一般可达到裸眼正常视力。在完全纠正以前可能会有视力模糊、眩光和光晕现象。在某些情况下，可能还需要戴度数比原来低的镜片。

第 5 节　角膜塑形镜的安全性

角膜塑形镜是较为安全的。戴镜后只是重新塑造角膜形状，不改变角膜的结构，相比近视手术而言不会造成角膜的创伤，为青少年近视将来的治疗赢得一个机会。验配单位应该将角膜塑形镜的优缺点、原理、验配流程 、镜片护理、复诊、佩戴风险、双方责任等相关信息向佩戴者说明，并签订知情同意书。当然角膜塑形镜本身对眼表有一定的不良作用，但多数是 2 级以下的下方角膜上皮脱落和着色（轻度），轻度结膜充血等，而且在短期停戴后就能迅速恢复正常。这是角膜塑形镜材料、设计的进步和国家开展的验配规范化的结果，所以只要在良好的监控下使用，角膜塑形镜是安全的。在中国，作为角膜塑形镜佩戴主体的儿童，在佩戴过程中应受到家长的更多关注，确保其定期复查，才能保证角膜塑形镜的效果和安全性。佩戴者务必遵循接触镜的应用常规，定时清洗消毒，防止污染。一旦发生不适，应立即就医。佩戴角膜塑形镜一定要在正规的眼科医疗机构，由专业眼科医师评估眼部状态，由具备验光师资质的专业技师完成配镜过程。

第 6 节　角膜塑形镜控制近视发展的机制

由于角膜塑形镜可减缓近视进展，我们可以进一步进行相关研究。

（1）角膜塑形镜控制近视进展效果的循证证据积累。

（2）周边近视性离焦与近视控制效果间联系的验证，进一步考虑是否可预测近视控制的效果。

（3）技术革新以扩大适应证和提高近视控制的效果。

研究人员在墨尔本大学（澳大利亚）进行了夜戴角膜塑形镜对近视儿童近视进展影响率的研究，所有参与的孩子都在 16 岁以下。每个孩子的最短评价期为两年，并对两个研究组之间的近视变化进行了对比。与对照组相比，佩戴角膜塑形镜者比对照组为期两年间的近视度更为稳定。同时，64% 的角膜塑形镜佩戴者的近视完全稳定。这项研究的负责人总结了他们的研究证据表明，角膜塑形镜可降低长期的儿童近视进展率。该研究报告发表在 2013 年 7 月期的 *Eye & Contact Lens* 杂志。

美国休斯敦大学视光学院 Smith 教授的近视发展理论指出，佩戴框架眼镜时，入射光在角膜中央重新聚焦在视网膜上，从而提高视力，但在中周部却成像在视网膜后方，因此，"成像壳"与视网膜仅在中心区吻合。由于视网膜有向"成像壳"靠拢的倾向，眼轴将加速增长。佩戴角膜塑形镜后，角膜瞳孔区趋于球面化，"成像壳"不仅在黄斑中心，同时在中周部也更靠近视网膜，从而使眼轴增长减缓。

美国俄亥俄大学和香港理工大学的研究报告指出，青少年佩戴角膜塑形镜后眼轴的加长长度为佩戴框架镜、软性角膜接触镜和普通硬性角膜接触镜（RGP）的一半，这说明角膜塑形镜具有较强的抑制近视加深的作用（表 55-1）。北京大学医学部眼视光研究中心的研究表明，佩戴角膜塑形镜三年后，平均年近视度数增加 8 度，而佩戴框架镜平均年近视度数增加 67 度（表 55-2）。

表 55-1　美国俄亥俄大学和香港理工大学研究的佩戴不同眼镜眼轴变化

研究机构	美国俄亥俄大学 CRYON 研究			香港理工大学 LORIC 研究	
眼轴变化 /mm	角膜塑形镜	普通 RGP	软镜	角膜塑形镜	框架镜
	0.15 ± 0.22	0.35 ± 0.36	0.35 ± 0.27	0.16 ± 0.20	0.34 ± 0.16

表 55-2　北京大学医学部眼视光研究中心研究的佩戴不同眼镜三年后屈光度变化

分组	男/女	眼数	年龄	戴镜+停戴时间/月	屈光度变化	
					球镜/D	柱镜/D
角膜塑形镜	6/15	37	14.7 ± 2.5	47.1 ± 16.1	0.32 ± 0.37	0.00 ± 0.38
框架眼镜	12/23	70	15.1 ± 3.5	44.4 ± 19.6	2.47 ± 1.50	0.28 ± 0.43
P			0.696	0.591	0.000	0.002

角膜塑形镜通过改变角膜的形态和光学性能达到减缓近视进展的目的，同时可以使佩戴者白天获得更清晰的视网膜成像，也有助于抑制近视的发展，因此被誉为"睡觉就能控制和矫治近视的技术"。但如果晚上不戴角膜塑形镜，白天一样会恢复近视的状态。8～11岁是儿童近视发展最快的阶段。也就是说，在孩子的眼睛未定形之前，还处在眼部发育、近视进展的年龄，故角膜塑形镜应坚持佩戴。

角膜塑形镜不同于角膜屈光手术，角膜塑形镜是可逆的。如果你想做角膜屈光手术，必须停止佩戴角膜塑形镜一段时间（可能几个月），使角膜完全恢复到原先的形状。

现代角膜塑形镜的发展已有 20 余年历史，国内外对临床实践经验均进行了总结，基本认为，现代角膜塑形镜对近视的预防、控制治疗方面均能发挥一定的作用。

参考文献

[1] 褚仁远，谢培英. 现代角膜塑形学[M]. 北京：北京大学医学出版社，2006.

［2］谢培英，迟惠．实用角膜塑形学［M］．北京：人民卫生出版社，2006．

［3］梅颖，唐志萍．硬性角膜接触镜验配跟我学［M］．北京：人民卫生出版社，2016．

［4］钟元园，周行涛．角膜塑型镜控制青少年近视效果及机制的研究进展［J］．中国眼耳鼻喉科杂志，2014，14（2）:121-123．

（卫晶仙）

第 56 章
角膜接触镜

角膜接触镜（接触镜，contact lens）改善屈光不正，是一项比框架眼镜更方便的矫正视力新技术。但它在应用中并非绝对完美，同样存在着威胁视力的潜在性风险，特别是对于那些不遵医嘱日夜长戴的患者。熟知其性能及其潜藏风险，对使用者的好处不言自明。根据不完全统计，美国大约有 3600 万人佩戴接触镜，约有 200 万人曾经或即将罹患各种因戴镜引起的并发症。

接触镜相关问题包括：镜片佩戴舒适问题；日夜长戴问题；视力问题；接触镜过敏问题；镜片沉着物处理问题；应用中可能发生的并发症。

第 1 节 镜片舒适问题

佩戴接触镜引起不适，常见于更换新镜片之后。如果使用者佩戴旧镜片舒适而更换新品牌镜片引起不适，这很可能与镜片曲率、表面有划痕或其他缺陷有关。一些新的透气性镜片或硬镜片，有时可通过镜片抛光改善舒适度。其他可能的原因包括镜片过紧、厚度和边缘设计不合适等。某些软接触镜（soft contact lens）具有很高的氧气通透性（长戴性镜片），佩戴会感觉更舒适。如果镜片太紧，角膜则会因缺氧而感觉不适（即镜片过紧综合征）。换言之，镜片如果太松，眨眼时会移动过度，同样会造成眼部刺激。最后，有些人对厚度和边缘设计特别的镜片难以适应。旧镜片的不舒适多半由镜片蛋白沉积物、镜片划痕或缺口以及泪液润滑存在问题引起。佩戴时间也和舒适度有关。镜片快速的蛋白沉积或其他不适，是人们经常更换镜片的原因。妇女妊娠和激素改变也是产生镜片佩戴困难的原因。

第 2 节　镜片佩戴时间问题

有些佩戴问题与外部环境有关，如环境中花粉计数高、空气质量差和低湿度等。旧镜片的蛋白沉积、硬镜片和透气镜片的缺损或能通过镜片抛光重获舒适。软性接触镜不适通常需要更换镜片。有些患者无法适应全天佩戴，只能在有限时间内戴镜。点滴人工泪液增湿能延长戴镜时间。有些人在某些时间点，如用餐时需要取出镜片，以便下午佩戴更长时间。如果因为佩戴时间出现问题，最明智之举是接受眼部检查，排除感染或过敏等潜在性风险。如果需要取出镜片，则应存放在消毒液中，避免存放在自来水中将镜片污染。

第 3 节　视力问题

单纯近视或远视用接触镜矫正视力比较简单，但是软性接触镜难以矫正散光，如果想看近看远都清晰，则佩戴双焦接触镜较为理想。Toric 软镜片能够矫正散光，但眨眼过程中镜片可能因旋转导致散光矫正移动引发暂时性视物模糊。对于严重或不规则散光患者，透气性硬镜片视力矫正效果较好。戴镜者夜间出现虹视现象或幻影，可能是夜间瞳孔散大的原因。佩戴时间很长的旧镜片会引起视物混浊，需要检查或更新。中老年的阅读用接触镜片能最大限度地提高近视力，其缺点是阅读时远视力不佳，会牺牲一些清晰的远景。

1. 阅读距离视力

（1）双焦或多焦接触镜（图 56-1）。双焦或多焦接触镜的最大好处是它能最大限度地同时提高近视力和远视力。其受众群体包括不愿意戴框架眼镜阅读的中老年人，喜欢运动或在户外作业的人群，经常使用电脑工作的人群以及无法适应阅读小字体的人群等，多焦点接触镜能为他们解决视觉上的困难。

（2）单眼视（monovision）接触镜。单眼视接触镜虽能同时提高远视力和近视力，但它远非完美。其不足之处是可能造成眩光和夜间虹视，深度知觉受到抑制，中距离视觉（如电脑操作）也无法达到清晰的程度。中老年人为浏览报纸杂志可以用非主视眼佩戴接触镜阅读，既避免主视眼受接触镜相关问题困扰，也能减少消费。

双焦点接触镜示意图
（图片来自 knightlaboratory.com）

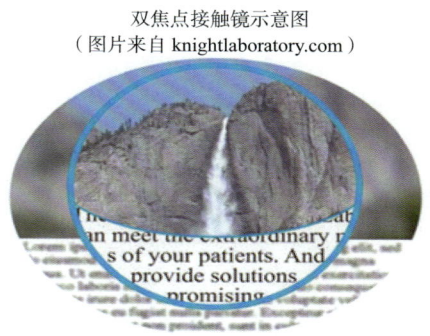

图 56-1 双焦接触镜视近和视远两种功能示意

第 4 节 镜片沉积物（lens sediment）

蛋白沉积常见于软镜和某些硬镜。对于软镜而言，规律性的酶清洗和每天消毒有助于防止蛋白沉积。对于硬镜发生的沉积，特别是花粉沉积，抛光或能缓解。镜片蛋白沉积是引发巨乳头性结膜炎的主要原因。总体来说，蛋白沉积是不可避免的。泪液中的蛋白和脂类常常与接触镜结合，有时，溶菌酶、γ球蛋白和钙等也会沉积接触镜表面，在接触镜表面形成小的隆起（图 56-2）。镜片佩戴日久，势必会累积并造成刺激，也可能成为感染的潜在因素（图 56-3）。定期的酶清洗、注意戴镜卫生和合适的更换周期，均有助于减少镜片的蛋白沉积。

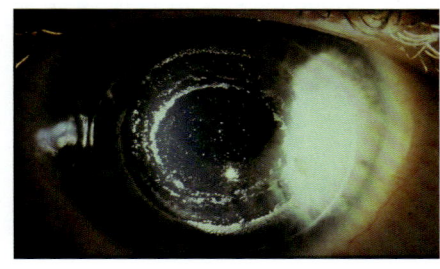

图 56-2 软性接触镜上的蛋白和钙沉积

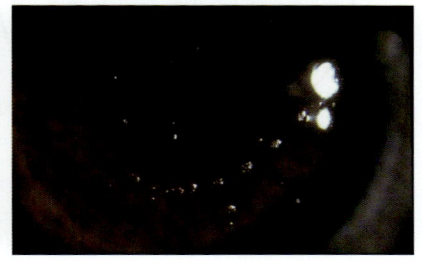

图 56-3 真菌在软性接触镜上生长

为尽量减少镜片沉积物,请注意以下几点。

(1)不是所有的护理液适合所有的接触镜,在接受专家咨询以前不要随便更换护理液。

(2)接触镜护理三部曲:清洁、冲洗和消毒。每一次摘除镜片都必须经过上述三步后保存。

(3)接触镜保存超过12小时的,都必须重新清洁、冲洗和消毒后才能使用。

(4)清洗液只能清除碎屑、蛋白、黏液、油污;消毒液可以杀菌和杜绝其他病原体感染。

(5)开封的液体有可能被污染,也不要用过期的护理液。

第5节 接触镜相关并发症

佩戴接触镜有可能发生很多并发症。上皮和基质水肿、角膜新生血管(corneal neovascularization)、感染及无菌性溃疡是4种主要的并发症(图56-4)。角膜水肿(corneal edema)缘于接触镜佩戴使角膜供氧减少,其实质是接触镜造成的角膜窒息。佩戴镜片睡觉,角膜水肿的风险会大大增加。角膜水肿的症状包括视力模糊或朦胧、虹视、角膜变红、刺激或疼痛。角膜水肿的并发症包括角膜擦伤、镜片过紧综合征(tight lens syndrome)和角膜溃疡或感染。一般来说,一旦产生角膜肿胀,就应该停戴接触镜。

感染的诱因是上皮损伤、接触镜存在沉积物以及没有遵守接触镜的护理常规。

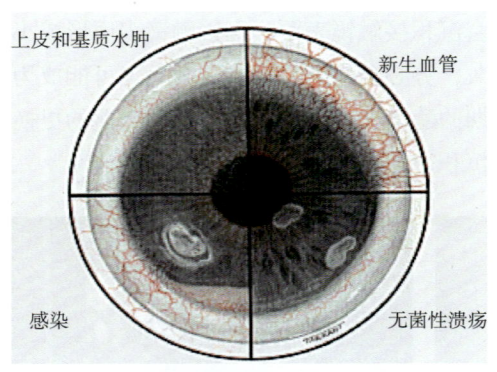

图56-4 接触镜相关的四大并发症:上皮和基质水肿、血管新生、感染及无菌性溃疡

1. 接触镜过敏

接触镜本身就是一种异物，长时间与眼表接触，镜片材质、蛋白沉积物或消毒液体以及接触镜浸泡液中的防腐剂、睑缘细菌毒素都可能引起过敏。眨眼时镜片与睑、球结膜接触，而结膜含有某些细胞，也可能引发过敏。

2. 镜片过紧综合征

正常情况下，接触镜在眨眼或眼球运动时，镜片会轻微移动。软镜会移动几毫米，透气硬镜移动幅度稍大。移动可使泪液沿眼球表面循环，为角膜提供氧气，某些氧气也能通过接触镜（特别是软镜和抛弃性接触镜）。镜片过紧会导致透过角膜的氧气减少，诱发角膜肿胀，反之又会加重镜片过紧，加速肿胀（图56-5）。其间发生的症状包括眼球充血变红、有刺激感、烧灼感和干涩，视物混浊、虹视等（图56-6）。增湿液可能有助于镜片过紧的防范。一旦镜片过紧，滴几滴眼药水后立即取下镜片为宜，同时避免镜片取出过程造成角膜上皮擦伤，必要时请眼科医师诊疗。

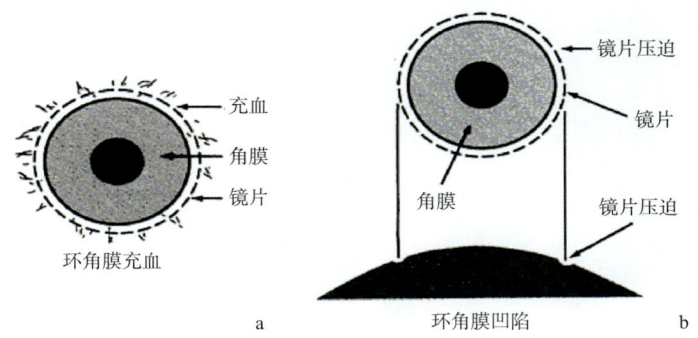

图56-5　环角膜充血，角膜缘血管充盈（a）；环角膜周边部的压痕，过紧的接触镜压迫角膜缘组织（b）

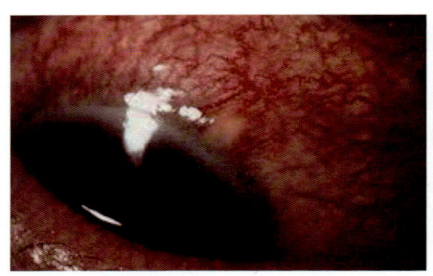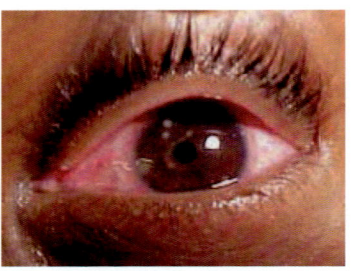

图 56-6 镜片过紧综合征的眼部表现

3. 角膜新生血管（corneal neovascularization）

缺氧是角膜新生血管形成的主要原因。对消毒液的敏感也是触发角膜新生血管的原因之一。角膜新生血管以周边部微血管翳为主，一般不超过角膜 1.5mm 范围，极少发生深层新生血管。由日夜长戴型镜片引起的概率较高，建议患者改为日戴。圆锥角膜长期佩戴 RGP 引发新生血管的概率很高，镜片的 DK 值（透气系数）与缺氧程度关系密切（图 56-7）。

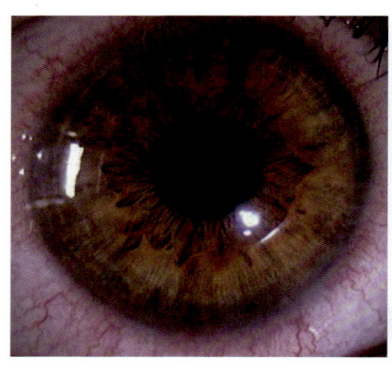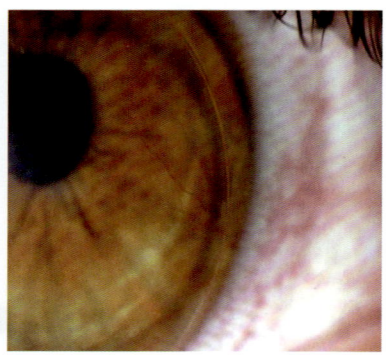

图 56-7 长戴性镜片引起的角膜周边部新生血管，圆锥角膜长期佩戴 RGP 引起的粗大新生血管

4. 巨乳头性结膜炎（giant papillary conjunctivitis，GPC）

临床表现早期为眼部发痒，内眦黏性分泌物堆积。稍晚出现的异物

感、镜片移位、视物混浊和大量的黏性分泌物造成的戴镜难以耐受引起患者警觉而就医。长戴性接触镜约有35%，抛弃性接触镜约有5%发生GPC。镜片蛋白沉积物和每天6000次以上眨眼的机械性摩擦，使镜片沉积物与结膜淋巴系统接触，引起结膜免疫性炎症反应，这是引起GPC的主要原因。佩戴时间增加，特别是日夜长戴，会加重病情。上眼睑结膜出现弥漫成片的巨大乳头，乳头直径多为0.1～0.3mm，大的直径可超过0.3mm。上睑结膜充血肥厚（图56-8）。

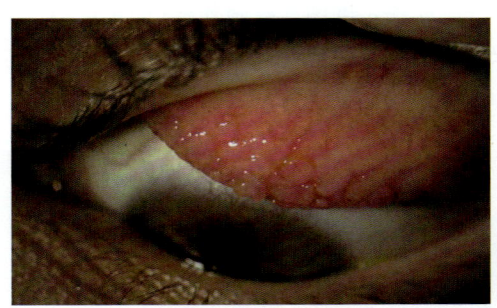

图56-8　巨乳头性结膜炎

病因和发病机制主要是对镜片蛋白沉积物（黏液、蛋白、细菌、细胞碎屑）的过敏反应。患者结膜上皮有脱颗粒肥大细胞、嗜碱性粒细胞和嗜酸性粒细胞，但泪液组胺水平没有提高，IgE水平明显提高。临床和组织学表现提示，巨乳头性结膜炎是一种IgE介导的Ⅰ型和Ⅳ型迟发性过敏反应。最近证明，患者的泪液白三烯（LTS）显著提高，LTS可增加结膜微血管的通透性，这可能是GPC的发病原因。

处理方法取决于疾病的严重程度，早期以减少眼部症状为主，重症则以减少眼组织炎症损害为主。措施包括：改戴抵抗蛋白沉积材质的接触镜；换戴日戴或周戴抛弃性接触镜；保持镜片清洁卫生，使用不加防腐剂的护理液和人工泪液。中度患者应用肥大细胞稳定剂和抗组胺类药物（奥洛他定和酮替芬），每日2次持续8～12周，或能改善。如果患者无法停戴镜片，则应使用抛弃性镜片联合局部药物治疗。最严重的病例则需应用皮质类固醇滴眼液，但只能短期应用，否则会有不良药物作用。治愈后最佳的处理方案是使用抛弃型镜片。

5. 角膜溃疡（corneal ulcer）

尽管存在眼的防卫机制，但与接触镜相关的角膜溃疡仍然是主要并发症之一。与接触镜关联的角膜溃疡有两大类型：无菌性溃疡和感染性溃疡。前者主要是细菌毒素引起的免疫性炎症反应，情况并不严重（图56-9）；而后者则是由各种病原体，细菌、真菌和棘阿米巴原虫直接引起的角膜破坏，病情进展快，如不能及时正确处理，致盲的风险很大，应尽快转诊给眼科医师（图56-10）。

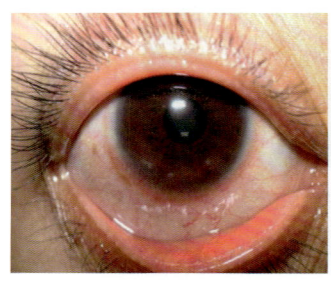
图56-9 接触镜相关边缘性角膜溃疡

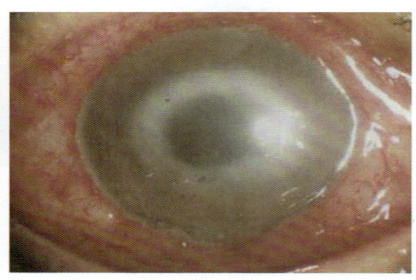
图56-10 棘阿米巴原虫引起的角膜基质溃疡

第6节 镜片选择

日戴还是长戴，是选择一般性软镜还是抛弃型接触镜均取决于佩戴者的主观意愿。对于减少并发症概率而言，日戴比长戴安全，尽管长戴比较简便。从发展眼光来看，抛弃型接触镜（disposable contact lens use）是接触镜使用的一种趋势，多数人使用两周抛弃型接触镜。以下情况可考虑使用抛弃型接触镜。

（1）镜片蛋白沉积速度较快。

（2）巨乳头性结膜炎患者。

（3）对镜片清洗液或消毒液过敏。

抛弃性接触镜相关问题：①费用高；②缺少镜片消毒，需要减少某些活动（如游泳），可降低某些感染风险；③缺乏完美的参数。长戴性接触镜（extended wear contact lens）的好处是能接连佩戴数天（包括夜间睡眠时）。其潜在风险是增加角膜感染机会。角膜的氧气供给减少可引发角膜水肿、视物混浊、虹视、角膜表面损伤和角膜溃疡。因此使用者要慎重选择。

参考文献

[1] Stamler JF. The complication of contact lens wear [J]. Curr Opin Ophthalmol, 1998,4:66-71.

[2] Suchecki JK, Donshik P, Ehlers WH. Contact lens complications [J]. Ophthalmol Clin North Am, 2003,16(3):471-484.

[3] Wong AL, Weissman BA, Mondino BJ. Bilateral corneal neovascularization and opacification associated with unmonitored contact lens wear [J]. Am J Ophthalmol, 2003,136(5):597-598.

[4] Rkec MT, Orhan M, Erdener U. Role of Tear Inflammatory Mediators in Contact Lens-Associated Giant Pappillary Conjunctivitis in Soft Contact Lens Wearers [J]. Ocular Immunology and Inflammation, 1999,7:35-38.

[5] Katelaris CH. Giant Papillary Conjunctivitis- A Review [J]. Acta. Opthtalmo Scand,1999, 77: 17-20.

（朱志忠）

第 57 章
角膜移植与眼库

角膜移植术（kercato plasty），是一种以正常的角膜组织取代患者受损或病变的角膜的手术。

第 1 节　按手术目的分类

1. 光学性角膜移植术（optical keratoplasty）

光学性角膜移植术（或称增视性角膜移植术），其目的是提高视力。患者最常见的手术原因是各种原因造成的角膜白斑、人工晶状体植入术后引发的大泡性角膜病变和圆锥角膜等。

2. 治疗性角膜移植术（therapeutic keratoplasty）

药物治疗无效的病例，可通过角膜移植术来治疗疾病。手术的主要目的不是为提高视力，而是治疗或根除疾病。当然，在治愈疾病的同时，患眼视力也有不同程度的提高。这类手术常见的目的包括通过移植来控制炎症或感染性角膜溃疡、组织变形或变性（边缘性角膜变性）和眼表结构重建（如角膜变薄或后弹力膜膨隆、角膜缘干细胞移植、眼表重建等）。

3. 美容性角膜移植术（cosmetic keratoplasty）

最常见的手术原因是患者睑裂区角膜中央遗留浓密瘢痕影响外观。医师通常采取自体角膜旋转移位的方法，将患眼周边部透明角膜经自转性板层或穿透移植转位到角膜中央区，而丑陋的瘢痕组织被转位到上方的周边部，在上眼睑的遮盖下，使患眼外观与正常无异。

第 2 节　按被移植角膜的组织部分分类

1. 穿透性角膜移植术（penetrating keratoplasty）

穿透性角膜移植术是以全层透明角膜代替全层混浊及病变角膜的方法。其适应证主要基于以下 4 个方面：角膜完整性遭到破坏、中央区角膜深层混浊导致视力严重下降、角膜前表面曲率异常无法矫正、角膜感染性病变无法用药物控制并向周边角膜发展。

2. 板层角膜移植术（lamellar keratoplasty）

板层角膜移植术是一种移植部分厚度角膜的手术。即切除角膜的病变部分，置换相应厚度的透明角膜移植片，以达到光学或某些角膜疾病的治疗目的。凡病变在角膜未达到后弹力层者，均可做板层角膜移植术。

3. 角膜缘干细胞移植术（corneal limbal stem cell transplantation）

角膜缘干细胞移植术是用健康的自体或异体角膜缘组织替换受损伤或功能不良的角膜缘组织的手术，通过供体的干细胞增殖、分化及细胞的向心性移动来修复、稳定受损角膜表面，阻止新生血管侵入及假性胬肉的形成。

4. 后板层内皮移植术（posterior lamellar endothelial keratoplasty）

该手术设计的主要原理是通过置换结构异常和功能失调的角膜内皮，保留受体自身健康的上皮、前弹力层和健康基质，达到角膜结构完整和功能康复的目的。

5. 人工角膜植入术（keratoprosthesis）

该手术采用人工材料设计的人工角膜替代混浊的角膜，用以治疗眼表结构异常和功能失调以及传统角膜移植手术难以获得疗效的病例。

综上所述，在这 5 类角膜移植术中，穿透性角膜移植术、角膜缘干细胞移植术及后板层内皮移植术均需要使用新鲜的角膜组织，而板层角膜移植术和人工角膜植入术可以使用各种保存的角膜组织，这些保存的组织虽无细胞活性，但板层角膜组织结构正常。

第 3 节　角膜材料来源

角膜移植所用的供体角膜来自尸眼，在因各种非病毒感染性疾病或意外死亡的捐献者自愿的前提下，在其死后 24 小时内医师会摘除其眼球送眼库保存。目前，我国一些大型城市已经建立了自己的眼库，使很多角膜盲患者获得了角膜移植的机会。眼库的中心任务是采集、保存、研究角膜材料及其他眼组织，为移植手术及时、合理地提供角膜材料，以满足广大患者的需求。

苏联眼科学者 Filatov 于 1935 年首创以 2～4℃保存的人尸体眼球作为角膜移植材料的来源。1945 年美国眼科医师 Paton 在纽约建立世界第一个眼库，从此将角膜移植的发展推向了快车道。纵观世界各国角膜移植发展的历史，只有那些逐步完善现代眼库建设的国家，其角膜移植事业才有可能获得长足的发展。亚洲国家，包括中国和日本在内，人文和历史的束缚限制了角膜移植材料的来源，致使其角膜移植的发展远远落后于经济发展的速度和水平。

器官供体缺乏的情况在世界各国普遍存在，和发达国家相比，我国显得更为短缺。美国器官移植的等待者和器官捐献者之间的比例为 5∶1，英国为 3∶1，而我国高达 150∶1。由于公民的自愿捐献的意识低下，中国此前绝大多数的移植器官来源于死囚捐献。但国际舆论对此存有疑虑，认为在被囚禁的环境下，死囚很难保证真正自愿选择的自由。法治建设的进步、人权意识的不断提高，使得近年来我国的死囚器官来源大大减少。根据《南方都市报》2014 年 3 月 5 日的报道，从 2013 年 8 月卫健委启动器官捐献强制分配以来，全国有 1570 例器官捐献，使将近 5000 例患者重获新生。而且,器官捐献数字同期远超死囚器官捐献数字,有38家移植中心已停用死囚器官,器官移植工作已摆脱依赖死囚器官捐献的阶段。

眼库(eye bank)是一项系统工程,必须建立在社会广泛支持的基础上,才能收到实际效益。1995年姚晓明曾经做过一项调查,在抽样调查的3742人中,赞同捐献遗体眼球者,仅占9.67%。1990年北京自愿登记身后捐献眼球者有2500人,但当这些志愿者死后,其遗属却拒绝捐献,真正实现遗愿的仅有十余人。

为推动眼库事业的进程,我国老一辈知名眼科学者身体力行率先垂范,纷纷将自己的眼球捐献给生前热爱的眼科事业和需要移植角膜的盲人。捐献角膜的第一位眼科先贤是青岛医学院眼科潘作新教授,于1983年去世。人们遵照他的遗嘱,将潘教授一只眼球制作成教学科研标本存放在他工作过的眼科病理室,将另一眼球的角膜移植给了一位青年农民。北京同仁医院张晓楼教授于1990年9月14日与世长辞,终年76岁。根据他生前的愿望,9月15日他的角膜被移植到两位普通工人眼上,使他们重见光明。这使张晓楼教授成为同仁眼库第一位角膜捐献者。

事实上,绝大部分角膜盲患者,如能及时获得角膜移植,是可以重见光明的。但移植供体材料的长期匮乏,导致原本被发达国家列为常规术式的角膜手术,在我国变得罕见。究其根源,仍在于移植材料的匮乏。我们务必从解决移植材料入手,根除角膜手术的障碍。

在器官移植立法之前,全社会必须改变获取角膜移植材料来源的途径,结合我国人文历史条件,从人性化角度,寻找一些人们能够接受的方法,帮助那些愿意捐献遗体或器官的人实现遗愿。早在20世纪70年代,由当时在河南眼科所工作的朱志忠教授领衔的角膜病组,就开始从尸体眼球原位摘除角膜用于角膜移植。他们从改变策略入手,将传统的眼球捐献改为角膜捐献,也就是取消以往必须通过摘除眼球来获得角膜移植材料的方法,取而代之的是在无菌条件下,以角膜手术的精度从尸体眼球原位采集角膜片。从人文和医学角度而言,此法更人性化,因为这种采集方式避免了眼球摘除对遗体面容的损毁,更容易让死者亲属接受。只要提前做好死者亲属的宣传和安慰工作,就有可能得到他们的理解和配合,如能严格按照规程操作，取材全过程就能做到安全、高效、可行。我们的实践证明，原位采集角膜，在眼科微生物学和手术学领域的可行性比眼球摘除更易在中国实施。运作得当可为移植供体来源开辟一个新天地。

角膜移植材料的眼库保存技术，最早起源于全眼球的湿房保存。随着技术的进步，出现了许多不同的保存方法，但以全眼球器官为移植材料保存的原则延续数十年不变。直到 1974 年美国眼科学者 McCarey 和 Kaufman 发明了 MK 液以后，从美国开始，角膜移植材料保存的方式由全眼球保存逐渐变成离体角膜片保存。MK 液以及相关的组织保存液，为离体角膜片的眼库保存技术提供了基本的保障。借鉴国外的保存技术，我们采用的更为简便实用的无血清角膜保存液保存离体角膜的方法，取得了良好的临床效果。板层角膜移植材料由于不需要角膜细胞活性，可以使用甘油脱水保存或冷冻干燥保存技术来保存。

第 4 节 术前检查和准备

在大多数情况下，眼科医师会在术前数日或数周对患眼做详细检查以排除手术禁忌证，包括全身体检、血常规、X 线和心电图检查。此外，还需要排除眼后部手术禁忌证，如视网膜脱离等。医师与患者讨论的内容，包括不同的治疗方案的得失与风险。如果患者选择手术，医师应让患者签署知情同意书。

鉴于供体角膜的短缺，患者需排队等候角膜。一旦得到合适的角膜，医师应立即通知患者住院接受手术。

第 5 节 角膜移植的术后处理和随访

与眼科其他手术不同的是，角膜移植术后需要长期随访，以确保患眼的术后功能。尽管在所有的组织器官移植中，角膜移植的成功率最高，但免疫排斥仍是导致植片失败的最常见原因。因此，在术后需常规使用抗排斥药物，如糖皮质激素、环孢素、FK506 等免疫抑制剂。排斥反应通常在术后 3 周至数年内发生，1～6 个月最常见，因此患者出院以后，需要定期来医院复查手术眼的情况。如果患者出现眼部发红、疼痛、畏光、突然视力下降、角膜移植片变混浊等情况，要立即到医院就诊，医师会根据病情给予必要的处理。

第6节 角膜移植术的风险

与任何眼部手术一样，角膜移植术同样存在手术风险。尽管角膜移植术是所有器官和组织移植中成功率最高的手术，但医师无法向患者做出手术成功的保证。一些可能发生的并发症包括感染、出血、青光眼、伤口渗漏、伤口愈合不良、移植排斥反应等。移植失败也并不意味着患眼失明或无法挽救。医师会根据患者的情况，在征得患者同意的前提下，准备条件再次手术，患眼仍有复明的希望和可能。

参考文献

[1] 朱志忠. 穿透移植角膜材料活性保存的实验研究[J]. 中华眼科杂志，1979，15(3):153-155.

[2] 朱志忠，王印其，鲍道明，等. 无血清角膜保存液与M-K液的比较性临床研究[J]. 眼科研究，1986，4(2):79-84.

[3] Filatov VP. Transplantation of cornea from preserved cardaver eyes [J]. Lancet, 1937,1:1359.

[4] McCarey BE, Kaufman HE. Improved corneal storage [J]. Invest Ophthalmol, 1974,13:165-173.

（李　霞　朱志忠）

第58章 角膜胶原交联矫治圆锥角膜

第1节 什么是角膜胶原交联

角膜胶原交联（corneal cross linking，CXL）是一种治疗圆锥角膜（keratoconus）的新疗法，于1998年由Theo Seiler首创。其原理是先在角膜表面滴光敏感制剂核黄素溶液，再经紫外线A（UV-A）光照射30分钟，以加强角膜胶原之间的连接。数千例临床验证已证实，这种治疗方法可以增强患者角膜胶原的交联状态，使其从柔软趋向坚韧，从而改善和防止圆锥角膜的进展（图58-1）。

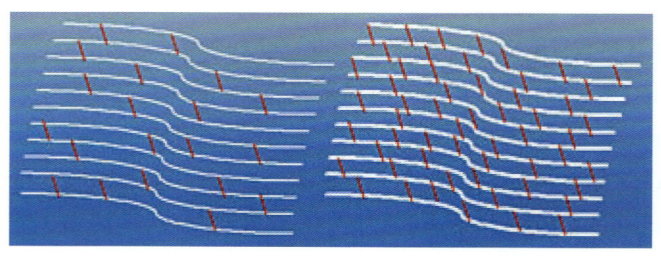

治疗前柔软的交联　　　　　治疗后增强的交联

图58-1　角膜交联的目的是在患者软弱的角膜胶原之间增加越来越多的"锚"，促使胶原纤维更牢固地连在一起

第2节 角膜交联的两个基本类型

去角膜上皮交联，使核黄素渗透更快；保留角膜上皮交联，则需要一个较长的核黄素加载时间。

CXL 是经 FDA 核准的治疗项目，可在全球任何国家的临床应用。我国厦门眼科中心已经引进了治疗设备。交联过程需要 60~90 分钟，在大多数情况下，如果进行去上皮交联，医师将会把患者置于一个倾斜的位置，先进行去除角膜上皮，然后滴入核黄素眼液。如果是上皮交联，医师将会用更长的时间滴核黄素，以确保有足够的核黄素在角膜上。这两种手术方式都需要确认角膜厚度，然后紫外线照射 30 分钟。在某些情况下，术后需要佩戴绷带接触镜。眼局部滴抗生素药水。保留上皮和去上皮两种 CXL 手术，均能使 99% 的患者稳定角膜病情，使角膜地形图结果更接近正常值，视力进步。

第 3 节　上皮细胞与上皮下角膜交联孰优孰劣

一些医师正在研究保留上皮的跨膜 CXL。在欧洲，一些学者研制了一种名为 ricolin TE 的核黄素制剂，有助于促进上皮 CXL。在美国，调查发现，保留上皮和去上皮两种 CXL 疗效相仿。跨上皮术式的优点是可减少感染、角膜混浊和上皮愈合延迟的风险。而去上皮 CXL，往往在年轻人中比在 35 岁以上患者中疗效要好，这种差异是否与上皮的存在有关仍有待观察。保留上皮 CXL 术后痛苦小，视力恢复更快。

第 4 节　适应证和禁忌证

适应证：目前尚无明确的标准，但要考虑的参数是屈光状况（包括散光）、未矫正视力、最佳矫正视力和角膜地形图。最佳适应证是进展期圆锥角膜和 LASIK 后角膜扩张。

禁忌证：角膜厚度小于 400μm；单纯疱疹病毒感染（因为它可能会导致病毒的再活化）；严重角膜瘢痕或混浊；上皮伤口愈合困难；干眼；自身免疫性疾病。

第 5 节　外科技术

治疗第一阶段的主要目的是让核黄素扩散到角膜。0.1% 核黄素（维生素 B_2）每 1～5 分钟间隔滴眼 15～30 分钟，直到在用蓝色滤光片裂隙灯检查下看到核黄素进入前房，证明已经有足够的核黄素进入角膜基质为止。角膜与 UV 光（通常 365～370μm）之间的距离为 1～5cm，从角膜顶端照射 30 分钟。照射后，用抗生素滴眼并佩戴绷带接触镜。术后抗生素滴眼每日 3～4 次。

第 6 节　结果

综合欧洲、美国、澳大利亚等多中心千例以上的临床验证，证实交联治疗后患眼非矫正和最佳矫正视力均有显著提高，角膜曲率明显从陡峭变平坦。一般而言，球镜减少大于等于 0.5D，柱镜大于等于 1D，角膜曲率值大于等于 1D，圆锥角膜进展得到有效控制，可以避免或延迟角膜移植。但也有少数病例圆锥角膜继续进展，不得不改行其他疗法。

第 7 节　角膜胶原交联对人角膜基质及胶原纤维的影响

有学者做了相关研究，将交联治疗后 6 个月取下的角膜标本，与未经治疗的角膜和正常角膜进行对比研究，发现正常角膜没有测到 TUNEL 阳性角膜基质固有细胞。圆锥角膜和交联过的角膜主要为前基质层的凋亡细胞。这种细胞凋亡趋势通过 Western blot 证实聚合酶（ADP 核糖）裂解。Ki-67 染色显示，与正常角膜相比，交联过的圆锥角膜的基质细胞增殖显著增加。交联过的角膜基质细胞 CD34 阳性细胞经常被规则分布在整个角膜基质中。与对照组和圆锥角膜相比，免疫组化分析证实，圆锥角膜的交联纤维 I 型胶原直径显著增加。有学者研究了 CXL 对兔角膜胶原纤维直径的影响，与对照眼相比，前基质胶原直径增加 12.2%，后基质增加 4.6%。这表明，UVA 辐射效果对前基质最强。

最近的一项研究证实，角膜胶原交联成功地阻止圆锥角膜病情恶化达

4年以上。研究人员对30例早期和中度圆锥角膜患者行单侧角膜胶原交联与核黄素和紫外线照射，实施交联治疗时的平均年龄为26.3岁，临床评价的平均时间为53.3个月。

从治疗前到治疗后4~6年，平均等效球镜屈光不正和矫正远视力改善明显；平均模拟角膜曲率、锥顶屈光度、均方根、白斑和继发性散光明显下降；中央角膜厚度明显增加。没有任何治疗眼矫正远视力下降超过一行；7例未经处理的对侧圆锥角膜病情发展。

第8节 角膜胶原交联的并发症

对99例（117眼）CXL的临床研究发现，约90%的患者完成了12个月的随访。并发症的发生率：2.9%视力丢失两行；7.6%圆锥角膜继续进展，这些失败的患者主要是术前圆锥角膜已发展，角膜曲率偏高是交联重要的危险因素；无菌浸润7.6%；角膜中央基质瘢痕2.8%。结果表明，术前最大K值小于58D的患者治疗失败率降低至3%，患者年龄小于35岁并发症的发生率为1%。

参考文献

[1] Raiskup-Wolf F, Hoyer A, Spoerl E, et al. Collagen crosslinking with riboflavin and ultraviolet-A light in keratoconus: long-term results [J]. J Cataract Refract Surg, 2008,34(5):796-801.

[2] Caporossi A, Mazzotta C, Baiocchi S, et al.Long-term results of riboflavin ultraviolet a corneal collagen cross-linking for keratoconus in Italy: the Siena eye cross study [J]. Am J Ophthalmol, 2010,149(4):585-593.

[3] Hersh PS, Greenstein SA, Fry KL. Corneal collagen crosslinking for keratoconus and corneal ectasia: One-year results [J]. J Cataract Refract Surgery, 2011, (37): 149-160.

[4] Mazzotta C, Balestrazzi A, Baiocchi S, et al. Stromal haze after combined riboflavine/UVA corneal collagen cross-linking in keratoconus: in vivo

confocal microscopic evaluation [J]. Clin Experiment Ophthalmol, 2007, 35:580e2.
[5] Rita Mencucci, Mirca Marini, Iacopo Paladini, et al. Effects of riboflavin/UVA corneal cross-linking on keratocytes and collagen fibres in human corne Clinical & Experimental [J]. Ophthalmology, 2010,38:49-56.
[6] Wollensak GE, Wilsch M. Collagen fiber diameter in the rabbit cornea after collagen crosslinking by riboflavin/UVA [J]. Cornea, 2004, 23(5):503-507.
[7] O'Brart DPS, Kwong TQ, Patel P, et al. Long-term follow-up of riboflavin/ultraviolet A (370 nm) corneal collagen cross-linking to halt the progression of keratoconus [J]. Br J Ophthalmol, 2013,97(4):433-437.
[8] Koller T, Mrochen M, Seiler T. Complication and failure rates after corneal crosslinking [J]. J Cataract Refract Surg, 2009,35(8):1358-1362.

（朱志忠）

第59章
太阳眼镜的护眼作用

阳光炽热的夏季，很多人喜欢戴一副太阳眼镜，既时尚，又有护眼功能，是个值得提倡的护眼措施。

太阳眼镜（sun glasses）最早在柜台上销售要追溯到19世纪20年代，到19世纪70年代，太阳眼镜的市场迅速扩张，戴太阳眼镜成为一种时尚。除了装饰之外，人们也希望通过佩戴太阳眼镜减少紫外线的损伤（图59-1）。

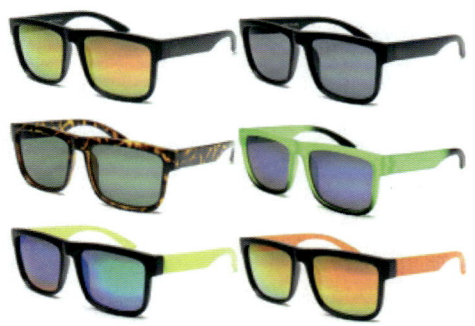

图 59-1　太阳眼镜

与紫外线（ultraviolet rays）损伤相关的眼科疾病包括翼状胬肉（pterygium）、睑裂斑（pinguecula）、白内障（cataract）、老年性黄斑变性（senile macular degeneration）等。那么佩戴太阳眼镜能否降低紫外线对眼睛的伤害呢？研究显示，符合国际标准的太阳眼镜都能为民航驾驶员提供有效的紫外线防护。角膜炎、结膜炎、视网膜脱离等患者，佩戴太阳眼镜对康复有益。大雪天、航海与高山、沙漠等地的户外工作者，佩戴太阳眼镜有防范紫外线性眼炎（雪盲，snow blindness）的作用。

那么什么时候开始佩戴太阳眼镜对疾病防治有效呢？最近有一项研究指出，工作时的太阳光暴露是老年性黄斑变性的一个重要危险因素，而退休后，太阳光暴露对疾病的发展似乎影响并不大。也就是说，要通过佩戴太阳眼镜等措施来降低太阳光的暴露以达到预防老年性黄斑变性的发生，需要从年轻时做起。而白内障术后，由于摘除晶状体的眼睛对紫外线滤过功能下降，可在外出时佩戴太阳眼镜。

究竟该如何选择健康且适合自己的太阳眼镜呢？

关于太阳眼镜的防护功能，首要的客观指标，是对紫外线的滤过率，大多数市售太阳眼镜的 UV 指数为 96%～98%，深色镜片更好些。美国食品和药物管理局要求镜片在保障透光率的同时，要滤除阳光中 90% 以上的紫外线。

在颜色的选择上，深色镜片防晒功能更强，但颜色越深，可见光透光率越低，视敏度越低。一般而言以茶色、灰色和绿色为佳。普通的树脂材料制成的镀膜镜片，没有紫外线的防护功能，对视网膜无益。

挑选太阳眼镜的大小和款式，不能只追求时尚。首先应该关注的是双眼瞳距合适，否则镜片的光学中心与佩戴者瞳距不吻合，会损害视觉功能。

然而，有一些情况不宜佩戴太阳眼镜。阴天和室内不宜佩戴太阳眼镜，因为光线暗会加重眼睛调节的负担，引起视疲劳。6 岁以下儿童避免长时间佩戴太阳眼镜，以免影响视觉发育。视力退化的老年人、色盲、视神经网膜炎以及闭角型青光眼的患者同样不宜佩戴太阳眼镜。

（沈旻倩）

第60章
有晶状体眼人工晶状体植入矫正高度近视

第1节 概述

有晶状体眼人工晶状体（phakic intraocular lenses，pIOL）是一种人工制造的眼内镜片，可以植入眼球内的前房或后房，用于矫正已存在的屈光不正，同时还保留原有的自然晶状体，保持眼球原有的调节力。有晶状体眼人工晶状体植入是新近发展的一种屈光手术。屈光手术（refractive surgery）是指采用手术的方法改变眼球光学系统的屈光力，达到矫正屈光不正（包括近视、远视和散光等）的目的。这一领域近年来发展迅速，理念不断更新，新产品和新技术层出不穷。目前改变眼球屈光力的方法可以分为2个层面：改变角膜的屈光力（如角膜屈光手术，由于切削掉一些角膜组织，可以粗略地称之为"做减法"）或者眼球内植入镜片（如眼球内屈光手术，由于眼内增加了镜片，可以粗略地称之为"做加法"）。眼球内屈光手术又可以分为保留自然晶状体和摘除自然晶状体（removal of nature crystalline lens）二种，前者称为pIOL植入手术，后者则称为屈光晶状体置换术（refractive lens exchange，RLE；或者refractive lensectomy）。

第 2 节　pIOL 植入矫正高度近视概要

1. pIOL 发展简史

现在在市场上所使用的 pIOL 可以分为 3 种类型。
（1）前房角固定型。
（2）虹膜固定型。
（3）后房内固定型。

分别由不同团队研发和改良，并且经历了漫长的发展过程。目前其技术和产品趋于成熟和安全，并且开始在市场上广泛应用。

透明晶状体摘除矫正近视的理念在 19 世纪的早期就产生了，到了 1850 年至 1900 年期间，逐渐得到广泛认可。1889 年发明了灭菌方法，Fukala 在澳大利亚和德国，Vacher 在法国分别开始了透明晶状体摘除手术以矫正近视。在 19 世纪后期，此手术的并发症逐渐有了报道，如视网膜脱离、脉络膜出血等。因此，此手术基本上被废弃。

20 世纪 50 年代，出现了在眼内插入一片凹透镜片来矫正近视的想法，此时，Strampelli、Barraquer 和 Choyce 试验了前房角固定的镜片，由于当时缺乏先进的制造技术和手术技巧，发生了许多严重的并发症，如由于角膜内皮细胞丢失而发生角膜水肿、慢性虹膜炎、瞳孔变椭圆和虹膜萎缩等，此技术也被迫放弃。

随着制造技术和手术技巧的进步，黏弹剂的出现，以及对于角膜内皮细胞生理功能的认识，使得 pIOL 植入手术成功率大大提高。20 世纪 80 年代中期起，几种用 PMMA 材料制造的房角支撑型 pIOL 开始出现。之后 Baikoff 参考了 Kelman 前房型人工晶状体的设计，使得房角支撑型 pIOL 光学部更薄，有效光学部直径更大，前表面较平坦，支撑襻成环型，减少了对房角的创伤。目前有几种产品已经上市。虹膜爪（iris-claw）人工晶状体可以固定在虹膜，最初由 Worst 设计，用于矫正白内障摘除术后的无晶状体眼，以后又由 Fechner 等人进行了改进，最后定名为 Artisan–Worst lens（Ophtec BV，Groningen，Netherlands）和 Artisan–Verisyse lens（Abbott Medical Optics, Inc., Abbott Park, IL）。20 世纪 80 年代中期，Fyodorov 报道了后房型 pIOL 的应用。最初设计是领扣型（collar-button），即光学部位于前房，袢位于虹膜后。后来 Chiron-Adatomed 改良了这种设计，并且采用硅胶材料制造。但是，这种类型的 pIOL 具有较高的白内障发生率。经过优化的后房型 pIOL，后来又被称为有晶状体眼内屈光镜（Phakic Refractive Lens，PRL；IOLtech/CIBA Vision，La Rochelle，France），具有更大的拱顶，白内障的发生率明显减少。目前，得到批准在我国上市的产品有：可植入胶原镜（the Implantable Collamer Lens，ICL；STAAR Surgical Co，Monrovia，CA）和"复视伦"有晶状体眼后房屈光镜（posterior chamber phakic intraocular lens，PC-PRL；杭州百康医用技术有限公司生产）。

2. pIOL 植入手术的主要特点

pIOL 可以矫正近视的幅度比角膜屈光手术要广，同时保留了角膜前表面的弧形解剖结构，避免了激光切削所引起的像差改变，手术相对安全、视觉质量较高、矫正效果确切。整个手术技术与常规白内障手术接近，手术所需要的仪器设备与白内障手术类似，比角膜激光手术的仪器设备简单和价格低廉。另外，从理论上讲，植入的 pIOL 可以取出，因此，手术效果是可逆的，也可以随时更换植入的 pIOL。与透明晶状体置换手术相比，pIOL 植入术保持了自然晶状体的调节力，同时，也避免了透明晶状体置换手术容易发生的一些并发症，如视网膜脱离和后囊膜混浊等。

3. 手术指征

目前，pIOL 主要用于矫正高度近视（highmyopia）或者超高度近视。那些佩戴框架眼镜不能够很好矫正视力者，或者不能耐受佩戴角膜接触镜者，则是最佳适应证人群。对于一些角膜曲率特殊者，如小于等于 34.00D，或者大于等于 50.00D 者，应该考虑使用 pIOL 矫正屈光不正。

一般而言，角膜屈光手术，如 LASIK 手术，FDA 批准矫正近视度数的上限是 –12.00D，超过 –12.00D 或者角膜较薄者，则需要采用眼内 pIOL 或者 RLE 手术。RLE 对于年轻人而言，丧失了自然晶状体的调节能力，并且增加了视网膜脱离的风险，一般不作为首选。虽然有报道称，角膜屈光手术最高可以矫正 –14.00D 的近视。但是，作者认为角膜屈光手术矫正较高度数的近视时，手术效果的预测性降低、近视的回退率增加，大量的角膜基质组织切削掉后，可能增加瓣微皱褶（microstriae）并影响夜间视觉质量。一般而言，当近视大于等于 –6.00D，最好选择 pIOL 植入，最高能够矫正 –20.00D，甚至 –30.00D。对于不规则散光，或者圆锥角膜也可以考虑使用 pIOL 进行部分矫正，并且配合其他治疗。

4. pIOL 手术的禁忌证

主要包括术眼有手术外伤史，角膜内皮细胞数量低或者质量不高，虹膜炎症、虹膜结构异常、虹膜红变以及白内障和青光眼等。前房直径、前房深度、瞳孔直径等参数也是决定能否手术的因素。pIOL 植入手术参考指征：①年龄大于等于 21 周岁；②眼球屈光度稳定，近 1 年内屈光度变化不超过 0.5D；③晶状体透明；④不适合做角膜激光手术（如近视度数 > –12.00D、角膜较薄、畏惧做角膜屈光手术等）；⑤不愿意或者不适合佩戴框架眼镜和（或）角膜接触镜；⑥某些职业需要；⑦前房深度达到规定要求；⑧角膜内皮密度符合要求：21 岁，大于等于 3500 个细胞 /mm^2；31 岁，大于等于 2800 个细胞 /mm^2；41 岁，大于等于 2200 个细胞 /mm^2；45 岁，大于等于 2000 个细胞 /mm^2；⑨没有眼部手术外伤史，没有眼部疾病史（角膜病变、青光眼、葡萄膜炎、白内障、视网膜病变等）。

5. pIOL 的优缺点

优点：矫正范围广，理论上讲，可矫正从 –1.0D ~ –30.0D 的近视；保留了自然晶状体的功能；维持调节力，保留了角膜组织的光学结构；提高视觉质量，像差比 LASIK 手术少。假如近视度数极大，可能需要术后补充角膜激光手术，即所谓的 Bioptics 手术。植入的 pIOL 可以取出或者更换，可能导致不可逆的损伤（如角膜内皮丢失、白内障形成、青光眼、视神经病变等）。提高最佳矫正视力，减少框架眼镜的使用率。可能发生其他并发症：瞳孔椭圆形、手术源性散光、慢性葡萄膜炎、瞳孔阻滞、色素播散等。矫正效果确切且稳定，术前预测性好。

缺点：存在内眼手术的风险（如眼内炎等）；手术切口可能造成手术源性散光。

6. 并发症

目前所有 pIOL 的制造者均在不断地改进设计和制造工艺，以提高手术效果，减少各种并发症。作者认为，以往报道并发症的发生率并不足以反映目前上市产品的质量和效果。pIOL 植入手术是眼内手术，具有一切眼内手术相关的风险。不同类型的 pIOL 有其独有的风险。使用 PMMA 材料制作的 pIOL，如 Verisyse/Artisan 等，切口较大，可引起术后角膜散光。在患者发生白内障时，需要做大切口取出 pIOL 后再做白内障手术。对于所有 pIOL 植入患者，前房直径和深度是决定能否手术的重要指标。白内障形成、角膜内皮细胞丢失、继发性青光眼等仍然是最主要的并发症。根据作者的经验，随着年龄增加，自然晶状体的直径和厚度可能会增大，前房的深度和后方的空间会发生改变，由此可能会造成远期并发症的出现，需要特别注意。总之，近年来 pIOL 领域有了飞速的发展。眼前段的解剖生理知识的了解，眼影像技术的进步，pIOL 设计方面的不断改进，制造材料的优化，手术技巧的提高，使得此类手术的成功率不断提高。与角膜屈光手术相比，pIOL 手术在矫正高度近视方面显示出了独特的优势：具有更好的预测性、有效性和安全性，患者术后视觉质量更佳。

参考文献

[1] 陈秀萍，袁非，王历阳，等．后房型屈光性晶状体植入矫正高度近视[J]．中国临床医学，2010，17(3)：423-426.

[2] Seiler T. Clear lens extraction in the 19th century an early demonstration of premature dissemination [J]. J Refract Surg, 1999, 15(1): 70-73.

[3] BARRAQUER J. Anterior chamber plastic lenses. Results of and conclusions from five years' experience [J]. Trans Ophthalmol Soc U K, 1959, 79: 393-424.

[4] Baikoff G, Arné JL, Bokobza Y, et al. Angle-fixated anterior chamber phakic intraocular lens for myopia of -7 to -19 diopters [J]. J Refract Surg, 1998,14:282-293.

[5] Baikoff G. Intraocular phakic implants in the anterior chamber [J]. Int Ophthalmol Clin, 2000,40:223-235.

[6] Worst JG, van der Veen G, Los LI. Refractive surgery for high myopia. The Worst-Fechner biconcave iris claw lens [J]. Doc Ophthalmol, 1990,75:335-341.

[7] Fechner PU, van der Heijde GL, Worst JG. The correction of myopia by lens implantation into phakic eyes [J]. Am J Ophthalmol, 1989,107:659-663.

[8] Zaldivar R, Ricur G, Oscherow S. The phakic intraocular lens implant: in-depth focus on posterior chamber phakic IOLs [J]. Curr Opin Ophthalmol, 2000,11:22-34.

[9] Fechner PU, Haigis W, Wichmann W. Posterior chamber myopia lenses in phakic eyes [J]. J Cataract Refract Surg,1996,22:178-182.

[10] Hoyos JE, Dementiev DD, Cigales M, et al. Phakic refractive lens experience in Spain [J]. J Cataract Refract Surg, 2002,28:1939-1946.

[11] Knorz, M.C, et al. Laser in situ keratomileusis for moderate and high myopia and myopic astigmatism [J]. Ophthalmology, 1998, 105(5): 932-940.

[12] El DM, MA El, TO Gamali. Comparison of iris-fixed Artisan lens implantation with excimer laser in situ keratomileusis in correcting myopia between -9.00 and -19.50 diopters: a randomized study [J]. Ophthalmology, 2002,109(5): 955-964.

(袁 非)